Wissenschaftliche Untersuchungen zum Neuen Testament · 2. Reihe

387

ARTIBUS INGENUIS J·C·B·M· 1·8·0·1

Michael Sommer

Der Tag der Plagen

Studien zur Verbindung der Rezeption von Ex 7–11 in den Posaunen- und Schalenvisionen der Johannesoffenbarung und der Tag des Herrn-Tradition

Mohr Siebeck

Michael Sommer, geboren 1984; Studium und Promotion in Regensburg; 2010–2014 wissenschaftlicher Mitarbeiter am Lehrstuhl für Exegese und Hermeneutik des Neuen Testaments der Universität Regensburg; seit 2014 Juniorprofessor für biblische Theologie an der Martin-Luther-Universität Halle-Wittenberg.

ISBN 978-3-16-153117-0
ISSN 0340-9570 (Wissenschaftliche Untersuchungen zum Neuen Testament, 2. Reihe)

Die Deutsche Nationalbibliothek verzeichnet diese Publikation in der Deutschen Nationalbibliographie; detaillierte bibliographische Daten sind im Internet über *http://dnb.dnb.de* abrufbar.

Das Buch wurde von Laupp & Göbel in Nehren auf alterungbeständiges Werkdruckpapier gedruckt und von der Buchbinderei Nädele in Nehren gebunden.

Für meine Eltern Manfred und Christine
und
meine Schwester Simone mit ihrem Mann Christian

„Jeder Schüler kann in der Physikstunde durch Versuche nachprüfen,
ob eine wissenschaftliche Hypothese stimmt.
Der Mensch aber lebt nur ein Leben, er hat keine Möglichkeit,
die Richtigkeit der Hypothese in einem Versuch zu beweisen.
Deshalb wird er nie erfahren, ob es richtig oder falsch war,
seinem Gefühl gehorcht zu haben."

MILAN KUNDERA – „Die unerträgliche Leichtigkeit des Seins"

Vorwort

Schon allein der Name „Doktorarbeit“ spricht Bände und trifft den Nagel dennoch nicht auf den Kopf. Sicherlich steckt in einer Dissertation sehr viel Arbeit! Manchmal ist sie langwierig, manchmal auch schwierig. Oftmals ringt man dabei gewiss auch um Worte. Doch Arbeit allein ist die Zeit während der Promotion mit all ihren Ecken und Kanten ganz bestimmt nicht, denn sie bietet jungen Erwachsenen die Chance zu reifen. Ich jedenfalls habe in den letzten Jahren, in denen ich das vorliegende Buch verfasst, an der Universität Regensburg als Dissertationsschrift eingereicht und letztendlich für die Veröffentlichung leicht überarbeitet habe, sehr viel über mich selbst lernen dürfen ...

... und dafür möchte ich Prof. Dr. Tobias Nicklas danken. Er hat mein Interesse für die Johannesoffenbarung über viele Jahre hinweg nicht nur scharfsinnig, konstruktiv und ermutigend gefördert, sondern mich stets mit Humor, Höflichkeit und vor allem Herzlichkeit und Verständnis begleitet. Der Wissenschaftskontext rund um seinen Lehrstuhl bot mir wesentlich mehr als nur eine Arbeitsstelle.

Dank gilt natürlich auch Prof. Dr. Jörg Frey. Sowohl für anregende Gespräche als auch dafür, dass er sehr schnell ein äußerst präzises Zweitgutachten erstellt hat. Beiden, Prof. Dr. Tobias Nicklas und Prof. Dr. Jörg Frey, sei gleichermaßen nochmals dafür gedankt, dass sie meine Arbeit in WUNT II aufgenommen haben.

Selbstverständlich möchte ich auch Frau Annemarie Dengg, die bereits ihren wohlverdienten Ruhestand genießen darf, ein recht herzliches Dankeschön bestellen. Von ihr habe ich manches über die Universität lernen können, das nicht in Büchern zu lesen ist. Besonders liegt mir auch Christian Bemmerl am Herzen, der mir in den letzten Jahren ein sehr wichtiger Freund geworden ist. Ein großes Stück meines Weges ist er mit mir zusammen „gegangen“ und hatte dabei stets ein offenes Ohr für mich. Genauso möchte ich mich bei Roland Richter und Karl-Heinz und Katrin Pornitz für lange Jahre der Freundschaft bedanken, die mich wohl mehr geprägt hat als mir bewusst war.

Ein herzliches „Vergelt's Gott“ gilt natürlich allen, die mich beim Laufen, auf Konzerten oder beim Stippen in der schönen Naab begleitet haben.

Doch allen voran gilt mein größter Dank jenen, die bewundernswert selbstlos hinter mir standen und mir absolut verständig und liebevoll gezeigt haben, dass vermeintliche Niederlagen oftmals die größten Chancen beherbergen: *Meiner Familie!* Ihnen möchte ich dieses Buch widmen!

Weiherhammer, im Spätsommer 2014 Michael Sommer

Inhaltsverzeichnis

Kapitel III

Die Intertexte der Tag des Herrn-Szene (Offb 6,12–17)

Kapitel IV

Die intratextuelle Relation der ägyptischen Plagen zu den Tag YHWHs-Passagen

Kapitel VII

Das Gericht über Babylon, der Tag des Herrn, der zweite Exodus und die ägyptischen Plagen

Kapitel VIII

Der Tag YHWHs, der Krieg und die Heuschrecken

Kapitel IX

Zusammenfassung

Kapitel I

Forschungsrückblick und Aufgabenstellung

Die Johannesoffenbarung ist wahrlich ein Text*netzwerk*. Der Seher Johannes verfasste sein Werk dadurch, dass er nahezu unzählige Anspielungen auf die Schriften Israels miteinander kombinierte, ohne diese als direktes oder indirektes Zitat zu kennzeichnen. Die Apokalypse ist schlichtweg ein Konglomerat aus Intertexten. Dies hat natürlich die neutestamentliche Forschung stark interessiert und verschiedene Ansätze, wie dieses literarische Phänomen auszuwerten ist, haben sich entwickelt. Hierbei entstanden implizite Leitlinien, die auch ich berücksichtigen muss. Doch das alleine ist nicht der ausschlaggebende Grund für einen intensiven Blick darauf. Es hat vielmehr den Anschein, dass sich die methodischen Grundlagen der intertextuellen Apokalypseforschung – sowohl im produktions- als auch im rezeptionsorientierten[1] Paradigma – von der grundlegenden Entscheidung, wie die Offenbarung zu lesen ist, abgeleitet haben. Sehr viele Erklärungsmuster sind bereits in den 60er Jahren als eine Konsequenz zweier spezifischer Lektüreperspektiven, die in dieser Arbeit *Mono-* und *Multiperspektive* genannt werden, entstanden, wurden in den 80er Jahren profiliert und haben sich im Zuge einer zweiten Welle synchroner Arbeiten aufgrund eines veränderten Textverständnisses allmählich verselbstständigt. Unter Mono- und Multiperspektive verstehe ich, wie Ausleger auf die Intertexte der Offenbarung blickten. Lasen sie die Offenbarung vor dem Hintergrund eines spezifischen Textes oder interpretierten sie das Zusammenspiel verschiedener Intertexte innerhalb der Offenbarung?

Obwohl die Relation zwischen Ex 7,1–11,10 und den Siebenerreihen der Offenbarung nur methodisch unreflektiert analysiert worden ist, machen die folgenden Zusammenhänge auch erklärbar, warum Exegeten die Rezeption des Plagennarrativs auf eine ganz bestimmte Weise gedeutet haben.

---

[1] Der Ausdruck *produktionsorientiert* lehnt sich an TRIMPE, Schöpfung, 40 an. Nach ihr kann „eine intertextuelle Relation [...] unter zwei unterschiedlichen Gesichtspunkten untersucht werden, zum einen aus der Sicht der LeserInnen bzw. der RezipientInnen und ihrer Wahrnehmung intertextueller Relationen, und zum anderen aus der Sicht der Textproduktion, die darauf abzielt, den Verschriftlichungsprozess eines Textes zu klären, und die Frage nach der zeitlichen Priorität und dem Verwendungszweck zu beantworten."

1 Die Genese zweier Forschungsparadigmen und der Unterschied zwischen einer Mono- und einer Multiperspektive

Die intertextuelle Apokalypseforschung ist das Produkt einer wissenschaftsgeschichtlichen Entwicklung,[2] die bereits in den 60er Jahren begonnen hat.[3] Zweifellos hat dieser Forschungssektor aber erst in den 80er Jahren scharfe Konturen erhalten.[4] In dieser Zeit wurden die ersten monographischen Untersuchungen publiziert.[5]

Die frühen Monographien aus dieser Blütezeit sind allesamt autorzentrierte rezeptionsgeschichtliche Arbeiten. Produktionsorientiert versuchen jene Untersuchungen die Relation zweier Texte diachron zu analysieren. Eine intensive Betrachtung der Rezeptions- und Wirkungsgeschichte des Ausgangstextes ist daher eine ihrer großen methodischen Prämissen. Diese Werke unterscheiden sich lediglich im Darstellungsmodus des wirkungs- und rezeptionsgeschichtlichen Verlaufs ihres Basistextes. Die Arbeiten von J.S. Casey, G.K. Beale (und ferner J.M. Vogelgesang) sind (in den Grundzügen) nahezu identisch aufgebaut.[6] Eine breit angelegte Illustration der Wirkungs- und Rezeptionsgeschichte eines Textes wird mit seiner Rezeption in der Offenbarung verglichen. Erst J.-P. Ruiz leitete gegen Ende der 80er Jahre des 20. Jahrhunderts eine Trendwende ein. Seine Arbeit

---

[2] Ein detaillierter Überblick über die Forschung ab 1920 findet sich bei BØE, Gog, 6–14.

[3] Diese frühe Entwicklung fand vor allem im französischen und im italienischen Sprachraum statt. Vgl. dazu BEALE, Revelation, 76 (bes. Anm 1 und 2). Im angelsächsischen Sprachraum der 60er wurde nach den Text- und Überlieferungsformen jener Schriften, die Johannes verwendet hat, gefragt. Vgl. dazu BØE, Gog, 7. Einen bündigen Überblick über die frühe Forschung zur Ezechielrezeption gibt KOWALSKI, Transformation, 279–283.

[4] BEALE, Revelation, 76: „Until the early 1980s the use of the OT in the Apocalypse of John received less attention than the use of the OT elsewhere in the NT."

[5] Hier lassen sich drei Kategorien voneinander trennen: (1) Untersuchungen zur generellen Relation zwischen dem Alten Testament und der Offenbarung. So MOYISE, Old Testament und BEALE, Old Testament. (2) Intertextuelle Untersuchungen zu einem Textabschnitt. So PAULIEN, Decoding. Auch HIEKE/NICKLAS, Worte. (3) Untersuchungen zur Rezeption eines bestimmten alttestamentlichen Motives, bzw. eines gesamten Buches. So CASEY, Exodus; BEALE, Daniel; VOGELGESANG, Interpretation; PAULIEN, Decoding; RUIZ, Transformation; FEKKES, Isaiah; BØE, Gog; KOWALSKI, Rezeption.

[6] CASEY, Exodus, xi–xii beschreibt sein methodisches Vorgehen folgendermaßen: „The first three chapters, therefore, review and summarize the use of Exodus typology in the Bible and in the writings of Judaism. [...] This survey is indispensable to the subject of the forth chapter, which is the use of Exodus typology in the book of Revelation." Die Arbeit von BEALE, Daniel ist nach dem gleichen Muster aufgebaut. Hingegen schließt VOGELGESANG anders als CASEY und BEALE seine Analysen zur Ezechielrezeption jeweils mit einer Darstellung des wirkungs- und rezeptionsgeschichtlichen Verlaufs des Ezechieltextes. Aber auch er möchte zeigen, „that significant differences between the interpretation of Ezekiel-traced material in intervening apocalyptic literature exist, and that these differences are consistent with the reinterpretations John made in Ezekiel itself." VOGELGESANG, Interpretation, 11.

ist der Anfangspunkt eines methodischen Paradigmenwechsels in formaler sowie in methodischer Hinsicht. J.-P. Ruiz legt durch eine geringfügige Abänderung der produktionsorientierten Methode das Fundament für das synchrone[7] rezeptionsorientierte Paradigma der Intertextualitätsforschung,[8] das sich in den 90er Jahren profiliert hat.[9]

Für die vorliegende Untersuchung ist die Arbeit von J.-P. Ruiz in formaler Hinsicht sehr bedeutend. Anders als J.S. Casey, G.K. Beale und J.M. Vogelgesang rechtfertigt J.-P. Ruiz erstmals ein methodisches Vorgehen, das keine wirkungs- und rezeptionsgeschichtliche Analyse des Ausgangstexts benötigt.[10] Er macht dies, um der literarischen Charakteristik der Offenbarung, die ein *Textmosaik*[11] aus verschiedenen Intertexten ist, Rechnung zu tragen. J.-P. Ruiz verwendet aus diesem Grund auch eine Lektüreweise, die bereits in den 60er Jahren – natürlich in anderen methodischen Zusammenhängen – von L.A. Vos grundgelegt und von E. Schüssler Fiorenza Mitte der 80er erneut vertreten worden ist – die *Multiperspektive*.[12] Er analysiert, wie sich die Intertexte in der Offenbarung zueinander verhalten. Während seine Vorgänger die Offenbarung vor dem Hintergrund eines singulären Intertextes *monoperspektivisch* gelesen haben, konzentriert sich die noch im Geiste der produktionsorientierten Methode verankerte[13] Arbeit von J.-P. Ruiz auf die Kombination verschiedener Intertexte im Text der Offenbarung. Indem man zwischen einer *mono-* und einer *mehrperspektivischen* Lektüreperspektive innerhalb des produktionsorientierten

[7] Zum Begriff *synchron* vgl. STEINS, Bindung, 102. Seiner Meinung nach ist die Bezeichnung unpräzise, da sich die Methodendefinition selbst nicht auf die Kategorie *Zeit*, sondern auf die Kategorie *Raum* stützen sollte.

[8] In diesem Sinne urteilt BEALE, Old Testament, 31: „Ruiz is contending for a hermeneutical approach to Revelation which is aligned with an approach sometimes referred to a ‚reader-response criticism‘."

[9] Weil RUIZ, Transformation, 520 darüber nachdenkt, was der Verfasser beim Leser mit der Rezeption von Texten bewirken wollte, veränderte er zumindest die rein *autorzentrierte* Perspektive der produktionsorientierten Forschung.

[10] RUIZ, Transformation, 179 begründet die Textauswahl (Offb 16,17–19,10) folgendermaßen: „They represent an unusual use of Ezekiel material, one which is found neither in the intervening apocalyptic literature, nor elsewhere in the NT." „It also provides a clear example of the combined use of several biblical texts, and of the phenomen of multiple utilization."

[11] Neben *Textmosaik* ist diese Texteigenschaft auch als *Amalgam/amalgamation* bezeichnet worden. So VOS, Traditions, 38, SCHÜSSLER FIORENZA, Revelation, 135; VOGELGESANG, Interpretation, 14. FREY, Bildersprache, 174 nennt sie eine „Collage- oder ‚Patchwork‘-Technik". Vgl. dazu auch LABAHN, Paradiesgeschichte, 292. FEKKES, Isaiah, 284 spricht von „conflation" und BØE, Gog, 28 nennt diese Besonderheit „combination". *Textmosaik* selbst ist die häufigste Bezeichnung. Sie wird aber von KOWALSKI, Rezeption, 496 f. kritisch begutachtet. Ferner KOWALSKI, Transformation, 283 f.

[12] Vgl. dazu SCHÜSSLER FIORENZA, Revelation, 135; VOS, Traditions, 45.

[13] RUIZ möchte zeigen, „what the author of Revelation culled from his activity as a reader of the OT [...] and how he brought this into his own work" RUIZ, Transformation, 228.

Paradigmas unterscheidet, versteht man die die Genese vieler Begründungszusammenhänge, mit denen intertextuelle Phänomene erklärt worden sind. Diese sind nämlich direkt davon abhängig, welche inhaltliche Relevanz den Intertexten zugeschrieben wird. Hat Johannes den Inhalt seiner rezipierten Texte ernst genommen oder nicht? Gerade hierbei unterscheiden sich im produktionsorientierten Paradigma die *Mono*- und die *Multiperspektive* voneinander.

Exkurs: Die Genese des rezeptionsorientierten Ansatzes und die Verselbstständigung von Begründungszusammenhängen

Weil aber gerade die Entwicklung von Begründungszusammenhängen im produktionsorientierten Paradigma der 80er auf der den Intertexten zugesprochenen Relevanz beruht, kann auch erklärt werden, warum sich jene noch zu nennenden Erklärungsversuche im rezeptionsorientierten Paradigma der 90er Jahre verselbständigten. Arbeiten, denen die rezeptionsorientierte intertextuelle Methode[14] zugrunde liegt, beschränken sich auf die Untersuchung (meist) zweier Endtexte und blenden die Wirkungsgeschichte und das Wachstum des Textes fast[15] vollständig aus. Sie konzentrieren sich auf die Wechselwirkung zwischen Text, Intertext und Leser[16] und fragen danach, welche neuen Sinnpotentiale sich dadurch erschließen. Das Werk von S. Moyise *The Old Testament in the Book*

[14] Der Begriff *Intertextualität* ist polyvalent. Einerseits bezeichnet Intertextualität eine Eigenschaft eines Textes. Andererseits steht Intertextualität für eine Beschreibungskategorie. Beide Möglichkeiten finden sich auch in der biblischen Textwissenschaft. HIEKE, Verstehen, 72 f. definiert Intertextualität als eine Eigenschaft, die den biblischen Texten allein schon aufgrund der Kanonisierung zukommt. Für ALKIER, Dialog, 6 ist Intertextualität hingegen eine Beschreibungskategorie: „Intertextualität ist ein unhintergehbarer Aspekt einer so verstandenen Bibelwissenschaft, aber er ist nicht die einzige Perspektive, mit der die Texte erforscht werden sollen." Beide Denkmöglichkeiten schließen sich gegenseitig nicht aus. TRIMPE, Schöpfung, 39 urteilt dementsprechend: „Intertextualität wird sowohl als Kategorie verwendet, die eine generelle Dimension von Texten und ihre Implikativität umschließt, als auch eingeschränkt gebraucht im Sinne einer reinen Beschreibungskategorie. Intertextualität als generelle Dimension von Texten aufzufassen und somit deren prinzipielle interpretative Offenheit zu postulieren, ist für das Verständnis hilfreich, dass Literatur nicht in einem Vakuum entsteht, sondern Kontexte besitzt und Literatur sich aus Literatur nährt. Aus diesem Grund ist alles Geschriebene eher mit korrigierten Reproduktionen und originellen Neuauflagen als mit einem eigenständigen aus dem Nichts geschaffenen Werk vergleichbar."

[15] Insofern die rezeptionsorientierte Intertextualitätsforschung nach TRIMPE, Schöpfung, 41 „einige Gemeinsamkeiten mit dem sogenannten ‚canonical approach'" hat, ist sie nicht vollständig unabhängig von der diachronen Forschung. Die Texte der kritischen Editionen sind selbst das Ergebnis eines Überlieferungsprozesses, der bei Untersuchungen stets hintergründig mitgedacht werden muss: „Vielmehr zeigt sich hier, dass eine kanonische Auslegung nicht ‚unhistorisch' ist, sondern sehr wohl Rücksicht auf die gewachsenen Kanonfassungen nimmt" HIEKE/NICKLAS, Worte, 11.

[16] HIEKE, Seher, 2–5 stellt die Methode kurz und prägnant dar. Ferner MOYISE, Models, 42.

of Revelation ist die erste Monographie, die eine solche methodische Prämisse hat.[17] Seinem Ansatz sind zahlreiche Aufsätze, Sammelbände sowie das Buch von T. Hieke und T. Nicklas und die Habilitationsschrift von B. Kowalski gefolgt.[18] Aufgrund ihrer methodischen Vorentscheidung sprechen jene Arbeiten den Intertexten bereits apriori eine Relevanz für das Textverständnis zu. Deshalb spielt dort im Gegensatz zum produktionsorientierten Paradigma der 80er Jahre eine von der Lektüreperspektive abhängige Bewertung der Bedeutung von Intertexten keine Rolle mehr. Folglich konnten dort auch Erklärungsmuster, die sich in autorzentrierten Arbeiten von bestimmten Leseweisen abgeleitet haben, unabhängig von der Lektüreperspektive in nuancierter Form übernommen werden.

Die Entwicklung des synchronen Paradigmas verlief aber keinesfalls in einem Vakuum. Beide methodischen Ansätze haben sich durchdrungen.[19] Die Paradigmengenese der rezeptionsorientieren Intertextualitätsforschung ist von einer methodischen Grundsatzdiskussion zum Intertextualitätsbegriff begleitet worden, die nicht zuletzt zu einer Veränderung des produktionsorientierten Paradigmas führte.[20] Es entwickelten sich Mischformen zwischen synchroner und diachroner Intertextualitäts- bzw. Rezeptionsforschung, in denen versucht wurde, methodische Schwachstellen eines Paradigmas mit den jeweiligen Stärken des anderen auszugleichen. S. Bøe und M. Jauhiainen sind Vertreter dieser Hybridform.[21]

2 Die Genese der wichtigsten Fragelinien produktions- und rezeptionsorientierter Intertextualitätsforschung zur Offenbarung

2.1 Die formalen Aspekte

2.1.1 Die Struktur der Offenbarung

Sowohl die großen produktions- als auch die rezeptionsorientierten Arbeiten haben überzeugend dargestellt, dass die literarischen Relationen zwischen der Offenbarung und ihren Intertexten eine rein punktuelle Berührung übersteigen.[22] Die Makrostruktur der Offenbarung[23] hat deutliche

---

[17] MOYISE, Old Testament, 19 reduziert die Untersuchung einer intertextuellen Relation nicht auf die Frage „has the author respected the context". Sein Ansatzpunkt ist stattdessen die Frage „in what ways do the two contexts interact." Eine Evaluierung jenes Ansatzes findet sich bei BEALE, Old Testament, 41 f. Er wertet den methodischen Ansatz von S. MOYISE als eine Weiterführung von J.-P. RUIZ.

[18] Ein genauer Überblick über die Veröffentlichungen mit weiteren Verweisen auf Forschungsüberblicke findet sich bei HIEKE, Funktion, 1 (dort bes. Anm. 1).

[19] Zum Verhältnis beider Methoden vgl. HIEKE/NICKLAS, Worte, 96 f.

[20] Vgl. dazu MOYISE, Old Testament, 108–146.

[21] So z.B. S. BØE, Gog. Die Arbeit ist aufgebaut wie die von G.K. BEALE und J.S. CASEY. S. BØE reflektiert aber die methodischen Grenzen der historischen Kritik. Vgl. dazu BØE, Gog, 21 f. Ferner JAUHIAINEN, Use, 13–14.

[22] Vgl. dazu KOWALSKI, Rezeption, 478.

[23] Vgl. dazu BEALE, Old Testament, 75–93. BEALE, Daniel, 154–270 weist dies für Offb 1;4–5;13 und 17 nach. Nach ihm sind diese Texte von Dan 2 und 7 abhängig.

Gemeinsamkeiten mit der Struktur einiger von ihr rezipierter Schriften.[24] Diese formbildenden intertextuellen Bezüge sind in der Apokalypse zu einem Text verschmolzen. Demgemäß weist eine Mehrzahl von Schriften eine gewisse strukturelle Ähnlichkeit mit der Offenbarung auf. Dieses literarische Phänomen wird in *mono-* und *multiperspektivischen* Arbeiten unterschiedlich bewertet. Das Nebeneinander mehrerer strukturparalleler Bezugsstellen ermöglicht es nämlich, künstlich einen spezifischen Intertext aus dem Textmosaik der Offenbarung herauszulösen. Dies birgt aber die Gefahr, einen Intertext unter Ausschluss weiterer Bezugslinien als alleiniges strukturelles Vorbild der Offenbarung zu werten. De facto geschieht dies paradigmenübergreifend in *monoperspektiven* Arbeiten. In erster Linie[25] beanspruchen die produktionsorientierten Untersuchungen zur Daniel- und zur Ezechielrezeption jeweils für sich, ihr Text sei die alleinige Strukturvorlage der Apokalypse. Hier zeigt sich nun, dass es notwendig ist, nicht nur zwischen produktions- und rezeptionsorientierten Arbeiten zu unterscheiden, sondern ebenso deren Leseweise zu reflektieren. Nur in der Arbeit von J.-P. Ruiz wird die Offenbarung *multiperspektivisch* gelesen. Er hat realisiert, dass es mehrere Schriften gibt, die ihr im Aufbau ähneln. Deswegen übt er heftige Kritik an G.K. Beale und J.M. Vogelgesang, die hier repräsentativ für die oben genannten *monoperspektivischen* Arbeiten stehen:

„The claim that either Daniel or Ezekiel furnishes *the* structural armature of Revelation is made at the expense of many other structural indications. Revelation is neither the ‚New Testament Daniel‘ nor the ‚New Testament Ezekiel‘. Both of these books are keys to the meaning of Revelation, but neither is the key.“[26]

2.1.2 Das Phänomen Mischanspielung

Das Besondere am Text der Offenbarung sind nicht nur die vielen strukturformenden intertextuellen Bezüge, sondern die unscharfen Trennlinien

---

[24] Auch hier ist eine Entwicklung von den 60er zu den 80er Jahren festzustellen: Bereits VANHOYE, L'utilisation, 461 ff. glaubte nämlich eine strukturelle Beeinflussung der Offenbarung durch das Ezechielbuch erkennen zu können. Vgl. dazu auch KOWALSKI, Rezeption, 14. Dieser Vermutung wurde allerdings erst in den 80ern nachgegangen. Vgl. dazu BEALE, Old Testament, 76.

[25] CASEY, Exodus, 228 f. glaubt, hinter der Struktur der Offenbarung würde sich die Exoduserzählung verbergen: „Exodus typology, using these three interrelated themes (i.e.: Redemtion, Judgement und Inheritance), is the literary, and even more so the theological framework into which John has incorporated the traditions of the Old Testament, Judaism, mythology, and Christianity to produce his apocalypse.“ Dies wird von MAZZAFERRI, Genre, 367–373 und von MATHEWSON, Heaven, 64 kritisiert.

[26] RUIZ, Transformation, 179.

zwischen den einzelnen rezipierten Texten.[27] Es ist nicht leicht, Anspielungen auf einen bestimmten Text von Anspielungen auf einen anderen zu trennen. Intertexte sind von Johannes nämlich kombinatorisch aneinandergereiht worden oder sie verschmelzen sogar.[28] Oftmals ist mit dem Begriff *Textmosaik* (siehe oben) versucht worden, dies adäquat in Sprache zu fassen. Bemerkenswert ist – wie J. Fekkes[29] gezeigt hat –, dass sich die Intertexte selbst sehr häufig inhaltlich berühren. Entweder überlappen sich ihre Motiv- und Bilderwelten, oder sie teilen sich einen gemeinsamen Wortschatz.[30] Rein sprachlich wurde dieses Phänomen allerdings ohne größere Kontroversen klassifiziert.

Paradigmenübergreifend wird diese sprachliche Besonderheit erstaunlich einheitlich beschrieben. Definitionen unterscheiden sich sowohl in den produktions- als auch in den rezeptionsorientierten Arbeiten lediglich im Aspekt. Es gibt hierbei ein quantitatives und ein qualitatives Beschreibungsmuster.[31] Einerseits können Texte, in denen mehrere Intertexte zusammentreffen, in ihrer Quantität in zwei Kategorien eingeteilt werden – *strukturformativ* und *versbildend*.[32] In der Apokalypse bestehen nicht nur einzelne Verse aus mehreren Anklängen an Intertexte, sondern auch ganze Abschnitte. Andererseits lässt sich dieses sprachliche Phänomen hinsichtlich des Verschmelzungsgrades der Intertexte definieren. Neben einer *korrelativen* Form, bei der eine Trennungslinie zwischen den

---

[27] VANHOYE, L'utilisation, 467 bemerkt dieses Phänomen bereits in den 60ern. Hierbei stützt er sich in Anm. 1 auf SWETE.

[28] Oftmals formte der Seher Motive durch die Kombination vieler verschiedener Bilder. Vgl. dazu FREY, Bildersprache, 173. VOS, Traditions, 37–40 bietet eine Liste vieler solcher Motivkombinationen.

[29] Vgl. dazu FEKKES, Isaiah, 284.

[30] BEALE, Old Testament, 65 weist darauf hin und kritisiert dabei zugleich die Schlussfolgerungen von VOS: „This clearly common motif in all the Old Testament allusions points towards a more intentional thematic formation of texts to describe a similar theophany in Revelation. [...] The same thing can be illustrated through Rev. 1.12–20, 13.1–8, and 17, and other examples cited by Vos to support his proposal of unconscious clustering." Vor allem aber FEKKES, Isaiah, 281–290 (hier bes. 283 f.) ist diesem Phänomen nachgegangen: „This [gemeint sind die Mischanspielungen] is one of John's favourite techniques, which involves the bringing together of different texts on the basis of common subject matter (i.e. thematic analogues) and/or vocabulary (e.g. catchword)."

[31] Die Konstruktion von Mischanspielungen wurde anfänglich von VANHOYE, L'utilisation, 467 und ausführlich von FEKKES, Isaiah, 284 beschrieben.

[32] Erst KOWALSKI, Rezeption, 476 hat bei der Charakterisierung dieses Phänomens die Strukturebene mit einbezogen. Sie definiert es folgendermaßen: „Unter Mischanspielung wird der Einfluss zweier oder mehrerer Verse aus der gleichen oder einer anderen Schrift innerhalb eines Verses verstanden. In unserer Untersuchung der Rezeption des Ez auf der Strukturebene konnte ich feststellen, dass der Begriff auch auf Textabschnitte auszudehnen ist. Viele Texte aus der Offb, die stark in Abfolge und Motivwahl von Ez geprägt sind, sind zugleich auch von anderen atl. Schriften beeinflusst."

einzelnen Intertexten noch klar und deutlich erkennbar ist, gibt es eine *diffuse* Form, bei der die Intertexte zu einem schwer unterteilbaren Ineinander fusioniert sind.[33]

Auf der Inhaltsebene ist das Phänomen jedoch äußerst unterschiedlich ausgewertet worden. Spekulationen hinsichtlich seiner Funktion sind davon abhängig gewesen, ob die Offenbarung *mono-* oder *multiperspektivisch* gelesen wurde.[34] Interessanterweise geschah die eigentliche inhaltliche Auseinandersetzung mit jenem Phänomen nicht in der Blütezeit der Intertextualitätsparadigmen, sondern bereits in den 60er Jahren unter streng historisch-kritischen Vorzeichen. Einige Ausleger versuchten anhand von *Mischanspielungen* etwas über die Rezeptionsweise von Johannes zu erfahren. Lässt sich aus den *Mischanspielungen* erkennen, ob er die Schriften Israels willkürlich oder bewusst aufgegriffen hat?[35] Diese Frage ist, unabhängig von ihrer Beantwortung, für die Hochphase der 80er Jahre entscheidend. In vielerlei Hinsicht formte dieser Diskurs der 60er Jahre die methodischen Grundlagen der Blütezeit. Diese Kontroverse, die sich zwischen L.A. Vos und G.B. Caird zugetragen hat,[36] ist in gewisser Weise eine Vorstufe der *Mono-* und der *Multiperspektive* gewesen. Ähnlich wie in der *„Respekt vor dem Kontext*"-Debatte[37] der 80er Jahre (siehe unten), ist die Frage nach dem Rezeptionsverhalten von Johannes von der jeweiligen Leseweise des Auslegers abhängig. Zwar nehmen sowohl L.A. Vos als auch G.B. Caird das Zusammenspiel von Intertexten wahr (beide betrachten ja schließlich Mischanspielungen), aber L.A. Vos spricht sich im Gegensatz zu G.B. Caird dafür aus, die Intertexte getrennt und isoliert zu bewerten. Weil sich Gemeinsamkeiten in den Intertexten der Offenbarung finden lassen, glaubt Vos, Johannes habe nur das Sprachspiel der Schriften Israels verwendet, ohne dabei gezielt eine spezifische Schrift rezipiert zu haben.

---

[33] Diese Unterscheidung geht auf FEKKES, Isaiah, 284 zurück. Er differenziert zwischen „Conflation of two or more texts into one integral whole" und „Correlation of two or more texts which retain their independence."

[34] Ein Sonderfall liegt bei HIEKE/NICKLAS vor. Sie ziehen das Phänomen als Argument dafür heran, die Stellung der Offenbarung am Ende des Kanons als sinnvoll auszuweisen. HIEKE/NICKLAS, Worte, 109 urteilen dementsprechend: „Diesem Modelleser, der seine Lektüre bei Gen 1 begonnen hat, erscheint Offb 22,6–21 nicht nur als Ende des vor ihm liegenden Buches, sondern geradezu als Schlussstein, in dem zahlreiche Linien zusammenlaufen [...]".

[35] Vgl. dazu BEALE, Old Testament, 63–67.

[36] Vgl. dazu BEALE, Old Testament, 64.

[37] Die *Respekt vor dem Kontext*-Debatte lässt sich nicht auf die Fragestellung der 60er Jahre reduzieren. Trotzdem berühren sich beide Diskurse sehr intensiv. Vgl. dazu BEALE, Old Testament, 67 f.

„This combining activity is seemingly an unconscious activity. John is apparently so conversant with the Old Testament terminology and so saturated with it that he freely employs its language [...].“[38]

G.B. Caird ist hingegen der Meinung, es ergäbe keinen Sinn, Mischanspielungen zu zerlegen. Vielmehr hätte die kombinatorische Rezeptionstechnik die Funktion, das Sprachspiel evokativ und emotional zu färben.[39] Deshalb glaubt er, Johannes hätte intentional und reflektiert die Schriften gebraucht.[40]

Darüber hinaus lassen sich auch viele der grundlegenden Ansichten über die hermeneutisch-inhaltliche Funktion der Rezeption von Intertexten in der Offenbarung auf jenen Diskurs der 60er Jahre zurückführen. Eine ganze Reihe von Annahmen dazu stammt aus der damaligen Debatte über die Mischanspielungen. Sei es korrektive bzw. aktualisierende Interpretation,[41] sei es emotional-evokative Sprachbildung,[42] oder gar ein durch Rezeption erzeugter Autoritätsanspruch,[43] all jene Punkte sind in den 60er bereits angeklungen und wurden in den 80er profiliert.

2.1.3 Das Phänomen Multiple Utilisation und die „Chronologie“ der Offenbarung

In der Offenbarung sind Intertexte vielfach rezipiert worden. Gleich an mehreren Stellen wird auf denselben Intertext angespielt. B. Kowalski spricht hierbei sogar von einem strukturbildenden Prinzip.[44]

Seit den 60er Jahren hat sich dafür ein Terminus technicus etabliert. A. Vanhoye introduzierte federführend den Begriff *double utilisation.*[45] Diese Begrifflichkeit kann das Phänomen aber nicht vollständig beschreiben. *double utilisation* impliziert nämlich, dass die Offenbarung ausschließlich zweimal auf den gleichen Text Bezug nimmt. Johannes rezipierte aber in den meisten Fällen ein und denselben Intertext mehrfach. Deshalb musste der Ausdruck *double utilisation* zu Gunsten der Bezeichnung *multiple utilisation* wei-

---

[38] VOS, Traditions, 39.

[39] „John uses his allusions not as a code in which each symbol requires separate and exact translation, but rather for their evocative and emotive power.“ CAIRD, Commentary, 25.

[40] Vgl. dazu CAIRD, Commentary, 25 f.

[41] Ähnlich VANHOYE, L'utilisation, 472.

[42] Vgl. dazu CAIRD, Commentary, 25.

[43] VOS, Traditions, 51: „The Apocalyptist was not intent on making a collection from the past writings; he was offering hope and comfort for the future in the language of the past.“ Weiter schreibt er: „Even though there is much Old Testament material in the Apocalypse, it is evident from the methodology of John that he is not quoting the Old Testament. Rather, he is using it, employing its words and pictures, its terminology and descriptive phrases to present an intelligible account of an indescribable experience in a familiar language.“

[44] Vgl. dazu KOWALSKI, Rezeption, 295.

[45] Vgl. dazu VANHOYE, L'utilisation, 462: „Un de ses procédés rend sa liberté particulièrement manifeste: nous voulons parler de la double utilisation.“

chen.[46] Man spricht auch einfach von einer „repetition of OT texts".[47] Diese Terminologie vermag es nun alle Texte, die mehrfach rezipiert werden, vollständig zu erfassen. Genau genommen ist es hingegen sogar notwendig, hierbei noch einmal eigens zu differenzieren, da mehrfach rezipierte Intertexte in der Offenbarung zwei unterschiedliche formale Aspekte aufweisen: Einerseits wiederholte Johannes fast statisch ein bestimmtes Fragment eines Intertextes. Oftmals werden nur wenige Worte aus dem jeweiligen Text rezipiert, die beinahe invariabel an markanten Stellen der Offenbarung (meist gliedernd) verwendet werden.[48] Andererseits existiert daneben eine zweite Form, die durch eine literarische Besonderheit gekennzeichnet ist. Häufig werden nur strukturrelevante Teile eines Textes aufgegriffen, die zusammengesetzt seine Struktur abbilden. Nahezu *puzzleartig* ist das erzählerische Gerüst des jeweiligen Textes zerlegt, seine tragenden Teile übernommen und an verschiedenen Stellen der Offenbarung platziert worden.[49]

Dies haben fast[50] alle intertextuellen Arbeiten paradigmenübergreifend erkannt. Dissens besteht hingegen in der Frage nach der Funktion einer solchen Rezeptionsweise. Wozu führt der Text mehrmals dieselben Texte an? Im Grunde genommen muss dies sogar einem weitaus größeren Problem zugeordnet werden, nämlich der Chronologie der erzählten Handlung. Verläuft der Erzählstrang der Offenbarung chronologisch linear oder werden inhaltlich identische Szenen rekapituliert?[51] Soll durch das Phänomen *Multiple Utilisations* die Identität verschiedener Szenen zum Ausdruck gebracht werden[52] oder verwendete Johannes einfach nur dieselben Texte, um verschiedene Szenen zu gestalten? Es wird sich noch zeigen, dass eine Trennung zwischen einer chronologisch denkenden Interpretationsrichtung

[46] VOGELGESANG, Interpretation, 53 hat diese Bezeichnung m.E. zum ersten Mal verwendet. Er stützt sein Argument, die Apokalypse sei in direkt von Ezechiel abhängig, darauf.

[47] FEKKES, Isaiah, 283.

[48] BAUCKHAM, Structure, 22 hat darauf aufmerksam gemacht, dass Ausdrücke, die in der Offenbarung mehrmals verwendet worden sind, selten im identischen Wortlaut erscheinen. Dazu zählen auch solche, die Johannes aus Intertexten übernommen hat. Das sich an Daniel anlehnende ἃ δεῖ γενέσθαι erscheint in Offb 1,1 in einer anderen Gestalt als in Offb 1,19 und 4,1. Gleiches gilt für die aus Ezechiel stammende Form ἐγενόμην ἐν πνεύματι (Offb 1,10; 4,2; 17,3; 21,9).

[49] Dazu VOGELGESANG, Interpretation, 54. Ferner SOMMER, Leben, 170.

[50] CASEY, Exodus äußert sich dazu nicht.

[51] Einen guten Überblick über beide Auslegungsrichtungen gibt SCHINZER, Sieben, 52 ff. Ferner JAUHIAINEN, Recapitulation, 543. Eine intensivere Diskussion zu diesem Thema findet sich bei BEALE, Revelation, 116–151.

[52] Eine Auslegungsrichtung sieht die Funktion dieser Besonderheit darin, dass Johannes damit sich thematisch entsprechende Abschnitte miteinander verbunden hat. Vgl. dazu FEKKES, Isaiah, 283. Er erkennt dies für folgende Texte: „(Isa. 63.1–3 in Rev. 14.19c–20 and 19.13, 15; Isa. 21,9 in Rev. 14,8 and 18.2; Isa. 61.10 in Rev. 19.7–9 and 21.2)." Ein weiteres Auslegungsparadigma situiert die *multiple utilisations* in die Nähe der Rekapitulationstheorie, wonach damit die inhaltliche Identität zweier verschieden gestalteter Szenen zum Ausdruck gebracht werden soll. Vgl. BØE, Gog, 378 f. Eine ausführlichere Diskussion darüber bietet BEALE, Old Testament, 361–371.

und der sog. Rekapitulationstheorie die Auslegung der ägyptischen Plagen, die in der Offenbarung mehrmals aufgegriffen werden, sehr stark beeinflusst hat.

Exkurs: Untergeordnete Konvergenzen zwischen produktions- und rezeptionsorientierten Arbeiten

(a) Textgrundlagen: Die auf H.B. Swete und R.H. Charles zurückgehende Frage nach den Textgrundlagen der Offenbarung spielt in vielen[53] der großen Monographien der produktions- und rezeptionsorientierten Intertextualitätsforschung eine Rolle.[54] Natürlich ist es nicht das erklärte Ziel jener Arbeiten, eine Antwort darauf zu geben. Vielmehr ist sie methodisch relevant. Sowohl produktions- als auch rezeptionsorientierte Arbeiten müssen eine Vorentscheidung treffen, auf welche Textgrundlagen sie sich stützen. Natürlich scheiden sich genau an dieser Stelle die Paradigmen voneinander. Während leserorientierte Arbeiten[55] jenseits eines historischen Beweiszwanges stehen und die sprachliche Gestalt ihrer Textauswahl hinsichtlich ihrer Lektürestrategie treffen können,[56] ist die Auswahl der Textgestalt produktionsorientierter Arbeiten an historischen Fragen interessiert. Sie stehen deshalb auch der Diskussion zwischen H.B. Swete und R.H. Charles sehr nahe. Welche Texte hat der Seher Johannes gelesen, bzw. zu welcher Gestalt jener Texte hatte er Zugang? Fast[57] alle produktionsorientierten Arbeiten schlagen hier einen Mittelweg ein und erachten sowohl hebräische als auch griechische Textgrundlagen, bzw. eine Kombination beider, für möglich.[58]

---

[53] Nur CASEY, Exodus spricht diese Frage nicht an. Eine gute Zusammenfassung dieses Diskurses bietet WITETSCHEK, Lieblingspsalm, 487–490.

[54] An dieser Stelle muss noch auf das von der DFG geförderte Wuppertaler LXX-Projekt verwiesen werden, in dessen drittem Teil der Versuch unternommen wurde, „[...] die Spuren aus der LXX und anderer jüdischer Schriftüberlieferung im eigentümlichen Schriftgebrauch der Apk textlich genauer zu verfolgen." KARRER, Septuaginta, 1. Hier wurde wieder verstärkt produktionsorientiert gearbeitet. Vgl. dazu LABAHN, Septuaginta, 162–188.

[55] KOWALSKI, Rezeption, 267–270 sei hier ausgenommen, denn sie fragt explizit nach den Textgrundlagen des Verfassers.

[56] Kanonische Auslegungen müssen einen Kanon sowohl in seinem Umfang als auch die sprachliche Gestalt seiner Schriften betreffend definieren. Intertextuelle Arbeiten, die die Johannesoffenbarung synchron vor dem Hintergrund eines Buches lesen, müssen eine Entscheidung über die sprachliche Gestalt dieses Dialogpartners fällen. Rezeptionsorientierte Arbeiten müssen sich auch die Frage stellen, ob und inwiefern eine veränderte Textgrundlage ihre intertextuelle Lektüre beeinflusst. Vgl. dazu HIEKE/NICKLAS, Worte, 9–13 und dort auch die ausgiebige Diskussion zum sog. LXX-Kanon (113–124).

[57] RUIZ, Transformation, 517 ist hierbei eine Ausnahme. Genau wie A. VANHOYE glaubt er, Johannes hätte einen hebräischen Ezechieltext gelesen.

[58] BEALE, Daniel, 311 f. zweifelt daran, die Textgrundlagen des Sehers genau trennen zu können. VOGELGESANG, Interpretation, 17 urteilt hinsichtlich des Ezechieltextes, der von Johannes benutzt wurde, ähnlich. Auch BØE, Gog, 30 verweist darauf, dass eine genaue Rückfrage nach der Textgrundlage methodisch schwierig sei. Deswegen spricht er sich dafür aus, alle verfügbaren Überlieferungsformen eines Textes zu untersuchen. MOYISE, Old Testament, 17 und BEALE, Old Testament, 62 tendieren ebenso zum genannten Mittelweg. JAUHIAINEN, Use, 9 f. hat acht Möglichkeiten, diese Frage zu beant-

(b) Methodische Terminologie zur Bestimmung der textlichen Relationen: Alle großen Arbeiten beider Paradigmen reflektieren methodische Begrifflichkeiten. Rezeptions- und produktionsorientierte Ansätze unterscheiden sich dabei in ihrer Auffassung des Phänomens *Text*. Diese paradigmenbedingten Differenzen im Textverständnis führen natürlich auch zu einer andersgearteten Betrachtung von Text-Text-Relationen. Rezeptionsorientierten Arbeiten ist ein „mehr oder weniger offen[es]“[59] Textverständnis gemein, wonach weder eine *einzige* objektive Auslegung eines Textes existiert, noch solche Interpretationen eines Textes ausgeschlossen werden, die nicht vom Autor intendiert sind. Gerade deswegen liegt es ihnen auch fern, Text-Text Relationen in starre Formen zu pressen und jene Signale ausdrücklich zu definieren, durch welche die Texte miteinander in Beziehung treten.[60] Stattdessen stützt sich ihre Methode auf den literaturwissenschaftlichen Begriff *Intertextualität*, dem eine methodische *Offenheit* anhaftet.[61] Dagegen wenden sich vor allem produktionsorientierte Arbeiten der zweiten Generation, nach denen dem Begriff *Intertextualtiät* – egal ob als Methode oder als Kategorie von Texten aufgefasst – die wissenschaftlich notwendige Objektivität fehlt.[62] Jene Arbeiten greifen daher auf einen Diskurs zurück, der in den produktionsorientierten Arbeiten der ersten Generation nahezu ein Eigenleben entwickelt hat. Dort finden sich seit den 60er Jahren Bestrebungen, eine Kriteriologie zur Beschreibung der Relationen zwischen der Offenbarung und jenen Texten zu entwickeln, die Johannes rezipiert hat.[63]

---

worten, zusammengefasst: „John could have used (1) a Hebrew text as reflected in the MT; (2) a different Hebrew text; (3) a Greek text a reflected in Rahlfs's or the Göttingen Septuagint Project's LXX; (4) a different Greek text; or (5) an Aramaic paraphrase of Hebrew. It is also possible that (6) he had access to a Christian collection or translation of important OT texts; (7) he was alluding to the OT from memory; or that (8) his sources consist of a combination of two or more of these options.“ Einen ausführlicheren Überblick über diesen Diskurs bietet PAULIEN, Criteria, 113–115.

[59] HIEKE/NICKLAS, Worte, 7. Sie machen darauf aufmerksam, dass ein *offenes* Textverständnis nicht zu einer Beliebigkeit der Interpretation führen darf. Vgl. dazu auch MOYISE, Old Testament, 132.

[60] Vgl. dazu MOYISE, Old Testament, 109: „The difficulty in detecting such echoes is that the actual evidence can be extremely slight, for the ‚fragmentations and breakings-off of intertextual echo can result in pieces of voice as small as single words, and as elusive as particular cadences‘.“

[61] Vgl. dazu MOYISE, Old Testament, 108–138. Auch HIEKE, Seher, 2–5. Aber auch HIEKE/NICKLAS, Worte, 8 f.

[62] Vgl. dazu JAUHIAINEN, Use, 18: „The words ‚intertextuality‘ and ‚intertextual‘ are more and more frequently used to describe the kind of enterprise we are undertaking in this study. However, as both biblical scholars and literary critics have observed, ‚intertextuality‘ has ceased to be a very precise concept and currently functions as an umbrella term for a multiplicity of approaches.“

[63] Bereits VANHOYE, L'utilisation wollte den Schriftgebrauch in der Johannesoffenbarung klassifizieren. BEALE, Daniel, 306–313; PAULIEN, Decoding, 165–194; FEKKES, Isaiah, 59–70 sowie KOWALSKI, Rezeption, 52–65 haben zudem versucht, die Anspielungen in der Apokalypse genauer zu definieren. JAUHIAINEN, Use 18–36 und PAUL, Use, 259–263 stellen diesen Diskurs ausführlich dar.

2.2 Hermeneutisch-inhaltliche Klassifikationen der intertextuellen Relationen der Offenbarung

2.2.1 Die Respekt vor dem Kontext-Debatte[64]

Es existiert ein sehr großer Diskurs darüber, wie sich die Offenbarung und ihre Intertexte zueinander verhalten. Bedeutet der Intertext etwas für die Botschaft der Offenbarung oder nicht?[65] Diese Frage darf nicht darauf reduziert werden, ob man die Intertexte für die Lektüre der Offenbarung kennen muss. Würde man sie darauf verengen, hätte das für eine kurze Skizzierung der *Respekt vor dem Kontext*-Debatte zur Folge, dass ihre Vielfalt eingeebnet werden würde. Diese gravierende Frage wird nämlich sowohl paradigmenübergreifend als auch paradigmenimmanent mit einer unterschiedlichen Zielsetzung gestellt. Auch hier unterscheiden sich *multi-* und *monoperspektivischen* Arbeiten. Deswegen ist es hier ungenügend, nur zwischen dem produktions- und dem rezeptionsorientierten Paradigma zu differenzieren, um den gesamten Problemhorizont der Debatte zu zeigen. Aus welcher Perspektive die Apokalypse gelesen wurde, bedingte nämlich in den meisten Fällen[66] das Forschungsresultat. Vor allem im produktionsorientierten Paradigma ist dies der Fall. Historisch interessengeleitet wird dort der Text nach Hinweisen abgesucht, die Mutmaßungen über die Rezeptionsweise des Autors zulassen. Hat der Seher Johannes den Kontext der von ihm rezipierten Schriften berücksichtigt? Natürlich gibt es hierauf nur zwei mögliche Antworten: Entweder der Autor respektierte die inhaltliche Dimension der rezipierten Intertexte oder nicht. Fast alle produktionsorientierten *monoperspektivischen* Arbeiten sind der Meinung, Johannes hätte die von ihm rezipierten Texte inhaltlich reflektiert. Die *Monoperspektive*, die sowohl die Weitläufigkeit der intertextuellen Relationen als auch die intensive Kombination von Intertexten weitgehend ausklammern kann, vermag es natürlich, einen spezifischen Text aus der Apokalypse herauszulösen. Das begünstigt wiederum, einem einzelnen Text strukturellen und inhaltlichen Einfluss auf die Offenbarung zusprechen und Johannes als einen kreativen Schriftinterpreten anzusehen.[67] Ein solches Urteil über den Verfasser wird demgegenüber in *multiperspektivischen* Arbeiten angezweifelt.[68] Das Phänomen *Textmosaik* hat Ausleger dazu veranlasst,

---

[64] Zum Begriff vgl. MOYISE, Old Testament, 12; JAUHIAINEN, Use, 14.

[65] Vgl. dazu BEALE, Old Testament, 67–75. Ferner JAUHIAINEN, Use, 14–16.

[66] KARRER, Ezechiel, 119 ist hierbei eine Ausnahme.

[67] Vor allem die großen monographischen Untersuchungen kommen zu einen solchem Ergebnis. Vgl. dazu CASEY, Exodus 238 f; BEALE, Daniel, 271; VOGELGESANG, Interpretation, 395 f. Einen ausführlichen Forschungsüberblick über diese Monographien bietet RUIZ, Transformation, 1–180.

[68] J.-P. RUIZ orientiert sich daran, dass die Offenbarung ein Textmosaik ist. „The claim that either Daniel or Ezekiel furnishes the structural armature of Revelation is

die inhaltliche Dimension der Intertexte als irrelevant zu betrachten.[69] Ein Autor, der eine Vielzahl von Intertexten vermische, könne diese inhaltlich nicht respektieren.[70] Hier zeigt sich nochmals deutlich, wie im produktionsorientierten Paradigma die Lektüreweise die Auslegung und das Autorenbild beeinflusst. Anders hingegen ist dies im rezeptionsorientierten Paradigma und in historisch denkenden Arbeiten, die nicht nach dem Autor, sondern nach der Wirkung der Bilder auf den Erstleserkreis aus dem ersten oder zweiten Jahrhundert, fragen.[71] Zwar finden sich auch hier beide Lektürerichtungen, die jedoch nur untergeordneten Einfluss darauf haben, wie das Verhältnis zwischen Text und Intertext zu bestimmen ist.[72] Die Entde-

---

made at the expense of many other structural indications. Revelation is neither the ‚New Testament Daniel' nor the ‚New Testament Ezekiel'. Both of these books are keys to the meaning of Revelation, but neither is the key." RUIZ, Transformation, 179. Diese Erkenntnis drückt sich auch in einem seiner Forschungsresultate aus, das dem – viel zitierten – Satz „he swallowed Ezekiel's scroll in order to write one of his own." RUIZ, Transformation, 527 zu entnehmen ist. Er führt damit implizit die von E. SCHÜSSLER FIORENZA vertretene Auslegung fort. Sie sagt, dass der Seher „does not interpret the OT but [merely] uses its words, images, phrases, and patterns as a language arsenal in order to make his own theological statement or express his own prophetic vision." SCHÜSSLER FIORENZA, Revelation, 135.

[69] Exemplarisch kann hier auch die Debatte zwischen E. SCHÜSSLER FIORENZA und R. BAUCKHAM genannt werden. Aus BAUCKHAM, Conversion, 297 geht diese Kontroverse klar und deutlich hervor: „Schüssler Fiorenza is typical of many scholars who [...] assume that John 'does not interpret the OT but [merely] uses its words, images phrases, and patterns as a language arsenal in order to make his own theological statement or express his own prophetic vision.' Nothing could be further from the truth. This failure to recognize that John conveys meaning by means of very precise allusions to the Old Testament is the root of a great deal of contemporary scholarly misunderstanding of his book. Even when it does not lead to misinterpretation, it leads to a shallow form of interpretation, which ignores the remarkable wealth of meaning John has packed into his dense text."

[70] Auch TILLY, Moselied, 463 kommt aufgrund einer multiperspektivischen Lektüre den Umgang des Autors mit den Intertexten betreffend zu folgendem Urteil: „Dennoch zeigt die Durchsicht der Zitate und Anspielungen, dass sowohl die deutende Bezugnahme auf das Schilfmeerlied Ex 15,1–21 als auch auf das Danielbuch mindestens ebenso deutlich wie das Moselied Dtn 32,1–43 die intendierte Textaussage prägen. Die Vergleichbarkeit bzw. Konvergenz einzelner Inhalte und Motive allein bedeutet also noch keine absichtliche intertextuelle Beziehung zwischen der Johannesoffenbarung und einem bestimmten Einzeltext bzw. Segment der jüdischen Heiligen Schriften."

[71] Vgl. hierzu FREY, Bildersprache, 182–185.

[72] HIEKE/NICKLAS, Worte interpretieren die Offenbarung vor dem Hintergrund ihrer weitläufigen intertextuellen Relationen. KOWALSKI, Rezeption, HIEKE, Seher und MOYISE, Old Testament (zumindest Kapitelweise) führen hingegen eine monoperspektivische intertextuelle Lektüre der Offenbarung durch. Ausschlaggebend ist bei diesem Ansatz nicht die Leseperspektive, sondern vielmehr die Richtung der intertextuellen Lektüre. Verleiht nur der Intertext der Offenbarung einen neuen Sinn oder erhält der Intertext

ckung der methodischen Grenzen historischen Denkens führte nämlich dazu,[73] dass Überlegungen zur *intentio auctoris* fast vollständig zu Gunsten der *intentio operis* ausgeklammert wurden.[74] Deswegen werden auch die weitläufigen Relationen der Offenbarung zu den Schriften Israels vor dem Hintergrund einer synchronen Lektürestrategie untersucht. Im rezeptionsorientierten Paradigma wird deswegen auch vorausgesetzt, dass die Intertexte von Natur aus relevant sind.[75]

---

selbst vor dem Hintergrund der Offenbarung eine neue Aussagedimension? Vgl. dazu MOYISE, Models, 42.

[73] Selbst produktionsorientierte Arbeiten der zweiten Generation haben diese Grenzen erkannt. Deswegen urteilt JAUHIAINEN, Use, 140 über die Respekt vor dem Kontext-Debatte folgendermaßen: „In sum, the debate over whether or not John has respected the OT context of his allusions should be laid to rest. Those defending John's respect for OT context are in a sense right, not because of John's literary artistry or sensitive use of the OT but because allusion by definition has a connection to its marked text, which can always be argued to somehow respect the context. Yet, this conclusion supports Moyise's contention that it is more fruitful to examine the way the texts interact than to debate John's possible respect (or lack of respect) for the OT context of his allusions." Zudem ist in Arbeiten, die zwar historisch denken, aber nicht nach dem Autor, sondern nach dem Erstleser fragen, der Zusammenhang zwischen der Lektüreperspektive und einem spezifischen Autorenbild zumeist entkoppelt. Hier ist die intentio auctoris sekundär, da dort schließlich nach der Wirkung der apokalyptischen Bilder auf einen Leser gefragt wird. So schließt z.B. FREY, Bildersprache, 183, der die Offenbarung multiperspektivisch liest, die Relevanz der Intertexte für das Verständnis der Offenbarung gerade nicht aus. Er urteilt folgendermaßen: „Voraussetzung [für das Verständnis] war zunächst eine profunde Kenntnis des Alten Testaments, das in zahllosen Textanspielungen und Bildelementen aufgenommen wird und weithin das Material bietet, aus dem die Bilder der Apokalypse geformt sind."

[74] S. MOYISE gilt als Vorreiter jener Denkrichtung. MOYISE, Old Testament, 19: „Thus the relevant question concerning the presence of Old Testament quotations or allusions in the New Testament is not, ‚has the author respected the context', but ‚in what ways do the two contexts interact?'" MOYISE, Old Testament, 140 erweitert seine Gedanken folgendermaßen: „Every quotation is out of context because it has been relocated. It cannot possibly mean the same thing as it did in its old context, because most of the factors that affect interpretation have changed. A more constructive approach would be to consider how the two contexts might be related, and what effects might be produced by creating a bridge between them."

[75] Ob eine intertextuelle Lektüre der Offenbarung einen neuen Sinn verleiht, ist nicht die Ausgangsfrage dieser Untersuchungen. Hier wird vielmehr danach gefragt, wie dies geschieht: „Welches Gesamtverständnis entwickelt der Modellleser der Offb, der in seinem Lektürevorgang konsequent das Ez-Buch (mit) vor Augen hat?" HIEKE, Seher, 2. Vgl. dazu ferner KOWALSKI, Rezeption, 500; HIEKE, Seher, 28; HIEKE/NICKLAS, Worte, 108 f.; MOYISE, Old Testament, 135 f.

2.2.2 Hermeneutische Ansätze

Betrachtet man die oben skizzierte *Respekt vor dem Kontext*-Debatte etwas abstrahierter, können zwei verschiedene Interpretationsrichtungen voneinander getrennt werden. In ihnen werden der Inhalt und seine Bedeutung der Intertext unterschiedlich ausgewertet. Dies erklärt, warum Ausleger sowohl die Funktion als auch den literarischen Charakter des Intertextnetzwerks unterschiedlich bestimmten. Auch hier hilft erneut, zwischen *mono-* und *multiperspektivischen* Arbeiten zu differenzieren. Liest man die Offenbarung als eine Schrift, in der lediglich die Motive aus mehreren Intertexten miteinander kombiniert werden, während der Inhalt der Intertexte vom Verfasser nicht berücksichtigt wurde, ist die Frage nach dem Zweck dieser Rezeptionsweise natürlich notwendig. Warum und wozu sind in der Offenbarung intertextuelle Bezüge wahrnehmbar, wenn deren Inhalt irrelevant für ihre Aussage ist? Eine konkretere methodische Begrifflichkeit zur Beschreibung des inhaltlichen Verhältnisses der Texte erübrigt sich natürlich in diesem Fall, insofern hier ja Intertexte als irrelevant abgetan werden.

Der von J.P. Ruiz formulierte Ausdruck „transformation of […] language“[76] fasst den Standpunkt der produktionsorientierten *multiperspektivischen* Arbeiten sehr gut zusammen. Demnach sei die Sprache der Apokalypse nur eine Mimesis der Schriften Israels.[77] Davon wurden zwei Schlussfolgerungen abgeleitet. Zum einen wollte Johannes das Vertrauen seiner (Erst)Leser dadurch gewinnen, dass er in einem ihnen bekannten und vertrauten Sprachspiel schreibt.[78] Zum anderen übertrug er dadurch zugleich den Autoritätsanspruch der Schriften Israels auf seine Schrift, um ihren eigenen Autoritätsanspruch hervorzuheben.[79]

Entgegengesetzt mussten jene Arbeiten, die Johannes als kreativen Ausleger von Texten auffassen, eine solche Beschreibungskategorie entwickeln.

---

[76] RUIZ, Transformation, 526.

[77] SCHÜSSLER FIORENZA, Revelation 135 und RUIZ, Transformation, 517, die paradigmatisch für diese Interpretationslinie genannt werden können, lesen die Offenbarung multiperspektivisch, d.h. sie betonen das Zusammentreffen verschiedenster intertextueller Anspielungen im Text der Offenbarung.

[78] Vgl. dazu die VOS, Traditions, 51. Ähnlich RUIZ, Transformation, 529: „John's transformation of prophetic language invited the churches to whom his Apocalypse was addressed to define the situation in terms of the biblical tradition which was theirs.“

[79] Dazu SCHÜSSLER FIORENZA, Revelation, 135–140, hier 136: „The author of Rev. is not bent on the exposition and explication of the OT as authoritative Scripture. […] Yet it is precisely in using the OT in such an apocalyptic ‚anthological‘ fashion that Rev. proves to be a genuine expression of early Christian prophecy.“ Ein ähnliches Urteil fällt RUIZ, Transformation, 533: „John faced the challenge of establishing his authority and that of his message by demonstrating the authentic continuity of his work with the written tradition of biblical prophecy.“

Von den *multiperspektivischen* Arbeiten des produktionsorientierten Paradigmas grenzen sich jene Arbeiten ab, die die Offenbarung *monoperspektiv* lesen. Diese sehen in ihr eine besondere Form der Schriftinterpretation.[80] Johannes sei ein kreativer Schriftinterpret gewesen. Keinesfalls wird die Differenz zwischen der Offenbarung und den Intertexten harmonisiert.[81] Man spricht hier dagegen von „midrash“,[82] „re-reading“, bzw. „reinterpretation“[83] oder gar von christlicher „relecture“.[84] Es wurde daher eine Begrifflichkeit entwickelt, mit der sowohl die Differenzen als auch die Gemeinsamkeiten von Text und Intertext erfasst werden können.[85]

Die Erklärungsmuster können aber nur im produktionsorientierten Paradigma der 80er Jahre anhand der Lektüreperspektive konsequent voneinander isoliert werden. In späteren Arbeiten (beider Paradigma) beginnen nämlich jene Argumente, die in dieser Phase noch strikt von der den Intertexten zugesprochenen Relevanz (und damit implizit von der Lektüreperspektive) abhängig waren, allmählich damit, ein Eigenleben zu entwickeln.[86]

---

[80] KOWALSKI, Rezeption, 474 und 499 f. wendet sich strikt dagegen, die Rezeptionsweise der Offenbarung als Interpretation zu bezeichnen. Stattdessen verwendet sie den Begriff *relecture* und glaubt in der Offenbarung eine zeitgeschichtliche Aktualisierung der Schriften zu erkennen. Vgl. dazu KOWALSKI, Rezeption, 500.

[81] Vgl. dazu VANHOYE, L’utilisation, 462 f. Ebenso VOGELGESANG, Interpretation, 72.

[82] BEALE, Daniel, 313–320.

[83] So VOGELGESANG, Interpretation, 113 f. und 396 f.

[84] Vgl. dazu KOWALSKI, Rezeption, 499.

[85] Es gibt sechs Begriffe zur Beschreibung dieser Relationen (Simplifizierung / Universalisierung / Analogie / Typologie / Verheißung-Erfüllung / Invertierung). Vgl. dazu BEALE, Old Testament, 75–126; KOWALSKI, Rezeption, 479–483.

[86] Ein klassisches Beispiel dafür ist das Argument, dass Johannes durch die Rezeption von autoritativen Schriften der Offenbarung selbst Autorität verleihen wollte. Diese These beruht auf der Annahme, Johannes hätte das seinem Hörerkreis bekannte Sprachspiel der Schriften Israels verwendet. So SCHÜSSLER FIORENZA, Revelation 135 f. und RUIZ, Transformation, 536 f. Das rezeptionsorientierte Paradigma hat diesen Standpunkt aufgegriffen, allerdings sein Fundament abgeändert. Vgl. dazu MOYISE, Old Testament, 78 f.: „The most obvious explanation is that John has taken on the ‚persona‘ of Ezekiel. Through meditation and study […] John has absorbed something of the character and mind of the prophet. […] Fiorenza uses this fact to draw a distinction between using its ‚words, images, phrases and patterns‘ for his own compositions and treating the book as authoritative Scripture. In part, this is correct, though it should be noted that this does not imply that John is any more distant from Ezekiel than those who do quote it. It is possible that he does not quote it as a Scripture because he does not see it as an external source. He has taken on the mind of Ezekiel and writes ‚in the spirit‘ […].“ Ähnlich HIEKE, Seher, 29 f.

2.3 Eine Charakterisierung der produktionsorientierten Forschung und die unterschiedlichen Autorenprofile – Zusammenfassung

Die unterschiedlichen Leseweisen führen im produktionsorientierten Paradigma zu einem differenzierten Autorenprofil. Dies ist davon abhängig, welche Relevanz Ausleger den von Johannes verarbeiteten Intertexten zugesprochen haben. *Monoperspektivische* produktionsorientierte Arbeiten sehen in Johannes einen kreativen Schriftinterpreten, der seine Intertexte inhaltlich meist respektierte und die Offenbarung literarischen Vorbilder nachempfunden hat. *Multiperspektive* Ausleger negieren dies. Sie halten Johannes für einen Schriftsteller, der zwar das Sprachspiel der prophetischen Literatur verwendete, allerdings Intertexte wahllos miteinander verknüpfte – sei es, um seiner Schrift Autorität zu verleihen, oder seine Botschaft in einer Sprache zu präsentieren, die seinem Leserkreis bestens bekannt ist. Dass die Johannesoffenbarung nach dem Vorbild *einer* bestimmten Schrift gestaltet worden ist, wird hier ausgeschlossen. Die *Multiperspektive* hat ein Gespür für das *Textmosaik* der Offenbarung, tendiert aber dazu, deutliche Strukturparallelen abzuschwächen, die in *monoperspektivischen* Arbeiten gezeigt werden. Es konnte dargelegt werden, dass die jeweilige Lektüreperspektive Einfluss auf das Untersuchungsergebnis nimmt. Dies kann auch bei Untersuchungen beobachtet werden, die die Rezeption der ägyptischen Plagen zum Thema hatten – auch wenn diese nur Randerscheinungen der Forschung sind, denen keine methodische Reflektion zugrunde liegt.

3 Die Rezeption des Plagennarrativs in der Offenbarung des Johannes

Bereits ein erster flüchtiger Blick auf die Anmerkungen von NA^{28} lässt erkennen, dass das Buch Exodus nahezu in jedem Kapitel der Apokalypse präsent ist, wobei der Plagennarrativ schon aufgrund seiner *Multiple Utilisation* in den Posaunen- und Schalenvisionen eine besondere Stellung einnimmt. Hier ist bereits ein erster Negativbefund festzuhalten. Obwohl das Buch Exodus ausgiebig untersucht worden ist, wurde sein Einfluss auf die Johannesoffenbarung nur spärlich analysiert. Eine monographische Untersuchung dazu existiert bis jetzt noch nicht. Zwar liegt mit der unveröffentlichten Dissertation von J.S. Casey eine Arbeit zur Exodustypologie in der Offenbarung vor, allerdings wird von ihm die Rezeption der ägyptischen Plagen nur oberflächlich untersucht. Zudem ist die von H.-P. Müller publizierte Studie von 1960 die einzige philologische Veröffentlichung zu diesem Thema.[87] Lediglich in der Kommentarliteratur[88] gibt es hierzu einige kleinere inhaltliche Ansätze.[89] Der bisherige Forschungsstand lässt sich daher auch sehr leicht zusammenfassen und kann in drei Bereiche (Form / Wirkungsgeschichte der Exodusplagen / Inhalt) eingeteilt werden. Zudem möchte ich zeigen, dass diese kurzen Ansätze implizit von den in Punkt 2 dargestellten Zusammenhängen abhängig sind.

3.1 Formgeschichtlich-strukturelle Untersuchungen

Ein Großteil der Kommentare zur Offenbarung verweist auf die strukturellen Parallelen zwischen dem Posaunen- und dem Schalenzyklus und dem Plagennarrativ.[90] Meist in tabellarischer Form werden dabei die dominierenden Leitmotive beider Textpassagen gegenübergestellt und von strukturellen auf inhaltliche Parallelen geschlossen. Exemplarisch können hierfür die Werke von G.K. Beale und D.E. Aune genannt werden.[91] Die Erkenntnisse, die in der Kommentarliteratur unhinterfragt vorausgesetzt werden, basieren in den Grundzügen auf H.-P. Müllers 1960 publizierter formkritischer Studie, der die Offenbarung *monoperspektiv* gelesen hat. Angestoßen von seiner Einsicht, dass in „Apc 8,7.8 16,2.3.4.10.13.21 Zitate und Reminiszenzen aus den ägyptischen Plagen“[92] vorliegen, vermutet er ein gemeinsames fünfteiliges Grundschema, das den Aufbau beider Texte vorab bedingte und aus den Visionszyklen der Offenbarung herausgelöst werden kann.

(1) Bevollmächtigung
(2) Der delegierte Charakter macht von seiner Vollmacht Gebrauch.
(3) Die Plage entsteht
(4) Die Auswirkung der Plage
(5) Die negative Reaktion der Menschen.[93]

---

[87] Das Desiderat wird von KOWALSKI, Rezeption, 500 f. indirekt bestätigt: „Des Weiteren müsste sich eine Untersuchung der Rezeption weiterer atl. Schriften in der Offb anschließen. […] Ebenso sollte sich eine Untersuchung über die Rezeption des Jer und des Ex anschließen, auch eine kritische Sichtung der Arbeiten zur Rezeption des Dan wäre hilfreich.“

[88] Trotzdem ist innerhalb der Kommentarliteratur eine Auslegung der ägyptischen Plagen nur eine Randerscheinung. Eine gesonderte und eigenständige Betrachtung der Rezeption der ägyptischen Plagen findet sich nicht bei BRÜTSCH, Offenbarung; CAIRD, Commentary; LOHMEYER, Offenbarung; LOHSE, Offenbarung; MALINA, Offenbarung; METZGER, Code; MORANT, Kommen; MOUNCE, Revelation; ROLOFF, Offenbarung; ROWLAND, Heaven.

[89] Vgl. dazu PAULIEN, Decoding, 230, dort Anm. 5.

[90] Vgl. dazu PAULIEN, Decoding, 231.

[91] Vgl. dazu AUNE, Revelation 6–16, 500 f.; BEALE, Revelation, 465.

[92] MÜLLER, Plagen 272.

[93] Vgl. MÜLLER, Plagen, 268 f.

Dieses literarische Pattern überträgt er auf eine hypothetisch rekonstruierte E- und P- Schicht des Plagennarrativs und glaubt auch dort selbige fünf Elemente zu erkennen.[94] Ungeachtet der methodischen Schwächen seines formkritischen Ansatzes hat H.-P. Müllers *monoperspektivische* Lektüre der Offenbarung einen ersten Schritt zur Erforschung der Rezeption von Ex 7,1–11,10 eingeleitet, insofern sie grundlegend darauf verwiesen hat, dass zwischen dem Plagennarrativ und den apokalyptischen Visionszyklen Parallelen existieren. Trotzdem blieb seine Untersuchung lange Zeit unbeachtet. Erst 20 Jahre später wurde seine Ansatz nuanciert. G.W. Günther bestätigt zwar in seinem Werk *Der Nah- und Enderwartungshorizont in der Apokalypse des heiligen Johannes* Müllers Standpunkt[95] in den Grundzügen,[96] revidiert ihn aber dabei nicht unerheblich. Er ebnet damit den Weg für die Meinung, die sich in der Kommentarliteratur findet. Günther kritisiert in erster Linie Müllers starre und systematische Schematisierung der Schalenvisionen, zumal „derartige [von H.-P. Müller entdeckte] eschatologische Schemata in der Apk nur lose Strukturen [bilden].“[97] Er glaubt nicht mehr an ein gemeinsames Grundschema, nachdem *beide* Texte gestaltet worden sind, sondern er spricht von den „ägyptischen Plagen des Exodusbuches (Kap. 7–12) als Vorlage“[98] für die Posaunen- und Schalenvisionen der Offenbarung, die der Seher unter großer schriftstellerischer Freiheit verarbeitet hat.[99] Günthers korrigiert also Müllers Feststellung und führt seinen formkritischen Ansatgz auf struktureller Ebene weiter. Er sieht in der Erzählung über die ägyptischen Plagen die direkte literarische Vorlage der Visionszyklen. Dies ist der gegenwärtige Stand der Forschung, vor dessen Hintergrund in der Kommentarliteratur beide Texte inhaltlich miteinander verglichen werden.[100] Natürlich stützen sich die Resultate von

---

[94] Seiner Meinung nach „hat sich […] dieses Schema mit erstaunlicher Konstanz erhalten, ohne dass wir den Gang seiner Überlieferung durch die Jahrhunderte verfolgen könnten. Die Exodustexte und die Plageberichte der Apokalypsis sind, soweit ich sehe, seine einzigen Belege.“ MÜLLER, Plagen, 276.

[95] Ein Jahr vor der Arbeit von H.W. GÜNTHER wird die These von H.P. MÜLLER noch von COURT, Myth, 75 f. bestätigt.

[96] „H.-P. Müller hat das erstere (i.e. eine formgeschichtliche Untersuchung) in einer kurzen Abhandlung getan und seine Ergebnisse können mit einigen Abstrichen hier übernommen werden. Bedenken wird man vor allem, was die gattungsgeschichtliche Herleitung von der ‚Magier-Rolle‘ angeht, anmelden müssen.“ GÜNTHER, Enderwartungshorizont, 164.

[97] GÜNTHER, Enderwartungshorizont, 165.

[98] GÜNTHER, Enderwartungshorizont, 166.

[99] Vgl. dazu GÜNTHER, Enderwartungshorizont, 166.

[100] Exemplarisch hierfür soll auf BEALE, Revelation, 465 verwiesen werden, der in den Fußnoten wiederum auf H.P. MÜLLER verweist und folgende Tabelle anfügt:

„the first trumpet (8:7)	corresponds to Exod. 9:22–25
the second and third trumpets (8:8–11)	corresponds to Exod. 7:20–25

Müller und Günther auf eine *monoperspektivische* Lektüre. Beide lesen die Apokalypse vor dem Hintergrund eines einzigen Textes und sprechen diesem aufgrund entdeckter Parallelen strukturelle Relevanz zu. Dagegen kritisiert die *multiperspektivische* Arbeit von L.A. Vos aus den 60er Jahren implizit das Ergebnis einer *monoperspektivischen* Lektüre. Aus dem Zusammenspiel der einzelnen Intertexte folgert er, dass sich die apokalyptischen Plagen von denen des Plagennarrativs unterscheiden.[101] Er betont nachdrücklich, dass Johannes verschiedene Motive mit Ex 7–11 vermischt hat. Die ägyptischen Plagen sind nach Vos mit so vielen anderen Texten kombiniert worden, dass ihr struktureller Einfluss auf die Visionszyklen nicht zu rechtfertigen ist.[102] Sein Ansatz – auch wenn ich seiner Meinung nicht folge, weil Vos letztendlich den ägyptischen Plagen strukturelle Relevanz abgesprochen hat – ist für diesen Zusammenhang äußerst wichtig, da er zum ersten Mal die Plagen betreffend von Motivkombinationen spricht. Leider nennt er dafür keine konkreten Beispiele.

3.2 Die Wirkungsgeschichte der ägyptischen Plagen und ihre Auslegung in der Offenbarung

B.S. Childs hat bereits 1974 in seinem großen Exoduskommentar die Meinung verlautbart, die Rezeption der ägyptischen Plagen in der Johannesoffenbarung sei einzigartig.[103] Johannes habe die Plagen in einen eschatologischen Kontext gesetzt, der den Exodustexten ursprünglich fremd gewesen ist. Der neu konzeptualisierte Erzählstrangs unterscheidet sich – nach B.S. Childs – grundlegend von der sonst didaktisch geprägten Rezeption von Ex 7,14–11,10 in den Schriften Israels.[104] Er bezweifelt zudem, dass die prophetische Literatur das Bindeglied zwischen der Offenbarung und Ex 7–11 ist.[105] Dagegen erbrachte S. Bergler, der eine alttestamentliche Dissertation zum Schriftgebrauch im Joelbuch verfasste, einen fast revolutionären Gegenentwurf. Ihm ist sowohl der – inzwischen von J. Strazicich

---

the fourth trumpet (8:12)	corresponds to Exod. 10:12–15
the fifth trumpet (9,1–11)	corresponds to Exod. 10:12–15"

[101] Vgl. dazu VOS, Traditions, 45.

[102] „It is noteworthy that the Apocalyptist does not follow any pre-existent order in the relating of these apocalyptic plagues. He is not influenced by any Old Testament tradition in this respect." VOS, Traditions, 46.

[103] Vgl. dazu CHILDS, Exodus, 163.

[104] „The apocalyptic vision with its dimension of genuine terror and anguish has produced a different picture from that portrayed by the didactic repetition of the Exodus plagues. It seems highly probable that the author of the book of Revelation drew his material from a circle in which the exodus story had long since been given a new function with an apocalyptic framework" CHILDS, Exodus, 163.

[105] Vgl. dazu CHILDS, Exodus, 163.

in einer nuancierten Form bestätigte[106] – Nachweis gelungen, dass zumindest das Joelbuch eine deutliche Nähe zum Plagennarrativ aufweist[107] und sich Joel und der Plagennarrativ in der fünften Posaunenvision der Apokalypse begegnen.[108] Ähnlich wie L.A. Vos nimmt S. Bergler die Motivvermischung zwischen den ägyptischen Plagen und anderen Intertexten ernst, schließt aber nicht aus, dass Johannes bewusst Ex 7–11 rezipiert hat. Der Ansatz von S. Bergler wurde von den bisherigen Auslegern, die der Wirkungs- und Rezeptionsgeschichte von Ex 7–11 bei Auslegung der Offenbarung Aufmerksamkeit schenkten, weitgehend nicht beachtet. Diese stützen sich auf die bereits von B.S. Childs berücksichtigten Texte und versuchen damit die Rezeption von Ex 7–11 in der Apokalypse zu erklären.

J.M. Court und G.K. Beale berücksichtigen bei ihrer Betrachtung des Plagennarrativs seine Wirkungsgeschichte.[109] Vor allem aber D.E. Aune bietet eine breit angelegte Zusammenfassung des wirkungs- und rezeptionsgeschichtlichen Verlaufs des Motivfelds der ägyptischen Plagen.[110] D.E. Aune zeigt, dass die ägyptischen Plagen im frühen Judentum für eine typologische Charakterisierung der Endzeit verwendet worden sind. Er räumt aber auch ein, dass es sich hierbei um eine reine Randerscheinung handle.[111] Ähnlich wie G.K. Beale erkennt er zudem eine zweifache Uminterpretation des Charakters der Plagen. Die ägyptischen Plagen wurden als Ausdruck für Gottes endgültige Strafhandlungen gebraucht. Aber ebenso sind sie herangezogen worden, um eine Warnung auszudrücken und zur Umkehr aufzurufen. G.K. Beale glaubt, die Uminterpretation des Plagennarrativs zu Strafen beschränke sich auf eschatologische Texte. Dagegen sei den ägyptischen Plagen nach ihm nur in den großen Nacherzählungen bei Philo und bei Flavius Josephus ein warnender Charakter verliehen worden.[112] D.E. Aune ist hingegen davon überzeugt, dass in eschatologischen Kontexten der Plagennarrativ als eine Warnung (TestDan 5,8–9) sowie eine endgültige Strafe (Apok. Abr. 30,14–16) gelesen wurde. Er erkennt zudem, dass die ägyptischen Plagen in ein universelles Ausmaß gesteigert[113] und

---

[106] Vgl. dazu STRAZICICH, Scripture, 172. Trotzdem setzt er sich kritisch mit S. BERGLERS Verständnis von „Typologie“ auseinander. Vgl. dazu STRAZICICH, Scripture, 76–78.

[107] Vgl. dazu BERGLER, Joel, 247–276.

[108] Vgl. dazu BERGLER, Joel, 289–293.

[109] COURT, Myth, 76 ff.; BEALE, Old Testament, 205–208.

[110] Vgl. dazu, AUNE, Revelation 6–16, 499–506.

[111] AUNE, Revelation 6–16, 499 urteilt folgendermaßen: „Though the Egyptian plagues were a recurring theme in early Jewish literature, they are rarely interpreted eschatologically.“ Endzeitliche Plagen sind seiner Meinung nach ein häufiges literarisches Phänomen innerhalb der frühjüdischen Literatur, aber nur die wenigsten sind mit dem kanonischen Zugang des Plagennarrativs vergleichbar. Vgl. dazu AUNE, Revelation 6–16, 500. Er nennt dafür folgende Beispiele: 1Hen 91,7–9; 93,3–10; 3Apok. Bar. 16,3; Am 4,6–13.

[112] BEALE, Old Testament, 207.

[113] Philo steigert in Mos. 1,90–146 die Plagen auf ein kosmisches Ausmaß. Zudem zählt er sie. Er nennt explizit zehn Plagen, weil er dieser Zahl das höchste Maß an Perfektion zuschreibt (Mos. 1,96). Weiterhin gruppiert er die Plagen in vier thematische Untereinheiten, wobei jedes der Elemente Erde, Feuer, Luft und Wasser das Thema eines solchen Abschnitts ist Vgl. dazu AUNE, Revelation 6–16, 505.

um das Talionsprinzip erweitert worden sind.[114] Zudem hat er nachgewiesen, dass im frühen Judentum die Tendenz vorherrschte, die ägyptischen Plagen auf die Siebenzahl zu reduzieren.[115]

Auch der in jüngster Zeit veröffentlichte Artikel von B. Wold, der die Anspielungen auf die ägyptischen Plagen vor dem Hintergrund des *zweiten Exodus*-Gedankens interpretiert, den er in Offb 18 vermutet (siehe Kapitel VI), analysiert keine anderen Texte außer jene, die bereits von B.S. Childs und D.E. Aune untersucht worden sind.[116]

Bereits die Textauswahl von J.M. Court, D.E. Aune, G.K. Beale und B. Wold verweist auf ein Forschungsdesiderat. Sie stützen sich nämlich alle auf Texte, die mit der Offenbarung in keiner nachweisbaren Relation stehen. Die von G.K. Beale herangezogene rabbinische Literatur und die Targumim scheiden bereits aufgrund der Datierungsproblematik für einen rezeptionsgeschichtlichen Direktvergleich aus.[117] Ähnlich problematisch sind die Apokalypse des Abraham und das Testament des Dan, da hinter beiden Schriften große einleitungswissenschaftliche Fragezeichen stehen. Zudem ist es äußerst anzweifelbar, ob Johannes – auch wenn hinter dem Verfasser der Apokalypse immer wieder ein im hellenistischen Kulturkreis verwurzelter Autor vermutet wurde[118] – Artapanus und Ezechiel den Tragiker gelesen hat. Auch Philo von Alexandrien und Flavius Josephus spielen für die Interpretation der Offenbarung keine ausschlaggebende Rolle. Eine

---

[114] Die Plagen wurden vor allem in der Sapientia Salomonis (Weish 11,1–19,9) vor dem Hintergrund des lex talionis interpretiert. Vgl. dazu AUNE, Revelation 6–16, 504.

[115] „The results of this extended discussion of the Egyptian plague tradition in the OT and early Judaism suggest that there was a strong tendency to reduce the ten-plague tradition of Exodus […] to a *seven*-plague schema. The following texts examined above appear to favor a seven-plague Exodus schema: (1) Ps 78:43–51; (2) Ps 105:27–36; (3) Amos 4:6–11: (4) Artapanus; (5) Wis 11:1–19:9; (6) T. Benj. 7:1–4; and (7) m.'Abot 5:8. While the last two schemas have no direct bearing on the Exodus plague tradition, they do exhibit the tendency to adopt seven as a number appropriate for a climatic series of punishments. Thus the tradition of a seven-plague divine scourge appreas to have been well known in early Judaism.“ AUNE, Revelation 6–16, 506.

[116] WOLD, Plagues, 253–265. Ferner WOLD, Septets, 280. B. WOLDS Untersuchung von 2009 setzte sich zum Ziel, die apokalyptischen Plagenzyklen vor dem Hintergrund der Literatur aus den Höhlen von Qumran zu analysieren. Dabei kommt er zu einem Negativergebnis. Der Plagennarrativ spielt außer in 4Q 422 in Qumran keine Rolle. Vgl. dazu WOLD, Septets, 282. Er hat sich deshalb auf die Interpretation von Lev 26 in Qumran gestürzt und überträgt die dort grundgelegte Siebenerzahl von Plagen auf die Offb. Vgl. dazu WOLD, Septets, 294–296. Über diesen Umweg will er beweisen, dass die Plagen in der Offenbarung in einem Zusammenhang mit dem zweiten Exodus stehen. Vgl. dazu WOLD, Septets, 297.

[117] Vgl. dazu BEALE, Old Testament, 197. Zum Verhältnis zwischen der rabbinischen Literatur und dem Neuen Testament vgl. STEMBERGER, Einleitung, 55 f. Einen ausführlichen Überblick über das problematische Verhältnis zwischen den Targumim und den Schriften des NT gibt MCNAMARA, Targum, 480–491. Seinen Optimismus teile ich hingegen nicht (MCNAMARA, Targum, 517).

[118] Vgl. hierzu BÖCHER, Hellenistisches, 473.

Auslegung, die all diese Texte heranzieht, muss ein sehr breites kulturelles Gedächtnis annehmen, dem man sich wissenschaftlich nur vage annähern kann. Der Möglichkeit – wie es S. Bergler ansatzweise getan hat –, dass sich Texte mit dem Plagennarrativ auf der synchronen Ebene überschneiden, ohne diesen direkt zu rezipieren, so dass ein Leser aus einer späteren Zeit diese mit Ex 7–11 assoziieren hätte können, wurde bis jetzt noch nicht Rechnung getragen. Dabei deutet doch alles darauf hin. Johannes ist – insofern man Aussagen über den Verfasser der Apokalypse machen kann – ein kreativer Schriftinterpret und muss schon rein aus anthropologischen Gesichtspunkten als Leser, der Texte synchron liest, begriffen werden. Bevor man also Texte analysiert, die Johannes mit ziemlicher großer Wahrscheinlichkeit nicht kannte, sollte man erst jene Texte untersuchen, mit denen er arbeitete – die Schriften Israels.

3.3 Inhaltliche Untersuchungen zum Einfluss der ägyptischen Plagen auf die Botschaft der Offenbarung

In der Forschungsliteratur existieren lediglich anfängliche Ansätze zu jener Thematik. J. S. Casey widmet in seiner Dissertation zum typologischen Gebrauch der Exodusthematik in der Johannesoffenbarung den ägyptischen Plagen einen kurzen Abschnitt. Auch G.K. Beales Arbeit zum alttestamentlichen Hintergrund der Offenbarung enthält nur eine kurze Ausführung zu diesem Thema. In der Kommentarliteratur ist eine Auseinandersetzung damit auch nur eine Marginalie.

Ein großer Teil dieser Betrachtungen ist aber von der Frage nach der Chronologie der Offenbarung bestimmt. In Punkt 2 wurde dies bei der Betrachtung des Phänomens *Multiple Utilisations* angesprochen. Da der Plagennarrativ in zwei Visionszyklen rezipiert wird, versuchen Ausleger, mit Hilfe des Exodustexts die Relation der beiden apokalyptischen Siebenerreihen zu definieren.[119]

3.3.1 Die chronologische Linie

Die chronologische Auslegungstradition, die die apokalyptischen Visionszyklen als eine chronologisch fortlaufende Story liest, rechnet nach dem zweiten Visionszyklus mit einer Umkehrmöglichkeit für die Charaktere der

[119] Zur Verdeutlichung soll hier auf einen Diskurs zwischen VÖGTLE, Gott, 386 und SATAKE, Kirche, 348 verwiesen werden. Obwohl beide die Exodusplagen nicht auslegen, stellen sie die gleichen Fragen an den Text der Apokalypse, wie Ausleger die Ex 7–11 bei ihrer Textlektüre berücksichtigen. Gewährt die Offenbarung ihren literarischen Figuren die Möglichkeit zur Umkehr oder nicht? Vögtle, der seine Interpretation auf den ersten Lasterkatalog (Offb 9,20) und die Erwähnung der Unbußfertigkeit der Charaktere in Offb 16,9.11.21 stützt, glaubt an eine Umkehrmöglichkeit innerhalb der Visionszyklen, wohingegen Satake eine solche ausschließt.

erzählten Welt. Da sie diese aber verweigern, ergehen die in der Intensität gesteigerten Schalenplagen über sie. Diese Prämisse der chronologischen Position führte zu einer gelenkten Auslegung von Ex 7–11. Immer wieder haben Vertreter dieser Denkrichtung die ägyptischen Plagen als zur Umkehr motivierende Warnungen betrachtet und vorschnell Ex 7–11 und den Visionszyklen parallelisiert. Dem Pharao wird eine moralische Handlungskompetenz untergeschoben und die Plagen als Konsequenzen seiner Umkehrverweigerung aufgefasst. Diese Interpretation wird auf die Offenbarung übertragen. Genau wie der Pharao verhärten die Charaktere der Apokalypse ihr Herz und verweigern sich Gottes Umkehrruf, weswegen Gott ihnen weitere Plagen schickt. Hierbei werden die Herzensverhärtungsaussagen (Ex 7,13.14.22; Ex 8,11.15.28; Ex 9,7.12.34.35; Ex 10,1.20.27; Ex 11,10) häufig auf den ersten Lasterkatalog der Offenbarung (Offb 9,20–21) übertragen.[120]

H. Giesen[121] ist hier ein klassischer Vertreter,[122] aber auch J.S. Casey denkt ähnlich. Der wesentliche Unterschied zwischen beiden Auslegern ist, dass J.S. Casey der Wirkungsgeschichte der Exodusplagen Beachtung schenkt, wohingegen Giesen den Exodustext direkt mit der Apokalypse vergleicht.[123] Bei seiner Auslegung stellt J.S. Casey jedoch fest, dass die Plagen im Exoduszusammenhang die gleiche Funktion wie in der Offenbarung besitzen. Trotz ihrer Eschatologisierung bleibt die Funktion der ägyptischen Plagen aus dem Exoduszusammenhang auch in der Offenbarung erhalten.[124] Damit stützt sich Casey auf dieselbe Analogiebildung wie auch Giesen, die nur durch das chronologische Zeitkonzept des Auslegers bedingt ist. Die apokalyptischen Plagen richten sich ihm zufolge gegen den „New Pharaoh“, d.h. die Gottlosen, woraus er folgendes Fazit zieht: „Not only is this usage the most thorough development of the Exodus in a typology of judgment, it is a usage more consistent with the pentateuchal Exodus tradition than any seen previously“[125] Davon grenzt sich J.M. Court ab.[126] Genau wie H. Giesen und J.S. Casey stützt sich seine Analyse auf das chronologische Konzept und auch er überträgt die Herzensverhärtungsaussagen auf den ersten Lasterkatalog.[127] Allerdings erkennt Court, dass die Plagen nur im Posaunenzyklus den Zweck einer Warnung erfüllen, wohingegen die der Schalenvision den Charakter einer endgültigen Strafhandlung haben.[128] Den Übergang von einer warnenden Implikation zur strafenden Funktion erklärt Court mit der zweigleisigen Wirkungs- und Rezeptionsgeschichte des Textes (siehe oben). J.M. Court ist der Erste, der

[120] Bereits HADER, Schemata, 78 hat diese beiden Texte miteinander parallelisiert.

[121] Eine ähnliche Auslegung findet sich auch bei GIESEN, Lasterkataloge, 211–213.

[122] Vgl. dazu GIESEN, Offenbarung, 227. Ähnlich JENKINS, Old Testament, 70.

[123] Nach CASEY, Exodus, 159 f. (auch 164) hat Johannes die ägyptischen Plagen mit apokalyptischen Traditionen vermischt, um den Erzählzusammenhang von Ex 7–11 zu universalisieren und zu eschatologisieren.

[124] Vgl. dazu CASEY, Exodus, 171

[125] CASEY, Exodus, 171.

[126] Vgl. COURT, Myth 75 ff.

[127] COURT, Myth, 74 f. urteilt: „The sequence of ideas between these three visions, the seal, the trumpet and the bowl, emerges very clearly and presents an emphatic denial of any form of Recapitulation theory.“

[128] Vgl. dazu COURT, Myth, 80.

eine Änderung des Charakters der ägyptischen Plagen wahrnimmt. Allerdings ist seine Unterscheidung zwischen Warnung und Strafe in der Offenbarung sehr künstlich. Seine Sicht resultiert aus einer Überbewertung der chronologischen Position.

3.3.2 Die Rekapitulationstheorie

Die Rekapitulationstheorie setzt die Posaunen- und die Schalenvisionen inhaltlich gleich.[129] Nach ihr würden die Zyklen die gleiche Geschichte aus einem unterschiedlichen Blickwinkel erzählen. Die Plagen beider Zyklen werden hierbei als endgültige Strafen gesehen, von denen aus unterschiedlichen Perspektiven berichtet wird. Eine Umkehrmöglichkeit für die Charaktere der erzählten Welt wird in dieser Auslegung kategorisch ausgeschlossen. Diese Prämisse hat die Analyse der Plagenrezeption beeinflusst. G.K. Beale[130] sieht in den ägyptischen Plagen endgültige Strafen, deren Zweck es ist, Gottes Omnipotenz darzustellen. Gott verhärtet die Herzen der Charaktere, um Schläge gegen sie zu richten und dadurch seine Macht zu demonstrieren. Diese Auslegung von Ex 7–11 vergleicht er mit der Offenbarung. Genau wie in den Exodustexten sind die apokalyptischen Plagen unwiderrufliche Bestrafungen und die Charaktere haben keine Möglichkeit, umzukehren. Schließlich berichtet der erste Lasterkatalog davon, dass sie sich nicht bekehren.[131] Beale zufolge verhärtet Gott auch in der Apokalypse die Herzen der Charaktere, so wie er es in Ex 7–11 getan hat.[132] Die Herzensverhärtungsaussagen, die hier anders als von den Vertretern der chronologischen Position aufgefasst werden, sind also auch hier der Schlüssel zur Interpretation.

Dennoch grenzt sich G.K. Beale von einer naiven Interpretation innerhalb der Rekapitulationstheorie ab, insofern er die Rezeptions- und die Wirkungsgeschichte der Exodustexte berücksichtigt. [133] G.K. Beale erkennt Spannungen im Exodustext, die zu einer zweigliedrigen Uminterpretation der Plageerzählung innerhalb seiner Nachgeschichte (Warnungen/endgültige Strafen) geführt haben (siehe oben). Dies versucht er mit der oben skizzierten Denkfigur in Einklang zu bringen. Hier ist eine gewisse Parallele zwischen J.M. Court und G.K. Beale festzustellen. Der chronologisch denkende Court hat kein Problem mit der Annahme, die Plagen des Posaunenzyklus von denen der Schalenvisionen hinsichtlich ihres Charakters (Warnungen in den Posaunen/endgültige Strafen im Schalenzyklus) zu unterscheiden. Beale setzt hingegen beide aufgrund der Rekapitulati-

---

[129] Vgl. dazu BEALE, Old Testament, 198 f.

[130] G.K. BEALE steht paradigmatisch für die Auslegung der Rezeption von Ex 7–11 innerhalb der Rekapitulationstheorie. Er untersucht die Rezeption des Plagennarrativ vor dem Hintergrund des „Temporal Scope of the Sevenfold Series of Trumpets and Bowls in the Light of Relevant Old Testament Background“ BEALE, Old Testament, 192.

[131] Vgl. dazu BEALE, Old Testament, 208.

[132] „Alternatively, this text could just as easily suggest that the overall purpose of the trumpets from God's perspective, after all, was to judge by hardening the hearts of unbelievers further.“ BEALE, Old Testament, 207. Ferner BEALE, Revelation, 517.

[133] Vgl. dazu BEALE, Old Testament, 207; BEALE, Revelation, 467.

onstheorie gleich und sieht in ihnen endgültige Strafen. Dies versucht er mittels eines Stufenmodells mit den unterschiedlichen wirkungsgeschichtlich bedingten Interpretationen von Ex 7–11 in Einklang zu bringen. Er unterscheidet einen primären und einen sekundären Zugang zu den apokalyptischen Plagen. Primär bedeuten Anspielungen auf Ex 7–11, dass Gott einem Großteil der Menschen endgültige Strafen sendet. Sekundär bleibt dabei trotzdem eine Umkehrmöglichkeit für einen kleinen Teil bestehen. Weil Beale diesen sekundären Zugang dem Primären weitgehend unterordnet, kann er somit am Grundbestand
der Rekapitulationstheorie festhalten. Ich halte diese Auslegung für sehr systematisch.

4 Die Fragestellung und der Aufbau der Arbeit

4.1 Desiderate der bisherigen Forschung

Drei Forschungsdesiderate liegen dieser Arbeit zu Grunde:

(1) *Inhalt:* Ausleger versuchen den Inhalt des Plagennarrativs mit dem der Offenbarung zu harmonisieren. Dabei ist die Interpretation des Exodustexts prinzipiell davon abhängig, wie der jeweilige Forscher die Anordnung der narrativen Ereignisse der Offenbarung beurteilt. Ex 7–11 wird hierbei auf zwei verschiedene Weisen gelesen. Anhänger der Rekapitulationstheorie sehen in den ägyptischen Plagen endgültige Strafen, und Vertreter der chronologischen Position lesen diese als Warnungen. Dieser Zusammenhang deutet bereits auf eine gekünstelte Interpretation von Ex 7–11 hin. Der Exodustext wird oftmals einseitig gelesen und in ein vorgeprägtes Schema gepresst. Dabei werden große Teile des Textes inhaltlich ausgeklammert. Ein kurzer Blick auf die quellenkritische Forschung zu Ex 7–11 wird dies belegen.

(2) *Wirkungs- und Rezeptionsgeschichte:* Auch jene Ausleger, die die Wirkungs- und Rezeptionsgeschichte des Exodustextes berücksichtigen, sind implizit von den in (1) genannten Zusammenhängen abhängig. Jedenfalls wird oftmals nur darauf geachtet, ob die ägyptischen Plagen in neuen Kontexten als Warnungen oder als Strafen verwendet worden sind. Ausleger betrachteten hier allerdings nur Texte, die für die Interpretation der Offenbarung von sekundärer Relevanz sind. Entweder ziehen sie nur solche Texte heran, die wohl wesentlich später als die Offenbarung entstanden sind (z.B. die Targumim),[134] oder sie stützen sich auf Texte, die keinerlei sprachliche Berührung mit der Offenbarung aufweisen (z.B. TestDan; ApkAbr). Auch Texte, die mit großer Wahrscheinlichkeit aus einem kulturellen Milieu stammen, das mit dem der Offenbarung höchstwahrscheinlich nicht verwandt ist (z.B. Josephus, Philo, Artapanus; Ezechiel der Tragi-

[134] Zu dieser Problematik vgl. Anm. 116.

ker), werden untersucht. Hingegen ist bis jetzt noch niemand den Spuren nachgegangen, die in fachfremden Diskursen grundgelegt worden sind. Ich folge S. Bergler und frage, ob sich in Texten, die Johannes mit großer Wahrscheinlichkeit kannte, sprachliche Verknüpfungen finden lassen, die seine Rezeption von Ex 7–11 erklärbar machen.

(3) *Der Tag des Herrn:* Ich halte im Gegensatz zu B.S. Childs die prophetische Literatur der Schriften Israels für das Bindeglied zwischen Ex 7–11 und der Johannesoffenbarung und vermute, dass Johannes die ägyptischen Plagen vor dem Hintergrund seiner Vorstellung vom *Tag des Herrn* gelesen und interpretiert hat. Die Untersuchung des *Tag des Herrn* in der Offenbarung ist selbst noch ein eigenes Desiderat (siehe unten). Die Arbeit soll zugleich noch diese Forschungslücke im Ansatz schließen.

4.2 Die multiperspektivische Lektüre und das monoperspektivische Autorenverständnis

Die vorliegende Arbeit ist produktionsorientiert. Es wird danach gefragt – natürlich innerhalb der Grenzen der Möglichkeiten historischer Forschung (siehe unten) –, wie Johannes die ägyptischen Plagen gelesen haben könnte. Dies macht es notwendig, nochmals zu Punkt 2 zurückzukehren. Ich habe dort innerhalb des produktionsorientierten Paradigmas eine Interaktion zwischen Lektüreperspektive und Forschungsresultaten gezeigt. *Monoperspektivische* Arbeiten sehen in Johannes einen kreativen Schriftinterpreten, wohingegen *multiperspektivische* Arbeiten den Seher für einen Autor halten, der Texte kombiniert, ohne deren Inhalt zu respektieren. Ich behaupte, dass genau dieser Zusammenhang umgedreht werden muss. Ich teile das Autorenverständnis der *monoperspektivischen* Arbeiten, wonach Johannes kreativ mit Schriften umgegangen ist. Damit will ich aber die *Multiperspektive* nicht verurteilen, sondern gerade eben rechtfertigen. Wenn man in Johannes einen Schriftinterpreten sieht, muss er – natürlich wiederum vor dem Hintergrund der Grenzen historischer Forschung (siehe unten) – zugleich als ein synchroner Leser begriffen werden, der Schriften zunächst einmal liest und sie im Kontext seiner spezifischen Weltsicht interpretiert. Das heißt natürlich auch, dass er Vorstellungen zusammenbringen konnte, die sich in den ihm vorliegenden Texten aufgrund von gemeinsamen Bildern oder einer ähnlichen Wortwahl berühren, ohne dass diese Texte in diachroner Hinsicht in einer Relation zueinander stehen. Ich spreche hier von einem Assoziationspotential, das Texte in sich bergen, und meine damit, dass die Interpretation von Texten niemals vollständig an ihre historische Genese gebunden ist. Die ägyptischen Plagen betreffend lässt sich dies anhand einer *multiperspektivischen* Lektüre sehr gut zeigen, da diese Auskunft über Motiv- und Traditionsvermischungen gibt. Innerhalb der Offenbarung verschmelzen Bezüge auf die ägyptischen Plagen mit solchen auf die *Tag des Herrn*-Tradition. Johannes verknüpfte die ägyptischen Plagen mit intratextuellen Rückbezügen auf die beiden Gottestagsszenen. Zudem werden Anspielungen auf Ex 7–11 oftmals mit Anspielungen auf Texte, die dem Vorstellungskreis des *Tag YHWHs* entstammen oder mit diesem verwandt sind, verkettet. Darüber hinaus lässt sich zeigen, dass jene Texte, die Johannes zur Gestaltung seines *Tag des Herrn* herangezogen hat, ein *Assoziationspotential* beherbergen, das es ermöglicht, den *Tag YHWHs* mit den ägyptischen Plagen zu verbinden.[135]

4.3 Grenzen historischer Forschung – Der Autor und der Leser

Die vorliegende Arbeit ist produktionsorientiert. Deshalb muss auf die Grenzen der historischen Forschung hingewiesen werden. Es soll hier in keinem Fall der Anspruch erhoben werden, eine genaue Aussage darüber treffen zu können, wie die „Person" Johannes Texte gelesen hat. Vom Text direkt auf seinen Verfasser rückzuschließen, der im Falle der Johannesoffenbarung seit fast zwei Jahrtausenden verstorben ist, ist nach literaturwissenschaftlichen Erkenntnissen methodisch unmöglich. In diesem Fall ist es sogar noch schwieriger, da der konkrete Text, der vom Verfasser direkt stammt, verloren ging und der Arbeitstext der vorliegenden Untersuchung (NA^{28}) eine Rekonstruktion von handschriftlichen Überlieferungen ist. Es liegt also zwischen dem Verfasser der Offenbarung und der Gegenwart ein doppelter Bruch und man kann sich einem Autorenbild lediglich annähern. Dies kann wiederum nur anhand des überlieferten Textes geschehen. Wenn im Folgenden also vom Autor der Apokalypse die Rede ist, ist damit eine Textstruktur gemeint, aus der sich ein plausibler Hinweis auf den bewussten Gestaltungswillen eines Verfassers ableiten lässt.[136] Ob diese Schlussfolgerungen selbst richtig sind, ist dabei stets ungewiss. Es geht hier lediglich um plausible Vermutungen über mögliche historische Ereignisse, die sich auf eine synchrone Lektüre stützen.

Auch der Leser ist ein ähnlich ambivalenter Begriff. Was ist denn eigentlich der Leser? Ist es korrekt vom Leser zu sprechen oder sollte man Leser nicht besser im Plural verwenden? Schließlich ist jeder einzelne Lesakt ein individuelles Geschehen und die Auslegung eines Textes ist von jedem einzelnen Leser abhängig. Diese Individualität der Interpretation erschwert die Rede vom Leser nochmals, da sie auf eine weitere Unbe-

---

[135] Der hier vertretene Ansatz ähnelt in gewisser Weise dem von R. HAYS. Er hat gezeigt, dass die Christologie der Johannesoffenbarung nur durch eine intertextuelle Lektüre verstanden werden kann, da in den Intertexten angelegte Attribute Gottes in der Offb auf Christus übertragen worden sind. Vgl. dazu HAYS, Witness, 79 f.

[136] Weitere Überlegungen zum Autor, zu seiner Rolle in der Literaturtheorie des 20. Jahrhunderts und eine neue Definition finden sich bei SCHMITZ, Prophetie, 58–108.

kannte verweist. Jeder einzelne Leser hat eine eigene Geschichte und ist unterschiedlich zeitgeschichtlich sozialisiert. Ein Leser des Mittelalters liest Texte anders als ein Leser aus der Vormärzzeit oder ein Leser nach 1945. Diese Faktoren erschweren es, konkret von einem Leser zu sprechen. Deshalb muss ich auch hier kurz darauf verweisen, dass mit dem Begriff *Leser* ebenso eine konkrete Textstruktur gemeint ist, die zum *Funktionieren* eines Textes beiträgt. Welche Abschnitte des Textes sind so miteinander verknüpft oder stehen in einem solchen Widerspruch, dass der Text eine bestimmte Aussage erhält?

4.4 Der Aufbau der Arbeit

Die eigentliche Arbeit besteht aus sieben Teilen, die von einer methodischen Einführung (Kapitel I) und einer Zusammenfassung (Kapitel IX) gerahmt werden. Die Kapitel enthalten jeweils Einzelbeobachtungen, die in Summe das Gesamtbild der These, Johannes habe die ägyptischen Plagen vor dem Hintergrund des *Tag des Herrn* gelesen, ergeben.

Zunächst soll der Exodustext mit der Zielsetzung, die bisherigen Untersuchungen seiner Rezeption zu hinterfragen (Kapitel II), betrachtet werden. Ich möchte zeigen, dass es notwendig ist, ein Zwischenglied, das in diesem Fall die *Tag YHWHs*-Tradition ist, zwischen den Exodustexten und der Offenbarung anzunehmen, weil beide nicht direkt miteinander verglichen werden können. Dazu sind die inhaltlichen Differenzen zwischen den Texten viel zu groß. Danach soll die *Tag des Herrn*-Szene in Offb 6,12–17 betrachtet werden (Kapitel III). Jene Intertexte, die Johannes dort mit großer Wahrscheinlichkeit rezipiert hat, stammen zum einen selbst aus der *Tag YHWHs*-Tradition. Zum anderen besitzen sie auf der synchronen Ebene ein Assotiationspotential, das es erlaubt, den Plagennarrativ mit dem großen Gottestag zu verbinden. Anschließend werden die intratextuellen Relationen zwischen Offb 6,12–17 und dem Buchganzen beleuchtet (Kapitel IV). Ich möchte hier zwei Punkte demonstrieren. Einerseits besteht eine Verbindungslinie zwischen jenen Passagen, in denen auf Ex 7–11 angespielt wird, und der *Tag des Herrn*-Szene. Andererseits hat Johannes die Endschlachtszene, das Gericht über Babylon und das universelle Gericht über die Menschen an Offb 6,12–17 rückgebunden. Diese Vorstellungen können bereits gegen Ende des ersten Jahrhunderts nicht mehr vom großen Gottestag getrennt werden. In Kapitel V gehe ich einer Spur nach, die in den Kommentaren grundgelegt worden ist. Prinzipiell erkennen diese, dass Johannes Ex 7–11 kosmologisch interpretiert hat. Dies lässt sich mit ihrer prinzipiellen Abhängigkeit von Offb 6,12–17 in Einklang bringen, denn nach dieser Szene ändert sich der Modus, wie der Kosmos innerhalb der Visionszyklen dargestellt wird. Davon ist auch die Plagenrezeption betroffen. In Kapitel VI analysiere ich die inhaltliche Funktion der Plagenrezeption. Hier möchte ich zeigen, dass der Gebrauch von Ex 7–11 in der Offenbarung durchaus vergleichbar mit der Funktion der Schriftrezeption in anderen *Tag des Herrn*-Texten ist. In Kapitel VII soll der Vermutung nachgegangen werden, ob die Plagenrezeption etwas mit der Tradition des zweiten Exodus zu tun hat. Dabei soll Offb 18 betrachtet werden. Auch hier zeigt sich, dass die Plagenrezeption vor dem Hintergrund des *Tag des Herrn* gelesen werden muss. Das letzte Kapitel der Arbeit widmet sich dem Motiv Heuschrecke in Offb 9. Hier soll gezeigt werden, dass Johannes das Motiv nicht aus Exodus, sondern aus *Tag YHWHs-Texten* der Schriftprophetie übernommen hat.

5 Der *Tag des Zornes* in der Johannesoffenbarung

5.1 Der Tag des Herrn in Offb 6,12–17; 16,14 – Ein Desiderat?

Die *Tag des Herrn*-Tradition[137] in der Offenbarung wurde bisher noch nicht untersucht. D.E. Lanier und N. Wendebourg haben zwar die Genese dieser Vorstellung[138] sowie ihre Funktion in den Texten des Neuen Testaments analysiert.[139] Dennoch bleiben auch nach ihnen zumindest die Offenbarung betreffend noch einige Ungereimtheiten bestehen. Beide behandeln die Apokalypse nur sehr knapp. Sie beschränken sich nur auf Offb 6,12–17 und Offb 16,14. Dementsprechend resümieren sie nur kurz, dass Johannes in Offb 6,12–17 den Ausbruch des *Tag YHWHs* dargestellt hat und dazu viele Stilelemente der prophetischen *Tag YHWHs*-Tradition aufgriff (z.B. Jes 2,6 ff.; 13,10.13; 34,4; Joel 2,10.11, 3,4; 4,15; Am 2,6; 5,18.19.20; 8,8.9 Zef 1,15.18; 2,1 Klgl 2,1.21; Mal 3,2.5.20).[140] N. Wendebourg markiert sogar klar und deutlich ein Forschungsdesiderat.

„Die enge thematische Beziehung der Apokalypse zur Erwartung eines Gottestages sowie die enge Anknüpfung an die diesbezügliche Tradition hinsichtlich Sprache und Motivik

---

[137] Zur Gestaltung der prophetischen *Tag YHWHs*-Tradition vgl. NORIN, Tag, 41 f.

[138] Einen sehr guten Überblick über die ältere Literatur zum *Tag des Herren*-Motiv bietet ZAPFF, Prophetie, 66 f. (Anm. 213). Eine Übersicht über die neuere Forschung speziell zum Dodekapropheton gibt BECK, Tag, 24–33. Zur forschungsgeschichtlichen Relevanz des *Tag des Herrn*-Motivs im Neuen Testament vgl. WENDEBOURG, Tag, 1–19.

[139] Vgl. dazu LANIER, Day und WENDEBOURG, Tag. Ferner auch MATHEWS, Power, 43 f.

[140] Vgl. dazu WENDEBOURG, Tag, 339; LANIER, Day, 187–193. Ferner MATHEWS, Power, 43 f.; VAN RUITEN, Hintergrund, 241–258; ROLOFF, Weltgericht, 109. LANIER, Day, 178 erwähnt noch in einem Satz, dass am großen Tag ein neuer Exodus stattfinde. Dieser Gedanke wird von ihm allerdings nicht weiter ausgebaut. Das Kapitel VII wird sich damit auseinandersetzen.

könnten den Versuch nahelegen, diese Schrift insgesamt auf ihre Bezüge zum Vorstellungskreis vom ‚Tag des Herrn' hin zu untersuchen."[141]

N. Wendebourgs Studie ist der Auslöser dafür, den bisherigen Forschungsstand zum *Tag des Herrn* in der Offenbarung zusammenzutragen. Zwar gibt es keine Monographie zu diesem Thema, jedoch ist dieses Feld nicht gänzlich unerforscht. Es existieren zumindest einige Hinweise dazu. Die Kommentarliteratur ist hierbei allerdings vernachlässigbar.[142] Brauchbares zu dieser Thematik begegnet vor allem in Untersuchungen zur zeitlichen Strukturierung der Visionen. Sowohl C.H. Giblin als auch M. Jauhiainen verweisen kurz darauf, dass der *Tag des Herrn* über Offb 6,12–17 hinaus in den Posaunen- und Schalenvisionen entfaltet wird.[143] Ihre kurzen Vermutungen korrelieren zudem mit den Ergebnissen von J.R. Strazicich und S. Bergler.[144] Beide deuten nämlich auf die intensive Joelrezeption, einem Text aus der *Tag YHWHs*-Tradition, in Offb 9 hin. Allerdings sind sie der Frage, ob der Schriftgebrauch in Offb 9 etwas mit den anderen *Tag des Herrn*-Motiven der apokalyptischen Visionszyklen zu tun hat, nicht weiter nachgegangen.

Der Forschungsstand kann um eine ganze Reihe von Beobachtungen erweitert werden. Sehr viele Stichwort- und Motivverknüpfungen zwischen Offb 6,12–17 und den Visionszyklen lassen den Verdacht zu, dass die *Tag YHWHs*-Szene (Offb 6,12–17) nicht der Anfangspunkt eines makrostrukturellen Komplexes ist (Offb 6,12-16,21), in dem der *Tag YHWHs* en Detail dargestellt werden soll (siehe unten).[145]

---

[141] WENDEBOURG, Tag, 339.

[142] Die Kommentarliteratur fügt den Untersuchungen von N. WENDEBOURG und D.E. LANIER nichts hinzu. Hier wird lediglich bestätigt, dass Johannes in Offb 6,12–17 Motive aus der *Tag YHWHs*-Tradition verwendet hat. Vgl. dazu AUNE, Revelation 6–16, 416 ff.; BEALE, Revelation, 396; SATAKE, Offenbarung, 225; MÜLLER, Offenbarung 173; ROLOFF, Offenbarung, 85; Ferner SÄNGER, Amen, 86; HUGHES, Revelation, 91; LUPIERI, Commentary, 146.

[143] Vgl. dazu JAUHIAINEN, Recapitulation, 557. Ferner GIBLIN, Recapitulation, 86 f.; GIBLIN, Millenium, 567; SCHÜSSLER FIORENZA, Buch, 116.

[144] Vgl. dazu BERGLER, Joel, 288–94. Ferner STRAZICICH, Scripture, 349–359.

[145] Die sprachlichen Parallelen zwischen Offb 6,12–17; 11,15–19; 16,12–21 und 20,11–15 wurden zumeist als eine dreifache Darstellung des Weltenendes gedeutet. Vgl. dazu VÖGTLE, Zukunft, 113, der von Offb 6,12–14 als einer „proleptischen Gerichtsszene" spricht. Ferner auch ROLOFF, Weltgericht, 109, der VÖGTLE explizit zitiert. Auch BEALE, Revelation, 396 und 398. Ferner GIBLIN, Revelation, 85 (bes. Anm. 66); GIBLIN, Correlations, 502. Vgl. dazu auch MÜLLER, Offenbarung, 173 und 175; SATAKE, Offenbarung, 223; Ähnlich BRONKAMM, Komposition, 147 f.

5.2 Einleitungswissen der Tag YHWHs-Forschung als Hintergrund für die Analysen der Arbeit

5.2.1 Der typologische Charakter der Tag YHWHs-Texte und der Plagennarrativ

Ein wesentlicher literarischer Charakterzug der prophetischen *Tag YHWHs*-Tradition ist die Typologie. Ein Großteil jener Texte schildert die Begleiterscheinungen des großen Gottestags anhand von Anspielungen auf vor allem theozentrische Texte (Sinaitheophanie/Zionstradition/Heiliger Krieg/Königtum YHWHs).[146] Die Arbeiten von H.D. Preuss und B. Zapff haben nachgewiesen, dass diese breite traditionsgeschichtliche Basis eine literarische Funktion besitzt,[147] die letztendlich in der Theozentrik des *Tag YHWHs* zu suchen ist.[148] Dies leitet zum Anliegen der Arbeit über. Es lässt sich nämlich bei einer synchronen Lektüre der Schriften Israels oft eine Überschneidung von Begleiterscheinungen des *Tag YHWHs* und der Bilderwelt des Plagennarrativs feststellen. Der oben skizzierte Charakter der *Tag YHWHs*-Tradition würde es zumindest nahelegen, dort nach Spuren der ägyptischen Plagentradition zu suchen.[149] Hier muss ein diachrones Problem angezeigt werden, das allerdings für die Fragestellung bei genauerer Prüfung doch nur sekundäre Relevanz besitzt. Der *Tag YHWHs* blickt auf eine sehr lange geschichtliche Entwicklung zurück. Die These der Untersuchung ist nun davon abhängig, ob eine sprachliche Relation zwischen dem Plagennarrativ und den prophetischen *Tag YHWHs*-Texten bestehen

---

[146] Zu dieser Feststellung kamen bereits H. IRSIGLER und H. D. PREUSS. Auch ZAPFF, Prophetie, 81 f., der die Positionen der beiden zusammenfasst, stellt dies fest und WENDEBOURG, Tag, 82, die diesen Diskurs nochmals prägnant resümiert, markiert, es sei Forschungskonsens, das traditionsgeschichtliche Fundament des Gottestages sehr breit anzusetzen. Zur literarischen Funktion dieser Motive vgl. OSWALD, Zukunftserwartung, 29. Die Typologie, die für viele Tag YHWHs-Texte charakteristisch ist, hat zudem kontroverse Diskussionen über seine traditionsgeschichtliche Herkunft ausgelöst. ZAPFF, Prophetie, 72–83 bietet dazu einen sehr guten Forschungsüberblick. Weder S. MOWINCKELS Meinung, der Tag YHWHs entstamme aus der kultischen Tradition, noch G. VONRADS These, der Jom Adonai sei aus der Tradition des Heiligen Krieges entsprungen, haben sich durchsetzen können. Zur genauen Analyse jener Positionen vgl. ZAPFF, Prophetie 77–80; WENDEBOURG, Tag, 81 f.; Ferner NORIN, Tag, 34; BARTON, Day, 69 f.

[147] Es hat sich die Meinung durchsetzten können, dass in den *Tag YHWHs*-Texten viele Texte rezipiert worden sind, die von Gottes Geschichtsmächtigkeit erzählen. Vgl. dazu WENDEBOURG, Tag, 82 f.

[148] Zur theozentrischen Ausrichtung des Gottestages vgl. WENDEBOURG, Tag, 77–79. Diese verstärkt sich in der frühjüdischen Literatur. Vgl. dazu BLUMENTHAL, Prophetie, 190.

[149] Nach ZAPFF, Prophetie, 81 ist dieser typologische Rückgriff eine plausible Erklärung dafür, warum in *Tag YHWHs*-Texten verstärkt auf Exodustraditionen angespielt wird.

kann. Nimmt man an, der Plagennarrativ sei ein Produkt der exilisch-nachexilischen Zeit,[150] ist die von S. Bergler vertretene Annahme, Joel hätte Ex 7–11 rezipiert, durchaus plausibel.[151] Schwieriger hingegen gestaltet sich die Frage bei Texten, die zeitgleich oder gar früher als die Exodustexte entstandenen sind. Dennoch haben J.L. Ska und J. Lust eine literarische Relation des Plagennarrativs zur Schriftprophetie festgestellt.[152] Vor allem wegen des intensiven Gebrauchs der Erkenntnisformel, der Verstockungsvorstellung und der Botenspruchformel wird er in einer Nähe zum Jesaja- und zum Ezechielbuch situiert.[153] Eine genaue Verhältnisbestimmung zwischen Ex 7–11 und diesen Texten ist allerdings kompliziert. Wurde in diesen Texten der Plagennarrativ (oder Teile von ihm) aufgegriffen, oder kannte evtl. der Redaktor/Autor des Plagennarrativs diese?[154] Diese textgenetischen Überlegungen, denen H.-C. Schmitt ausführlich nachgegangen ist,[155] sind für den vorliegenden Zusammenhang nur von untergeordneter Bedeutung. Es interessiert nämlich nur das Nachleben dieser Texte. Es ist irrelevant, ob die prophetische Literatur die Bilderwelt des Plagennarrativs beeinflusst hat oder umgekehrt. Hier sind nur bestehende sprachliche Verbindungen von Belang, die es ermöglichten, dass der Plagennarrativ an der Wende vom ersten zum zweiten Jahrhundert n. Chr. mit prophetischen Vorstellungen assoziiert werden konnte. Derartige sprachliche Assoziationsmöglichkeiten zwischen den ägyptischen Plagen und der frühen Schriftprophetie lassen sich vor allem in jenen Texten nachweisen, die in der Offenbarung in der *Tag des Herrn*-Szene (Offb 6,12–17) rezipiert worden sind.

5.2.2 Was ist der Tag YHWHs? – Der Seher Johannes und die Kriterien zur Traditionsbestimmung

Nur 16 Texte der Schriften Israels sprechen von einem *Tag YHWHs*, wobei eine Verbindung zwischen יום und dem Tetragramm erscheint. 13 davon sind im Dodekapropheton beheimatet.[156] In wieweit ist nun das Tetra-

[150] Vgl. dazu SCHMITT, Tradition, 38–41.

[151] Vgl. dazu BERGLER, Joel, 273–276.

[152] Vgl. dazu LUST, Exodus, 223. Ferner SKA, La sortie, 198–205 und 213. Einen etwas ausführlicheren Überblick über diesen Diskurs gibt SCHMITT, Tradition 46 f.

[153] Vgl. dazu SCHMITT, Tradition, 47. Ferner LUST, Exodus 222 f. Er ist der Meinung, Ex 6,2–8 sei von Ezechiel 20 literarisch abhängig.

[154] SCHMITT, Tradition, 41 ff. geht davon aus, die einzelnen Schichten des Plagennarrativs seien in unterschiedlicher Form durch die prophetische Literatur beeinflusst worden.

[155] Vgl. dazu SCHMITT, Tradition 46 ff. und 50 ff.

[156] Vgl. dazu WENDEBOURG, Tag, 28. Die große Ansammlung von Tag YHWHs-Texten im Zwölfprophetenbuch hat R. RENDTORFF zu seiner These verleitet, dass es synchron vor dem Hintergrund des Gottestages gelesen werden kann. Vgl. hierzu auch

gramm für die *Tag YHWHs*-Tradition entscheidend? Genau diese Frage führte zu einer Entwicklung zweier verschiedener Definitionen des *Tag YHWHs*. Ausgehend von Y. Hoffmann[157] haben Vertreter eines engen Abgrenzungskriteriums den Ausdruck יום יהוה zum notwendigen Erkennungsmerkmal eines *Tag YHWHs*-Text erhoben.[158] Sie schließen solche Texte, die „einen Tag des göttlichen Eingreifens [...] auch ohne Nennung des Jhwh-Namens“[159] ankündigen, vom *Tag des Herrn*-Tradition weitgehend aus.

„Ob Wendungen, in denen im Kontext das handelnde göttliche Subjekt erwähnt is (z.B. Jes 13,13; Jer 50,31; Ez 24,25; Am 3,14; Zeph 3,8; Mal 3,2.17.21; Thr 1,12;2,21) und Formulierungen in der Form X- ohne Nennung des Gottesnamens (also z.B. Jes 9,3; 10,3; 13,13; (27,8?;) 30,25; 37,3; 49,8; 63,4; Jer 12,3; 16,19; 17,17.18; 18,17; 27,22; 46,21; 50,27; 51,2; Ez 7,7; 22,24; 26,18; 27,27; 30,3; 39,9; 34,12; 36,33; Hos 2,2; 5,9; 9,7; 10,14; Joel 2,2; Am 1,14 (2x); 6,3; 8,10; Ob 12–14; Mi 7,4; Nah 1,7; 2,4; Hab 3,16; Zeph 1,15 f. (6x); Sach 14,3 (2x); Thr 2,1) als Belegstellen für den ‚Tag YHWHs‘ angesehen werden dürfen, muss angesichts ihres unmittelbaren Kontextes und ihrer Bezüge entschieden werden (vgl. z.B. auch Jer 30,7)“.[160]

Doch spätestens seit H. Spieckermanns Beitrag zum Motiv des Zornestages[161] darf vermutet werden, dass der *Tag YHWHs* auch in Texten thematisiert wird, in denen der Ausdruck יום יהוה fehlt.[162] N. Wendebourg ist hier

OSWALD, Zukunftserwartung, 20. In jüngster Zeit ist diese These von R. RENTDORFF durch die diachron ausgerichtete Arbeit von M. BECK indirekt bestätigt worden. Vgl. dazu BECK, Tag, 318 ff.

157 Vgl. dazu HOFFMANN, Day, 37–50. Seiner Meinung nach müssen Texte, um in den Umkreis der *Tag YHWHs*-Vorstellung situiert werden zu können, auf zwei Aspekte hin untersucht werden. (a) Entweder müssen sie die direkte Construktusverbindung der Wurzel יום und dem Tetragramm oder (b) eine Constructusverbindung der Form יום X-יהוה enthalten. Vgl. dazu HOFFMANN, Day, 48–50. Viele Definitionen von *Tag YHWHs*-Texten, die eine überschaubare Anzahl an zu untersuchenden Texten erzielen möchte, orientiert sich an dieser Form. Danach werden zur Kategorie (a) nur Texte mit der lexikalischen Verbindung יום יהוה (Am 5,18–20; Jes 13,6.9; Ez 13,5; Zef 1,7.14; Ob 1,15; Joel 1,15; 2.1.11; 3,4; 4,14; Mal 3,23) oder יום ליהוה (Ez 30,3; Jes 2,12) gezählt. Die Kategorie (b) schließt dagegen auch Wortverbindungen nach dem Schema יום X-יהוה (Zef 1,8.18; 2,2.3; Klgl 2,22; Ez 7,19) oder der Form יום X-ליהוה, mit ein (Sach 14,1; Jes 34,8; ferner Jes 22,5; 46,10; 61,2). Eine ausführliche Auseinandersetzung mit Y. HOFFMANN findet sich bei ZAPFF, Prophetie, 68 f.

158 Vgl. dazu ZAPFF, Prophetie, 69.

159 WENDEBOURG, Tag, 29.

160 BECK, Tag, 44.

161 Vgl. dazu SPIECKERMANN, Dies, 195 ff.

162 Vgl. dazu ferner OSWALD, Zukunftserwartung, 19. Neben sehr engen Varianten, in denen der Ausdruck Tag YHWHs durch ein weiteres Wort erweitert worden ist, existieren weiter entfernte Formen, die zwar die Verbindung יום יהוה nicht enthalten, aber dennoch von Gottes souveränem Handeln an seinem Tag in einer engen inhaltlichen Überschneidung zu den direkten יום יהוה-Belegstellen berichten. Sei es, dass die Verbindung

etwas offener. Sie orientiert sich am jeweiligen Inhalt eines Textes.[163] Ein solcher methodischer Ansatz setzt natürlich eine größere Textbasis voraus und trägt einer sich verändernden Gottesrede außerhalb der Schriften Israels Rechnung. Schließlich verschwindet das Tetragramm in der extrakanonischen Literatur mehr und mehr. Bereits in der LXX steht κύριος anstelle von יהוה, weswegen dort streng genommen die lexikalische Verbindung יום יהוה nicht wörtlich übertragen worden ist.[164] Dies setzt sich auch in den Texten des Neuen Testaments weiter fort.[165] Von daher zählt N. Wendebourg auch solche Belege zu der *Tag des Herrn*-Tradition, die anstatt des Gottesnamens z.B. ein Adjektiv gebrauchen, mit dem Gottes Eingreifen an seinem Tag umschrieben wird.[166] Was haben aber beide Definitionsansätze mit dem Thema zu tun? Es wird die Frage nach den Texten und Motiven, die Johannes zur Gestaltung des *Tags des Herrn* rezipiert hat, gestellt werden müssen. Hat er nur Texte verwendet, die gemäß einer engen Definition zur *Tag YHWHs*-Tradition gezählt werden dürfen? Da diese Bestimmungskriterien der Neuzeit entstammen und Johannes diesen Diskurs nicht kannte, ist ein enges Textauswahlkriterium hierfür ungeeignet. Man muss auch damit rechnen, dass er sicherlich in Texten etwas vom *Tag des Herrn* gelesen hat, in denen die sprachliche Verbindung יום יהוה nicht erscheint. Deshalb orientiere ich mich an inhaltlichen Kriterien und überprüfe jeden Text, ob er als *Tag YHWHs*-Text gelesen werden kann.

---

der beiden Wurzeln durch ein weiteres Element erweitert ist (Zef 1,8.18; 2,2.3; Klgl 2,22; Ez 7,19, Sach 14,1; Jes 34,8; ferner Jes 22,5; 46,10; 61,2), oder sei es, dass das Tetragramm durch ein Element ersetzt worden ist (z.B. Jes 9,3; 10,3; 13,13; (27,8) 30,25; 37,3; 49,8; 63,4; Jer 12,3; 16,19; 17,17.18; 18,17; 27,22; 46,21; 50,27; 51,2; Ez 7,7; 22,24; 26,18; 27,27; 30,3; 39,9; 34,12; 36,33; Hos 2,2; 5,9; 9,7; 10,14; Joel 2,2; Am 1,14 (2x); 6,3; 8,10; Ob 12–14; Mi 7,4; Nah 1,7; 2,4; Hab 3,16; Zef 1,15 f. (6x); Sach 14,3 (2x); Klgl 2,1)). Vgl. dazu WENDEBOURG, Tag, 29.

[163] Vgl. dazu WENDEBOURG, Tag, 29. Ferner die Diskussion bei ZAPFF, Prophetie, 68.

[164] Zum *Tag des Herrn* in der LXX vgl. LANIER, Day, 125–128.

[165] Es existieren sogar Texte (wie z.B. Did 16), die intensiv mit Elementen aus der *Tag des Herrn*-Tradition gespickt sind, jedoch nicht explizit davon sprechen. Eine ausführliche Betrachtung zur eschatologischen Erwartung der Didache bietet MILAVEC, Didache, 621–690.

[166] Siehe die Tabelle bei WENDEBOURG, Tag 29.

Kapitel II

Der Plagennarrativ – seine sprachliche Kohärenz und seine *moralische* Aussage

Untersuchungen zur inhaltlichen Funktion der Rezeption der Exodusplagen in der Johannesoffenbarung sind oftmals fremdbestimmt. Je nachdem ob der jeweilige Ausleger die chronologische Position oder die Rekapitulationstheorie vertritt, werden die ägyptischen Plagen entweder als Warnungen oder als endgültige Strafen gelesen. Die Herzensverhärtungsaussagen des Plagennarrativs werden dabei oftmals auf den ersten Lasterkatalog (Offb 9,20–21) übertragen,[1] obwohl dieser Schritt sprachlich nicht verifiziert werden kann. Trotzdem harmonisieren die Ausleger der Offenbarung beide Texte inhaltlich.

Doch eigentlich beschränken sich die Anspielungen in der Offenbarung auf Ex 7–11 nur auf die Kernbilder des Textes. Schon allein aus diesem Grund stellt sich die berechtigte Frage, ob die beiden Erzählzusammenhänge ohne tiefere Reflexion miteinander verglichen werden können. Eine Lektüre des Exodustexts soll diesen Zweifel bestätigen.

1 Ex 7–11 und die quellenkritische Forschung

1.1 Das theologische Profil von J und P und die Auslegung in der Apokalypseforschung

Eine Spielart der quellenkritischen Exegese[2] dient der Demonstration, dass inhaltliche Analysen der ägyptischen Plagen in der Apokalypseforschung häufig auf einer einseitigen und verkürzten Lektüre des Plagennarrativs beruhten. Quellenkritische Ausleger haben versucht, den literarkritisch rekonstruierten Schichten ein eigenes inhaltlich-theologisches Profil zu

---

[1] Vgl. dazu PRIGENT, Commentary, 321.

[2] Einen bündigen Überblick über die Entwicklungslinien der quellenkritischen Forschung gibt BERNER, Exoduserzählung, 1–8. Ferner FISCHER, Priesterschrift, 203; FISCHER, Erzählung, 149; RÖMER, Pentateuchdiskussion, 65–68. Zur redaktionsgeschichtlichen Forschung vgl. UTZSCHNEIDER, Atem, 9–11.

verleihen.[3] Dies wird von J. Kohata, H.C. Schmitt und F. Deist zusammengefasst.[4] In den Plagen der P-Schicht hat man das Bild eines allmächtigen Gottes gesehen, der den Lauf der Geschichte durch die Herzensverhärtung bestimmt.[5] Die Theozentrik jener Schicht sei so dominant, dass sich die Frage nach menschlicher Schuld, Sünde und Strafe gar nicht stelle.[6] Dem steht das das Gottes- und Menschenbild der J-Schicht gegenüber,[7] deren Plagen Warnungen seien.[8] Der Pharao hätte sein Herz selbst verhärtet und sollte durch die Plagen zur Umkehr bewegt werden.[9] Diese unterschiedlichen theologischen Profile von Ex 7–11 sind das Produkt einer methodisch reflektierten einseitigen Lektüre. Große Teile des Textes werden hierbei aufgrund quellenkritischer Spekulationen einfach ausgeklammert bzw. einer anderen Schicht zugewiesen.

Verwunderlich ist, dass die Interpretationen der ägyptischen Plagen, die in der Forschungslandschaft der Offenbarung anzutreffen sind, deckungsgleich mit den quellenkritischen Überlegungen zum Gottes- und Menschenbild der J- und der P-Schicht sind. In chronologisch denkenden Arbeiten wird in einer Analogie zur J-Schicht ein *Sünde-Strafe-Umkehr*-Schema aus dem Plagennarrativ künstlich herausgelöst.[10] Ausleger innerhalb der Rekapitulationstheorie wollen hingegen den Charakteren der erzählten Welt eine Umkehrmöglichkeit absprechen, weil Gott deren Herzen verhärtet hätte. Ein solches Gottesbild, in dem Gott handlungssteuernd wirkt, findet sich in der hypothetischen Rekonstruktion des priesterschriftlichen Erzählzusammenhangs.[11]

---

[3] So z.B. SCHMIDT, Intention, 225–243. DEIST, Heads, 36–52 bietet eine kurze Gegenüberstellung von synchroner und diachroner Auslegung des Plagennarativs. Ferner LISS, Funktion, 58.

[4] Vgl. dazu DEIST, Heads, 38 ff.; SCHMITT, Tradition, 49–50. Speziell zur J-Schicht vgl. KOHATA, Jahwist, 179 ff.

[5] Vgl. SCHMITT, Tradition, 45 f.; Ferner SCHMIDT, Intention, 233.

[6] Zum Menschenbild der rekonstruierten P-Schicht vgl. SCHMITT, 46; DEIST, Heads, 39. Ferner GUNN, Hardening, 79. Zu den literarischen Merkmalen, die Ausleger der Priesterschrift zugeschrieben haben, vgl. FISCHER, Priesterschrift, 204 f.

[7] Vgl. dazu SCHMITT, Tradition, 49 f.; DEIST, Heads, 39.

[8] Vgl. dazu LISS, Funktion, 58.

[9] Aufgrund des in Ex 7,26–8,11; 8,16–28; 9,13–35 und 10,1–20 enthaltenen Verhandlungsmotivs hat man in den Plagen der J-Schicht Warnungen gesehen, die den Pharao zur Umkehr bewegen sollten. Zum Menschenbild der J-Schicht vgl. SCHMITT, Tradition, 50; Ferner GUNN, 79; KOHATA, Jahwist, 179 ff. Auch SCHMIDT, Intention, 235.

[10] Bereits JACOB, Exodus, 177 urteilt: „Auch ein Strafverfahren sind die Plagen nicht. […] Sie werden nicht für etwas Getanes verhängt und sind keine Sühne oder Vergeltung für die Übertretung eines Verbotes, noch sollen sie von einer Wiederholung der Tat abschrecken."

[11] Vgl. dazu SCHMITT, Tradition, 50. Ferner WALKENHORST, Gotteserfahrung, 392.

Schon allein aufgrund dieser Zusammenhänge, die auf eine systematische und gelenkte Auslegung von Ex 7–11 hindeuten, kann der bisherige Forschungsstand angezweifelt werden.

1.2 Der Plagennarrativ als ein Text

Die Zielsetzung der Arbeit macht es nötig, Ex 7–11 synchron zu lesen, weil hier Johannes als ein synchroner Leser begriffen wird. Wie hätte er den Plagennarrativ lesen können? Es ist davon auszugehen, dass der Plagennarrativ bereits im ersten Jahrhundert nach Christus fester Bestandteil von Ex 1–14(15) war. Der überlieferungsgeschichtliche Befund spricht eindeutig dafür. Die Handschriftenbelege des kompletten Textes (MT, LXX und SamP), sowie die fragmentarischen Zeugen (4QpaleoExod^{m}; 4QpaleoGen-Exod^{1}; 2QExod^{a}; 4QGen-Exod^{a} und 4QExod^{j}), die von B. Lemmelijn in äußerster Präzision ausgewertet worden sind, machen die kontextuelle Einbindung evident. Es gibt keine nennenswerte Variation in der Überlieferung jener Leitwörter, die den Plagennarrativ mit seinem Kontext verbinden.[12] Der Text ist mit intratextuellen Signalen durchzogen,[13] die ihn fest in Ex 1–14(15) verankern.[14] Ferner hat eine ganze Reihe von Autoren den Plagennarrativ bereits als synchronen Text gelesen. G. Fischer,[15] E. Kellenberger, G. Röhser, H. Liss und H. Utzschneider haben gezeigt, dass Ex 7–11 als ein zusammenhängender Text begriffen werden

---

[12] Zu den handschriftlichen Belegen vgl. LEMMELIJN, Plagues, 211. Zudem haben die textkritischen Untersuchungen von B. LEMMELIJN ergeben, dass der masoretische Text für inhaltliche Untersuchungen als ein „practical working text“ zu gebrauchen ist. Vgl. dazu LEMMELIJN, Plagues, 216.

[13] Zur Unterscheidung zwischen Endredaktion und Endtext vgl. UTZSCHNEIDER, Atem, 13.

[14] Bereits KRASOVEC, Themes 48–55 hat gezeigt, dass Ex 3–14 als thematische Einheit gelesen werden kann, obwohl er die quellenkritische Sicht noch nicht aufgegeben hat. Diese ist durch Stichwortverknüpfungen erzeugt worden, mit denen der gesamte Text durchzogen ist. Vgl. dazu auch UTZSCHNEIDER, Atem, 17–21.

[15] Auch wenn man seinem provokanten Urteil, in Ex 1–15 keine Priesterschrift zu erkennen und den Text als das „Werk eines Geistes“ zu verstehen, durchaus skeptisch gegenüberstehen darf, hat FISCHER gezeigt, dass Ex 1–15 als „*eine* Erzählung“ gelesen werden kann (FISCHER, Erzählung, 172 f.). Ferner auch FISCHER, Priesterschrift, 203–211. Es ist eine Erkenntnis Fischers, dass in Ex 3–4 das gesamte Geschehen bis zum Schilfmeer inhaltlich vorangekündigt wird. Vgl. dazu auch VAN SETERS, Moses, 95. Zwar betrachtet er den Plagennarrativ nur in einer rekonstruierten J-Schicht, aber dennoch erkennt er, dass „the call narrative in Ex. 3:1–4:17, the return to Egypt in Ex. 4:18 and 27–31, and the first confrontation with Pharaoh in Ex. 5:1–6:1 all find their literary and thematic continuation in the plague narrative [...]“. Vgl. auch KRASOVEC, Themes, 48 f.

kann.[16] Auch die redaktionsgeschichtliche Arbeit von J.C. Gertz, deren methodischen Ansatz ich jedoch nicht folge, stellt fest, dass bei Ex 7–11 „keine isolierte Einheit [vorliegt], sondern ein Teilstück aus der Geschichte von Israels Befreiung aus der Knechtschaft des Pharao in Kap. 1–14(15).“[17] Wenn der Seher Johannes Ex 7–11 gelesen hat, dann wohl als Teil von Ex 1–14(15). Im Folgenden soll der Plagennarrativ auch als ein kohärenter Text gelesen werden, um zu zeigen, dass die bisherigen Auslegungsversuche innerhalb der Apokalypseforschung sehr systematisch sind und dem Text oftmals nicht gerecht werden. Der Plagennarrativ als Teil von Ex 1–14(15) sperrt sich nämlich vor einem direkten Vergleich mit der Offenbarung.

H. Liss deutet aber auch auf ein Problem der Auslegungsgeschichte der ägyptischen Plagen hin, die bei einer synchronen Lektüre beachtet werden muss. Diachrone Arbeiten hätten ihrer Meinung nach inhaltliche Spannungen im Text, die sie meist auf die Differenz zwischen der J- und der P-Schicht zurückführten, unvermittelt nebeneinandergestellt. Dagegen würden synchrone Untersuchungen dazu neigen, den Text zu glätten.[18] Ich folge ihrem Einwand und nehme Spannungen im Text – seien sie intendiert oder zufällig – als seine festen Bestandteile wahr.

2 Die grundlegende Machtkonstellation im literarischen Vorfeld (Ex 3,1–7,7)

Die Kontexteinbindung des Plagennarrativs beruht syntaktisch auf einem Leitsatz- und Stichwortgefüge,[19] wodurch seine Personen-, Handlungs- und Machtkonstellationen in erster Linie mit den in Ex 3,1–7,7 grundgelegten Machtverhältnissen verbunden werden.

---

[16] Vgl. dazu KELLENBERGER, Verstockung 48–64, dessen Leitwortanalysen zeigen, dass Ex 1–14 ein zusammenhängender Text ist. Auch UTZSCHNEIDER, Atem, 9–16; RÖHSER, Verstockung, 44–55; LISS, Funktion, 59 f. Einen Forschungsüberblick, der den Umbruch in deExodusauslegung markiert, gibt VERVENNE, Tendencies, 21–59. Ferner KRASOVEC, Unifying, 47 (bes. Anm. 2, wo er zusammenträgt, wer den Exodustext als einen zusammenhängenden Text gelesen hat).

[17] GERTZ, Tradition, 75. Der Plagennarrativ ist nach ihm ein sorgfältig komponierter Erzählstrang und die – nach der (wie auch immer sich vorzustellenden) Zusammenfügung der Quellen noch bemerkbaren Übergänge – stören die Aussage des Plagennarrativs nicht. Vgl. dazu GERTZ, Tradition, 76. (Dort bes. Anm. 7, in der er sich mit der Position von H. GRESSMANN, der den Redaktionsprozess als unsauber beschreibt, auseinandersetzt).

[18] Vgl. dazu LISS, Funktion, 59. Ferner auch KELLENBERGER, Verstockung 65 f., der explizit auf G. FISCHER, H. LISS und R. G. KRATZ verweist, die die Spannungen im Text katalogisiert haben. Ferner FISCHER, Priesterschrift, 206.

[19] Vgl. dazu KELLENBERGER, 48–53; UTZSCHNEIDER, Atem, 17–66.

2.1 Die Machtkonstellation in der ersten Beauftragung des Mose – Die Wurzel שלח

Die erste umfangreiche Offenbarungsrede (Ex 3,7–4,17) zeigt ein erstes Machtgefälle innerhalb der Personenkonstellation, in welches der Plagennarrativ eingewebt ist. Dieses lässt sich am Leitwort שלח[20] ablesen. Mose wird in Ex 3 von Gott beauftragt, Israel aus Ägypten zu führen (שלח qa. Ex 3,10.12.13.14.15). Der Leser erfährt aber zugleich in dem (in neueren redaktionskritischen Arbeiten einer Endredaktion zugeordneten) Abschnitt Ex 3,18–22[21] von Pharaos Weigerung (Ex 3,19).[22] Wegen seiner Resistenz wird Gottes Eingreifen, das die Freilassung bewirken soll, angekündigt (Ex 3,20).[23]

Hilfsübersetzung: Und ich werde meine Hand ausstrecken (שלח) [...] und danach wird er euch ziehen lassen (שלח).

---

[20] Die Verbform שלח erscheint 74 Mal im Buch Exodus, wobei die Konzentration ihrer Belege in Ex 1–14(15) äußerst markant ist. UTZSCHNEIDER, Atem, 49–67 berücksichtigt dieses Leitwort nicht. Allerdings nennt die Tabelle von KELLENBERGER, Verstockung, 48, die die häufigsten Leitwörter der Exoduserzählung auflistet, שלח an erster Stelle. Insgesamt 61 Mal erscheint die Wurzel innerhalb der Auszugserzählung, wobei sie gehäuft in Ex 3–11 in Erscheinung tritt. Die Beauftragung des Mose durch Gott wird unter Verwendung dieser Wurzel geschildert (Ex 3,10.12.13.14.15; 4,13.28; 5,22; 7,16). Auch Gottes Handeln selbst wird sprachlich mit שלח konkretisiert (Ex 3,20; 8,17; 9,14.15). Dennoch begegnet das Wort sehr oft in Verbindung mit der literarischen Figur des Pharaos. Entweder in direkt imperativischer oder in indikativischer Form benennt der Text durch שלח den auf Gott zurückzuführenden und durch Mose an den Pharao vermittelten Befehl, Israel aus Ägypten zu entlassen. (Ex 3,20; 4,21.23; 5,1.2, 6,1.11; 7,2.14.16.26.27; 8,4.16.17.24.25.28; 9,1.2.7.13.17.28.35; 10,3.4.7.10.20.27; 11,1.10; 12,33; 13,15.17; 14,5).

[21] Vgl. dazu GERTZ, Tradition, 299. Er ist der Meinung, dass die wörtlichen Entsprechungen selbst für P zu exakt seien, weswegen sie nur der Endredaktion zugeordnet werden können. Auch RÖMER, Pentateuchdiskussion, 75.

[22] Vgl. dazu KELLENBERGER, Verstockung, 94 f.; KRASOVEC, Themes, 51. Auch KOHATA, Jahwist, 303.

[23] Stilistisch haben die Masoreten in späterer Zeit diese Machtkonstellationen durch eine unterschiedliche Vokalisierung der Wurzel שלח hervorgehoben. שלח pi. wird in der masoretischen Textfassung nur in Verbindung mit der auf den Pharao bezogenen Freilassungsforderung gebraucht, wohingegen durch die Vokalisierung im Qal Moses Beauftragung durch Gott, sowie die Ankündigung einer Handlung Gottes ausgedrückt wird. Der Pharao lässt Israel ziehen (שלח pi.), insofern Gott eingreift (שלח qa.). Auch in den Handschriften, die B. LEMMELIJN ausgewertet hat, findet sich nur eine Form von שלח, die nicht mit dem MT übereinstimmt. Vgl. LEMMELIJN, Plague, 48. Lediglich in 8,17 unterscheidet sich der MT von SamP und 4QExod[c], insofern dort Gottes Handeln, das in MT שלח im Partizip hi. משליח ausgedrückt wird, durch ein Partizip pi. wiedergegeben wird.

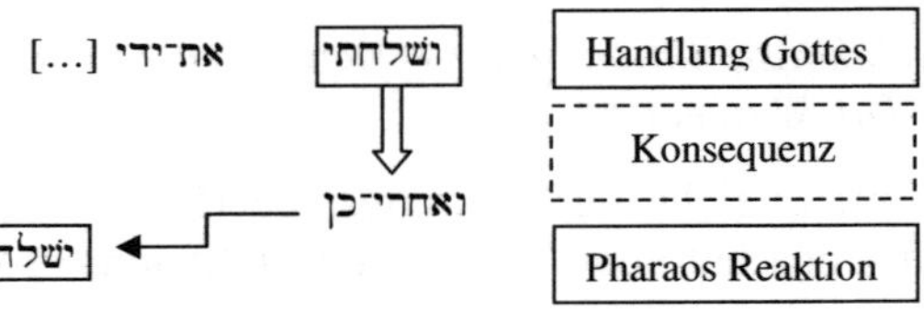

Erst nachdem (ואחרי־כן) Gott durch eine Aktion den Pharao zwingt, wird dieser Israel freilassen.[24] Für sich genommen beinhaltet dieses Kräfteverhältnis bereits eine gewisse Aporie, die in Spannung zu einem Bild eines allmächtigen Gottes steht. Der Pharao besitzt eine ausschlaggebende Rolle für Israels Auszug. Seine Reaktion ist in diesem Textabschnitt eine Konsequenz von Gottes Drohung. Auch wenn er von Gott gezwungen wird, Israel ziehen zu lassen, ist er immer noch die letzte Hürde vor dem Exodus, die überwunden werden muss.[25] Genau diese Schlüsselstellung des Pharaos ist im Endtext relativiert worden, um zugleich Gottes Omnipotenz zu betonen. Das Machtgefälle wird gleich in mehreren Szenen gebrochen und theozentrisch umgedeutet. Der Auszug Israels aus Ägypten soll dadurch als eine alleinige Tat Gottes erscheinen, die von menschlicher Willkür und Resolutheit unabhängig ist.[26]

2.2 Die Neudefinition des Machtverhältnisses in Ex 4,21–23 – Die Herzensverhärtung

In der – in jüngeren redaktionskritischen Arbeiten der Endredaktion zugeschriebenen – Gottesrede Ex 4,21–23 wird das Machtverhältnis zwischen Gott und dem Pharao neu bestimmt.[27] In diesem Abschnitt wird eine deutliche inhaltliche Spannung erzeugt, durch die die Machtkonstellation von Ex 3,19–20 durchbrochen wird.[28] Sie kann aber weder redaktions- noch quellenkritisch aufgelöst werden,[29] denn sie ist für die weitere Erzählung

---

[24] Vgl. dazu UTZSCHNEIDER, Atem, 109.

[25] Vgl. dazu KELLENBERGER, Verstockung, 95. Er weist darauf hin, dass hier noch nicht von Verstockung die Rede ist.

[26] Dementsprechend urteilt C. HOUTMANN: „Pharao is not allowed any initiative in Israel's liberation. The reader must be made deeply aware that the freeing of Israel is not the work of man but is solely YHWH's doing." HOUTMAN, Exodus II, 10. Ferner FISCHER, Erzählung, 175. Ähnlich MCCARTHY, Characterization, 10.

[27] Vgl. dazu GERTZ, Tradition, 330. Doch bereits eine Betrachtung des Textinhalts macht es fragwürdig, ob hier eine quellenkritische Trennung vollzogen werden kann. Schließlich weisen beide Textpassagen, die derselben Redaktionsschicht zugewiesen wurden, eine unterschiedliche Machtkonstellation auf.

[28] Vgl. dazu FISCHER, Erzählung, 164. Es ist von daher äußerst zweifelhaft, beide Textpassagen derselben Redaktionsschicht zuzuweisen, da jeweils eine unterschiedliche Machtkonstellation inhaltlich entfaltet wird.

[29] Gegen KELLENBERGER, Verstockung 97: „Diese logische Spannung zwischen V. 21 und 22 f ist schwerlich zu harmonisieren; sie lässt auf unterschiedliche Traditionen

notwendig, insofern sie die Grundlage für die Neukonstellation der Handlung ist.[30] Mose erhält in Ex 4,21 den Auftrag, erneut vor dem Pharao zu treten. Er soll Israels Freilassung fordern (Ex 4,22–23). Allerdings sprengt eine Herzensverhärtungsaussage (Ex 4,21 fg) den logischen Anschluss von Moses Beauftragung (Ex 4,21a-e) an Ex 4,22–23.[31] Ohne Ex 4,21 fg würde Ex 4,21a-e.22–23 das gleiche Machtgefälle wie Ex 3,19–20 zu Grunde liegen, in dem die Freilassungsforderung mit einer Drohung unterlegt ist.

Hilfsübersetzung (Ex 4,21–22): [...] Siehe, vollbringe alle Zeichen, welche ich in die Hand gelegt habe, vor den Augen des Pharaos. *(Ex 4,21 fg) Und ich werde sein Herz verhärten und er wird das Volk nicht ziehen (שלח) lassen.* Und du sollst zum Pharao sagen: „So spricht Adonai: Israel ist mein Erstgeborener. Ich sage dir: Lass meinen Sohn ziehen (שלח), auf dass er mir diene. Wenn du dich weigerst, ihn ziehen zu lassen (שלח), siehe, dann werde ich deinen Erstgeborenen erschlagen.

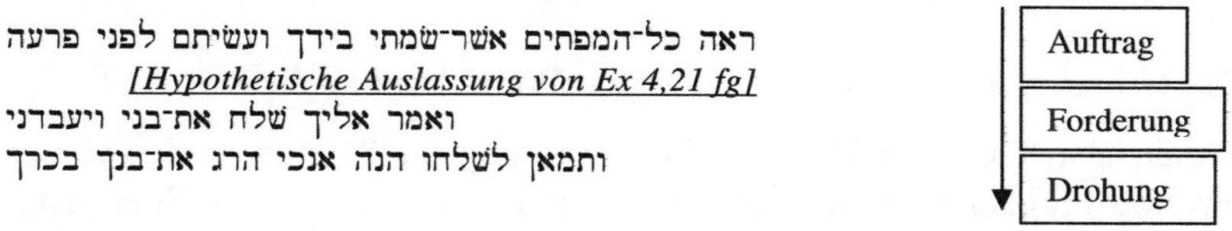

Dies wird durch die Platzierung einer Herzensverhärtungsaussage, die die logische Abfolge von Ex 4,21–23 zerreißt, deutlich relativiert. Gott verhärtet das Herz des Pharaos, weshalb dieser die Freilassungsforderung ablehnt. Seine in Ex 4,21 fg prognostizierte negative Reaktion führt wiederum Moses Auftrag ad absurdum.[32]

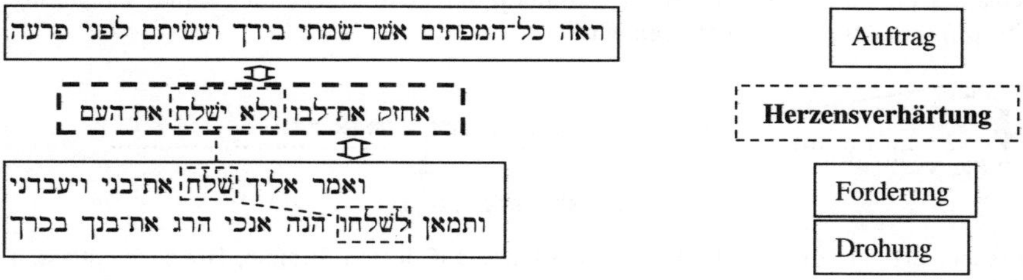

Wozu soll Mose dem Pharao eine Strafe androhen (Ex 4,22–23), wenn seine Reaktion (Ex 4,21 fg) bereits feststeht (ולא ישלח)?[33] Dieser Widerspruch hat natürlich eine hermeneutische Funktion. Die Rolle des Pharaos

schließen, wie ja auch die sprachlichen Formulierungen in V. 21 eher [!] priesterschriftlichen Charakter zeigen."

30 Ein ähnlicher inhaltlicher Widerspruch begegnet auch im Plagennarrativ. Zur Berührung von 4,21–23 und Ex 7–11 vgl. GERTZ, Tradition, 331.

31 Vgl. dazu UTZSCHNEIDER, Atem, 63.

32 Vgl. dazu GERTZ, Tradition, 331. Allerdings beachtet er die Spannungen in Ex 4,21–23 nicht.

33 FISCHER, Erzählung, 164 erkennt diese Aporie und urteilt deswegen: „Das hinter Ex 4,21–26 stehende Gottesbild ist nicht gerade attraktiv."

soll dadurch geschmälert werden. In der Logik der Erzählung ist der Exodus nicht mehr von der Bezwingung des Pharaos abhängig.[34] Stattdessen wird seine Weigerung, Israel ziehen zu lassen, sogar selbst auf Gott zurückgeführt.[35] Durch sein Wirken im Hintergrund wird eine erzählerische Ausgangsposition dafür geschaffen, dass er in der erzählten Welt als alleiniger Initiator des Exodus erscheinen kann. Er selbst steuert die negative Reaktion des Pharaos. Dies wird sich im Plagennarrativ mehrmals zeigen.

Trotzdem bleibt hier eine weitere Ungereimtheit bestehen, die für das Verständnis von Ex 7–11 ausschlaggebend ist. Gott verursacht nämlich durch die Herzensverhärtung eine – zumindest oberflächliche – Retardierung der Handlungsprogression. Warum wirkt Gott dem Auszug des Volkes entgegen? Dieser vermeintliche Antagonismus löst sich erst in den darauffolgenden Textpassagen.

2.3 Die Grundlegung des Selbsterweises – Die Erkenntnisformel

Liest man also Ex 1–14(15) als eine Erzählung, stößt man noch vor der Lektüre des Plagennarrativs unausweichlich auf eine inhaltliche Spannung, die G. Röhser als „scheinbare semantische Konkurrenz“[36] bezeichnet. Die Weigerung (stets mit שלח pi.) des Pharaos wird nämlich doppelt begründet. Zunächst wird seine resolute Haltung mit seiner Unkenntnis Gottes erklärt (Begründung B Ex 5,1–2).[37]

Ex 5,2 zerfällt syntaktisch in einen inhaltlichen Parallelismus. Beide Teile des Verses thematisieren die Unkenntnis Pharaos, woran jeweils eine Darstellung seiner Weigerung (שלח pi.) syntaktisch angeschlossen wird.

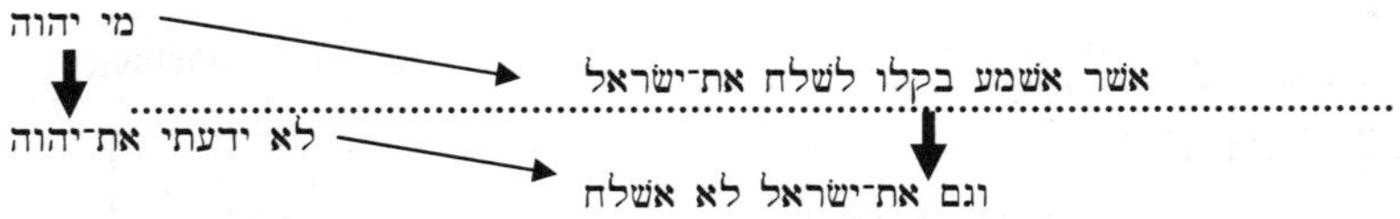

Hilfsübersetzung (Ex 5,2): […] Wer ist Adonai, auf dessen Stimme, Israel zu entlassen (שלח), ich hören sollte. Ich kenne Adonai nicht und ich werde Israel auch nicht ziehen lassen (שלח).

---

[34] Die Theozentrik, die ab 4,21 erzeugt wird, wird dadurch unterstrichen, dass Ex 4,21 und Ex 11,10 eine literarische Klammer bilden. Liest man den Text synchron, kann Ex 11,10 als eine Rekapitulation von Ex 4,21 aufgefasst werden. Dadurch betont der Text die Rolle Gottes, der im Hintergrund agiert und das Geschehen lenkt. Vgl. dazu MCCARTHY, Characterization, 10.

[35] Vgl. dazu UTZSCHNEIDER, Atem, 109. Etwas abgemildert urteilt JACOB, Exodus, 175: „Die Plagen und ihre Unzulänglichkeit, d.h. die Verstockung des Pharaos, haben eine gemeinsame Ursache.“

[36] RÖHSER, Verstockung, 44.

[37] FISCHER, Erzählung, 153 sieht in Ex 5,2 eine „Triebfeder für das weitere Tun Gottes.“ Ferner KELLENBERGER, Verstockung, 121.

Deswegen sträubt er sich, sich der von Adonai kommenden und durch Mose und Aaron vermittelten Forderung zu beugen. Dieser Erzählzusammenhang wird nun von einer zweiten Erklärung überlagert. Nach Ex 4,21 fg ist es nämlich Gott selbst, der die Ablehnung des Pharaos verursacht, indem er sein Herz verhärtet (Begründung A).[38]

Begründung A	Ex 4,21 fg	אחזק את־לבו ולא ישלח את־העם
Begründung B	Ex 5,2	ויאמר פרעה מי יהוה אשר אשמע בקלו לשלח

Allerdings stehen diese doppelten Begründungen bei einer synchronen Lektüre nicht im Widerspruch zueinander, sondern ergänzen sich gegenseitig.[39] Man kann hier keinen Bruch sehen, der eine literarkritische Trennung erlauben würde, insofern die Spannung für die Funktion des Textes notwendig ist. Einerseits soll Gott als der alleinige Initiator des Exodus erscheinen. Er kontrolliert die Handlung, indem er das Herz des Pharaos verhärtet. Andererseits steht Moses Beauftragung, zum Pharao zu gehen und Israels Entlassung aus der Knechtschaft zu fordern, in einem untrennbaren Zusammenhang mit der personellen Offenbarung Gottes (Ex 3,13–22). Es geht also um den Selbsterweis Gottes durch den Exodus.[40] Gerade deswegen ist die zweite Erklärung von der Reaktion des Pharaos, d.h. seine Unkenntnis (לא ידעתי את־יהוה Ex 5,2), erzähltechnisch notwendig, um eine literarische Konstellation zu schaffen, in der Gott sich als mächtig erweisen kann.[41] Die theozentrische Funktion des Textes bedingt eine vermeintliche Aporie in der erzählten Welt, die aber durch eine Zusammenschau beider Erzähllinien erklärt werden kann.[42]

Die Rahmenhandlung von Ex 5,1–6,1, vor deren Hintergrund der Exodus als Selbsterweis Gottes erscheinen soll, wird in der zweiten – oftmals der Priesterschrift zugewiesenen – Berufungsszene aufgegriffen und ausgebaut.[43] Liest man Ex 6,2–7,7 nicht in Spannung zu Ex 3,[44] tritt die offenbarungstheologische Aussage der Erzählung deutlich hervor.[45] Hier wird

---

[38] Beide Textpassagen stehen – auch aus literarkritischer Perspektive – in Berührung mit dem Plagennarrativ (bzw. mit rekonstruierten literarischen Schichten des Erzählkomplexes). Vgl. GERTZ, Tradition 330 und 336.

[39] Dies funktioniert allerdings nur bei einer synchronen Lektüre.

[40] Vgl. dazu BRUEGGEMANN, Pharao, 26. Ferner JACOB, Exodus, 180.

[41] Vgl. dazu KESSLER, Ägyptenbilder, 11; MCCARTHY, Characterization, 11.

[42] Ein ähnliches Urteil über die Herzensverhärtung in Ex 7,1–5 fällt LISS, Funktion, 63. Ferner JACOB, Exodus 181.

[43] Vgl. dazu KELLENBERGER, Verstockung, 97.

[44] Aufgrund struktureller Ähnlichkeiten zwischen den beiden großen Gottesreden in Ex 3 ff. und Ex 6 ff. werden beide Textabschnitte als Parallelüberlieferungen angesehen. Vgl. dazu GERTZ, Tradition, 236 auch UTZSCHNEIDER, Atem, 52 (insb. Anm. 98).

[45] GERTZ, Tradition 237 f. fügt an, dass im synchronen Text von Ex 1–14(15) die zweite große Berufungsszene (Ex 6,2–7,7) als Bestätigung der ersten Berufungsszene gelesen werden kann und in ihr zugleich Ex 5 reflektiert wird. Vgl. dazu auch FISCHER,

nämlich der in Ex 5,1–2 grundgelegte Zusammenhang zwischen Pharaos Weigerung, Israel aus Ägypten zu entlassen, und seiner Unkenntnis Adonais in doppelter Hinsicht funktionalisiert. Einerseits wird das zweifelnde מי יהוה von Pharao durch den Ausdruck אני יהוה (Ex 6,2.6.8.29) beantwortet,[46] mit denen jeweils die Landverheißung und der Exodus axiomatisch begründet werden.[47] Andererseits wird seine Frage durch die zweimalige Aufführung der Erkenntnisformel (Ex 6,7; 7,5) beantwortet.[48] Anhand des Exodus kann Israel Gott erkennen. Die literarische Entfaltung des Exodus hat dadurch eine eindeutige offenbarungstheologische Funktion erhalten. Beachtet man dies, lösen sich langsam die inneren Spannungen der Erzählung. Gott wirkt retardierend auf Pharao ein, damit ein erzählerischer Rahmen entsteht, in dem er sich selbst erweisen kann.

2.4 Ex 7,1–5 – Die Zusammenfassung

Im Abschnitt Ex 7,1–5, der – abgesehen von V. 3, der oft als redaktionelle Einfügung angesehen worden ist[49] – oftmals der P-Schicht zugewiesen wird,[50] wird die Theozentrik der Erzählung gebündelt deutlich.[51] Die oben genannten Aporien treffen hier im kleinsten literarischen Raum aufeinander.[52]

Ex 7,3 steht in einer Spannung zu Ex 7,1–5, die es aber nicht erlaubt, einen redaktionellen Eingriff zu vermuten, sondern diese ist für das Gottesbild der Erzählung notwendig.[53] Mose und Aaron werden in Ex 7,2 beauftragt, von Pharao die Freilassung Israels zu fordern (שלח pi.).[54] Pharao hingegen weigert sich, auf Mose und Aaron zu hören (Ex 7,4). Deswegen

---

Erzählung 154 f. Ferner auch UTZSCHNEIDER, Atem, 59 (insb. Anm. 104), der glaubt, Ex 6 sei eine Erläuterung der Namensoffenbarung (Ex 3,14). Auch KELLENBERGER, Verstockung, 97; UTZSCHNEIDER, Atem, 59.

46 Vgl. hierzu FISCHER, Priesterschrift, 207. Ferner UTZSCHNEIDER, Atem, 71.

47 Zu אני יהוה vgl. WALKENHORST, Gotteserfahrung, 374.

48 Vgl. auch KRASOVEC, Themes, 50. Ferner UTZSCHNEIDER, Atem, 52.

49 Vgl. dazu KELLENBERGER, Verstockung, 98.

50 Allerdings hat FISCHER, Priesterschrift, 207 nachgewiesen, dass Ex 7,1–5 „reichlich mit nicht-P-Texten verbunden ist."

51 Vgl. dazu WALKENHORST, Gotteserfahrung, 389 f., der besonders die Kontinuität zwischen Ex 4,21 und Ex 7,1–6 betont.

52 Vgl. dazu UTZSCHNEIDER, Atem, 61 f. Auch LISS, Funktion, 60; KELLENBERGER, Verstockung, 98 und FISCHER/MARKL, Exodus, 99.

53 Gegen KELLENBERGER, Verstockung, 102, der zu folgendem Fazit gekommen ist: „Möglicherweise ist V. 3 ein später hinzugekommener Gedanke, welcher zumindest unsere heutige Logik zusätzlich strapaziert."

54 Man kann mit LISS, Funktion, 60, die sich kritisch mit BLUM auseinandersetzt, den Sinn dieser so intendierten Konstellation in der theozentrischen Ausrichtung des Textes sehen: „Neben der Wahrung der Vorrangstellung YHs wird eine Eigeninitiative von Moshe und Aharon von vornherein ausgeschlossen."

kündigt Gott die Herausführung Israels an, wodurch er sich selbst als omnipotent erweisen möchte (Erkenntnisformel in Ex 7,5). Der Zusammenhang wird nun durch Ex 7,3 gesprengt.[55] Der Sinn davon erschließt sich auch hier erst bei einer synchronen Lektüre.[56] Ein direkter Anschluss von Ex 7,4 an Ex 7,2 würde Gottes Eingreifen als einen Gegenschlag auf Pharaos negative Haltung erscheinen lassen.[57]

Hilfsübersetzung (Ex 7,2–4): […] Und er soll Israel aus seinem Land ausziehen lassen (שלח). *(Ex 7,3) Ich werde das Herz des Pharao verhärten und meine Zeichen und Wunder im Land Ägypten zahlreich machen.* Der Pharao wird nicht auf euch hören und ich werde meine Hand auf Ägypten legen […].

ושלח את־בני־ישׂראל מארצו *[Hypothetische Auslassung von Ex 7,3]*	Auftrag
ולא־ישמע אלכם פרעה	Negative Reaktion
ונתתי את־ידי במצרים	Handlung

Dies wird durch die Einfügung von Ex 7,3 im Vorausgriff auf die offenbarungstheologische Aussage des Plagennarrativs deutlich relativiert. Insofern in Ex 7,3 die Weigerung des Pharaos durch eine Herzensverhärtung mit Gott als grammatikalischem Subjekt erklärt und daran zusätzlich die Ankündigung der Mehrung der Zeichen (אות) und Wunder (מופת)[58] gebunden wird, erhält der Text eine andere Sinnspitze. Nun ist es nicht mehr Gottes Reaktion auf Pharaos Weigerung, die zur Gotteserkenntnis führt, sondern die Herzensverhärtung schafft selbst eine Ausgangsposition für sein Eingreifen und der Sinn seines Handelns kann an der Erkenntnisformel abgelesen werden.[59]

2.5 Die Leseleitlinie von Ex 3,1–7,7 in der LXX

In Ex 3,1–7,7 (LXX) sind Leseleitlinien zu erkennen, die auch im HT entdeckt werden können. שׁלח wird mit einer Form von ἀποστέλλω/ ἐξαποσ̂τέλλω übersetzt. Das Ex 4,22–23 zu Grunde liegende Machtverhältnis wird genau wie im HT durch eine Herzensverhärtungsansage mit Gott als aktivem Subjekt (ἐγὼ δὲ σκληρυνῶ τὴν καρδίαν αὐτοῦ), die auf den ersten Blick den logischen Zusammenhang zu sprengen scheint, neu gedeutet.

[55] Vgl. dazu UTZSCHNEIDER, Atem, 64.

[56] Ex 7,1–5 kann synchron als Einleitung des Plagenzyklus gelesen werden. Vgl. dazu FISCHER, Erzählung, 155.

[57] Ähnlich LISS, Funktion, 60.

[58] Zur unterschiedlichen Bezeichnung der Plagen vgl. KRASOVEC, Themes, 52–54. Dies hat Ausleger in ihrer Meinung bestätigt, in Ex 1–14 mehrere Quellenschichten zu vermuten. Vgl. dazu KELLENBERGER, Verstockung, 96.

[59] Vgl. dazu LISS, Funktion, 61 f.; WALKENHORST, Gotteserfahrung, 390 f.

Gleiches gilt für Ex 7,3(LXX). Auch in Ex 5,2 (LXX) erfolgt in Analogie zum HT eine zweite Begründung von Pharaos Handlung, mit der eine Ausgangsposition dafür geschaffen wird, dass Ex 7–11 (LXX) offenbarungstheologisch zugespitzt wird, was in Ex 6 (LXX) entfaltet wird. Die oben genannten Leitmotive von Ex 5 und Ex 6 haben eine Entsprechung in der LXX, nur mit dem Unterschied, dass das Tetragramm bei den Gottesprädikationen vermieden (Ex 5,2), bzw. durch κύριος ersetzt wird (Ex 6,2.6..78.29; 7,5).

3 Das Leitsatz- und Stichwortgefüge in Ex 7,14–11,10

3.1 Die kompositionell bedingte regelmäßige Grundstruktur des Plagennarrativs

Der Plagennarrativ hat auf eine auf den ersten Blick regelmäßig wirkende Grundstruktur.[60] Beim flüchtigen Lesen entsteht der Eindruck, die Handlung würde sich stetig wiederholen.[61]

Die sorgfältige Komposition erweckt beim Leser gerade durch eine nahezu formelhafte Sprachführung[62] das Gefühl einer immer wiederkehrenden Erzählabfolge. Dieser Effekt ist ein Schlüssel zum Textverständnis. Gegen die die Annahme von J.C. Gertz, dass der Plagennarrativ ein Handlungsstrang „ohne eigenes Ziel“[63] sei, vermute ich nämlich Folgendes: Der literarische Effekt eines Handlungsstillstands ermöglicht einen Blick auf die Mächtigkeit des Exodusgottes.[64] Im Plagennarrativ einen Handlungsstrang „ohne eigenes Ziel“[65] zu sehen, würde bedeuten, Pharao und Gott als gleichwertige Kontrahenten zu betrachten, deren ebenbürtiges Kräfteverhältnis die Handlung still stehen lässt. Die inhaltliche Retardierung, die sich stilistisch durch die staccatohafte Struktur des Textes ausdrückt, wird aber von Gott selbst herbeigeführt.[66]

---

[60] Vgl. dazu CARTUN, Ten, 65. Zur Gliederung des Zyklus vgl. LISS, Funktion, 60.

[61] Vgl. dazu GERTZ, Tradition, 79, der aber trotz des regelmäßig wirkenden Textes auf die Spannungen und Brüche in der Textkohärenz verweist, die er literar- bzw. redaktionskritisch auswertet.

[62] Vgl. dazu CARTUN, Ten, 67–67.

[63] GERTZ, Tradition, 74.

[64] Vgl. dazu McCarthy, Characterization, 8 f.

[65] GERTZ, Tradition, 74.

[66] RÖHSER, Verstockung, 53 urteilt über die Komposition folgendermaßen: „Und die Aneinanderreihung von Plagen und Verstockungen zu einer Serie – die als erzählerische und literarische Technik gerade die Besonderheit des göttlichen Handelns in diesem Falle zum Ausdruck bringt – dient ganz offenkundig nicht der Darstellung der Konstitution der konkreten Heilsgeschichte [...], sondern der Vervielfältigung exemplarischer Machtbeweise Jahwes [...], die die Wirkung für die Erkenntnis Jahwes und die spätere Verkündigung von ihm verstärken sollen.“

Das auf Allmacht basierende Gottesbild kann nur funktionieren, wenn der Leser Gott stets als Hintergrundakteur in der Erzähllogik erkennen kann.[67] Literarisch wird dies durch eine über ein Leit- und Stichwortgefüge verlaufende kontextuelle Einbindung des Plagennarrativs in den Gesamtzusammenhang von Ex 1–14(15) ausgedrückt.[68]

Das Besondere des Textes ist, dass im Grunde genommen nur die Einleitungsformel einer absoluten Regelmäßigkeit unterliegt.[69] Nur anhand von ויאמר יהוה אל־משה (Ex 7,14.26; 8,12; 8,16; 9,1.8.13; 10,1; 10,21; 11,1) lassen sich zehn Unterabschnitte im Textzusammenhang Ex 7,14–11,10 abgrenzen.[70] Hingegen variieren die durch die Einleitungsformel sauber abtrennbaren Unterabschnitte in der Anführung formelhafter Wendungen. Trotz, oder besser: gerade wegen dieser Irregularität sollte auch E. Kellenbergers Sicht, dass „sich [hier] keine überzeugende Ordnung"[71] nachweisen lässt, überprüft werden. Gerade der Wechsel der äußeren Gestalt vieler wiederkehrender Passagen lässt eine inhaltliche Reflexion erkennen.[72] Dies sind nämlich jene Stellen, die den Plagennarrativ mit seinem Kontext verankern, wodurch das Machtgefälle von Ex 3,1–7,7 in Ex 7–11 eingetragen wird.

3.2 Das Leitwortgefüge des Plagennarrativs

3.2.1 Der mit שלח *verbundene Handlungsstrang*

3.2.1.1 Die Machtkonstellation

Die Textabschnitte Ex 7,14–25, 7,26–8,11; 8,16–28; 9,1–7; 9,13–35 und 10,1–20 werden durch eine Freilassungsforderung eröffnet, die durch den Imperativ von שלח pi. konstruiert ist. Diese Textabschnitte sind meisten

[67] Gerade deshalb ist dem Urteil von GERTZ, Tradition, 187 f. zu folgen: „Wichtiger ist jedoch, wie mir scheint, die Charakterisierung des Pharaos als eines mächtigen Widersachers, der gezwungen wird, seine eigene Verantwortung für das erlittene Ungemach anzuerkennen, und der dennoch nicht anders kann, als sich weiter zu widersetzen. Ausweislich der Reflexion über den Fortgang der Plagen geschieht dies zum Ruhme Adonais in der Welt (9,15 f.), aber auch zur Verkündigung über Generationen in Israel […]."

[68] Vgl. dazu CARTUN, Ten, 66. Gerade weil aber der Plagennarrativ untrennbar mit dem Makrokontext der Exoduserzählung verbunden ist, ist eine Abgrenzung des Textes sehr schwer. I.d.R. wird der Beginn des Plagenzyklus in Ex 7,14 und sein Ende in Ex 11,10 gesehen. Einen Überblick zu dieser Problemstellung bieten KELLENBERGER, Verstockung, 61–63; LEMMELIJN, Function, 443 ff.; HOUTMAN, Exodus, 11.

[69] KELLENBERGER, Verstockung, 48 urteilt hinsichtlich der unregelmäßigen Verwendung der Leitwörter folgendermaßen: „Der vielfältige Verwendungsgrad der Leitwörter überrascht."

[70] Zur Kommunikation zwischen Mose und Gott und zu ihrer gliedernden Funktion vgl. VATER, Plague, 64 f.

[71] KELLENBERGER, Verstockung, 53.

[72] Vgl. dazu KRASOVEC, Themes, 55 f. Ferner auch FISCHER, Erzählung, 175 (dort bes. Anm. 94).

der J-Schicht zugeordnet worden.[73] Eine lupenreine quellenkritische Scheidung ist aber hierbei nicht haltbar, da ein grundsätzlicher Zusammenhang zwischen den mit שלח eigeleiteten Textpassagen und dem in Ex 3,1–7,7 grundgelegten Machtgefälle besteht.

Hilfsübersetzung: Lass mein Volk ziehen, auf dass es mir diene!

Ex 7,16	ויעבדני במדבר	שלח את־עמי
Ex 7,26	ויעבדני	שלח את־עמי
Ex 8,16	ויעבדני	שלח עמי
Ex 9,1	ויעבדני	שלח את־עמי
Ex 9,13	ויעבדני	שלח את־עמי
Ex 10,3	ויעבדני	שלח עמי

Die ursprüngliche Machtkonstellation von Ex 3,1–7,7 bleibt auch im Plagennarrativ erhalten. Die einleitende Formulierung ויאמר יהוה אל־משה (Ex 7,14; 7,26; 8,16; 9,1; 9,13; 10,1) signalisiert, dass der Befehl von Gott an Mose (und Aaron in Ex 10,3) ergeht,[74] zum Pharao zu gehen und die Freilassung Israels zu fordern. Dieser wird in imperativischer Form – sei es durch ואמרת אליו (Ex 7,16) oder durch die Botenformel[75] כה אמר יהוה (Ex 7,26; 8,16; 9,1; 9,13; 10,3) eröffnet –[76] wiederholt. Obwohl der Leser bereits seit Ex 4,21; 7,3 und 7,13.14 von Pharos Weigerung, die von Gott selbst verursacht wird, weiß, werden die Plagen Ex 7,26–8,11; 8,16–2; 9,1–12; 9,13–35; 10,1–20 trotzdem als eine Folge seiner Resolutheit gezeichnet (Ex 7,27; 8,17; 9,2.3; 9,17.18; 10,4).[77]

Dadurch besteht auch bei den Plagen an der Oberfläche eine ähnliche Aporie, wie sie in Ex 3,1–7,7 zu beobachten ist. Zunächst entsteht ein Trugschluss, als ob die Freilassung Israels dem Pharao obliege, der erst

[73] Vgl. dazu KRASOVEC, Themes, 50. Die Stechmückenplage (Ex 8,12–19) und die Blattern (Ex 9,8–12), die oftmals als priesterschriftlich angesehen worden sind, sind ohne שלח dargestellt worden.

[74] Vgl. dazu JACOB, Exodus, 187. Zur Rolle von Mose in Ex 7–11 vgl. FISCHER, Erzählung, 166.

[75] (z.B. Jos 7,13; 24,2; Ri 6,8; 1Sam 2,27; 10,8; 15,2; 2Sam 7,5; 12,7; 24,12; 1Kön 11,31; Jes 7,7; 8,11; 10,24; 18,4; 22,15; 44,24; 50,1; Jer 2,2; 6,6; 13,1; 25,32; 48,40; Ez 2,4; 3,11; 11,5; 20,5; Am 1,3; 5,3; Ob 1,1; Nah 1,12) Wegen der Botenformel haben Ausleger den Plagennarrativ als einen Text gesehen, der mit der prophetischen Literatur in Verbindung steht. „Die Darstellung des Mose [entspricht] im jahwistischen Plagenschema dem Prophetenbild der klassischen Propheten […]. Besonders auffällig ist, dass die Formulierung, in der Mose von Jahwe beauftragt wird: „Jahwe sprach zu Mose: Geh zum bzw. Stell dich vor Pharao und sprich zu ihm: So spricht Jahwe!“, sich sonst erst im Buch des Propheten Jesaja und dann im Jeremiabuch und im Deuteronomistischen Geschichtswerk findet.“ SCHMITT, Tradition, 51.

[76] Vgl. dazu KELLENBERGER, Atem, 49 f.

[77] Vgl. zum Gebrauch von שלח את־עמי und der mit שלח konstruierten Weigerung des Pharaos die tabellarischen Übersichten bei KELLENBERGER, Verstockung, 50. Ferner JACOB, Exodus, 191.

dazu getrieben werden muss.[78] Diese Interpretationsmöglichkeit wird allerdings relativiert. Jede dieser mit שׁלח eingeleiteten Plagen – außer in Ex 7,26–8,11 – wurde dazu mittels Stichwortverknüpfungen einer Herzensverhärtungsaussage, die wiederum explizit mit שׁלח gebildet worden ist, zugeordnet. Gerade dadurch erscheint Gott als ein im Hintergrund agierender Handlungslenker. Schließlich wird das Handeln des Pharaos von ihm bedingt.

Herzensverhärtungsaussagen treten zwar durchgängig im Plagennarrativ auf, allerdings sind sie nur dort mit der Wurzel שׁלח verkettet, wo bereits die Einleitung der Plage (und zugleich ihre notwendige Voraussetzung [Israel wird vom Pharao nicht entlassen]) damit konstruiert wurde.[79] Dies ist sicher kein Zufall. Durch diese Verknüpfung zwischen den Auszugsforderungen und den Herzensverhärtungsaussagen wird dem Missverständnis, dass der Auszug von einer zwar erzwingbaren, aber dennoch willkürlichen Entscheidung des Pharaos abhängig sei, vorgebeugt.

			Herzensverhärtung im Verbindung mit שׁלח	
	Imperativ שׁלח	Weigerung (שׁלח) *Bedingung der Plage*	*Frontstellung Ankündigend*	*Endstellung resultativ*
Ein	7,2		7,3 Subjekt (Adonai)	
I	7,16	7,14 מאן	7,14 Subjekt (Herz)	
II	7,26	7,27 מאן		
IV	8,16	8,17 כי אם־אינך		8,28 Subjekt(Pharao)
V	9,1	9,2.3 מאן		9,7 Subjekt (Herz)
VII	9,13	9,17.18 עודך מסתולל		9,35 Subjekt (Herz)[80]
VIII	10.3	10,4 מאן		10,20 Subjekt (Gott)
IX				10,27 (Subjekt Gott)
X			11,10 (Subjekt Gott)	

[78] Ähnlich UTZSCHNEIDER, Atem, 105. Er ist der Meinung, der Erzählstrang des Plagennarrativs würde den Anschein erwecken, Gottes Handlungen würden nicht zum Ziel führen.

[79] Die Herzensverhärtungsaussagen in Ex 7,22; 8,11b.15; 9,12.34 enthalten in keiner überlieferten Handschrift explizit einen Verweis auf שׁלח.

[80] Gerade hier zeigt sich erneut, warum auch eine quellen- oder redaktionskritische Betrachtung nicht dienlich ist. Der Handlungsstrang um die Wurzel שׁלח ist auf den Textbestand beschränkt, der der J-Schicht zugerechnet wird. Vgl. dazu die tabellarische Übersicht bei VAN SETERS, Moses, 77. Ferner FISCHER, Priesterschrift, 205. Allerdings ist die Zugehörigkeit von Ex 9,35a zu J in quellen- und redaktionskritischen Arbeiten umstritten. Ex 10,20 wird sogar oftmals keiner Quelle, sondern gänzlich der Endredaktion zugewiesen. Vgl. zu Ex 9,35a die Auseinandersetzung von GERTZ, Tradition, 146 mit F. KOHATA und L. SCHMIDT. Zu Ex 10,20 vgl. GERTZ, Tradition, 159 f. FISCHER, Priesterschrift, 206, der sich explizit auf UTZSCHNEIDER bezieht, ist dagegen der Überzeugung, dass die quellenkritischen Problemstellungen, die auf Spannungen im Text basieren, oftmals durch eine neuzeitliche Lektüreperspektive verursacht worden sind.

3.2.1.2 Die Theozentrik des Textes – עבד und זבח

Die Theozentrik des Plagennarrativs wird zudem noch durch eine gezielte Kombination von Wurzeln mit שלח unterstrichen, die den Handlungsstrang des Plagennarrativs an die erste Offenbarungsszene zurückbindet.[81] Der Pharao gesteht im Laufe des Plagennarrativs den Israeliten ein, Adonai zu verehren,[82] versieht dieses Eingeständnis doch stets mit einschränkenden Auflagen, die mit fortschreitender Lektüre immer geringer werden (bzw. das Eingeständnis wird immer größer).[83] Die Abschnitte, die davon berichten, kombinieren שלח (Ex 8,4.24.25; 9,28; 10,7) entweder mit זבח (Ex 8,4.22.23.24.25)[84] oder mit עבד (Ex 10,7).[85] Beide sind im Endtext mit Ex 3,[86] Ex 5 und dem Passah in Ex 12–13 verschränkt.[87] Die auf Gott zurückgehende Auszugsforderung ist also mit einer Aufforderung zum Gottesdienst verknüpft. Dies wird in den Verhandlungspassagen von Ex 7–11 weiter ausgebaut.[88] Gerade deshalb kann in diesen Textpassagen der Pharao nicht als ein gleichwertiger Gegenspieler Gottes betrachtet werden, der darüber verhandelt, inwiefern Israel Gott verehren darf. Die Aufforderung zum Gottesdienst ist schließlich an Gottes Verheißung, Israel aus Ägypten zu führen, gebunden und die Darstellung von der Erfüllung hat eine offenbarungstheologische Funktion (siehe oben). Das Verhandlungsmotiv ist genau wie die Herzensverhärtung ein literarisches Mittel, um die Handlungsprogression als stillstehend erscheinen zu lassen, um eine weitere Konstellation zu schaffen, in der Gott seine Macht demonstrieren kann. Dieses Handlungsgefälle, dient vielmehr dazu, die Gottesdienstforderung, die in Ex 3 an Gottes Zusage gebunden ist, zu unterstreichen.[89] Schon allein die Herzensverhätungsaussagen, die die Handlungen Pharaos von Gott

---

[81] Vgl. dazu VAN SETERS, Moses, 96: „The revelation of divine name and character (Ex 3:13–15) is a constant element in the state of recognition and its equivalent in the plague narrative."

[82] Vgl. dazu KESSLER, Ägyptenbilder, 110 f. Auch JACOB, Exodus 190.

[83] Vgl. dazu KRASOVEC, Themes, 57 f.

[84] זבח ist ein Leitwort, das das gesamte Buch Exodus durchzieht (Ex 3,18; 5,3.8.17; 8,4.21.22.23.24.25; 10,25; 12,27; 13,15; 18,12; 20,24; 22,19; 23,18; 24,5; 29,28; 32,8; 34,15; 34,25).

[85] Vgl. dazu UTZSCHNEIDER, Atem, 54–56. Auch diese Wurzel ist im Buch Exodus ein Leitwort (Ex 1,13.14; 3,12; 4,10.23; 5,15.16.18.21; 6,5; 7,10;16.20.26.28.29; 8,5.7.16.17.20.25.27; 9,1.13.14.20,21; 30,34; 10,1.3.6.7.8.11.24.26; 11,3.8; 12,30.31.44; 13,3.5.14; 14,5.12.31; 20,2.5.9.10.17; 21,2.5.6.7.20.26.27.32; 23,24.25.33; 32,13; 34,21).

[86] Vgl. dazu UTZSCHNEIDER, Atem, 55. Ferner FISCHER, Priesterschrift, 207.

[87] Hierbei setzt sich UTZSCHNEIDER, Atem, 55 (bes. Anm. 100) mit der Position von NOTH auseinander. Vgl. etwas ausführlicher FISCHER, Erzählung, 173 ff.

[88] Vgl. dazu KESSLER, Ägyptenbilder, 110.

[89] Vgl. dazu auch UTZSCHNEIDER, Atem, 120.

abhängig machen, sprechen dagegen, Pharao und Gott als gleichwertige Kontrahenten anzusehen.

3.2.1.3 ἐξαποστέλλω *in Ex 7–11(LXX)*

Innerhalb der LXX sind jene Leseleitlinien, die im HT an gebunden שׁלח sind, deutlich zu erkennen. Jeder einzelne Textabschnitt, der im HT mit einem Imperativ von שׁלח eingeleitet worden ist, wird in Ex 7–11(LXX) mit einem Imperativ von ἐξαποστέλλω eröffnet (Ex (LXX) 7,16; 7,26; 8,16; 9,1.13; 10,3). Ebenso folgt darauf in diesen Textabschnitten eine mit ἐξαποστέλλω konstruierte Darstellung der Weigerung des Pharaos (Ex (LXX) 7,14; 7,27; 8,17; 9,2; 9,17; 10,4) und auch die Herzensverhärtungsaussagen sind mit einer Form dieses Verbes verbunden (Ex (LXX) 7,14; 8,28; 9,7; 9,35; 10,20; 10,27; 11,10). Auch die Kombination von ἐξαποσ̂ τέλλω mit λατρεύω und θύω entspricht der von שׁלח mit עבד und זבח im HT. Eine Differenz zwischen dem HT und der LXX ist diese Leselinie betreffend nicht zu erkennen.

3.2.2 Die Erkenntnisformel

3.2.2.1 Die Wurzel ידע *im Spannungsfeld göttlicher und menschlicher Wahrnehmung*

Warum Gott durch die Herzensverhärtung den Exodus hinauszögert, kann anhand einer Betrachtung von ידע erschlossen werden. Die Wurzel ist in Ex 14(15) insgesamt 23mal belegt und wird dazu verwendet, unterschiedliche Wahrnehmungsakte zu beschreiben. Sie gewährt Einblick in den Wahrnehmungsbereich Gottes.[90] Er erkennt das Leid Israels (Ex 2,25; 3,7) und weiß von der ablehnenden Haltung des Pharaos (Ex 3,19) sowie von Moses Zweifel an seinem Auftrag (Ex 4,14) bereits im Vorfeld Bescheid.[91] Ab Ex 5, der traditionell als priesterschriftliche Berufungsszene bezeichneten Textpassage, ändert sich der Gebrauch der Wurzel. Sie ist nun verstärkt ein Bestandteil der Erkenntnisformel[92] (Ex 6,7; 7,5.17; 8,18; 9,14; 10,2; 14,4.18.25).[93] Diese wird stets zur Zielbestimmung einer Handlung Gottes

---

[90] Vgl. dazu UTZSCHNEIDER, Atem 56 f. Ähnlich RÖHSER, Verstockung, 51. Ferner FISCHER, Priesterschrift, 206 f.; SCHMIDT, Intention, 228.

[91] Vgl. dazu UTZSCHNEIDER, Atem, 56.

[92] Vgl. dazu UTZSCHNEIDER, Atem, 57. Hier muss noch eigens betont werden, dass eine quellenkritische Scheidung anhand der Erkenntnisformel nicht möglich ist. Die Erkenntnisformel erscheint nämlich sowohl in Passagen, die der J-Schicht zugeschrieben worden sind, als auch in Textstellen, die Ausleger als priesterschriftlich angesehen haben. Vgl. dazu FISCHER, Priesterschrift, 207 f.

[93] Vgl. dazu KELLENBERGER, Verstockung, 86 f. und 161. Ferner auch WALKENHORST, Gotteserkenntnis, 394.

angeführt[94] und der gesamte Plagennarrativ steht aufgrund von Ex 7,1–5[95] unter ihrem Vorzeichen.[96] Sein Zweck ist es, Gottes Macht darzustellen und dem Leser eine Antwort auf die Frage מי יהוה zu geben.

3.2.2.2 Die Variation der Erkenntnisformel als Zeichen ihrer theologischen Reflexion

(a) Die Formen der Erkenntnisformel

In Ex 7,14–25; 7,26–8,11; 8,16–28; 9,13–35; 10,1–20 und 11,1–10 erscheint jeweils die Erkenntnisformel, allerdings in verschiedener Gestalt. Ziel dieser Variation ist es, den Plagennarrativ theozentrisch zuzuspitzen.[97] Neben ihre traditionelle Erscheinung treten noch Formen, die Gottes Unvergleichbarkeit (Ex 8,6; 9,14)[98], seine Vorherrschaft über die Erde (Ex 9,29) und seinen Einsatz für Israel (Ex 11,7) als Objekt der Erkenntnis besitzen.[99] Am deutlichsten lassen sich die einzelnen Erkenntnisformeln jedoch anhand ihrer Adressaten unterscheiden. ידע wird rein formal im sowohl im Singular (Ex 7,17; 8,6; 8,18; 9,14; 9,29) als auch im Plural (Ex 6,7; 7,5; 10,2; 11,7; 14,4; 14,18; 14,25) gebraucht. Die Singularformen beziehen sich allesamt auf den Pharao, wohingegen die Pluralformen sowohl an Israel gerichtet (Ex 6,7; 10,2) als auch an Ägypten adressiert sind (Ex 7,5; 11,7; 11,7; 14,4; 14,8).[100] Es liegt hier also ein auffallend häufiger Gebrauch der Formel vor, der ad extra gerichtet ist. Dadurch unterscheidet sich die Erkenntnisformel in Ex 7–11 vom Usus in der prophetischen Literatur (z.B. Jes 45,3; 49,23; 52,6; 60,16; Jer 9,23; Ez 6,7.10.13; 12,15; 13,9;

[94] Zu den Ziel- und Absichtserklärungen vgl. KELLENBERGER, Verstockung, 83–119.

[95] Außerhalb der Textpassage Ex 1–14(15) erscheint die Formel in Exodus nur noch drei weitere Male (Ex 16,12; 29,46; 31,13). In der gesamten Tora steht sie nur noch in Dtn 29,5. Ihr gehäufter Gebrauch in Ex 1–14(15) ist von daher äußerst auffällig.

[96] Einen detaillierten Forschungsüberblick zur Terminologie seit ZIMMERLI gibt VERVENNE, Phraseology, 468 (bes. Anm. 6).

[97] Eine generelle Übersicht über die Variationsbreite der Erkenntnisformel bietet VERVENNE, Phraseology, 469–476. Einen Überblick über die ihre Belege gibt UTZSCHNEIDER, Atem, 61.

[98] Die Unvergleichbarkeitsaussage, die in allen hebräischen Handschriften belegt ist, wird in beiden Stellen in der LXX durch die Hinzufügung von ἄλλος und einer Form von εἰμί theozentrisch zugespitzt, insofern nun nicht mehr Adonais Unvergleichbarkeit, sondern die Existenz anderer Götter bestritten wird. Vgl. dazu LEMMELIJN, Plagues, 39.

[99] Vgl. dazu KELLENBERGER, Verstockung, 103–111.

[100] Vgl. dazu RÖHSER, Verstockung, 52. Aufgrund dieser Tatsache wurden die unterschiedlichen Erkenntnisaussagen in der quellenkritischen Forschung verschiedenen Schichten zugerechnet. In der Regel wurden die auf Israel bezogenen Erkenntnisformeln der Priesterschrift zugeschrieben. Vgl. dazu WALKENHORST, Gotteserfahrung, 376; SCHÖPFLIN, Theologie, 120 f.

14,8; 16,62; 20,12; 23,49; Ez 37,14; Joel 2,27; 4,17).[101] Die nicht an Israel gerichteten Erkenntnisformeln in Ex 7–11 lassen sich zudem noch unterteilen. Einerseits soll Ägypten zur Gotteserkenntnis gelangen. Andererseits beziehen sich andere Formen exklusiv auf den Pharao. Diese Variation hat eine hermeneutische Funktion.

(b) Die Funktion der Variation

Durch die Variation der Erkenntnisformeln wird der Pharao ins Aus der Erzählung gedrängt. Bis zur Hagelplage dominieren Erkenntnisaussagen, deren Adressat der Pharao ist (Ex 7,17; 8,6; 8,18; 9,14; 9,29). Dies ändert sich schlagartig. Mose gibt in 9,29–30 deutlich zu erkennen, dass der Pharao nicht zur Gottesfurcht gelangt ist – schließlich hat ja Adonai sein Herz verhärtet (Ex 10,1).[102] In Ex 10,1 wird daraufhin das gesamte Programm der Erzählung rekapituliert. Gott sendet Mose zum Pharao, kündigt aber zugleich an, dass er sein Herz verhärtet hat, um seine Zeichen und Wunder zu mehren. Der Grund dafür wird nun in Ex 10,2 genannt. Israel soll Gott erkennen. Der in Ex 9,15–16 angesagte Zweck der Plagen, die Machtdemonstration Gottes,[103] wird hier auf Israel zugespitzt, das Gottes Taten der nächsten Generation verkünden soll, die dadurch zur Erkenntnis Gottes gelangen sollen.[104] Ab dieser Stelle sind die Erkenntnisaussagen nur noch an Israel (Ex 10,2) und an Ägypten adressiert (Ex 11,7). Auf den Pharao bezogene Erkenntnisaussagen verschwinden hingegen komplett.[105] Er ist ab Ex 10,1 nur noch ein reines Demonstrationsobjekt.[106] Ab Ex 10,1 wird dies gleich durch mehrere syntaktische Variationen zum Ausdruck ge-

---

[101] KELLENBERGER, Verstockung, 86–89 hat darauf hingewiesen, dass sich ad extra gerichtete Erkenntnisformeln besonders in Ex 7–14 bündeln. Diese Dichte ist Prozentual mit keiner anderen Schrift des Alten Testaments zu vergleichen, da Ansagen, die auf Israel bezogen sind, überwiegen. KELLENBERGER stellt die ad extra gerichteten Formeln den Erkenntnisformeln des Ezechielbuchs gegenüber, die sich an Nicht-Israeliten richten (z.B. Ez 25,5.7.11.17; 26,6; 28,22.23; 29,6.9.16; 30,8.19.25.26; 32,15; 38,23; 39,6.7). Diese sind nahezu allesamt im Kontext von Gerichtsansagen angesiedelt. Ferner VERVENNE, Phraseology, 476.

[102] In diesem Sinne urteilt WALKENHORST, Gotteserfahrung, 384, dass ab der Hagelplage die Namensoffenbarung Gottes narrativ entfaltet wird. Dies findet einen Höhepunkt in Ex 14, wo Ägypten endgültig die Größe Gottes erkennt.

[103] Zu Ex 9,14–16 vgl. KELLENBERGER, Verstockung 105–108.

[104] Vgl. dazu WALKENHORST, Gotteserfahrung, 385. Ferner JACOB, Exodus 181; KELLENBERGER, Verstockung, 110.

[105] Vgl. dazu UTZSCHNEIDER, Atem, 62.

[106] Dies zeigt sich in der Schilfmeerszene (Ex 14,4.18.25). Vgl. dazu UTZSCHNEIDER, Atem, 62; LISS, Funktion, 70–75. Laut RÖHSER, Verstockung, 52 ist Ex 14,25 so angelegt, dass hier der Spannungsbogen, der ab Ex 5,2 durch Pharaos Unkenntnis des Namens Gottes gelegt wird, zum Höhepunkt kommt. Vgl. dazu auch KELLENBERGER, Verstockung, 89.

bracht (siehe unten). Die Variation der Erkenntnisformeln ist eine davon. Gerade aber durch diese grammatikalische Nuance wird die Übermachtstellung Gottes, der innerhalb der Erzählung als alleiniger Initiator des Exodus erscheinen soll, besonders deutlich profiliert.[107]

3.2.2.3 Die Erkenntnisformel in Ex 7–11 (LXX)

Die Theozentrik des Plagennarrativs wird in der LXX besonders deutlich profiliert, insofern das Gottesbild mit universalistischen Zügen versehen ist. Zudem ist dort gleich an mehreren Stellen durch eine kleine Abänderung des Textes eine theozentrische Spitzenaussage kreiert worden. All dies lässt sich an der Erkenntnisformel ablesen. In Ex (LXX) 7,5; 8,18; 14,4.18 besitzt die LXX ein textliches Plus. Die Erkenntnisformeln werden dort durch die Hinzufügung von πᾶς universalisiert. In Ex (LXX) 7,5; 14,5.18 sind es nun *alle* Ägypter, die Gottes Größe erkennen sollen, und in Ex 8,18 (LXX) erscheint Gott als Herr über die *gesamte* Erde (ἐγώ εἰμι κύριος ὁ κύριος πάσης τῆς γῆς). In Ex 8,6 (LXX) und in Ex 9,14 (LXX) wird im Vergleich zum HT Gottes Einzigartigkeit besonders betont.

Während im hebräischen Text Gott deutlich als ein mit niemandem Vergleichbarer ausgewiesen wird (כי־אין כיהוה אלהינו), besagt Ex 8,6 (LXX), dass es keinen anderen Gott außer ihm gibt (ὅτι οὐκ ἔστιν ἄλλος πλὴν κυρίου).[108] In Ex 9,14 (LXX) wird die Unvergleichbarkeitsaussage durch ἄλλος im Vergleich zum HT verstärkt.[109] Dort muss dieser Vers nun eindeutig monotheistisch verstanden werden. Es gibt keinen anderen außer Gott (ὅτι οὐκ ἔστιν ὡς ἐγὼ ἄλλος).

3.2.3 Die Herzensverhärtung

Ausleger waren bei der Analyse der Herzensverhärtungsaussagen[110] vor allem am Spannungsfeld zwischen Zwang und Freiheit interessiert.[111] Hat

---

[107] VERVENNE, Phraseology, 481 urteilt dementsprechend: „The pKY is normally seen as a motif of purpose: deeds of YHWH in history intended to let him be known/recognized."

[108] Vgl. dazu LEMMELIJN, Plague, 39 (bes. Anm. 47).

[109] Vgl. dazu LEMMELIJN, Plague, 63 (bes. Anm. 182).

[110] Eine detaillierte Untersuchung zum Gebrauch des Motivs *Herzensverhärtung* bietet RÄISÄNEN, Hardening, 13–95. Allerdings folge ich seinem Urteil (RÄISÄNEN, Hardening, 94), dass die Offenbarung ein prädestinatorisches Gottesbild entfaltet, nur in einem eingeschränkten Umfang. Ein solches Gottesbild ist mit der Funktion der Apokalypse, die Umkehr des Lesers zu bewirken, nicht zu vereinbaren.

[111] Vgl. dazu LISS, Funktion, 56. LISS weist dabei auf eine entscheidende methodische Schwachstelle hin, die bereits in der sehr frühen, aber immer noch wissenschaftlich rezipierten Untersuchung von F. HESSE zu finden ist. LISS ist der Ansicht, dass eine Gegenüberstellung von Adonais Herzensverhärtung und menschlicher Herzensverhärtung zum grundlegenden methodischen Fehler führt, die Herzensverhärtungsaussagen außerhalb

der Pharao innerhalb der Exodustexte einen freien Handlungsspielraum, oder nicht? Diese moralische Fragestellung verleitete D.M. Gunn sogar dazu, hinter der Erzählung ein Freiheit entwertendes Gottesbild zu vermuten.[112] Natürlich wird das dem Text nicht gerecht. Die Herzensverhärtungsaussagen tragen viel mehr zu seiner theozentrischen Aussage bei.[113] Durch sie wird ersichtlich, dass Israels Auszug in keiner Relation zu Pharaos Entscheidung steht. Zudem gründen in ihnen die literarischen Rahmenbedingungen, in denen sich die Machtdemonstration Gottes abspielt.

Die Herzensverhärtungsaussagen werden im Plagennarrativ nahezu formelhaft gebraucht. Bei der Erstlektüre des Textes tragen sie dazu bei, dass der Textblock nahezu statisch kohärent wirkt. Allerdings ist dieses Phänomen auch ein Paradebeispiel dafür, dass *formelhafte* Wendung variieren, denn sie unterscheiden sich semantisch und syntaktisch voneinander. Dies ist das Produkt einer inhaltlich-theologischen Reflexion.

3.2.3.1 Die kontextuelle Stellung

Im Plagennarrativ gibt es Herzensverhärtungsaussagen in Front-, Mittel- und Endstellung.[114] Je nach kontextueller Platzierung besitzen die Herzensverhärtungsaussagen eine unterschiedliche Funktion. Während die Herzensverhärtungsaussagen in Mittel- (Ex 7,22; 10,27) und Endstellung (7,13; 8,11.15.28; 9,7.12.34.35; 10,20; 11,10) den Zweck haben, Pharaos Reaktion am Ende eines Erzählstranges zu resümieren und eine Ausgangsposition für den nächsten Abschnitt zu schaffen, hat die Positionierung der Herzensverhärtungsaussagen in Frontstellung die Aufgabe eines vorausgreifenden Leserkommentares. Gott erscheint dadurch als derjenige, der das Geschehen bereits im Vorfeld lenkt. Dies wird noch durch eine syntaktische Variation unterstützt. Gott selbst ist nämlich stets das grammatikalische Subjekt dieser ankündigenden Herzensverhärtungsaussagen.

---

ihres literarischen Kontexts zu interpretieren. Dadurch wird der wesentliche Blick auf ihre genaue literarische Funktion versperrt. Vgl. dazu auch KRASOVEC, Themes, 61 f.

[112] Vgl. dazu, GUNN, Hardening, 88: „Childs suggests that the matter of causality in the heart-hardening is a side-treck; that those critics, for example, who have seen here a theological dimensions of predestination and freewill have been wrong. I would say, No, they are right [...].“ Zur Geschichte der triumphalistischen Auslegung der Exoduserzählung vgl. ESLINGER, Freedom, 45–47; KELLENBERGER, Verstockung, 179.

[113] Vgl. dazu KRASOVEC, Themes, 60. Auch KRASOVEC, Reward, 83; BRUEGEMANN, Pharao, 50.

[114] Vgl. dazu LISS, Funktion, 68.

3.2.3.2 *Die Kombination mit formelhaften Wendungen*

In Ex 1–14(15) treten insgesamt drei Typen von Herzensverhärtungsaussagen auf.

(A)	Herzensverhärtung	+	ולא ישלח		
	(Ex 4,21; (7,4); 7,14; 8,28, 9,7; 9,35; 10,20.27,11,10)				
(B)	Herzensverhärtung	+	ולא שמע	+	כאשר דבר יהוה[115]
	(Ex 7,13.22; 8,11.15; 9,12.35)				
(C)	Herzensverhärtung	+	Ansage des Zwecks/der Machtdemonstration		
	(Ex 7,3; 10,1; 14,4.(8).17)				

Die theologische Reflexion, die durch Typ A der Herzensverhärtungsaussage geleistet wird, wurde bereits oben besprochen und kann daher hier ausgeklammert werden.

(a) Der Typ B der Herzensverhärtungsaussagen

Es ist bemerkenswert, dass der Typ B nur im Wettstreitzyklus in Erscheinung tritt,[116] und somit nur auf Textabschnitte beschränkt ist, die oftmals der P-Schicht zugeschrieben worden sind.[117] Aufgrund des Zusammenhangs mit dem Wettstreitzyklus wurden daher in jenen Schlägen Demonstrationswunder gesehen.[118] In den Textabschnitten Ex 7,14–25; 7,26–8,11; 8,12–15 und 9,13–35 sowie in Ex 7,8–13 lässt der Pharao die Magier Ägyptens rufen, die das durch Gott beauftragte Zeichen imitieren, woraufhin das Herz des Pharaos als verhärtet beschrieben wird. Innerhalb der Handlungsprogression schwindet das Vermögen der Magier jedoch vollkommen (Ex 8,14) bis hin zu einem völligen Ausgeliefertsein (Ex 9,11).[119] Die große Frage liegt nun darin, ob zwischen der Verhärtung von Pharaos Herz und dem Auftreten der Magier ein Zusammenhang besteht. Bei einer oberflächlichen Lektüre könnte (zumindest in Ex 7,8–13, 7,14–25; 7,26–8,11) der Eindruck entstehen, also ob der Pharao sein Herz verhärtet hätte, weil die Magier ebenso Zeichen vollbracht haben.[120] Dies würde allerdings bedeuten, dass ihm die Entscheidungsfreiheit, auf Gottes Schläge zu rea-

[115] Vgl. dazu LISS, Funktion, 66.

[116] Zum Begriff vgl. LISS, Funktion, 56 (dort bes. Anm. 1). Zum Motiv der Magier vgl. KESSLER, Ägyptenbilder, 113.

[117] Vgl. GERTZ, Tradition, 82, der sich in Anm. 24 kritisch mit LEVIN auseinandersetzt. Er lehnt LEVINS Position, den Wettstreitzyklus dem Grundbestand von P abzusprechen, drastisch ab. Ferner KESSLER, Ägyptenbilder, 114; FISCHER, Erzählung, 167; SCHMIDT, Intention, 229 f.

[118] Vgl. dazu SCHMITT, Tradition, 44.

[119] Vgl. dazu KELLENBERGER, Verstockung, 126. Auch UTZSCHNEIDER, Atem 72 f.; FISCHER, Erzählung, 167.

[120] Vgl. dazu GERTZ, Tradition, 83. Ferner KELLENBERGER, Verstockung, 124 f.; LISS, Funktion, 64 f.

gieren, eingeräumt wird. Der Auszug Israels hinge bei einer solchen Deutung dementsprechend von seiner Entscheidung ab. Dies steht allerdings im Gegensatz zur Aussage des Endtexts, in dem Pharaos Reaktion mittels der Herzensverhärtungsaussagen des Typs B auf Gott zurückgeführt wird.[121] Sie enthalten nämlich einen deutlichen Rückverweis auf den vorhergehenden kohärenten Erzählzusammenhang (so *wie es Adonai gesagt/gesprochen/festgesetzt hat* // כאשר דבר יהוה).[122]

Ex 7,13	ויחזק לב פרעה ולא שמע אלהם כאשר דבר יהוה
Ex 7,22	ויחזק לב־פרעה ולא־שמע אלהם כאשר דבר יהוה
Ex 8,11	והכבד את־לבו ולא שמע אלהם כאשר דבר יהוה
Ex 8,15	ויחזק לב־פרעה ולא־שמע אלהם כאשר דבר יהוה
Ex 9,12	ויחזק יהוה את־לב פרעה ולא שמע אלהם כאשר דבר יהוה אל־משה
Ex 9,35	ויחזק לב פרעה ולא שלח את־בני ישראל כאשר דבר יהוה ביד־משה

Schon allein aus diesem Grund ist es anzweifelbar, ob der sog Wettstreitzyklus einer Quellenschicht zugerechnet werden kann, denn bei einer synchronen Lektüre wird der Leser unmissverständlich auf Adonais Herzensverhärtungsankündigung in Ex 4,21 und Ex 7,1–5 zurückverwiesen.[123] Dadurch wird der Kausalzusammenhang zwischen dem Auftreten der Magier und der Verhärtung des Herzens deutlich entzerrt. Das Herz des Pharaos ist – gemäß einer synchronen Lektüre des Endtextes – nicht verhärtet, weil die Magier Adonais Schlag relativiert haben, sondern weil die Retardierung des Auszugs gemäß Ex 4,21 und Ex 7,3 Gottes Plan unterliegt und seiner selbstoffenbarenden Machtdemonstration dient.[124]

(b) Die Varianz der Rückverweisformel כאשר דבר יהוה

Die Verwendung von כאשר דבר יהוה (z.B. Gen 12,4; 21,1; 24,51; Ex 7,13.22; 8,11.15; 9,12.35; 12,25; Num 5,4; 17,5; 27,23; Dtn 1,11.21; 2,1; 6,3.19; 9,3; 11,25; 27,3; 31,3; 1Sam 28,17; Jer 27,13;) geht mit der bereits oben angesprochenen Tendenz einher, die Rolle des Pharaos gegen Ende der Erzählung als passiv zu beschreiben.[125] Dazu geben sich der komplette

---

[121] Ähnlich UTZSCHNEIDER, Atem, 73.

[122] Vgl. dazu KELLENBERGER, Verstockung, 51 und 123, der einen tabellarischen Überblick über den regelmäßigen Gebrauch von כאשר דבר יהוה gibt. Ferner LISS, Funktion, 67.

[123] Vgl. dazu KELLENBERGER, Verstockung, 123. WALKENHORST, Gotteserfahrung, 383. Ferner RÖHSER, Verstockung, 47. Er macht in diesem Sinne eine bereits von HESSE gemachte, allerdings noch sehr zögerliche, Beobachtung stark. Nach RÖHSER liegt der Sinn des Rückverweises darin, Adonais Souveränität herauszustellen.

[124] Vgl. dazu KRASOVEC, Themes, 52 und 63. Ferner KELLENBERGER, Verstockung, 128.

[125] Zur Rückverweisformel vgl. KELLENBERGER, Verstockung, 50–52 (v.a. die Tabelle auf S. 51).

Wegfall der insgesamt sechs Mal belegten Formel[126] ab Ex 9,35b und die syntaktische Änderung der Herzenverhätungsaussagen (siehe unten) die Hand. Ab Ex 10,1 wird der Pharao nicht mehr als aktives Adressatensubjekt der Erkenntnisformel angeführt (Ex 10,2; 11,7), sondern nur noch als ein Objekt, an dem Gott seine Herrlichkeit erweist. Dies geht mit einer syntaktischen Abänderung der Herzensverhärtungsaussagen, die ab Ex 10,1 nur noch Gott als Subjekt enthalten, einher. Ab Ex 10,1 ist der rückverweisende Ausdruck כאשר דבר יהוה nicht mehr notwendig. In Ex 7,8–9,35 dient diese rückverweisende Formel ausschließlich dazu, Pharaos negative Reaktion auf Gottes Vorankündigung zurückzuführen, wodurch der Leser die Haltung des Pharaos als Teil von Gottes Plan erkennen kann. Ab Ex 10,1 werden die Überlegenheit Gottes und die Passivität des Pharaos dagegen durch syntaktische Variationen zum Ausdruck gebracht.

(c) Der Typ C der Herzensverhärtungsaussagen

Der letzte Typ der Herzensverhärtungsaussagen ist sprachlich uneinheitlich und kann nur aufgrund seiner Funktion klassifiziert werden (Ex 7,3; 10,1; 14,4 und 14,17). Diese Herzensverhärtungsaussagen werden von Zweckbestimmungen der Erzählung begleitet. Sie haben also eine hermeneutische Funktion und stehen jeweils in einem Zusammenhang mit den Erkenntnisformeln. Gott ist stets ihr grammatikalisches Subjekt, der die Herzensverhärtung steuert, um eine Kulisse zu erschaffen, in der er seine Macht demonstrieren kann. Im Typ C der Herzensverhärtungsaussagen zeigt sich die theozentrische Ausrichtung des Endtextes, in der die Bedeutung des Pharaos für das Exodusereignis deutlich relativiert worden ist, besonders deutlich.

Exkurs: Die syntaktische Änderung der Herzensverhärtungsaussagen

Die syntaktischen Differenzen innerhalb der Herzensverhärtungsaussagen führten zu wissenschaftsgeschichtlichen Kontroversen. Die drei Wurzeln[127]

---

[126] Von ihren sechs direkten Belegen (vgl. Anm. 220) ist sie insgesamt fünf Mal mit Herzensverhärtungsaussagen des Typs B verbunden. Lediglich in Ex 9,35 ist sie mit einer Herzensverhärtungsaussage des Typs A kombiniert worden. Der Rückverweis in Ex 9,35b wurde oftmals als sekundäre Bildung betrachtet. Vgl. dazu GERTZ, Tradition, 144.

[127] Zur Semantik der drei Wurzeln vgl. KELLENBERGER, Eigenarten, 109–113. Ferner KELLENBERGER, Verstockung, 32–47. Zudem fällt auf, dass bereits ein sprachlicher Vergleich zwischen dem Plagennarrativ und der Offenbarung eine inhaltliche Beziehung beider Texte, die auf den Herzensverhärtungsaussagen beruht, anzweifelbar macht. In Ex 7,1–11,10 (LXX) werden vier unterschiedliche Verben gebraucht, um die Herzensverhärtungsaussagen zu konstruieren. σκληρύνω tritt dabei am häufigsten auf (Ex 4,21; 7,3.22; 8,15; 9,12.35; 10,1.27; 11,10; 14,4.8.17). Weder dieses noch die anderen drei Verben [κατισχύω (Ex 7,13); βαρέω (Ex 7,14); βαρύνω (Ex 8,11.28; 9,7.34)] erscheinen in der

חזק, כבד, und קשׁה sind in drei syntaktisch verschiedene Zusammenhänge eingebunden. Vor allem der unsystematisch wirkende Wechsel der auf sie bezogenen Subjekte, der nicht spezifisch an die Wurzeln gebunden ist, ist markant.[128]

Im Text wird die Wurzel חזק mit zwei verschiedenen grammatikalischen Subjekten verwendet. Einerseits ist Gott selbst aktives Subjekt der mit חזק formulierten Herzensverhärtungsaussagen (Ex 4,21; 9,12, 10,20.27; 11,10, 14,4.8.17). Andererseits findet sich diese Wurzel auch bei jenen Aussagen, deren grammatikalisches Subjekt das Herz des Pharaos ist (Ex 7,13.22; 8,15; 9,35). Ein Beleg, der die aktive Verhärtung des Pharaos selbst berichtet, fehlt hingegen bei den mit חזק gebildeten Herzensverhärtungsaussagen. Diese sind ausschließlich mit כבד konstruiert worden (Ex 8,11.28; 9,34). Dennoch hat sich diese Wurzel auch in der Darstellung der aktiven Beteiligung Gottes an Pharaos Herzensverhärtung (Ex 10,1) und in jenen Passagen, in denen לב פרעה das grammatikalische Subjekt ist, niedergeschlagen (Ex 10,1). Die Wurzel קשׁה ist hingegen ausschließlich für die Beschreibung von Adonais Tätigkeit reserviert.

Die große Streuung der wechselnden Subjekte zeigt, dass gerade eine quellenkritische Zuordnung der spezifischen Wurzeln nicht funktioniert.[129] Hier wäre nämlich eine klar trennbare literarische Funktion der Wörter natürlich eine Voraussetzung, die allerdings nicht gegeben ist.[130] Die Konstruktion der Herzensverhärtungsaussagen mit verschiedenen Subjekten wird daher von noch quellen- oder redaktionskritisch denkenden Auslegern oftmals als ein redaktionelles Produkt gewertet, wodurch ein göttlich gesetzter Handlungshorizont als Rahmen für einen menschlichen Handlungsspielraum gesetzt wird.[131]

Offenbarung. Ebenso findet sich dort auch keine Entsprechung der drei hebräischen Wurzeln, mit denen im HT die Herzensverhätungsaussagen konstruiert worden sind [קשׁה (Ex 7,3); חזק (Ex 4,21; 7,13.22; 8,15; 9,12.35; 10,20.27;11,10;14,4.8.17); כבד (Ex 7,14; 8,11.28; 9,7.34; 10,1)]. Auch tritt in der Offenbarung לב/καρδία nur an drei Stellen in Erscheinung, die allerdings nicht in direkter Verbindung mit den Unbußfertigkeitsaussagen der apokalyptischen Visionszyklen stehen (Offb 2,23; 17,17; 18,7).

[128] Vgl. dazu KELLENBERGER, Verstockung, 54 f. Die Wurzel קשׁה ist allerdings nur ein einziges Mal in Ex 7,3 belegt.

[129] Vgl. dazu RÖHSER, Verstockung, 42. Ferner KELLENBERGER, Verstockung, 54–56, UTZSCHNEIDER, Atem, 63. Auch CHISHOLM, Hardening, 412: „Source critics attribute the variety of expressions to blending different literary traditions [...]. A close reading of the narrative reveals its thematic unity and suggests rhetorical purposes for the variety of expressions [...]. "

[130] I.d.R. wurde versucht, J und P anhand ihrer spezifischen Aussagedimensionen zu trennen. In P ist Gott der, der die Verstockung bewirkt, wohingegen in J mit der Möglichkeit der Selbstverstockung gerechnet wird. Vgl. dazu KOHATA, Jahwist, 179 ff. Allerdings ist eine solche quellenkritische Scheidung nicht haltbar. Sie beruht auf den syntaktischen Subjekten der Verstockungsaussagen, die allerdings wechseln und von keiner spezifischen Wurzel abhängig sind.

[131] Vgl. dazu LISS, Funktion, 75: „Anthropologische Handlungsvollzüge können so in eine von Gott gestaltete Realität integriert werden, ohne dass menschliches Handeln als

3.2.3.3 Die Herzensverhärtungsaussagen in Ex 7–11 (LXX)

Innerhalb der LXX existieren die gleichen Leitwortlinien, die bei der Durchsicht des HT festgestellt worden sind. Gott lenkt auch hier die Handlung. Dennoch intensiviert sich die Theozentrik in der LXX. Gottes handlungssteuernde Rolle wird durch einige Nuancen der Übersetzung hervorgehoben. Eine Interpretationsmöglichkeit, in der dem Pharao eine aktive Intention zugeschrieben werden kann, wird in Ex 7,1–11,10 (LXX) deutlich relativiert. Nicht nur werden hier alle Verben jener Herzensverhärtungsaussagen, bei denen לב פרעה grammatikalisches Subjekt ist, mit dem Aorist Passiv wiedergegeben (Ex 7,22; 8,15; 9,7; 9,35).

Auch eine der Aussagen, bei denen der Pharao selbst das grammtikalische Agens ist, wird mit passivum divinum wiedergegeben (ἐβαρύν**θη** ἡ καρδία αὐτοῦ Ex 8,11 (LXX)). Dadurch wird auch an diesen Stellen die aktive Rolle Gottes betont und die Umkehrmöglichkeit des Pharaos abgeschwächt. Hätte der Pharao diese Möglichkeit, könnte Adonai nicht seine Zeichen und Wunder mehren, um dadurch seine Herrlichkeit zu erweisen.

Ex 7,22(LXX)	[…]	καὶ ἐσκληρύν**θη** ἡ καρδία Φαραω	[…]
		Das Herz des Pharaos wurde verhärtet	
Ex 8,15(LXX)	[…]	καὶ ἐσκληρύν**θη** ἡ καρδία Φαραω	[…]
		Das Herz des Pharaos wurde verhärtet	
Ex 9,7(LXX)	[…]	ἐβαρύν**θη** ἡ καρδία Φαραω	[…]
		Das Herz des Pharaos wurde beschwert	
Ex 9,35(LXX)	[…]	καὶ ἐσκληρύν**θη** ἡ καρδία Φαραω	[…]
		Und das Herz des Pharaos wurde verhärtet	

4 Zusammenfassung

Der Endtext des Plagennarrativs besitzt eine eindeutig theozentrisch-doxologisch Funktion.[132] Dem Leser ein gewisses Gottesbild präsentiert werden. Um jene Aussage zu erreichen, bedarf die erzählte Welt eine konkrete Handlungskonstellation. Im Endtext wird diese durch deutliche Rückverweise und Brechungen, die Gott als Lenker des Geschehens in der erzählten Welt definieren, erzeugt. Freiheitliche Wesenszüge des Pharaos sind in der erzählten Welt stets in Relation zum göttlichen Wirken

passiv oder fremdbestimmt qualifiziert werden müsste." Nach ihr ist es irrelevant, ob der Pharao aktiv sein Herz verstockt, da bei der Lektüre des Endtexts der Leser in Ex 7,3a erkennt, dass Adonai der Initiator des Geschehens ist. Sie spricht sich dafür aus, dass der Pharao nur innerhalb der von Adonai gesetzten Grenzen Handlungssouveränität besitzt. Vgl. dazu auch UTZSCHNEIDER, Atem, 107.

[132] Vgl. dazu KELLENBERGER, Verstockung, 164.

angeordnet.[133] Es ist sicher richtig, dass sich in der erzählten Welt Signale für Pharaos Schuld finden lassen.[134] Allerdings ist die Freiheit des Pharaos deutlich Gottes Plan untergeordnet, weswegen diese in der erzählten Welt nur relativ ist. [135] Dies verstärkt sich in der LXX.

Natürlich soll hier keine Überinterpretation vollzogen werden, die dem Pharao vollkommen Willensfreiheit abspricht.[136] Dem Text ist die Vorstellung von vollkommener Prädestination[137] fremd.[138] Es bleibt unklar, ob Willensfreiheit, Moral und Ethik nicht Problemstellungen der gegenwärtigen Zeit sind, die von Auslegern in den antiken Textzusammenhang projiziert worden sind?[139]

Auch ein Blick auf die Anspielungen auf Ex 7–11 in den Schriften Israels offenbart, dass es beim der Plageerzählung nicht um eine Schuldfrage, sondern um die Darstellung von Gottes Macht, geht.[140] In den meisten Texten dieser Texte soll damit Gottes Geschichtsmächtigkeit profiliert werden (z.B. Ex 18,11; Dtn 6,21–22; 7,18–19; 29,1–2; 34,11; 2Kön 17,7; Neh 9,10; Ps 136,10). Die moralische Schuld des Pharaos ist auch dort der Größe Gottes untergeordnet.

Was bedeutet dies aber nun für den vorliegenden Zusammenhang. Mit einem Blick auf Kapitel I kann man sagen, dass eine Parallelisierung der Offenbarung vor dem Hintergrund eines *Sünde-Strafe-Umkehr-Schemas* genauso wenig zu halten ist, wie die von den Anhängern der Rekapitulationstheorie vertretene Interpretation, die Plagen seien endgültige Strafen.

---

[133] Vgl. dazu RÖHSER, Verstockung, 54. Ferner ESLINGER, Freedom, 57.

[134] Mehrmals ist in der erzählten Welt von Pharaos Schuld die Rede (z.B. Ex 9,27; 10,17). Vgl. hierzu KELLENBERGER, Verstockung 164. Ferner RÖHSER, Verstockung, 48 f.

[135] In diesem Sinne ist dem Urteil von RÖHSER, Verstockung, 47 zuzustimmen: „Wer sich aus der *Verbindung* beider Deutungen Aufschluss über den *Anteil* göttlichen und menschlichen Handelns an dem ganzen Geschehen (etwa im Sinne dogmengeschichtlicher Fragestellungen zur Synergismus-Problematik) erwartet, der geht – so ist es zu vermuten – an Konzeption und Funktion der Verstockungsaussagen wie auch an der Intention der biblischen Erzählung insgesamt vorbei."

[136] Vgl. dazu SCHMITT, Tradition, 46, der sich allerdings nur auf die P-Schicht bezieht.

[137] Ähnlich WALKENHORST, Gotteserfahrung, 392.

[138] In diesem Sinne ist MCCARTHY, Charakterization, 18 zuzustimmen: „The conclusion seems unavoidable that, despite its appearance of being an ethical tale promoting ethical values, this way of evaluating it needs to be abandoned. It should be seen instead as having a certain integrity as a tale of power and towering willfulness."

[139] Vgl. dazu SCHMITT, Tradition, 46 (Anm. 42): „Mit diesem Urteil werden moderne antitheistische Wertungen in die alttestamentlichen Erzählungen eingetragen." Ähnlich RÖHSER, Verstockung, 50.

[140] Vgl. dazu KELLENBERGER, Verstockung, 179; SCHMITT, Tradition, 46.

Die literarische Struktur des Plagennarrativs ist gerade darauf angelegt, dass der Pharao überhaupt nicht die Möglichkeit zur Umkehr hat, da Adonai an ihm seine Macht demonstrieren will.[141] Zudem sind ja die Schläge Gottes im Plagennarrativ ad extra gegen Pharao und Ägypten gerichtet, wohingegen die apokalyptischen Plagen ad intra auf jene Teile der christlichen Gemeinden zielen,[142] die dem Druck ihrer vom *weichen Kaiserkult*[143] bestimmten sozioreligiösen Umwelt erlegen sind. Im Laufe der Arbeit wird sich zeigen, dass in der deuteronomisch-deuteronomistischen Literatur Anspielungen auf die ägyptischen Plagen in einer solchen Funktion verwendet worden sind. Bis dahin bleibt festzuhalten, dass Ex 7–11 und die Offenbarung in einer solchen Spannung zueinander stehen, dass ein direkter Vergleich der beiden Texte nicht möglich ist, ohne ein Zwischenglied anzunehmen.

---

141 KELLENBERGER, Verstockung, 119 folgert: „Gleichwohl zeigen die Zielaussagen auch Gemeinsamkeiten. Fast durchgehend konnten wir doxologische Tendenzen beobachten, welche sich in unterschiedlicher Weise manifestieren: Selbstlob JHWHs, Aussagen über JHWHs Zuständigkeitsbereich und Unvergleichbarkeit, Erwartungen und Aufforderungen zum (rühmenden) Weitererzählen von JHWHs Taten. [...] Zum Schluss gipfeln die Zielaussagen in der Selbstverherrlichung JHWHs. In allen Zielaussagen geht es letztlich um JHWHs Macht, welche Ägypten und Israel, ja die ganze Welt (9,16) erfahren soll."

142 Vgl. dazu auch KLAUCK, Sendschreiben 174.

143 Zum Begriff vgl. KLAUCK, Sendschreiben, 141. Ferner FREY, Cult, 254.

Kapitel III

Die Intertexte der *Tag des Herrn*-Szene (Offb 6,12–17)

Es lässt sich an den Texten, die der Seher Johannes in Offb 6,12–17 rezipiert hat, zeigen, dass er die ägyptischen Plagen vor dem Hintergrund des *Tag des Herrn* gelesen haben könnte. Die sechste Siegelvision ist nämlich durch die Rezeption einer Vielzahl von Intertexten aus der prophetischen Literatur gestaltet worden, wobei ein Großteil dieser Texte eine gewisse motivische Nähe zum Plagennarrativ aufweist.[1] Ein Leser – auch wenn er aus dem ersten oder zweiten Jahrhundert n. Chr. stammt –, der diese Texte synchron liest, kann den Gottestag in einen Zusammenhang mit den ägyptischen Plagen bringen.[2] Die Texte tragen zumindest ein Assoziationspotential, das die Verbindung beider Traditionen ermöglicht haben könnte. Diese Annahme erfährt durch die in Kapitel I dargestellten Beobachtungen von S. Bergler[3] und J. Strazicich[4] zur Joelrezeption in Offb 9 ihre Berechtigung.

1 Die Analyse von Offb 6,12–17

1.1 Die grammatikalische Abgrenzung der sechsten Siegelvision

Ab der *Tag des Herrn*-Szene (Offb 6,12–17) ändert sich die Erzählstruktur der apokalyptischen Visionszyklen. In diese sprachliche Modifikation ist die Rezeption der ägyptischen Plagen eingebettet (siehe Kapitel IV). Der Beginn dieser Variationen wird bereits durch die strukturelle Abgrenzung der sechsten Siegelvision angedeutet. Das sechste Kapitel kennt zwei Formen von Visionseinleitungen – eine introduzierende und eine anschließen-

---

[1] Man könnte sogar behaupten, dass viele der Motive der Posaunen- und Schalenvisionen, die Ausleger bisher als eine Rezeption von Ex 7–11 angesehen haben (Hagel, Gewässerumwandlung, Finsternis, Heuschrecken, Geschwüre), aus der prophetischen Literatur selbst stammen könnten.

[2] Es ist – auch wenn diese literarischen Relationen nicht intendiert waren – durchaus plausibel, dass im Nachleben jener Texte ein Assoziationspotential entstanden ist, nach dem eine Verbindung zwischen den Begleiterscheinungen des großen Gottestags und den ägyptischen Plagen ermöglicht worden ist.

[3] Vgl. dazu BERGLER, Joel, 247–76; 288–94.

[4] Vgl. STRAZICICH, Scriputre, 349–359.

de, die hierbei eine Rolle spielen. In Offb 6,1 wird durch die Einleitungsformulierung καὶ εἶδον der Auftakt einer neuen Sequenz signalisiert,[5] die aber aufgrund des Motivs des versiegelten Buches, deren Siegel vom Lamm gelöst werden, auf die großen Thronsaalvision bezogen bleibt.[6] Alle weiteren Visionen werden hingegen parataktisch durch καί + ὅτε[7] eingeleitet. καὶ εἶδον wird hierbei nachgestellt (Offb 6,5.(7–)8.9),[8] bzw. ausgelassen (Offb. 6,3.4). Die sechste Siegelvision fällt nun komplett aus dem Rahmen. Anders als die von der ersten Siegelvision abhängigen Visionen wird Offb 6,12–17 nicht mit καὶ ὅτε eröffnet, sondern genau wie die erste Siegelvision mit καὶ εἶδον selbst.[9] Die Umstellung der Satzstruktur hat für den Lesefluss beachtliche Folgen, denn durch die parallele Stellung von Offb 6,1 und Offb 6,12 hebt sich Offb 6,12–17 von Offb 6,1–11 automatisch ab.[10]

1.2 Die Grobstruktur von Offb 6,12–17

Nach der Einleitung der sechsten Siegelvision (V. 12ab) erfolgt ein abrupter Subjektwechsel. Obwohl die Konstruktion aus parataktischem καί+ ὁράω (1.Person Singular Aorist) einen akkusativischen Anschluss der

---

[5] Vgl. dazu auch MURILLO SOBERANIS, Christusvisionen, 159. Eine ausführlichere Diskussion zur strukturellen Funktion von καὶ εἶδον bietet KORNER, Convention, 172 ff. Ferner PEZZOLI-OLGIATI, Täuschung, 38–41.

[6] Vgl. dazu AUNE, Jesus, 201. Im sechsten Kapitel tritt dazu die Besonderheit auf, dass an die einführende Formulierung καὶ εἶδον (Offb 6,1) die dargestellten Elemente durch die unterordnende temporale Konjunktion ὅτε angeschlossen werden. Die Konjunktion erzeugt eine Relation zwischen der Tätigkeit des Lammes und der Wahrnehmung des Sehers. Das Lamm öffnet das Siegel, daraufhin wird ein Geschehen eingeleitet, das der Seher erkennt.

[7] Zum Anschluss des siebten Siegels an die vorhergehenden Siegelvisionen durch καὶ ὅταν vgl. LAMBRECHT, Seals, 362.

[8] In Offb 6,9 fällt das parataktische καί weg.

[9] Vgl. dazu DE VILLIERS, Rider, 135. Auch an dieser Stelle besitzt καὶ εἶδον kein eigenes Objekt. Weder ein Anschluss im Akkusativ noch die grammatikalisch umständliche Konstruktion mit καὶ ἰδοὺ sind hier verwendet worden. Stattdessen werden in der Erzählperspektive der 3. Person in syntaktisch Parallelen und strikt nebengeordneten Sätzen die Folgen des Öffnungsvorganges beschrieben. Hier erscheint die grammatikalische Konstruktion mit parataktischem καί und γίνομαι in der 3. Person Singular Aorist zum ersten Mal.

[10] Gegen DE VILLIERS, Rider, 133 ff. Er ist der Meinung, die ersten vier Siegel seien homogen gestaltet worden und würden sich von den letzten drei Siegeln abgrenzen. Trotzdem besteht eine deutliche Kontinuität zwischen Offb 6,12–17 und Offb 6,1–11. Das wird nicht zuletzt dadurch betont, dass in Offb 6,12 der nun nachgestellte temporal untergeordnete ὅτε-Satz das agierende Subjekt der Siegelöffnungen (ἀρνίον) nicht noch einmal explizit einführt. Deshalb bleibt Offb 6,12–17 deutlicher Bestandteil des gesamten Visionszyklus, wobei die Umstellung der Einleitungsformel grammatikalisch eine gewisse Absetzung von den vorhergehenden Visionen anzeigt. Vgl. dazu auch LABRECHT, Seals, 368.

wahrgenommenen Objekte erwarten ließe, erfolgt dieser nicht. Stattdessen werden die vom Seher wahrgenommenen Ereignisse in der 3. Person berichtet (V. 12c–17). Gerade aber durch diese *holprige* Konstruktion lassen sich in Offb 6,12–17 eine Visionseinleitung (V. 12ab) und ein Visionsbericht (V. 12c–17) voneinander trennen.

Der Visionsbericht (Offb 12c–17) selbst zerfällt in zwei große Teile (Teil 1: Offb 6,12c–14 //Teil 2: Offb 6,15–17),[11] die anhand einer semantischen Analyse ihrer syntaktischen Subjekte voneinander geschieden werden können. Im ersten Teil ist von kosmischen Begleiterscheinungen des großen Zornestages die Rede. Deswegen erscheinen in Offb 6,12c–14 ausschließlich nur solche grammatikalische Subjekte, die tief in einer universellen Kosmosvorstellung verwurzelt sind (σεισμός; ἥλιος; σελήνη; ἀστήρ (Pl.); οὐρανός; ὄρος; νῆσος). Die Semantik, mit der die kosmischen Begleiterscheinungen des Gottestages gezeichnet werden, ist auch der Ausgangspunkt für einen entscheidenden Wechsel in der Erzählstruktur der Offenbarung. Ab diesem Punkt verändert sich die Leseführung so, dass der Erzählzusammenhang der apokalyptischen Visionszyklen verstärkt kosmologisch-universalistisch eingefärbt wird (siehe Kapitel V).

Der zweite Teil der sechsten Siegelvision (Offb 6,15–17) ist hingegen inhaltlich als eine Konsequenz auf die Begleiterscheinungen von Teil 1 konzipiert, da hier etwas über die Reaktion der Charaktere auf die kosmischen Erschütterungen berichtet wird.[12] Teil 1 schildert die äußeren Begleiterscheinungen des *Tag des Herrn*, wohingegen Teil 2 die Unausweichlichkeit dieses Ereignisses stärker hervorhebt.[13]

---

[11] Vgl. dazu AUNE, Revelation 6–16, 391. Auch SATAKE, Offenbarung, 224.

[12] Vgl. dazu AUNE, Revelation 6–16, 391.

[13] Vgl. dazu AUNE, Revelation 6–16, 391.

1.3 Die Motive der Begleiterscheinungen

1.3.1 Analyse von Offb 6,12c–14

Formal besitzt Offb 6,12c–14 eine konzentrische Struktur der Form ABA′.

A	καὶ σεισμὸς μέγας ἐγένετο	
B	καὶ ὁ ἥλιος ἐγένετο μέλας καὶ ἡ σελήνη ὅλη ἐγένετο καὶ οἱ ἀστέρες τοῦ οὐρανοῦ ἔπεσαν εἰς τὴν γῆν, καὶ ὁ οὐρανὸς ἀπεχωρίσθη	ὡς σάκκος τρίχινος ὡς αἷμα ὡς συκῆ βάλλει τοὺς ὀλύνθους αὐτῆς ὑπὸ ἀνέμου μεγάλου σειομένη, ὡς βιβλίον ἑλισσόμενον
A′	καὶ πᾶν ὄρος καὶ νῆσος ἐκ τῶν τόπων αὐτῶν ἐκινήθησαν	

Hilfsübersetzung: Und ein großes Erdbeben entstand. Und die Sonne wurde schwarz wie ein härener Sack. Und der ganze Mond wurde wie Blut. Und die Sterne des Himmels fielen auf die Erde wie ein Feigenbaum seine Feigen abwirft, von einem großen Wind erschüttert. Und der Himmel wurde aufgespalten wie eine aufgerollte Buchrolle und jeder Berg und (jede) Insel wurde von ihren Orten (weg)bewegt.

Ein thematisch gebundener innerer Bereich (B) (V. 12d–14a) wird von zwei aufeinander bezogenen Teilversen (A: V. 12c und A′: V. 14b) gerahmt. Der innere Kern (B) thematisiert die am Himmel wahrnehmbaren kosmischen Begleiterscheinungen. Hier werden grammatikalisch nur Subjekte aus dem semantischen Feld Himmel(skörper) genannt (ἥλιος; σελήνη; ἀστήρ (Pl.); οὐρανός; ὄρος). Der Zusammenhang dieser Passage ist zudem noch durch die Verwendung von ὡς gekennzeichnet. Johannes hat nur zwischen V. 12d und V. 14a die Begleiterscheinungen mittels eines mit ὡς angeschlossenen Vergleiches näher bestimmt.[14]

Die so abgrenzbare Textpassage (B) ist strukturell gerahmt worden. Jedes der beiden Glieder des Rahmens (A; A′) schildert eine terrestrische Begleiterscheinung des großen Zornestages. Im Gegensatz zu B sind diese Bilder ohne ὡς konstruiert worden. A und A′ beziehen sich zudem noch inhaltlich aufeinander. A erwähnt ein großes Erdbeben. (καὶ σεισμὸς μέγας ἐγένετο), das als Theophanieelement verstanden werden soll. A′ beschreibt hingegen ein Szenario, dessen Ursache ein Erdbeben hätte sein können. Berge und Inseln bewegen sich (καὶ πᾶν ὄρος καὶ νῆσος ἐκ τῶν τόπων αὐτῶν ἐκινήθησαν). Diese inhaltliche Korrelation besitzt eine theologische Tiefe, denn Offb 6,14c enthält ein Passivum Divinum (κινέω 3.Pl Aorist

[14] Zum Gebrauch von ὡς vgl. MAYORDOMO, Gewalt, 118 f.; BÖCHER, Bilderwelt, 80 f.

passiv), durch das zum Ausdruck kommt, dass Gott der Auslöser der beschriebenen Phänomene ist. Dem Theophanielement σεισμός aus A entspricht also das in A′ als Passivum Divinum verwendete Verb κινέω.

1.3.2 Isolierung der Motive

Die Analyse des Bereichs Offb 6,12c–14 hat gezeigt, dass die Textpassage aus einem Ineinander von sechs verschiedenen Bildelementen besteht,[15] die sich anhand der beiden Oberbegriffe *Himmel* (Kategorie 1) und *Erde* (Kategorie 2) semantisch voneinander trennen lassen. Vier Motive können der Kategorie 1 *Himmel* zugeordnet werden, wobei hier nochmals eigens zwei Unterabschnitte abgetrennt werden können (Veränderungen an den Himmelskörpern (a) // Veränderungen am Himmel selbst (b)). Die Bilder jenes Bereiches werden zudem durch einen mit ὡς angeschlossenem Vergleich näher bestimmt. Davon grenzen sich zwei Abschnitte ab, die von terrestrischen Auswirkungen des großen Zornestages sprechen. Sie sind in Form einer Klammer um die vier *himmlischen* Motivelemente angeordnet.

Kategorie 1	καὶ σεισμὸς μέγας ἐγένετο	*[Keine Näherbestimmung]*	(1)
Kategorie 2 *Unterabschnitt a*		[Näherbestimmung]	
	καὶ ὁ ἥλιος ἐγένετο μέλας	**ὡς** σάκκος τρίχινος	(2)
	καὶ ἡ σελήνη ὅλη ἐγένετο	**ὡς** αἷμα	(3)
	καὶ οἱ ἀστέρες τοῦ οὐρανοῦ ἔπεσαν εἰς τὴν γῆν,	**ὡς** συκῆ βάλλει τοὺς ὀλύνθους αὐτῆς ὑπὸ ἀνέμου μεγάλου σειομένη,	(4)
	Unterabschnitt b		
	καὶ ὁ οὐρανὸς ἀπεχωρίσθη	**ὡς** βιβλίον ἑλισσόμενον	(5)
Kategorie 1	καὶ πᾶν ὄρος καὶ νῆσος ἐκ τῶν τόπων αὐτῶν ἐκινήθησαν	*[Keine Näherbestimmung]*	(6)

Hilfsübersetzung: Und ein großes Erdbeben entstand. Und die Sonne wurde schwarz wie ein härener Sack. Und der ganze Mond wurde wie Blut. Und die Sterne des Himmels fielen auf die Erde wie ein Feigenbaum seine Feigen abwirft, von einem großen Wind erschüttert. Und der Himmel wurde aufgespalten wie eine aufgerollte Buchrolle und jeder Berg und (jede) Insel wurde von ihren Orten (weg)bewegt.

Somit ergeben sich für den Unterabschnitt 6,12c–14 sechs zu untersuchende Hauptbilder. Zudem sind vier Bilder, mit denen je ein Hauptmotiv in Vergleich näher bestimmt wird, zu analysieren.

[15] Vgl. dazu BEALE, Revelation, 403.

Kategorie 1:	(1)	Das *große* Erdbeben		
	(2)	Die bewegten Inseln und Berge		
Kategorie 2:	*Unterabschnitt a*			
	(3)	Die schwarze Sonne	+	Vergleich (3′) der härene Sack
	(4)	Der veränderte Mond	+	Vergleich (4′) Blut
	(5)	Die vom Himmel gefallenen Stern	+	Vergleich (5′) Feigenbaum
	Unterabschnitt b			
	(6)	Der gespaltene Himmel	+	Vergleich (6′) die Buchrolle

2 Die intertextuelle Struktur von Offb 6,12–17 und der Plagennarrativ

2.1 Die Motive der Begleiterscheinung des Zornestags

2.1.1 σεισμὸς μέγας

Das erste Bild der sechsten Siegelvision ist das große Erdbeben (σεισμὸς μέγας). Damit soll die Präsenz Gottes in Sprache gefasst werden. Erdbeben sind nämlich auch in den Schriften Israels ein häufig auftretendes Theophanieelement.[16]

Das Motiv Erdbeben ist in den Schriften Israels 47mal belegt. In 23 Fällen signalisiert es das Erscheinen Gottes (Ri, 5,4; 2Sam 22,8; 1Kön 19,11.12; Ps 18,8; 46, 4; 60,4; 68,9; 77,19; Jes 13,13; 14,16; 29,6 Jer 4,24; 10,10; 50,46; 51, 29; Ez 3,12.13; 26,10.15; 27,27; 37,7; 38,19.20; Joel 2,10; 4,16; Nah 1,5; Hag 2,21; Sach 14,5). Auch in der apokalyptischen Literatur haben Erdbeben selbigen Zweck (1Hen 1,3–9; TestMos 10,1–7).[17] Auffällig ist, dass Erdbeben hingegen nicht bei der Theophanie am Sinai auftreten. Die Wurzel רעשׁ begegnet in der Tora überhaupt nicht. Nur Ps 68,9 und 77,9 verbinden den Exodus und die Sinaitheophanie mit dem Motiv des Erdbebens.[18] Am häufigsten sind Erdbeben jedoch in der prophetischen Literatur als ein Anzeichen des Gottesgerichts belegt.[19]

In den meisten Texten, die von Erbeben sprechen, ist dieses Bild verbal konstruiert (Ri, 5,4; 2Sam 22,8; Ps 18,8; 46, 4; 60,4; 68,9; 77,19; Jes 13,13; 14,16; Jer 4,24; 10,10; 50,46; 51, 29; Ez 26,10.15; 27,27; 38,20;

---

[16] Vgl. dazu BAUCKHAM, Earthquake, 199. Ferner SCRIBA, Theophanie, 60–63. Zum Gebrauch von Theophanieelementen in *Tag YHWHs*-Darstellungen vgl. BECK, Tag, 168. Ferner ROLOFF, Offenbarung, 85; MÜLLER, Offenbarung, 173. Einen Vergleich zwischen dem Erdbeben in Offb 6,12 und dem Gebrauch des Motivs im Matthäusevangelium bietet LUPIERI, Commentary, 147.

[17] Vgl. dazu BAUCKHAM, Earthquake, 199. Die Verbindung zwischen dem Motiv des Erdbebens und der Sinaitheophanie spielt in Offb 8,5; 11,19 und 16,18–21 eine Rolle. Vgl. dazu BAUCKHAM, Earthquake, 202.

[18] Zur Sinaitheophanie vgl. SCRIBA, Theophanie, 177–182.

[19] Vgl. dazu BAUCKHAM, Earthquake, 200.

Joel 2,10; 4,16; Nah 1,5; Hag 2,21;).[20] Passagen, in denen das Nomen Erdbeben erscheint, sind in der Unterzahl. רעש kommt im HT nur acht Mal als Substantiv vor (1Kön 19,11.12; Jes 29,6; Ez 3,12.13; 37,7; 38,19; Sach 14,5), wobei es auffällig ist, dass vier der acht Belege aus Ezechiel stammen.[21] Auch in der LXX ist eine nominale Verwendung eine Seltenheit. συσσεισμός tritt nur neun Mal in Erscheinung (1Kön 19,11 (2x).12; 2Kön 2,1.11; 1Chr 14,15; Sir 22,16; Nah 1,3; Jer 23,19) und σεισμός nur fünfzehn Mal (Est 1,1; 4Makk 17,3; Hi 41,21; Am 1,1; Nah 3,2; Sach 14,5; Jes, 15,5; 29,6; Jer 10,22; 23,19; 29,3; Ez 3,12.13; 37,7; 38,19). Allerdings ist das Motiv nur in Est 1,1; Sach 14,5; Jes 29,6; Jer 23,19 und in den vier Ezechielstellen eindeutig ein Theophanieelement.

Johannes folgte der Minderheit der Belege und inszenierte sein Erdbeben durch den Gebrauch von σεισμός in Subjektstellung. σεισμός wird durch das Adjektiv μέγας näher bestimmt und durch den Aorist von γίνομαι in den Erzählverlauf eingebunden. Die Kombination von σεισμός, μέγας und γίνομαι legt es nun nahe, Ez 38 im Hintergrund dieses Verses zu vermuten.[22] Die Kombination von רעש mit גדול kommt nämlich im HT nur insgesamt vier Mal vor (Jer 10,22; Ez 3,12.13; 38,19) und nur in Ezechiel ist sie ein Ausdruck der Erscheinung Gottes.

Zudem ist רעש גדול nur in Ez 38,19b das Subjekt eines eigenständigen Satzes, der grammatikalisch mit Offb 6,12c identisch zu sein scheint. Der Satz ist in Ez 38,19b mit einer yqtol-Form von היה konstruiert, die in der LXX häufig mit γίνομαι übersetzt wird.[23] Der LXX-Befund spricht sogar noch eindeutiger dafür, hinter Offb 6,12c Ez 38,19c zu sehen. Die Kombination von σεισμός mit μέγας erscheint in der LXX nämlich nur in Jer 10,22 und Ez 38,19b[24] und Jer 10,22 spricht nicht von einer Theophanie. Von daher liegt es nahe, falls man in Offb 6,12c eine Anspielung auf einen Intertext vermuten möchte, dort einen Rückgriff auf Ez 38,19b anzunehmen.[25]

---

[20] Zum Verb רעש vgl. CHILDS, Enemy, 188. Allgemein zum Motiv des Erdbebens in der Apokalypse vgl. BAUCKHAM, Earthquake, 199–209.

[21] Vgl. dazu CHILDS, Enemy, 188. Auch in den Schriften Qumrans ist eine nominale Verwendung des Motivs eine Seltenheit. Nur zwei (4Q 169 f3 4ii,3; 4Q 412 f1,7) der insgesamt fünf Belege der Wurzel (4Q 169 f1 2,9; 4Q 381 f24a+b,10 4Q 418 f212,1) konstruieren ein Erdbeben nominal. Ein רעש גדול ist in Qumran hingegen nicht belegt.

[22] Vgl. dazu STRAZICICH, Use, 341.

[23] STRAZICICH, Use, 341 erkennt eine traditionsgeschichtliche Verbindung zwischen dem Erdbeben in der Offenbarung und Joel 2,10, allerdings ordnet er diese Parallele dem Ezechielbezug aufgrund syntaktischer Kriterien unter.

[24] Vgl dazu KOWALSKI, Rezeption, 129.

[25] Vgl. dazu LUPIERI, Commentary, 146. BØE, Gog, 274 ff. erkannte zwar in Offb 16,17–21 einen Rückgriff auf Ez 38–39, allerdings konzentrieren sich seine Untersuchungen fast ausschließlich auf Offb 19–20. Vgl. dazu auch BAUCKHAM, Earthquake, 205. Auch WENDEBOURG, Tag, 340 zieht Ez 38 als Referenztext nicht in Betracht. Ohne

Ez 38,19b (HT)	ביום ההוא יהיה רעש גדול
Ez 38,19b (LXX)	ἐν τῇ ἡμέρᾳ ἐκείνῃ ἔσται σεισμὸς μέγας
Offb 6,12c	καὶ σεισμὸς μέγας ἐγένετο

Hilfsübersetzung:

Ez 38,19b	In jenem Tag wird ein großes Erdbeben sein
Offb 6,12c	Und ein großes Erdbeben entstand

Es ist markant, dass der Aspekt von Ez 38,19b (yqtol-Form von היה / Futur von εἰμί) in Offb 6,12c in den Aorist übertragen wurde (Aorist von γίνομαι).

2.1.2 Die schwarze Sonne

2.1.2.1 καὶ ὁ ἥλιος ἐγένετο μέλας

Das zweite Bild von Offb 6,12c–17 ist die schwarze Sonne.[26] Johannes hat dieses Motiv in Entsprechung zum Erdbeben durch den Aorist von γίνομαι und einem Adjektiv (μέλας), das sich auf ἥλιος bezieht, konstruiert. Allerdings wird durch γίνομαι nicht nur die Existenz eines Phänomens angezeigt. Das Verb drückt vielmehr eine Zustandsänderung aus. Das Subjekt des Satzes, ἥλιος, nimmt eine andere Form an, die durch das als Nominalobjekt fungierende Adjektiv μέλας beschrieben wird. Die Sonne wird schwarz und ein Vergleich mit einem härenen Sack (σάκκος τρίχινος) konkretisiert ihre neue Konstitution.

D.E. Aune zufolge ist dieses Bild weit verbreitet und „elsewhere"[27] belegt. Nach N. Wendebourg gehört die Verfinsterung der Sonne zum Kern der *Tag YHWHs*-Erwartung und ist in den ältesten Texten der Tradition belegt (Am 5,18.20; Zef 1,15; Ez 30,18).[28] Auch G.K. Beale nennt ausschließlich Texte aus der *Tag YHWHs*-Tradition, die im Hintergrund von Offb 6,12d stehen könnten (Joel 2,10; 3,4 Jes 13,10; ferner Mk 13,25/Mt 24,29par.).[29] Aus einer philologischen Perspektive müssen diese Vorschläge allerdings kritisch hinterfragt werden.[30] Das Adjektiv μέλας tritt nämlich in der LXX nur fünf Mal in Erscheinung (Lev 13,37; Hhld 1,5; 5,11; Sach

---

jegliche philologische Argumentationsbasis glaubt sie den traditionsgeschichtlichen Hintergrund von Offb 6,12 v.a. in Jes 13,13; Joel 2,10 und Am 8,8 zu sehen. Ferner VAN RUITEN, Hintergrund, 244.

[26] Nach WENDEBOURG, Tag, 341 gehört diese Vorstellung zum ältesten Bestand der *Tag YHWHs*-Tradition. AUNE, Revelation 6–16, 414 fügt hinzu, dass dieses Motiv ausgebaut und mit einer Gerichtsvorstellung verbunden wurde (z.B. TestLev 4,1; Sib 5,477–82; 7,125; 4Ezra 7,39).

[27] AUNE, Revelation 6–16, 413. Vgl. dazu auch MÜLLER, Offenbarung, 172.

[28] Vgl. dazu WENDEBOURG, Tag, 341. Auch BECK, Tag, 184.

[29] Vgl. dazu BEALE, Revelation, 397. Auch SATAKE, Offenbarung, 224.

[30] FEKKES, Isaiah, 159 negiert, dass hier eine Anspielung auf Jes 13 vorliegt. Er glaubt hier liege eine Rezeption von Joel 3,4 vor.

6,2; 6,6).[31] In keinem dieser Texte ist von einer Zustandsänderung der Sonne die Rede. Mit μέλας wurde dort jeweils die Wurzel שחר übersetzt, die außer an jenen Stellen nur noch in Lev 13,31 für die Farbe *schwarz* steht.[32] שחר bedeutet sonst *Morgengrauen/Dämmerung* und bezeichnet einen beginnenden Zustand der Helligkeit, also das genaue Gegenteil einer plötzlich einsetzenden Finsternis. Eine präzise sprachliche Parallele zum Ausdruck καὶ ὁ ἥλιος ἐγένετο μέλας findet sich dementsprechend weder im HT noch in der LXX. Trotzdem ist er mit der *Tag YHWHs*-Tradition verwandt.

Mit חשך soll häufig die Geschichtsmächtigkeit Gottes in Sprache gefasst werden. Das Motiv der Finsternis hat deswegen auch eine enorme Wirkungsgeschichte aufzuweisen. In Schöpfungskontexten (z.B. Gen 1,2.4.5.8; Ps 104,20) und im Plagennarrativ (Ex 10,21.22; Ps 105,28) wird die Macht Gottes durch sein Herrschen über Licht und Finsternis dargestellt. Finsternis ist aber ebenso ein Theophanieelement (Ex 14,20; Dtn 4,11; 5,23).[33] Ein solches theozentrisches Bedeutungsspektrum erklärt auch, wieso sie im Kontext prophetischer Gerichtsankündigungen oftmals aufgegriffen wird. Dort ist die Umkehrung der Lichtverhältnisse ein gängiges eschatologisches Motiv. Amos, Joel und Zefanja benutzen חשך in ihren *Tag YHWHs*-Passagen (Am 5,18.20; Joel 2,2; Zef 1,15). Auch Ezechiel und Jesaja verwenden das Bild einer Finsternis, um eine göttliche Strafaktion darzustellen (Ez 32,8; Jes 50,3).

Wie man sich diese eschatologische Finsternis vorzustellen hat, verraten die meisten *Tag YHWHs*-Texte nicht. Am 5,18.20; Joel 2,2 und Zef 1,15 sprechen nur generell von einer Finsternis. Daneben gibt es aber mehrere Texte, die den Vorgang der Verfinsterung genauer beschreiben. Die Verdunkelung eines lichtspendenden Himmelskörpers wird hierbei stets verbal berichtet.[34] Grammatikalisch geschieht dies durch eine Kombination der Wurzel חשך (Am 8,9; Jes 13,10; Mi 3,6) mit dem Verb קדר (Ez 32,7.8; Joel 2,10; 4,15; 4,28; Mi 3,6), das einheitlich in der LXX mit συ-σκοτάζω übersetzt wird. Darüber hinaus wird in der LXX die Verdunkelung der Gestirne noch mit dem Verb δύω dargestellt. δύω ersetzt sowohl eine Konstruktion mit בוא als auch die für Joel charakteristische Wurzel אסף.[35]

Allen Stellen liegt also eine sehr ähnliche grammatikalische Struktur zu Grunde. Überall wird die Funktion eines Himmelskörpers umgekehrt, was mittels einer Verbalhandlung zum Ausdruck kommt. Das Verb trägt also im Gegensatz zu Offb 6,12d die Hauptaussage des Bildes. Die Konstrukti-

---

[31] VAN RUITEN, Hintergrund, 247 vermutet wegen μέλας in Offb 6,12 eine Anspielung auf Joel 2,10. Allerdings erscheint das Wort in Joel nicht, weswegen ich ihm nicht folge.

[32] μέλας bedeutet in jeder einzelnen Stelle in der LXX „schwarz". Vgl. dazu LUST/EYNIKEL/HAUSPIE, Lexicon, 391.

[33] Vgl. dazu STRAZICICH, Scripture, 342. Auch FEKKES, Isaiah, 78. Ferner BECK, Tag, 168.

[34] Vgl. dazu BIBERGER, Heil, 154.

[35] Die Wurzel bedeutet so viel wie „sinken", steht aber auch für den „Sonnenuntergang". Vgl. dazu LUST/EYNIKEL/HAUSPIE, Lexicon, 165.

on mit dem Hilfsverb γίνομαι in Offb 6,12d ist dementsprechend auch nicht in den Schriften Israels anzutreffen.[36] Einzig und allein Joel 3,4a kommt Offb 6,12d nahe. Dort wird eine Finsternis in Szene gesetzt, indem ein leuchtender Himmelskörper mittels einer Verbform (הפך ל // μεταστρέφω εἰς) klar auf ein spezifisches Wort aus dem semantischen Feld Finsternis/Dunkelheit bezogen wird.[37] Diese grammatikalische Singularität spricht dafür, dass Joel 3,4a wahrscheinlich eine Parallelstelle von Offb 6,12 ist.[38] Dazu tritt, dass in Joel 3,4b der Mond mit Blut verglichen wird. Dies begegnet auch in Offb 6,12 (siehe unten).[39]

Joel 3,4a (HT)	השמש יהפך לחשך			
Joel 3,4a (LXX)		ὁ ἥλιος	μεταστραφήσεται εἰς	σκότος
Offb 6,12d	καὶ	ὁ ἥλιος	ἐγένετο	μέλας

Hilfsübersetzung:

Joel 3,4a	Die Sonne wird sich in Finsternis verändern (μεταστρέφω) // wandeln (הפך)
Offb 6,12d	Und die Sonne wurde schwarz

Wenn Joel 3,4a direkt Hintergrund von Offb 6,12d steht, ist auch bei dieser Rezeption eine Transposition des Aspekts zu erkennen. Joel 3,4a erzählt von einer unabgeschlossenen/noch nicht eingetretenen Handlung (fut. pass. μεταστρέφω // Nifal Imperfekt הפך). Diese wird in der Offenbarung in den Aorist gesetzt (Aorist von γίνομαι).

2.1.2.2 ὡς σάκκος τρίχινος

Der Vergleich der schwarzen Sonne mit σάκκος τρίχινος kann in drei Schritten auf konkrete Intertexte zurückgeführt werden.

(1) Das Adjektiv τρίχινος erscheint in der LXX nur zwei Mal. Neben Ex 26,27 wird es in Sach 13,4 gebraucht, wobei es nur dort ein Trauergewand näher bestimmt.[40] Zwar begegnet die Kombination אדרת שׂער auch noch in

---

[36] Selbst die Verfinsterung der Sonne in der markinischen Apokalypse wird verbal durch eine Form von σκοτίζω inszeniert (Mk 13,24/Mt 24,29par.). Zur Rezeption von Motiven aus den synoptischen Evangelien in der Offenbarung vgl. VOS, Traditions, 117 ff.

[37] Vgl. dazu MATHEWS, Power, 45.

[38] Vgl. dazu STAZICICH, Scripture, 341: „The use of Joel is mainly centered on the darkening of the sun and moon with an additional complement of the sun's shadowing from Isa 50:3." Trotzdem muss seine Annahme natürlich konkretisiert werden. Ferner VAN RUITEN, Hintergrund, 245.

[39] Vgl. dazu VAN RUITEN, Hintergrund, 246.

[40] Es soll damit zum Ausdruck gebracht werden, dass das Trauergewand aus Haaren besteht. Vgl. dazu ferner LUST/EYNIKEL/HAUSPIE, Lexicon, 621.

Gen 25,25,[41] aber nur in Sach 13,4 (HT) bezeichnet sie ein Trauergewand. אדרת ist noch elf weitere Male mit der Bedeutung Fell/Mantel belegt (Gen 25,25; Jos 7,21.24; 1Kön 19,13.19; 2Kön 2,8.13.14; Ez 17,8; Jon 3,6; Sach 11,3), dabei aber nur einmal im Sinne eines Trauergewandes (Jon 3,6), und dort ohne den Zusatz שׂער/ τρίχινος. Die Wurzel שׂער ist zwar mit 39 Belegen häufiger bezeugt, allerdings wird sie nur in Gen 25,25 und Sach 13,4 zur näheren Beschreibung eines Gewandes herangezogen.

Es ist also ziemlich wahrscheinlich, dass die Kombination σάκκος τρίχινος in Offb 6,12d auf Sach 13 zurückgeht.[42]

(2) Es existiert, trotz der Vielzahl der Belege von σάκκος // שׂק,[43] nur eine Stelle, in der die Verdunkelung eines Himmelkörpers durch einen Vergleich damit näher bestimmt wird, nämlich Jes 50,3.[44] Bezüge zwischen Jes 50,3b und Offb 6,12d sind nicht abzustreiten. In beiden Stellen erscheint nämlich auch die Vergleichspartikel ὡς.[45] Lediglich der Kasus von σάκκος (Nominativ in Offb 6,12d/Akkusativ in Jes 50,3b) unterscheidet beide Stellen.

Jes 50,3b (HT)	ושׂק אשׂים כסותם		
Jes 50,3b (LXX)	καὶ θήσω	ὡς σάκκον	τὸ περιβόλαιον [...]
Offb 6,12d	καὶ ὁ ἥλιος ἐγένετο μέλας	ὡς σάκκος	(τρίχινος)

Hilfsübersetzung:

Jes 50,3b (HT)	Und einen Sack werde ich zu seinem Kleid machen
Jes 50,3b (LXX)	Und ich mache seine Hülle/sein Kleid wie einen Sack
Offb 6,12d	Und die Sonne wurde schwarz wie ein härener Sack

(3) Es hat den Anschein, als ob Sach 13,4c (אדרת שׂער //δέρριν τριχίνην) und Jes 50,3b (שׂק // ὡς σάκκον) in Offb 6,12 miteinander verschmolzen sind. [46] Der einzige Text, der in Offb 6,12c–14 rezipiert wird und nicht

---

[41] Mit dieser sprachlichen Verbindung wird in der Geburtsgeschichte von Esau und Jakob die Haut Esaus bezeichnet.

[42] Vgl. dazu STRAZICICH, Scripture, 342.

[43] Nur in Gen 42,25.27 und Lev 9,3.4 erscheint die Vokabel im Sinne eines wirklichen Sacks. Ansonsten wird sie stets mit der Bedeutung „(Trauer)gewand" gebraucht. Zur Bedeutungsvariation der beiden Vokabeln vgl. LUST/EYNIKEL/HAUSPIE, Lexicon, 547.

[44] Vgl. dazu FEKKES, Isaiah, 159; VAN RUITEN, Hintergrund, 249.

[45] Vgl. dazu BEALE, Revelation, 397. Auch AUNE, Revelation 6–16, 413. Er kommt zu einer ähnlichen Schlussfolgerung wie ich: „The darkening of the sun and moon is a motif that occurs elsewhere (Isa 13:10), while the haircloth or sackcloth motif was perhaps derived from Isa 50:3". Allerdings sieht er die Modifikation von Jes 50,3 nicht. Etwas skeptischer ist FEKKES, Isaiah, 159.

[46] JAUHIAINEN, Use, 78, erkennt, dass in Offb 6,12–17 Traditionselemente aus der *Tag YHWHs*-Tradition verwendet worden sind. STRAZICICH, Scripture, 342 f. urteilt etwas allgemeiner. Er sieht die Rezeption von Jes 50,3 in einem stärkeren Zusammenhang mit der Joelrezeption. Der Autor der Apokalypse wollte nach ihm dem Joeltext durch die Motivcollage das Bedeutungsspektrum *Trauer* verleihen.

eindeutig aus der *Tag des Herrn*-Tradition stammt, ist also mit einem *Tag YHWHs*-Text vermischt.[47]

Sach 13,4c dient allerdings nicht nur dazu, Jes 50,3 an die anderen *Tag YHWHs*-Texte anzugleichen.[48] Evtl. wird durch Sach 13,4c in Offb 6,12d das Motiv des Drittels der Posaunenvisionen (Offb 8,7.8.9.10.11.12; 9,15.18) eingeführt. Dieses lässt sich auf Sach 13,8.9 (LXX) zurückführen.[49]

2.1.3 Der Mond wird zu Blut

In den Schriften Israels gibt es nur eine Stelle, in der die Verfinsterung des Mondes anhand eines Vergleiches mit Blut dargestellt wird (Joel 3,4). Der Seher hat in Offb 6,12e Joel 3,4b (LXX) nahezu wörtlich aufgegriffen.[50] Ähnliches begegnet nämlich nur noch in Apg 2,20, wo aber explizit auf Joel 3,4 angespielt wird.[51] Im Ausdruck καὶ ἡ σελήνη ὅλη ἐγένετο ὡς αἷμα (Offb 6,12e) kann daher eindeutig eine Rezeption von Joel 3,4b gesehen werden.[52] Johannes hat die Joelpassage nur um den Vergleichspartikel ὡς erweitert und eine Form von γίνομαι eingefügt.

Joel 3,4b (HT)	והירח לדם			
Joel 3,4b (LXX)	καὶ ἡ σελήνη		εἰς	αἷμα
Offb 6,12e	καὶ ἡ σελήνη	ὅλη	ἐγένετο ὡς	αἷμα

Hilfsübersetzung:

Joel 3,4b	Und der Mond (wird) zu Blut
Offb 6,12e	Und der ganze Mond wurde wie Blut

Auch bei dieser Rezeption hat der Seher den unabgeschlossenen Aspekt des Intertextes in den Aorist (Aorist von γίνομαι) gesetzt.

---

47 FEKKES, Isaiah, 159 sieht dies etwas anders. Er bemerkt, es sei ungewöhnlich, dass in Offb 6,12–17 auf einen Text angespielt wird, der nicht der *Tag YHWHs*-Tradition zugeordnet werden kann.

48 Dies hat STRAZICICH, Scriputre, 343 nicht erkannt.

49 Sach 13 als Hintergrund des Motivs des Drittels anzunehmen, ist plausibler als Ez 5, insofern in Ez 5,2.12 (LXX) von einem Motiv des Viertels zu lesen ist. שְׁלִישִׁית (Ez 5,2.12 (HT)) wird in der LXX mit τέταρτος übersetzt. Eine weiterführende Auseinandersetzung mit diesem Thema bietet JAUHIAINEN, Use, 117 f. Ferner LUPIERI, Commentary, 156. Zu Sach als Hintergrund von Offb 6,1–8 vgl. JAUHIAINEN, Minor Prophets, 160.

50 Vgl. dazu BEALE, Revelation, 397. Auch ROLOFF, Offenbarung, 85. Ferner AUNE, Revelation 6–16, 413; KRAFT, Bilder, 90; SATAKE, Offenbarung, 224. Allerdings weist Aune darauf hin, dass der Zusatz ὅλη in vergleichbarer Form nur noch in TestMos 10,5 zu finden ist. Er wird dort durch das Adjektiv tota ins Lateinische übersetzt. Ähnlich STRAZICICH, Scripture, 345 f.

51 Vgl. dazu SCRIBA, Theophanie, 78.

52 Vgl. dazu MATHEWS, Power, 45. JAUHIAINEN, Minor Prophets, 162 f.; VAN RUITEN, Hintergrund, 246.

2.1.4 Die vom Himmel fallenden Sterne

Zunächst muss hier ein Negativbefund angezeigt werden. Im HT ist nirgends von Sternen, die vom Himmel fallen, die Rede.[53] כוכבים werden in der Abrahamsverheißung (Gen 15,5: 22,17; 26,4; Ex 32,13; Dtn 1,10; 10,22; 28,62; 1Chr 27, 23; Neh 9,23) und in Schöpfungstexten aufgeführt (Ps 8,4; 136,9; 148,3; Koh 12,2; Jer 31,35). Letzterer Zusammenhang wird in der *Tag YHWHs*-Tradition aufgegriffen. Gott lässt an seinem großen Tag die Lichtquellen versiegen und dreht somit die Schöpfungsordnung um (z.B. Jes 13,10; Joel 2,10; 4,15; ferner Ez 32,7).[54]

Erst die LXX spricht von vom Himmel fallenden Gestirnen. Jes 34,4b (LXX) ist die einzige Belegstelle von ἀστήρ oder ἄστρον, in der von ihrem Fallen zu lesen ist.[55] Dieses Bild ist dort eine Begleiterscheinung des *Tags der Rache* des Herrn (Jes 34,8).[56] Zwar sind vom Himmel stürzende Sterne auch in der markinischen Apokalypse belegt (καὶ οἱ ἀστέρες ἔσονται ἐκ τοῦ οὐρανοῦ πίπτοντες [Mk 13,25]),[57] aber eine Reihe von Gründen machen es wahrscheinlicher in Offb 6,13 eine Anspielung auf Jes 34,4 zu sehen.[58] Gleich mehrere intertextuelle Bezüge verbinden beide Stellen miteinander. Zudem thematisieren beide Texte den *Tag des Zornes/der Rache*.[59] Die vom Himmel fallenden Sterne werden in Offb 6,13b mit einem Feigenbaum verglichen. Ähnliches findet sich auch in Jes 34,4bc (LXX) (ὡς φύλλα ἐξ ἀμπέλου καὶ ὡς πίπτει φύλλα ἀπὸ συκῆς).[60] Zudem berührt Offb 6,14a Jes 34,4a.[61] Nur an diesen beiden Stellen wird eine kosmische Veränderungserscheinung, die als eine Begleiterscheinung des großen Gottestages eingeführt wird, mit einer Schriftrolle/einem Buch verglichen (ὡς βιβλίον).[62]

---

[53] Eine metaphorische Interpretation dieses Motivs bietet BEALE, Revelation, 399.

[54] Zur Erschütterung der Himmelskörper im Zuge des *Tag YHWHs* vgl. SCRIBA, Theophanie, 78.

[55] Vgl. dazu VAN RUITEN, Hintergrund, 251.

[56] Vgl. dazu VÖGTLE, Kosmos, 73.

[57] Zur Beziehung zwischen Offb 6,12–17 und der synoptischen Apokalypse vgl. WENDEBOURG, Tag, 344.

[58] VÖGTLE, Kosmos, 72 kommt zu einem anderen Urteil. Er glaubt, die markinische Apokalypse sei das Vorbild für Offb 6,12–17 gewesen. Dem steht die Meinung von AUNE, Revelation 6–16, 415 gegenüber. Nach ihm wurde Jes 34,4 auch in der markinischen Apokalypse rezipiert.

[59] Vgl. dazu FEKKES, Isaiah, 159 ff.

[60] Vgl. dazu AUNE, Revelation 6–16, 415; MORANT, Kommen, 145; VAN RUITEN, Hintergrund, 253.

[61] Vgl. dazu MATHEWS, Evaluation, 261.

[62] Vgl. dazu VAN RUITEN, Hintergrund, 251; LUPIERI, Commentary, 146. Zur Bedeutungsvielfalt von βιβλίον vgl. LUST/EYNIKEL/HAUSPIE, Lexicon, 107.

Jes 34,4	Offb 6,13.14
καὶ ἑλιγήσεται ὁ οὐρανὸς ὡς βιβλίον καὶ πάντα τὰ ἄστρα πεσεῖται ὡς φύλλα ἐξ ἀμπέλου καὶ ὡς πίπτει φύλλα ἀπὸ συκῆς	καὶ οἱ ἀστέρες τοῦ οὐρανοῦ ἔπεσαν εἰς τὴν γῆν, ὡς συκῆ βάλλει τοὺς ὀλύνθους αὐτῆς ὑπὸ ἀνέμου μεγάλου σειομένη,
	καὶ ὁ οὐρανὸς ἀπεχωρίσθη ὡς βιβλίον ἑλισσόμενον

Hilfsübersetzung:

Jes 34,4	Und der Himmel wird aufgerollt werden wie ein Buchrolle und alle Sterne werden fallen wie die Blätter vom Weinstock und wie Blätter vom Feigenbaum fallen.
Offb 6,13.14	Und die Sterne des Himmels fielen auf die Erde wie ein Feigenbaum seine Feigen abwirft, von einem großen Wind erschüttert. Und der Himmel wurde aufgespalten wie eine aufgerollte Buchrolle und jeder Berg und (jede) Insel wurde von ihren Orten (weg)bewegt.

Johannes hat auch hier den Aspekt der Verbform geändert. πίπτω, das in Jes 34,4 (LXX) noch im Futur steht, erscheint in Offb 6,13 im Aorist.

2.1.5 Der gespaltene Himmel

ἀποχωρίζομαι,[63] mit dem in Offb 6,14a das Bild vom gespaltenen Himmel inszeniert wird, ist in der LXX nur in Ez 43,21 belegt. Dort wird mit dem Partizip dieses Verbs das hebräische Nomen חוץ übersetzt. Allerdings steht Ez 43,21 in einer deutlichen Differenz zu Offb 6,14. Zum einen ist dort im Gegensatz zu Offb 6,14 von einer Sündopferhandlung die Rede. Zum anderen ist der nominale Gebrauch dieses Verbes in Ez 43,21 nicht mit seiner verbalen Verwendung in Offb 6,14 zu vergleichen. Auch Apg 15,39 kann als Referenztext ausgeschlossen werden. Dort drückt ἀποχωρίζομαι die Trennung von Paulus und Barnabas aus. Außer Offb 6,14a spricht kein weiterer Text, in dem ἀποχωρίζομαι erscheint, von einer kosmischen Auflösung. Um nun das Motiv aus Offb 6,14 auf einen Intertext zurückzuführen, muss man seinen zweiten Teil heranziehen. Die Spaltung des Himmels wird nämlich anhand eines Vergleichs mit einer zusammengerollten Buch(rolle) verdeutlicht.[64] Dafür hat Johannes βιβλίον und ἑλίσσω herangezogen. Beide Vokabeln finden sich auch in Jes 34,4a (LXX).[65] Das sehr häufig belegte βιβλίον erscheint nur in Jes 34,4a, um eine kosmische Ver-

---

[63] Zur Übersetzung vgl. BEALE, Revelation, 396 f. Ferner AUNE, Revelation 6–16, 385, der davon ausgeht, dass es sich in Offb 6,14 um eine Schriftrolle und nicht um ein Buch handeln muss. Vgl. dazu auch SATAKE, Offenbarung, 224.

[64] Vgl. dazu AUNE, Commentary, 385. Ferner ROLOFF, Offenbarung, 85.

[65] Vgl. dazu BEALE, Revelation, 396: „The most formative influence among these texts is Isa. 34:4, after which Rev. 6:13–14a has most closely been patterned." Auch AUNE, Revelation 6–16, 415 und WENDEBOURG, Tag, 341. Ferner COLLINS, Combat, 217. Auch ROLOFF, Offenbarung, 85; SATAKE, Offenbarung, 224; PRIGENT, Commentary, 277.

änderung zu beschreiben.[66] Das Verb ἑλίσσω hingegen ist in der LXX nur zwei Mal belegt (Hi 18,8; Jes 34,4), wobei die Hjobstelle keine inhaltlichen Gemeinsamkeiten mit der Offenbarung aufweist und somit als Referenztext ausgeschlossen werden kann. Vor diesem Hintergrund verdeutlicht sich die Vermutung, in Offb 6,14a eine Anspielung auf Jes 34a (LXX) zu sehen. Offb 6,14a und Jes 34,4a (LXX) entsprechen sich fast wörtlich. Johannes hat durch die Einfügung von ἀποχωρίζομαι Jes 34,4 geringfügig abgeändert.

Jes 34,4a (LXX)	καὶ	ἑλιγήσεται	ὁ οὐρανὸς		ὡς βιβλίον	
Offb 6,14a	καὶ		ὁ οὐρανὸς	**ἀπεχωρίσθη**	ὡς βιβλίον	ἑλισσόμενον

Auch bei dieser Rezeption ist eine Modifikation des Aspekts des Ausgangstextes festzustellen. Die futurische Prophezeiung wurde so verändert, dass sie in der Perspektive des Johannes als schon eingetroffen erscheint.

2.1.6 Die bewegten Berge und Inseln

Die bewegten Berge und Inseln lassen sich nicht eindeutig auf einen konkreten Intertext zurückführen. κινέω wird in der LXX nicht verwendet, um eine kosmische Erschütterung zu beschreiben. Berge und Inseln begegnen in den Schriften Israel auch niemals zusammen in einem Text, der von einer solchen Auflösungserscheinung handelt. Dennoch kann nicht mit Sicherheit ausgeschlossen werden, dass Johannes hier auf eine Tradition, die in den Schriften Israels bezeugt ist, zurückgegriffen hat.[67] Schließlich berichtet Ez 26,15 von einem Beben der Inseln[68] und in Jer 4,23–25 wird eine Erschütterung der Berge und Hügel erwähnt. Vielleicht stehen auch die Motive aus Ez 38,20 hinter diesen Bildern. Dies kann allerdings nicht verifiziert werden. Dafür sind sprachliche Anklänge an vergleichbare Szenerien einfach zu schwach ausgeprägt.[69]

Sinnvoller ist es hingegen, das Bild als ein textimmanentes Signal zu lesen. Es verbindet nämlich Offb 6,12–17 mit der finalen Schalenvision (Offb 16,20).[70]

---

[66] Ein ähnliches Motiv findet sich auch in Sib 3,82. Allerdings ist die sprachliche Verbindung zwischen der Apokalypse und Jes 34,4 so stark, dass hier mit ziemlich großer Wahrscheinlichkeit eine Rezeption von Jesaja gesehen werden kann.

[67] In erster Linie hat SCRIBA, Theophanie, 58–64 gezeigt, dass kosmische Erschütterungen ein weit verbreitetes Theophanieelement gewesen sind. Vgl. dazu auch GIESEN, Offenbarung, 365; VÖGTLE, Kosmos, 74; AUNE, Commentary, 416.

[68] Vgl. dazu GIESEN, Offenbarung, 366; VAN RUITEN, Hintergrund, 254.

[69] Vgl. dazu VAN RUITEN, Hintergrund, 254.

[70] Vgl dazu BØE, Gog, 267 f. Auch BAUCKHAM, Earthquake, 205. Ferner BEALE, Revelation, 398, der mehrere Beobachtungen über die Verbindung zwischen dem sechsten Siegel und dem Höhepunkt der Schalenvisionen auflistet.

2.2 Zusammenfassung

Es konnten vier Texte herausgearbeitet werden, die in Offb 6,12c-14 aufgegriffen werden – Jes 34; Jes 50, Joel 3 und Ez 38. Dass Joel 3 und Jes 34 zur *Tag des Herrn*-Tradition gerechnet werden können, ist offensichtlich. In Jes 34,8 wird eine lexikalische Verbindung der Form יום X-יהוה genannt und Joel 3,4 spricht direkt von einem יום יהוה. Ez 38 kann zu dieser Tradition gezählt werden, wenn man etwas breitere Definitionskriterien heranzieht.[71] Neben einer inhaltlichen Verwandtschaft mit *Tag des Herrn*-Texten spricht Ez 38,18 schließlich auch von einem *Tag des Kommens* von Gog (בְּיום בוא גוג). Jes 50 gehört hingegen nicht zu diesem Traditionskreis. Es ist aber interessant, dass Jes 50 von Johannes mit Sach 13 kombiniert wurde. Vielleicht wollte er dadurch Jes 50 an die *Tag des Herrn*-Szene anpassen.

3 Die Intertexte und der Plagennarrativ

3.1 Joel

3.1.1 Die generelle literarische Beziehung zwischen Joel und dem Plagennarrativ

Die Zugehörigkeit von Joel zur *Tag YHWHs*-Tradition ist allgemein bekannt. Daneben demonstriert eine Vielzahl von Beiträgen seine Verbindung mit der Bilderwelt des Plagennarrativs.[72] In Joel wurden Motive aus Exodus aufgegriffen und in die *Tag YHWHs*-Rede integriert. In der Tat lassen sich viele – zum Teil – wörtliche Parallelen zwischen dem ersten Teil des zweigeteilten Joelbuches und Ex 10,1–20 erkennen,[73] die auf eine literarische Abhängigkeit hindeuten.[74] S. Bergler hat zudem gezeigt,[75] dass

---

[71] Vgl. dazu WENDEBOURG, Tag, 49.

[72] Joel selbst steht darüber hinaus in einer literarischen Beziehung mit sehr vielen *Tag YHWHs*-Texten. Vgl. dazu JEREMIAS, Tag, 137, der von einer „Fülle der neuen Bezüge zu prophetischen Texten [...] – besonders zu den Nordfeindvorstellungen aus Jer 4–6 und Ez 38 f.“ spricht. Ferner auch MATHEWS, Power, 36–42. Einen guten Überblick über das Motiv der Heuschrecke bietet SIMKINS, Activity, 101 ff.

[73] Vgl. dazu BIBERGER, Heil, 138.

[74] Vgl. dazu MÜLLER, Zukunft, 41. BECK, Tag, 169 ist in dieser Hinsicht etwas skeptischer. Dennoch schließen seine Beobachtungen nicht aus, dass im Nachleben von Joel eine Möglichkeit entstanden ist, diese Schrift mit dem Plagennarrativ zu assoziieren. Vgl. dazu ferner SCHWESIG, Tag, 118 f.

[75] BERGLER, Joel, 273 kommt zu folgendem Schluss: „Die Abhängigkeit unseres Propheten konzentriert sich auf die Heuschreckenplage, betrifft aber genauso Züge aus anderen Plagen, im Besonderen aus den ersten beiden (Blut, Verwesungsgeruch). [...] Jo greift für seine Darstellung auf die ägyptischen Plagen in ihrer Gesamtheit zurück.“

sich die Parallelen zwischen beiden Texten aber auch im zweiten Teil der Joelschrift finden lassen[76] und sich nicht auf Ex 10,1–20 beschränken. Für den vorliegenden Zusammenhang sind zunächst seine Beobachtungen zu Joel 3 interessant.[77]

3.1.2 Der Bezug zwischen Joel 3 und dem Plagennarrativ

Ob עבד und שפחה in Joel 3,2 Anspielungen auf Ex 7–11 und die Knechtschaft in Ägypten sind, ist fragwürdig.[78] Parallelen zwischen Joel 3 und Ex 7–11 können erst ab Joel 3,3–4 festgestellt werden.[79]

3.1.2.1 Die Zeichen am Himmel und auf der Erde – Joel 3,3

(a) *Der sprachliche Befund in Joel 3,3*: In Joel 3,3–4 wird davon berichtet, dass Adonai, bevor[80] der große Tag kommt, Zeichen geben wird.[81] Diese werden in zwei Verbalsätzen genannt.[82] Die Semantik des ersten Satzes erinnert bereits deutlich an die Ägyptensituation, denn נתן + מופת ist eine Kombination, die für Anspielungen auf Gottes Befreiungstat typisch ist (z.B. Dtn 6,22; Neh 9,10).[83] In Ex 1–14(15) werden die Plagen selbst als מופת bezeichnet (Ex 4,21; 7,3.9; 11,9.10) und Pharaos Forderung nach Zeichen leitet in Ex 7,9 der Imperativ von נתן ein. Dieses Sprachspiel,[84] das mit Ex 7–11 verbunden ist, wird in Joel aufgegriffen und kosmologisiert.[85] Nun wird damit das baldige Kommen des großen Gottestages ausgedrückt. Das dritte Glied des Satzes nennt drei dieser dieser מופת, wobei gleich zwei davon die Bilderwelt des Plagennarrativs berühren (דם und

[76] Vgl. dazu MÜLLER, Zukunft, 55–57.

[77] Vgl. dazu BERGLER, Joel, 268–273. Ihm steht die Position von BECK, Tag, 185 gegenüber. Einen guten Überblick über die Struktur von Joel 3,1–5 gibt PRINSLOO, Theology, 80.

[78] Vgl. dazu BERGLER, Joel, 269.

[79] Zur Problematik der Abgrenzung von Joel 3,3–4 und Joel 3,1–2 vgl. BECK, Tag, 177.

[80] Zum Thema *Zeit* in der *Tag YHWHs*-Erwartung in Joel 3 vgl. BECK, Tag, 181 f. Zur genaueren Chronologie der in Joel beschriebenen Ereignisse vgl. ROTH, Israel, 63 f.

[81] Eine gute Übersicht über die Struktur dieser Verse gibt PRINSLOO, Theology, 82.

[82] Vgl. dazu BIBERGER, Zukunft, 181; ROTH, Israel, 64.

[83] Vgl. dazu BERGLER, Joel, 270; SCHWESIG, Tag, 134. BECK, Tag, 185 ist insgesamt etwas skeptischer. Er beschreibt den sprachlichen Bezug als eine äußerst lose Berührung. Zu den Bezügen zwischen den Schriften Israels und dem Plagennarrativ vgl. LOEWENSTAMM, Evolution, 70.

[84] Vgl. dazu BERGLER, Joel, 270. Zudem hat BIBERGER, Heil, 181 nachgewiesen, dass diese lexikalische Kombination einzigartig ist.

[85] Zum Verhältnis zwischen lokalen und universellen Darstellungszügen in der *Tag YHWHs*-Rede der Schriftprophetie vgl. WENDEBOURG, Tag, 66.

אשׁ).[86] Das Dritte hingegen ist eine thematische Anspielung auf Gen 19 (תימרות עשׁן).[87]

(b) *Die Motivvermischung*: „Ägyptenplagen (und Sodom-Geschehen) geben den Typos für die globalen Endzeitkatastrophen ab."[88] Dies ist insofern wichtig, da diese Parallelisierung zwischen den Motiven der Sodom und Gomorrha-Perikope und dem Plagennarrativ implizit in allen der zu untersuchenden Texte (inkl. der Offenbarung) in Erscheinung tritt.[89] Dabei ist eine diachrone Verschiebung der Bilderwelten festzustellen. Während in früheren Texten Anspielungen auf Gen 19 deutlicher hervortreten, zeigen sich in Joel Überschneidungen mit dem Plagennarrativ stärker. Die Kombination des Plagennarrativs mit der *Sodom und Gomorrha*-Perikope überrascht nicht, denn sie ist bereits in vorexilischen Texten belegt.[90]

Am 4,10	שׁלחתי בכם דבר בדרך מצרים
Am 4,11	הפכתי בכם כמהפכת אלהים את־סדם ואת־עמרה

Hilfsübersetzung:

Am 4,10	Ich schicke über euch eine Plage (in der Art) wie in Ägypten
Am 4,11	Ich wende euch (הפך) zur Zerstörung (wie) Gott (auch) Sodom und Gomorrha (zerstörte)

Auch in den Fluchreihen des Deuteronomiums geben sich Anspielungen auf die Ägyptentradition und Verweise auf Sodom und Gomorrha die Hand.[91] Darüber hinaus liegt nach B. J. Lietaert Peerbolte auch in der Sapientia Salomonis, in der intensiv auf die Plagentradition zurückgegriffen wird,[92] ebenso eine Verknüpfung der Ägypten- mit der Sodomtradition

---

[86] BIBERGER, Heil, 182 fasst die bisherige Interpretation der Motive folgendermaßen zusammen: „Die Erklärungen von Blut, Feuer und Rauchsäulen sind sehr zahlreich: Sie werden als Hinweise auf Krieg, auf die ägyptischen Plagen, auf einen kultischen Kontext oder auf die Theophanie gedeutet." ROTH, Israel, 68 legt diese Zeichen ausschließlich vor dem Hintergrund des Motivs des Krieges aus. Dies schließt allerdings nicht aus, dass ein Leser aus einer späteren Zeit diese Bilder nicht als eine Anspielung auf den Plagennarrativ gelesen hat.

[87] Zwar gehört עשׁן nicht zum Wortbestand von Gen 19, sondern entstammt der Sinaitheophanie (Ex 19,8). Vgl. dazu BECK, Tag, 185, der sich gegen BERGLER, Joel, 272 wendet. Ferner MÜLLER, Zukunft, 205. Allerdings erscheint עשׁן in den Schriften Israels in Kontexten, in denen Sodom und Gomorrha aufgegriffen wird (z.B. Jos 8,20.21). BECK, Tag, 185 ist hier etwas vorsichtiger. Nach ihm könnten die Bilder von Rauch und Feuer einfach nur „an verbrennende Städte erinnern." Hingegen erscheint ἀτμίς (Joel 3,3 (LXX)) explizit in Gen 19,28 (LXX).

[88] BERGLER, Joel, 272.

[89] Zudem tritt hinzu, dass auch in Offb 18,4 explizit auf Gen 19 zurückgegriffen wird. Vgl. dazu KLAUCK, Sendschreiben, 179.

[90] Vgl. dazu WOLFF, Joel, 261 f. Auch BERGLER, Joel, 272.

[91] Dtn 28,60; 29,22.

[92] Eine Diskussion zum Gebrauch von Exodus-Motiven in der Sapientia Salomonis bieten CHEON, Exodus, 24–107 und SCHWENK-BRESSLER, Sapientia, 129–226.

vor: „In Wis 19:15–17 an implicit reference to the story of Lot in Sodom is made in a passage that describes how sinners receive punishment from God. This theme is elaborated by a reference to the plagues with which God had struck Egypt (Wis 19:6–14). […] There can hardly be any doubt that also for the author of Wisdom the combination of Sodom and Egypt is a combination of archetypical evil and sin.“[93] Eventuell lässt sich darüber hinaus auch in 4Esra 5,7 eine ähnliche Parallelisierung dieser Motive erkennen: *et mare Sodomitum pisces reiciet.*

3.1.2.2 Joel 3,4 und die Wurzel הפך

Die mit הפך/μεταστρέφω konstruierte Verfinsterung der Himmelskörper in Joel 3,4 ist die einzige ihrer Art. Anders als in Joel 2,10, wo mit קדר eine Finsternis beschrieben wird, wird in Joel 3,4 die Wurzel הפך gebraucht, an die durch die Präposition ל jeweils ein Objekt (חשך // דם) angeschlossen ist.[94] Die Sonne verfinstert sich und der Mond verwandelt sich in Blut bevor der Tag YHWHs eintrifft.[95] Ich folge S. Bergler, der in der grammatikalisch so gestalteten Verwandlung des Mondes in Blut eine deutliche Parallele zur Verwandlung des Nilwassers (Ex 7,17.20) sieht.[96] Zudem ermöglicht חשך eine Assoziation von Joel 3,4 mit der Finsternisplage (Ex 10,21.22).[97]

Ex 7,20	ויהפכו כל־המים אשר־ביאר לדם
Joel 3,4	השמש יהפך לחשך והירח לדם

Hilfsübersetzung:

Ex 7,20	Und das gesamte Wasser, das im Nil ist, verwandelte (konsekutives perfekt) sich zu Blut
Joel 3,4	Die Sonne wird sich in Finsternis verwandeln und der Mond zu Blut

הפך ist aber zugleich eine Schnittstelle zwischen der Tradition der ägyptischen Plagen und Gen 18.[98] Betrachtet man die Vielzahl der Belegstellen der Wurzel, begegnen diese beiden Konstanten:

---

[93] LIETAERT PEERBOLTE, Sodom, 80. Vgl. dazu auch SCHWENK-BRESSLER, Sapientia, 316–323; CHEON, Exodus 102.

[94] Zur Beziehung zwischen Joel 2,10 und Joel 3,3–4 vgl. WOLFF, Joel, 81.

[95] „Häufig wird darauf verwiesen, dass Joel 3,3–4a wie Joel 2,10–11a und 4,15–16a von den kosmischen Auswirkungen des JHWH-Tages sprechen. Doch darf man diese Formulierung nicht über einen Kamm scheren. In Joel 2,10–11a und 4,15–16a handelt es sich um Begleiterscheinungen des JHWH-Tages, in Joel 3,3–4a hingegen um dessen Vorzeichen (vgl. 3,4b).“ BIBERGER, Heil, 182.

[96] Vgl. dazu BERGLER, Joel, 272; Gegen BECK, Tag, 185.

[97] Allerdings bin ich in diesem Punkt etwas skeptischer als BERGLER, Joel, 272.

[98] Die Wurzel wird außerhalb des Pentateuchs in einer Vielzahl unabhängiger Zusammenhänge gebraucht. Meistens bedeutet sie dort „wandeln/umwandeln/umkehren“. PRINSOLOO, Theology, 82 glaubt, dass in Joel 3,1–4 ein „play on words“ mit den Wur-

הפך und der Plagennarrativ:	(Ex 7,15.17.20; Ps 78,44; 105,29; 4Q 422 3,6)
הפך und die Zerstörung Sodoms:	(Gen 19,21.25.29; Deut 29,22; Jes 1,7; 13,19; Klgl 4,6; Am 4,11; Jer 49,18; 50,50)

Dabei trennt die Verwendung einer Präposition beide Kontexte, in denen הפך erscheint, voneinander. In allen Texten, in denen mit הפך eine ägyptische Plage konstruiert wird, wird die Wurzel mit der Präposition ל gebraucht (Ex 7,5; 7,17.20; Ps 78,44; 105,29).

Ex 7,17	ונהפכו לדם
Ex 7,20	ויהפכו כל־המים אשר־ביאר לדם
Ps 78,44	ויהפך לדם
Ps 105,29	הפך את־מימיהם לדם
4Q 422 3,7	ויופך לדמ [מימ]יהמה

Die Präposition ל erscheint allerdings nicht, wenn Texte vom Untergang Sodoms berichten. Sodom wird schließlich nicht verwandelt, sondern von Gott zerstört. Deswegen ist הפך dort entweder als Passiv konjugiert (Jer 49,8; Klgl 4,6), wird in einem Nebensatz, in dem Gott das grammatikalische Subjekt ist, nachgestellt (Dtn 29,22) oder Sodom ist durch die Präposition את als Objekt an הפך angeschlossen (Gen 19,21.25.29; Jes 13,19; Jer 50,40).

Joel hingegen gebraucht die aus der Plagentradition bekannte syntaktische Konstruktion הפך + ל, wobei דם als Objekt durch ל an הפך gehängt wird. Durch diese Wortkombination wird automatisch die Verwandlung des Nils (הפך + ל) in Blut (דם) wachgerufen.

Dennoch ist in Joel auch eine Anspielung auf die Sodom und Gomorrha vorhanden. In Joel 3,3 werden nämlich Rauchsäulen (תימרות עשן // ἀτμίδα καπνοῦ) erwähnt. Auch Abraham erblickt in Gen 19,28 beim Zurückschauen auf die zerstörte Stadt Rauchschwaden. Hierbei kann eine diachrone Entwicklung vermutet werden. Die gleiche syntaktische Konstruktion liegt auch Jes 34,9 zu Grunde, allerdings ist dort der Bezug auf Sodom und Gomorrha, der in Joel nur im Subtext vorhanden ist, stärker betont (siehe unten).

Zusammenfassend lässt sich jedenfalls deutlich sagen, dass in Joel 3 auf Ex 7–11 angespielt wird.

---

zeln הפך und שפך geschaffen wurde. BECK, Tag, 177 führt dies als ein Argument gegen eine vorschnelle Trennung der Verse 1–2 und 3–4 an.

3.2 Jesaja 34

Anders als in Joel 3,3–4 spricht Jes 34 nicht von ankündigenden Zeichen des *Tag YHWHs*, sondern von seinen wirklichen Begleiterscheinungen. Ihre Funktion ist es, das Ausmaß des Gottestages narrativ zu veranschaulichen. [99] In Jes 34,8 wird das Motiv des *Tag der Rache* Gottes (יום נקם ליהוה) eingeführt, das in V. 9 mit einer Gerichtsankündigung über Edom verknüpft ist.[100] Edoms Wasserquellen verwandeln sich im Zuge des großen Tages in Pech und die Erde des Landes wird zu Schwefel. V. 9 ähnelt syntaktisch Joel 3,4. Allerdings tritt in Jes 34,9 eine Anspielung auf Gen 19 deutlicher hervor als in Joel 3,3–4.[101] Dennoch ist auch Jes 34,9 mit Ex 7–11 assoziierbar. Ähnlich wie in Ex 7,17.20 und in Joel 3,4 wird in Jes 34,9 die Umwandlung eines Subjekts in einen anderen Zustand durch die grammatikalische Figur הפך + ל beschrieben.

Ex 7,17	דם	ל		ונהפכו	
Ex 7,20	דם	ל	כל־המים אשר־ביאר	ויהפכו	
Jes 34,9	זפת	ל	נחליה	ונהפכו	
	גפרית	ל	ועפרה		
Joel 3,4	חשך	ל		יהפך	השמש
	דם	ל			והירח
4Q 422 3,7	דמ	ל		ויופך	

Der Kontext von Jes 34,9a ermöglicht es zumindest, eine Parallele zwischen diesem Vers und Ex 7–11 zu ziehen, wohingegen das jeweils durch ל an die Wurzel הפך angeschlossene Objekt beide Texte voneinander scheidet. In beiden Fällen wird Wasser (in Ex 7,17.20 das Wasser des Nils und in Jes 34,9a die Quellen Edoms) verwandelt. Gott transferiert in Ex 7,17.20 allerdings Wasser zu דם, wohingegen in Jes 34,9a נחליה in זפת verwandelt werden.

זפת erscheint außerhalb von Jes 34,9 nur noch in Ex 2,3, dort ist die Wurzel aber in einem komplett anderen Zusammenhang belegt.[102] Auch der LXX-Befund ist an dieser Stelle nicht hilfreich, insofern πίσσα nur in Sir 13,1 und Dan 3,46 vorkommt,[103] beide Stellen aber in keiner Relation zu Jes 34,9 stehen.[104] Bei einer Gesamtbetrachtung des Verses 9 und einer

[99] Im Gegensatz zu Joel 3,3–4 haben die Begleiterscheinungen des großen Tages in Jes 34,9 einen lokalen Bezugspunkt. Vgl. dazu WILDBERGER, Jesaja, 1345. Die universellen Züge des *Tag YHWHs* werden hingegen in Jes 34,4–5 beschrieben.

[100] Vgl. dazu BEUKEN, Jesaja, 316 ff.

[101] Dies wird deutlich, wenn Jes 34 im Zusammenhang mit Jes 13 gelesen wird. Vgl. dazu ZAPFF, Prophetie, 240–257 (bes. 250).

[102] Vgl. dazu WILDBERGER, Jesaja, 1345.

[103] Vgl. dazu LUST/EYNIKEL/HAUSPIE, Lexicon, 493.

[104] In den Texten von Qumran ist die Verbindung נחלי זפת allerdings drei Mal belegt (1QHa 11,31; 428 f5,7; 4Q433a f3,9), jedoch nicht in einer Kombination mit הפך, sondern mit der Wurzel אכל. Der Bach aus Pech frisst etwas.

Berücksichtigung der Wurzel הפך zeigt sich zumindest eine kontextuelle Berührung mit Gen 19.

Jes 34,9	ונהפכו נחליה לזפת ועפרה לגפרית והיתה ארצה לזפת בערה
Gen 19,24–25	ויהוה המטיר על־סדם ועל־עמרה גפרית ואש מאת יהוה מן־השמים ויהפך את־הערים האל ואת כל־הככר ואת כל־ישבי הערים וצמח האדמה

Hilfsübersetzung:

Jes 34,9	Und seine Quellen sollen sich in Pech verwandeln und sein Erdreich zu Schwefel und sein Land wird zu brennendem Schwefel (werden).
Gen 19,24–25	Und Adonai ließ auf Sodom und auf Gomorra Schwefel und Feuer regnen, von Gott her vom Himmel herab. Und er verwandelte/vernichtete diese Städte und die gesamte Gegend und alle Einwohner der Städte und das, was auf dem Land, gewachsen ist.

Dies wurde von den Kommentatoren hervorgehoben,[105] wobei aber die inhaltlichen Bezüge zwischen Jes 34,9 und Gen 19 nur sehr lose sind. Schließlich wird die Wurzel הפך jeweils in einem anderen Zusammenhang verwendet. In Jes 34,9 bringt sie einen Transformationsprozess und in Gen 19 die Zerstörung der Stadt selbst zum Ausdruck. Auch גפרית wird in Gen 19 anders als in Jesaja gebraucht. Während das Wort in Jes 34,9 in einer direkten Verbindung mit הפך steht und das Ergebnis des Transformationsprozesses anzeigt, lässt Gott in Gen 19 גפרית regnen (מטר hi.). Trotzdem ist Jes 34,9 mit Gen 19 assoziierbar, wobei ein gleichzeitiges Assoziationspotential des Textes mit dem Plagennarrativ nicht ausgeschlossen ist.

3.3 Jesaja 50

Darüber ob nun auch Jes 50,2–3 Anspielungen auf die Exodustradition enthält, gibt es eine wissenschaftliche Debatte.[106] Ich schließe mich der Meinung von J. Hermisson, der in Jes 50,2–3 einen Bezug auf die Schilfmeertradition und den Plagennarrativ erkennt, an.[107] Diese lassen sich sprachlich verifizieren. Der Text selbst ist für die hier vertretene These höchst interessant. Er wird in Offb 6,12c–14 rezipiert und ist der einzige Text, der nicht der *Tag YHWHs*-Tradition entstammt, weswegen ihn Johannes mit einer Anspielung auf Sach 13 kombiniert hat (siehe oben).

In Jes 50,2 selbst werden vier Fragen aufgeführt, wobei die letzten beiden an Adonais Geschichtsmächtigkeit Zweifel hegen. Darauf folgt eine doppelte Ankündigung von Handlungen Gottes, mit denen implizit die Fragen beantwortet werden. Er will das Meer auszutrocknen, wodurch die Fische sterben werden und ihre Kadaver zu stinken beginnen. Auch den

---

[105] Vgl. dazu WILDBERGER, Jesaja, 1345. Auch BEUKEN, Jesaja, 319.

[106] Vgl. hierzu WATTS, New Exodus, 160 (bes. Anm 122). Ferner PAO, New Exodus, 55–56.

[107] Vgl. dazu HERMISSON, Deuterojesaja, 82 ff.

Himmel will er in Finsternis hüllen. Hierbei werden Teile des Sprachspiels von Ex 7–11 verwendet (דגה, באש, מות).[108]

Jes 50,2b	תבאש דגתם מאין מים ותמת בצמא
Ex 7,18	והדגה אשר־ביאר תמות ובאש היאר
	ונלאו מצרים לשתות מים מן־היאר
Ps 105,29	הפך את־מימיהם לדם וימת את־דגתם

Hilfsübersetzung:

Jes 50,2b	…dass ihre Fische wegen Mangel an Wasser stinken und sterben vor Durst
Ex 7,18	Und die Fische, die im Nil sind, sterben und der Nil stinkt. Und die Ägypter vermögen es nicht mehr, dass Wasser aus dem Nil zu trinken
Ps 105,29	Er verwandelte ihre Wasser zu Blut und tötete ihre Fische

Der inhaltliche Zusammenhang der Nilplage wird etwas abgeändert. Die Fische sterben in Jes 50,2 an Wassermangel und nicht deshalb, weil der Nil anstatt Wasser nun Blut führt. Auch beginnen in Jes 50 die Fische zu stinken und nicht das Wasser wie in Ex 7. Der Verwesungsgeruch der Kadaver erinnert eher an die Froschplage,[109] da in Ex 8,10 der Geruch der angehäuften toten Reptilien selbst die Erde zum stinken bringt (באש).[110] Eventuell kann man sogar in der Todesursache der Fische (Jes 50,2) eine weitere Anspielung auf die Nilplage erkennen. Die Fische sterben vor Durst (Jes 50,2) und die Ägypter können das Wasser nicht mehr trinken, weshalb sie dursten und nach Trinkwasser graben (Ex 7,24).

Bei einer gesamten Durchsicht der Schriften Israels verdeutlicht sich, dass in Jes 50,2 eine Anspielung auf den Plagennarrativ vorliegt. Das dort verwendete דגה ist nur fünfzehn Mal belegt (Gen 1,26.28; Ex 7,18.21; Num 11,5; Dtn 4,18; Ps 105,29; Jes 50,2; Ez 29,4(2x).5; 47,9.10(2x); Jon 2,2). Dabei ist nur in Ex 7,18.21, in Ps 105,29 und in Jes 50,2 von einem Fischsterben die Rede.[111] Eine Durchsicht des HT unter דג, bzw. דגי, und der LXX unter ἰχθύς führt lediglich zu einer weiteren Stelle, die von einem Fischsterben spricht.[112] In Hos 4,3 wird angekündigt, dass Gott aufgrund von Israels Sündigkeit die Schöpfungsordnung umdreht.

---

[108] Vgl. dazu HERMISSON, Deuterojesaja, 84.

[109] Die Wurzel באש ist in Qumran nur fünfmal belegt (1Q 20 21,7; 1Q 21 f43,1; 4Q 204 f5ii 27*2; 4Q 551 f1,5; f3iii,20). 1Q 21 f43,1 ist nicht auswertbar und die verbleibenden Stellen stehen in keinem Zusammenhang mit den ägyptischen Plagen.

[110] Vgl. dazu HERMISSON, Deuterojesaja, 84.

[111] In Ez 29,4.5 wird im Kontext der Gerichtsankündigung über Ägypten dem Pharao angekündigt, dass er zusammen mit den Fischen seines Flusses (Nil) in die Wüste geworfen wird. Von einem Sterben der Fische wird dort allerdings nichts erzählt. Vgl. dazu GREENBERG, Ezechiel, 280 f.

[112] Auch die Schriften aus Qumran helfen hier nicht weiter, da דג nur an einer Stelle bezeugt ist (4Q216 6,12), dort aber nicht von einem Fischsterben gesprochen wird.

Wegen dieses Befundes ist es wahrscheinlich, Jes 50,2 als eine Anspielung auf den ersten ägyptischen Schlag zu betrachten.[113] Anzweifelbar bleibt hingegen, ob die Ankündigung der Finsternis in Jes 50,3 in einer Relation mit der Finsternisplage steht, denn קדרות, das in Jes 50,3 für Dunkelheit steht, ist nur dort belegt. Auch sonst gibt es keine weiteren sprachlichen Parallelen zwischen Jes 50,3 und der ägyptischen Finsternis.[114]

3.4 Ezechiel 38

Dass Ez 38–39 ein sehr wichtiger Intertext der Offenbarung ist, ist weitgehend bekannt.[115] Doch auch fernab der Endkapitel Offb 19–22 spielt dieser Text eine große Rolle. Ez 38,19 wird in Offb 6,12 und in Offb 16,18 rezipiert.

Ez 38,19 selbst ist ein Teil der klar abgrenzbaren Textpassage Ez 38,18–23,[116] deren Bilderwelt mit den ägyptischen Plagen assoziiert werden kann.

Ez 38–39 ist zwar kein *Tag YHWHs*-Text, wird aber von vielen Auslegern in deutlicher Nähe zu dieser Tradition gesehen.[117]

3.4.1 Der sprachliche Befund

Die Strafaktion Gottes gegen Gog selbst und seine Gefolgschaft, von der Ez 38,22 berichtet, wird mit den Bildern *Wolkenbruch*, *Hagel*, *Feuer*, *Blut*, *Pest* und *Schwefel* beschrieben.[118]

---

[113] Vgl. dazu HERMISSION, Deuterojesaja, 84.

[114] Vgl. dazu HERMISSION, Deuterojesaja, 85. Auch die beiden Belege der Wurzel in den Schriften aus Qumran (1QHa 13,31; 4Q 429 f3,3) stehen in keinerlei Beziehung zum Plagennarrativ.

[115] Vgl. dazu die Untersuchungen von BØE, Gog, 235–382. Zur Beziehung zwischen der Offenbarung und Ez 37 vgl. SOMMER, Leben, 170. Zur Rezeption von Ez 38–39 vgl. auch NICKLAS, Battle, 241 f.

[116] Vgl. hierzu die Strukturanalysen von BIBERGER, Heil, 62–65.

[117] So z.B. von CHILDS, Enemy, 189. Auffällig ist, dass genau wie in Jes 34 auch in Ez 38,18–23 ein Ineinander universeller und lokal-konkreter Darstellungszüge bemerkbar ist. Der Einfall Gogs ist genau wie das große Erdbeben konkret auf Israel bezogen. Erst ab V. 20 weitet sich die Erzählperspektive auf die gesamte Schöpfung. Die Gerichtsansage gegen Gog in V. 22 besitzt dagegen wieder lokale Züge. Vgl. dazu BIBERGER, Heil, 63. Zur *Tag YHWHs*-Tradition in Ez 38–39 vgl. BØE, Gog, 121–122.

[118] Die Gerichtsankündigung kann anhand der Verbalhandlungen des Verses in zwei Teile gegliedert werden. An je eine Verbalhandlung in erster Person Singular (1. Person Futur von κρίνω/שפט ni.//βρέχω/מטר hi.) werden mehrere Objekte angeschlossen, die den Modus der Gerichtshandlung beschreiben, mit dem Gott Gog, sein Heer und die ihm folgenden Völker strafen möchte. Die Zuordnung der Objekte zu einem Verb ist allerdings im HT und in der LXX verschieden. Die LXX-Version besitzt einen anderen Verb-Objekt-Bezug als der hebräische Text. Die hebräische Syntax erleichtert die Zweiteilung,

Ez 38,22 (LXX) καὶ κρινῶ αὐτὸν	**θανάτῳ** καὶ **αἵματι** καὶ **ὑετῷ κατακλύζοντι** καὶ **λίθοις χαλάζης** καὶ **πῦρ** καὶ **θεῖον** βρέξω	ἐπ' αὐτὸν καὶ ἐπὶ πάντας τοὺς μετ' αὐ 'τοῦ καὶ ἐπ' ἔθνη πολλὰ μετ' αὐτοῦ

Hilfsübersetzung: Ich werde ihn richten mit Tod und Blut und flutendem Regen und Hagelsteine; und Feuer und Schwefel werde ich auf ihn regnen lassen und auf alle mit ihm und die vielen Völker mit ihm.

Beschränkt man sich auf die textimmanente Lektüre des Ezechielbuches, erscheinen diese Motive eine Kompilation der Bilder aus Ez 5,17 (Blut + Pest) und Ez 13,11.13 (Hagel + Wolkenbruch) zu sein.[119] Liest man Ez 38,22 allerdings intertextuell, so ist es möglich, Berührungen des Verses mit einer Vielzahl von Texten, in denen Gott strafend handelt, herzustellen.[120] Dementsprechend urteilt G.A. Cooke bereits in den 30er Jahren: „The final overthrow of Gog is described in language borrowed not only from Ez., but from other prophetic writings […], and such narratives as Ex. $9^{12\text{ ff. }18\text{ ff.}}$ It is implied that God's people will be preserved as at the Exodus."[121] Zwar ist es in diachroner Hinsicht zu hinterfragen, ob in Ez 38 all diese Motive wirklich rezipiert worden sind. Was allerdings nicht abgestritten werden kann, ist eine motivische Überschneidung mit dem Plagennarrativ. Es ist zunächst irrelevant, ob diese sprachlichen Relationen vom Verfasser intendiert waren. Wichtiger ist die Frage, ob dieser Text zumin-

insofern die Objekte, die שפט nachfolgen, durch die Präposition ב angeschlossen werden. Dagegen ändert sich die syntaktische Konstruktion im zweiten Teil des Verses, insofern nun die Objekte des Satzes zuerst genannt werden. Die Wurzel מטר hi. wird hingegen hintangestellt (וגשם שוטף ואבני אלגביש אש וגפרית אמטיר). Der Wurzel שפט sind die Objekte דבר und דם und der Wurzel מטר die Objekte גשם שוטף, אבני אלגביש sowie אש und גפרית zugeordnet. Dagegen sind an die erste Verbalhandlung im griechischen Text (κρίνω) vier anstatt zwei Objekte angeknüpft. Da der griechische Text die Objekte ohne Präpositionen nur durch eine parataktische Reihung an die Verbalhandlung anschließt, ist man bei einer Gliederung des Verses auf die Kasusdifferenzen der Objekte angewiesen. Die auf κρίνω bezogenen Objekte sind im Dativ flektiert (θανάτῳ καὶ αἵματι καὶ ὑετῷ κατακλύζοντι καὶ λίθοις χαλάζης). Dem Verb βρέχω sind dagegen nur Objekte im Akkusativ zugeordnet (πῦρ καὶ θεῖον).

[119] Vor allem im hebräischen Text ist dies deutlich zu erkennen, da אלגביש in den Schriften Israels nur in Ez 13,11.13 und Ez 38,22 verwendet wird. In der LXX wird im Kontext des Buches Ezechiel nur in Ez 38,22 χάλαζα angeführt.

[120] BIBERGER, Heil, 64 glaubt hingegen, die in Ez 38 verwendeten Motive seien Darstellungen „verschiedene[r] Formen von Naturkatastrophen".

[121] COOK, Ezekiel, 415.

dest der Möglichkeit nach gegen Ende des ersten Jahrhunderts als ein Zeugnis vom großen *Tag YHWHs* gelesen und dieser Vorstellungshorizont über Ez 38 mit den ägyptischen Plagen assoziiert werden konnte.[122] Davon kann ausgegangen werden, denn in Ex 7–11 begegnen die gleichen Worte, mit denen in Ez 38 Gottes wirkmächtige Aktionen beschrieben werden. Die Wurzeln דבר, דם, אש, מטר und שפט gehören zum festen Motivrepertoire von Ex 7–11 (HT). In der LXX-Version von Ez 38,22 ist die Überschneidung der beiden Texte sogar noch deutlicher zu sehen. Nahezu jedes tragende Wort aus Ez 38,22 (LXX) erscheint auch im Plagennarrativ: Neben θάνατος teilen sich beide Texte noch αἷμα (Ex 7,17.19(2x).20.21; Ps 77,44 (LXX); 104,29 (LXX)), ὑετός (Ex 9,29.33.34), χάλαζα (Ex 9,18.19.22.23(2x).24(3x).25(3x).26.28.29.33.34; 10,5.12.15; Ps 77,47.48 (LXX); 104,32 (LXX)), πῦρ (Ex 9,23.24.28; Ps 77,48 (LXX); 104,32 (LXX)), sowie das Verbum βρέχω (Ex 9,23).

Dazu tritt, dass die Gerichtsankündigung in V. 22 in V. 23 in eine nicht an Israel adressierte Form der Erkenntnisformel mündet,[123] die den Zweck des vorhergehenden Verses unmissverständlich bestimmt.[124]

Ex 7,5	καὶ γνώσονται πάντες οἱ Αἰγύπτιοι ὅτι ἐγώ εἰμι κύριος
Ez 38,23	καὶ γνωσθήσομαι ἐναντίον ἐθνῶν πολλῶν καὶ γνώσονται ὅτι ἐγώ εἰμι κύριος
Ex 7,5	וידעו מצרים כי־אני יהוה
Ez 38,23	וידעו כי־אני יהוה

Hilfsübersetzung:

Ex 7,5	Und alle Ägypter werden Erkennen, dass ich der Herr bin
Ez 38,23 (LXX)	Und ich werde mich vor den vielen Völkern zu erkennen geben und sie werden erkennen, dass ich der Herr bin

Eine solche Form der Erkenntnisformel ist für Ex 7–11 typisch. Dadurch sind der Plagennarrativ und das Ezechielbuch miteinander verbunden.[125]

3.4.2 Die Betrachtung des Gebrauchs der Motive

Allein ein sprachlicher Vergleich reicht natürlich noch nicht aus, um eine Assoziierbarkeit zwischen Ez 38,22 und dem Plagennarrativ zu propagieren, insofern die isolierten Vokabeln vielfach außerhalb Ezechiel und Exodus belegt sind. Dennoch ist es nicht von der Hand zu weisen, dass die

---

[122] Zur Beziehung zwischen den neuzeitlichen Definitionsversuchen eines *Tag YHWHs*-Texts und der Frage nach jenen Texten, die Johannes als Zeugnisse des Gottestages gelesen haben könnte, vgl. Kapitel I 5.5.2.

[123] Der Unterabschnitt lässt sich anhand der Erkenntnisformel von der nachfolgenden Texteinheit abgrenzen. Vgl. dazu BIBERGER, Heil, 64.

[124] Vgl. dazu VERVENNE, Phraseology, 474.

[125] Vgl. dazu auch SCHMITT, Tradition, 55, der W. ZIMMERLIS Frühdatierung der Erkenntnisformeln des Plagennarrativs widerspricht.

Kombination dieser Worte in einem solchen Umfang nur in Ez 38,22 und Ex 7–11 erscheint.

(1) *Pest* (דבר / θάνατος)[126] ist zwar in den Schriften Israels ein gängiges Bild, mit dem eine geschichtsmächtige Strafaktion Gottes in Sprache gefasst wird, allerdings erscheint *Pest* fast überall in Kombination mit *Schwert* und *Hunger* (evtl. wilde Tiere) (Lev 26,25; Dtn 32,24; 1Chr 21,12; 2Chr 20,9; Jer 14,12; 15,2; 18,21; 21,6.7.9; 24,10; 27,8; 27,13; 28,8; 29,7.18; 32,24.36; 34,17; 38,2; 42,17.22; 44,13; Klgl 1,20; Ez 5,12.17; 6,11.12; 7,15; 12,16; 14,19.21; 28,23; 33,27; Am 4,10).[127] Ez 38,22 ist eine der wenigen Stellen, in der *Pest* ohne *Hunger* oder *Schwert* erwähnt wird. Hier wird stattdessen *Pest* mit *Blut* parallelisiert (Ez 5,12; 15,9; 28,23; 38,22). Außer in Ez 38,22 und im Motiverepertoire des Plagennarrativs tritt diese Kombination in den Schriften Israels nicht mehr in Erscheinung.[128] Weiterhin sind Anspielungen auf die ägyptische Pestplage als Ausdruck einer göttlichen Strafe nichts Ungewöhnliches (Am 4,10).

(2) Anders als von *Pest* ist in den Schriften Israels relativ selten von *Hagel* die Rede.[129] Ez 38,22 (HT) ist zudem erwähnenswert, da hier anstatt der üblicherweise für Hagel stehenden Wurzel ברד die Wurzel אלגביש (Ez 13,11.13; 38,22) verwendet wird, die außerhalb von Ezechiel nicht mehr vorkommt.[130] Liest man den Vers allerdings in der LXX-Fassung, erscheint χάλαζα. χάλαζα ist in der LXX insgesamt 39mal belegt, davon bereits 19mal im Plagennarrativ der literarischen Exoduserzählung (Ex 9,18.19.22.23(2x).24(2x).25(3x).26.28.29.33.34 10,5.12.15). Auch von seinen fünf Belegen in den Psalmen wird es fünf Mal in den die ägyptischen Plagen erzählenden Geschichtspsalmen Ps 77 (LXX) und Ps 104 (LXX) gebraucht. Ebenso ist χάλαζα in zwei Stellen von Sapientia Salomonis (Weish 5,22; 16,16.22) mit den ägyptischen Plagen verknüpft.

(3) Ez 38,22 nennt parallel zum *Hagel* einen heftigen *Regenguss*.[131] ὑετός ist in der LXX ein Synonym für Fruchtbarkeit. In den meisten seiner Belegstellen erscheint Gott als der Garant für Regen und sorgt somit für Fruchtbarkeit des Landes (Lev 26,2; Dtn 11,11.14; 28,12 1Kön 8,36; 17,14,18,41.44.45; 2Chr 6,27; Ps 71,6 (LXX); 134,7 (LXX); 146,8 (LXX);

---

[126] θάνατος ist eine mehrdeutige Vokabel. Sie kann sowohl „Tod" als auch „Pest" bedeuten. Als Bezeichnung für Pest wurde דבר stets mit θάνατος übersetzt. Vgl. dazu LUST/EYNIKEL/HAUSPIE, Lexicon, 270.

[127] Vgl. dazu GIESEN, Weltherrschaft, 264.

[128] Siehe auch Sir 39,29; 40,9.

[129] Zum Motiv des Hagels in den Schriften Israels und im Plagennarrativ vgl. auch NOEGEL, Seventh, 539.

[130] Auch eine Durchsicht der Schriften aus Qumran brachte keine weitere Belegstelle zum Vorschein.

[131] Zum Motiv des Regens vgl. FUTATO, Rain, 82–94.

Hi 5,10; Joel 2,3; Sach 10,1; Jes 30,23; Jer 5,24; Ez 34,26;). Andere Stellen sprechen davon, dass er den Regen zurückhält und dadurch Unfruchtbarkeit übers Land bringt (Dtn 11,17; 28,24; 2Sam 1,21; 1Kön 8,25; 17,1.7: 18,1; 2Kön 3,17; 2Chr 6,26; 7,13; Am 4,7; Jes 5,6; Jer 14,4; Ez 22,24;).

Nur in zwei Texten außerhalb Ezechiels ist die Rede von Regen, und nicht von Regenentzug, als einer Strafe Gottes – Der Sintfluterzählung (Gen 7,4.12; 8,2) und dem Plagennarrativ (Ex 9,29.33.34; Weish 16,16.22). Bei letzterem tritt ὑετός neben χάλαζα.[132]

(4) Die Syntax in Ez 38,22(LXX) macht es notwendig, den Ausdruck καὶ πῦρ καὶ θεῖον βρέξω als eine Einheit zu lesen, da die beiden Objekte im Akkusativ genannt werden und somit von βρέχω abhängig sind. Alle anderen Objekte des Satzes, mit denen explizite Medien der Strafmaßnahmen näher erläutert werden, stehen im Dativ und sind auf κρίνω bezogen.

Während πῦρ sehr häufig in der LXX erscheint, sind die Belegstellen für θεῖον und βρέχω selten. θεῖον ist nur acht Mal bezeugt (Gen 19,24; Dtn 29,22; 3Makk 2,5; Ps 10,6 (LXX); Hi 18,15; Jes 30,33; Jes 34,9; Ez 38,22). Außer Jes 30,33 und Hi 18,15 wurde damit stets ein Bezug zu Gen 19 hergestellt.

βρέχω ist 13 Mal belegt. In den meisten Stellen hat das Verb nur die Bedeutung *regnen* (z.B. Gen 2,5; Ps 6,7 (LXX); Am 4,7; Joel 2,23; Jes 5,6; Ez 22,24).[133] Im Plagennarrativ wird damit aber der Hagel der Hagelplage näher beschrieben (Ex 9,23). In Gen 19,24 erscheint es in Verbindung mit πῦρ und θεῖον, die ebenso in Ex 38,22 vorliegt. Diese syntaktische Konstellation ist nahezu einzigartig. Deshalb ist es wahrscheinlich, dass in Ez 38,22 eine Anspielung auf die Sodom und Gomorrha-Tradition vorliegt.

4 Zusammenfassung

Alle Texte, auf die in Offb 6,12c–14 angespielt wird (Joel 3; Jes 34; 50; Ez 38), können mit dem Plagennarrativ assoziiert werden.[134] Angesichts der Tatsache, dass Ex 7–11 in der prophetischen Literatur nicht intensiv rezipiert wird, ist es äußerst bemerkenswert, dass sich in Offb 6,12c–14 gleich vier Texte finden lassen, die zumindest eine motivische Nähe zum

[132] Im HT ist der Bezug auf die Sintfluterzählung stärker ausgeprägt, insofern in Ez 38,22 und in Gen 7,12; 8,2 גשם steht. Die Wurzel erscheint nicht in Ex 7–11, allerdings ist sie in Ps 105,32 im Zusammenhang mit den ägyptischen Plagen verwendet worden.

[133] Zur Bedeutungsvielfalt von βρέχω vgl. LUST/EYNIKEL/HAUSPIE, Lexicon, 112 f.

[134] Je jünger der Intertext ist, umso stärker ist der Bezug auf Ex 7–11 zu spüren. Joel, der wahrscheinlich jüngste jener Texte, kann sogar als vom Plagennarrativ literarisch abhängig betrachtet werden.

Plagennarrativ aufweisen. Mit diesen Texten hat Johannes die Begleiterscheinungen des großen Gottestags gestaltet. Da zudem ein Großteil von ihnen im nahen Umfeld der *Tag YHWHs*-Tradition beheimatet ist und Johannes offensichtlich in ihnen etwas vom Gottestag gelesen hat (er hat sich zumindest von ihnen bei der Gestaltung seiner *Tag des Herrn*-Szene inspirieren lassen), hätte er den *Tag des Herrn* mit Leichtigkeit mit den ägyptischen Plagen assoziieren können. Dafür spricht das Assoziationspotential, das diese Texte bergen. Johannes könnte allein durch die synchrone Lektüre der prophetischen Literatur die ägyptischen Plagen in eine Verbindung mit dem großen Gottestag gebracht haben. Diesem Verdacht wird in den folgenden Kapiteln nachgegangen werden. Bestärkt wird die Vermutung durch zwei weitere Indizien:

(1) Drei dieser Texte werden in den Posaunen- und Schalenvisionen nochmals aufgegriffen. Ez 38 steht wahrscheinlich im Hintergrund der ersten Posaune und Ez 38 wird auch in Offb 16,18 erneut rezipiert. Joel spielt dagegen in der fünften Posaunenvision eine große Rolle. Dort finden sich überall auch Anspielungen auf den Plagennarrativ.

(2) Alle Reminiszenzen an Ex 7–11 sind intratextuell mit der *Tag des Herrn*-Szene in Offb 6,12–17 verbunden.

Kapitel IV

Die intratextuelle Relation der ägyptischen Plagen zu den *Tag YHWHs* Passagen

In diesem Kapitel sollen zwei Punkte gezeigt werden:

(1) Offb 6,12–16,21 muss als eine makrostrukturelle Einheit angesehen werden, in der der *Tag des Herrn* dargestellt wird. Ab der *Tag des Herrn*-Szene (Offb 6,12–17) hat Johannes die Syntax und die Semantik seines Sprachgebrauchs drastisch verändert. Diese stilistischen Variationen machen sich vor allem in den Posaunen- und Schalenvisionen bemerkbar und Offb 6,12–16,21 kann schon allein dadurch als eine kohärente Passage erkannt werden. Zudem ist Offb 6,12–17 als ein literarischer Fluchtpunkt angelegt, zu dem hin innerhalb der Posaunen- und Schalenvisionen stetige Rückverweise erfolgen.

Die Plagenrezeption ist ein fester Bestandteil des literarischen Netzwerks, das Offb 6,12–16,21 als zusammenhängenden Makroabschnitt erscheinen lässt. Johannes hat dadurch jene Textpassagen, in denen er Motive aus Ex 7–11 gebraucht hat, mit Offb 6,12–17 verknüpft. Die Funktion der ägyptischen Plagen in der Offenbarung kann von daher nicht verstanden werden, ohne bei der Auslegung das ab Offb 6,12–17 beginnende Netzwerk aus literarischen Verknüpfungen zu berücksichtigen.[1]

(2) Mittels Stichwort- und Motivverknüpfungen hat Johannes die *Tag des Herrn*-Szene mit der Endschlachtszene, dem Gericht über Babylon und der universellen Gerichtsszene in Offb 20,11–15 verbunden. Dies erweckt den Anschein, als ob dort jeweils ein Teil des großen Gottestages erzählt wird.

In diesem Kapitel soll ein Blick auf diese literarischen Verbindungen geworfen werden.

Das Ziel dieses Arbeitsschrittes ist es, ein Profil des *Tags des Herrn* in der Offenbarung zu erstellen und dieses in späteren Analyseschritten (Ka-

---

[1] Dass Motive aus Ex 7–11 sowohl im Posaunen- als auch im Schalenzyklus der Offenbarung rezipiert worden sind, gehört zum Allgemeinwissen der neutestamentlichen Textwissenschaft. Dagegen stand die Frage, warum innerhalb der Siegelvisionen (Offb 6,1–17; 8,1–5.6) nicht auf diesen Text angespielt wird, meist im Hintergrund des Forschungsinteresses. Tatsächlich findet wirklich nur ein expliziter Rückgriff auf die Plagentradition aus dem Exodusbuch im Textabschnitt Offb 8,7–16,21 statt. Vgl. dazu LAMBRECHT, Seals, 366.

pitel VI) mit der *Tag des Herrn*-Tradition des 1. Jahrhunderts n. Chr. zu vergleichen. Es soll gezeigt werden, dass Johannes eine für diese Zeit typische Vorstellung vom Gottestag hatte und seine Rezeption der ägyptischen Plagen ebenso in dieses Profil hineinpasst.

1 Die Modifikation des Sprachgebrauchs in Offb 6,12–16,21

In Kapitel III ist angedeutet worden, dass sich die sechste Siegelvision grammatikalisch-strukturell von Offb 6,1–11 abgrenzt.[2] Dies fasse ich als ein Signal auf, das den Beginn eines neuen Abschnitts (Offb 6,12–16,21) anzeigt. Johannes veränderte ab der *Tag des Herrn*-Szene (Offb 6,12–17) die Sprachgestalt der Offenbarung. Die Syntax und die Semantik von Offb 6,12–16,21 unterscheiden sich drastisch von den vorhergehenden Visionen. Dieser Textausschnitt besitzt ein individuelles Leitwortgefüge und eine spezifische Erzählstruktur, wodurch er als eine kohärente Passage erscheint.

Als Folge der ab Offb 6,12 beginnenden sprachlichen Modifikationen rückt automatisch die fünfte Siegelvision in den Vordergrund. Schließlich wechselt ja nach ihr die Erzählstruktur. Bereits J. P. HEIL hat genau aus diesem Grund die sechste Siegelvision als ein narratives Echo[3] auf die Märtyrerfrage des fünften Siegels ausgelegt.[4] Ich greife die Intention seiner Behauptung auf, wobei ich zugleich nicht unerheblich von seinem Ansatz abweiche. Die *Tag des Herrn*-Szene ist keine isolierte Antwort auf Offb 6,9–11, sondern der Ausgangspunkt eines makrostrukturellen Großkomplexes.[5]

Implizit deutet diese Vermutung zugleich darauf hin, dass viele Gliederungsvorschläge zu den Visionszyklen ergänzt werden können. Bisher ha-

---

[2] Grade wegen dieser grammatikalischen Nuance sollte die klassische Unterteilung der Siebener-Reihen in ein 4+3-, bzw. ein 4+2+1-Schema zumindest den ersten Siebenerzyklus betreffend zugunsten einer 4+1+1+1-Aufteilung neu überdacht werden. Zur klassischen Strukturierung vgl. LAMBRECHT, Seals, 357–377; MOUNCE, Revelation, 177; AUNE, Jesus, 201; DE VILLIERS, Rider, 134.

[3] Diese syntaktische Trennung zwischen den ersten fünf und der sechsten Siegelvision hat eine klare inhaltliche Funktion, deren Zweck es ist, die in Offb 6,9–11 gestellte Frage, wann Gott das Leiden der unterdrückten Glaubensanhänger rechtfertigt, zu beantworten. Ähnlich HEIL, Seal, 230. Ferner LAMBRECHT, Seals, 367 f. Ähnlich auch TAVO, Woman, 137; ROLOFF, Offenbarung, 85. Ab Offb 6,12–17 entfaltet sich eine theozentrische Erzählung, die als eine Resonanz Gottes auf Offb 6,9–11 gelesen werden soll. In diesem Sinne urteilt KLASSEN, Vengeance, 305: „The fulfillment of this prayer for vengeance is described in the rest of the Ap."

[4] Vgl. dazu HEIL, Seal, 230. Ferner COLLINS, Cosmology, 209; DE VILLIERS, Rider, 136; BAUCKHAM, Prayer, 264; GIESEN, Offenbarung, 186.

[5] Dies stimmt mit JAUHIAINEN, Recapitulation, 549 überein, der davon ausgeht, dass ab Offb 6,12–17 das Motiv des *Tages des Herrn* in der Offenbarung literarisch vertieft wird.

ben Ausleger die sechste Siegelvision (Offb 6,12–17) meistens als einen inhaltlichen Höhepunkt des Siegelzyklus beschrieben.[6] Das siebte Siegel (Offb 8,1–5.6) verstanden sie hingegen als eine Überleitung vom Siegelzyklus zu den Posaunenvisionen. Den Textsignalen zu Folge entspringen die Posaunenvisionen (Offb 8,7–9,21; 11,15–19) tatsächlich aus dieser Szene, da in Offb 8,1–5.6 die sieben Posaunenengel in Erscheinung treten. Dass sich ab Offb 6,12 die Syntax und die Semantik des Textes ändern, wurde bisher bei einer Unterteilung des Textes nicht berücksichtigt. Die Sprachführung, die den Zusammenhang eines Textes bewirkt, wird von Gliederungsvorschlägen, die sich nur auf äußerliche Textsignale konzentrieren, nicht beachtet.

Exkurs: Die großen Gliederungsversuche

Viele Ausleger stimmen zwar darin überein, dass die Apokalypse von einem Prolog (Offb 1,1–3) und einem Epilog (Offb 22,6–21) gerahmt wird und ein Briefcorpus (Offb 1,4–3,22) von einem apokalyptischen Hauptteil (Offb 4,1–22,5) abgespalten werden kann.[7] Dissonanz besteht allerdings darin, wie Offb 4,1–22,5 zu untergliedern ist.[8] A. YARBRO COLLINS hat ein Argument von A. FARRER aufgegriffen und überzeugend argumentiert, dass die Offenbarung als Ganzes als eine Aneinanderreihung diverser Siebenerschemata gelesen werden kann.[9] Die Übergänge von einem Visionsblock zum nächsten seien nach ihr fließend und das jeweils siebte Glied einer Visionsreihe verbinde den darauffolgenden Zyklus mit dem vorhergehenden. Dieses literarische Phänomen bezeichnet sie als „Technique of Interlocking"[10] Das siebte Siegel ist in YARBRO COLLINS' Entwurf ein Bindeglied zwischen den Posaunen- und den Siegelvisionen, wobei sie vor allem auf die Verknüpfung der Märtyrerfrage mit den Posaunenvisionen durch Offb 8,1–5.6 hinweist.[11] E. SCHÜSSLER FIORENZA ist hingegen der Meinung, dass die gesamte Offenbarung konzentrisch um die Mitte Offb 10,1–15,4 angeordnet sei.[12] Jeder der drei Makroabschnitte, die vor Offb 10,1–15,4 platziert sind,[13] habe nach ihr einen entsprechenden Gegenpart in Offb 15,1–22,21. Die siebte Siegelvision ist in ihrem Gliederungsversuch integrativer Bestandteil eines Makrokompexes (C), der eine Entsprechung in 15,1–19,10 (C') hat.[14] J. LAMBRECHT konzentriert sich vor allem auf die drei apokalyptischen Visionsreihen. Er ist der Überzeugung, Johannes habe bei der Strukturierung seiner Visions-

[6] Dementsprechend urteilt SCHÜSSLER FIORENZA, Buch, 86: „Das Öffnen der Siegel erreicht seinen Höhepunkt mit dem sechsten Siegel, das den ‚Tag des Herrn' in der Begrifflichkeit verheerender Katastrophen beschreibt."

[7] Vgl. dazu LAMBRECHT, Structuration, 77–80. Ferner TAVO, Structure, 49. Zur konkreten Problemstellung vgl. TÓTH, Redaktion, 324 f.

[8] Einen guten Überblick über die verschiedenen Gliederungssysteme gibt KORNER, Convention, 160 (bes. Anm 2, 3, 4 und 5). Ferner HERMS, Church, 147–154. Auch TAVO, Woman, 25–36.

[9] Vgl. dazu COLLINS, Combat, 13.

[10] Vgl. dazu COLLINS, Combat, 16.

[11] Vgl. dazu COLLINS, Combat, 17 f.

[12] Vgl. dazu SCHÜSSLER FIORENZA, Justice, 175.

[13] Sie zählt auch Offb 11,15–19 zu den vor Offb 10,1–15,4 liegenden Makroabschnitten. Vgl. dazu SCHÜSSLER FIORENZA, Justice, 175.

[14] Vgl. dazu SCHÜSSLER FIORENZA, Justice, 175.

zyklen sowohl sich rekapitulierende als auch steigernde Elemente in den Text mit eingebunden.[15] Lambrechts Begriff „encompassing technique"[16] geht davon aus, dass der Inhalt des siebten Siegels mit der anschließenden Erzählung identisch sei. Bei dieser Deutung wird die Funktion des siebten Siegels darin gesehen, einen nachfolgenden Bereich von der vorhergehenden Erzählung abzugrenzen. Auch der Gliederungsvorschlag von F. TAVO, die der siebten Siegelvision die Rolle eines „narrative joint"[17] zuweist, übersieht die Änderung der sprachlichen Dynamik der Offenbarung, die ab dem sechsten Siegel einsetzt und nach Offb 16,21 abbricht.

Lediglich C. H. GIBLIN deutet anfänglich darauf hin, dass das *Tag des Herrn*-Motiv (Offb 6,12–17) in den Posaunenvisionen fortgeführt wird.[18]

Ausleger sind häufig darüber im Einklang, dass in der Johannesoffenbarung mehrere Gliederungssysteme koexistieren.[19] Der Übergang vom Siegelzyklus zu den Posaunenvisionen ist ein solcher Textabschnitt, der nur durch eine Synopse mehrere semantischer und syntaktischer Ebenen umfassend verstanden werden kann. Äußerliche Gliederungssignale führen den Leser über die siebte Siegelvision vom Siegel- zum Posaunenzyklus. Eine innere Leseführung sorgt hingegen für eine unverkennbare Kohärenz zwischen Offb 6,12–17 und den Posaunen- und Schalenvisionen.[20]

---

[15] Vgl. dazu LAMBRECHT, Structuration, 84 f.

[16] LAMBRECHT, Structuration, 87.

[17] TAVO, Structure, 61. Dadurch möchte sie ausdrücken, dass die siebte Siegelvision sowohl den Siegelzyklus abschließt als auch die Posaunenvisionen einleitet.

[18] Vgl. dazu GIBLIN, Recapitulation, 86 f.

[19] Vgl. dazu KOWALSKI, Rezeption, 472. BEALE, Revelation, 145 gliedert die Offenbarung deshalb sowohl nach inhaltlichen als auch nach formalen Kriterien: „The point is not to focus on the book's structure, as above, but to underscore the logical flow of thought, though that may be difficult at times to trace."

[20] Insofern man die Semantik der Offenbarung als ein zusammenhängendes sprachliches System ansieht, durch das eine kohärente Geschichte erzählt wird, kann man davon ausgehen, dass im sechsten Siegel kein isolierter Handlungsstrang wiedergegeben wird. Vielmehr wird dort die Handlung in den Erzählsträngen der Posaunen- und Schalenvisionen – zumindest den sprachlichen Signalen zufolge – auf je unterschiedliche Art und Weise fortgeschrieben und entfaltet. Die dadurch entstehende Erzähleinheit ist als Ganzes als eine Antwort auf die Märtyrerfrage der fünften Siegelvision aufzufassen (Offb 6,9–11). Bisher wurde die sechste Siegelvision alleine als Antwort auf die Märtyrerfrage gesehen. Vgl. dazu HEIL, Seal, 230. Ferner, GIBLIN, Recapitulation, 86. Zum apokylyptischen Hauptteil als kohärenten *Plot* vgl. ALKIER, Johannesapokalypse, 149; Ferner ALKIER, Re(ve)lation, 289–294. Allerdings stimmt die hier verfolgte Gliederung der Offenbarung nicht mit der von S. ALKIER überein.

2 γίνομαι in Offb 6,12–16,21

Die Erste der syntaktischen und semantischen Variationen in Offb 6,12–16,21 ist der Gebrauch von γίνομαι. Der Aorist von γίνομαι fungiert in dieser Textpassage als ein Leitwort, mit dem mehrere Szenen an Offb 6,12–17 zurückgebunden werden.[21] Auch die Rezeption der ägyptischen Plagen ist in dieses Leitwortgefüge eingebunden.

2.1 Der Plagennarrativ und das Verb γίνομαι

Den Untersuchungen von H.-P. MÜLLER zu Folge rezipierte der Seher Johannes neben einzelnen Motiven aus dem Plagennarrativ auch Teile seiner syntaktischen Struktur selbst. Er erkennt im Gebrauch des Verbes γίνομαι in der 3. Person Medium Aorist eine grammatikalische Parallele zwischen beiden Texten.[22] In der Tat werden Ex (LXX) 7,14–25; 8,12–15; 9,8–12; 9,13–35, 10,21–29 sowie das Erweiswunder (Ex 7,8–13 (LXX)) jeweils durch eine grammatikalische Konstruktion mit γίνομαι eröffnet ((Ex 4,3.4.6) Ex 7,10.12.19; 8,13.14; 9,9.10.11.26.28; 10,21.22), die auch in der Offenbarung anzutreffen ist (καί + ἐγένετο + *Leitmotiv*). Es lassen sich deshalb auch einige Parallelen zwischen beiden Texten ziehen.

Offb 8,7	**καὶ ἐγένετο** χάλαζα καὶ πῦρ [...]	Ex 9.26 οὐκ **ἐγένετο** ἡ χάλαζα
Offb 8,8	**καὶ ἐγένετο** τὸ τρίτον τῆς θαλάσσης αἷμα	Ex 7,19 **καὶ ἐγένετο** αἷμα
Offb 16,2	**καὶ ἐγένετο** ἕλκος κακὸν καὶ πονηρὸν	Ex 9,10 **καὶ ἐγένετο** ἕλκη
Offb 16,3	**καὶ ἐγένετο** αἷμα	Ex 7,19 **καὶ ἐγένετο** αἷμα
Offb 16,4	**καὶ ἐγένετο** αἷμα	Ex 7,19 **καὶ ἐγένετο** αἷμα
Offb 16,10	**καὶ ἐγένετο** [...] ἐσκοτωμένη	Ex 10,22 **καὶ ἐγένετο** σκότος γνόφος

Die grammatikalische Figur καί + ἐγένετο ist aber wesentlich mehr als nur eine Anspielung auf Ex 7–11, denn der Seher konstruierte in Offb 6,12–16,21 damit auch einen Großteil der Leitmotive, die nicht aus dem Plagennarrativ stammen.[23]

---

[21] SATAKE, Offenbarung, 340 erkennt nicht, dass Offb 6,12–17 der Anfangspunkt des Gebrauchs dieses Verbes ist.

[22] Vgl. dazu MÜLLER, Plagen, 269 und 272.

[23] Vgl. dazu AUNE, Revelation 6–16, 868. Ferner SATAKE, Offenbarung, 340.

Offb 6,12	**καὶ** σεισμὸς μέγας **ἐγένετο**
	καὶ ὁ ἥλιος **ἐγένετο** μέλας [...]
	καὶ ἡ σελήνη ὅλη **ἐγένετο** ὡς αἷμα
Offb 8,1	[...] **ἐγένετο** σιγὴ
Offb 8,5	**καὶ ἐγένοντο** βρονταὶ καὶ φωναὶ καὶ ἀστραπαὶ καὶ σεισμός
Offb 8,11	**καὶ ἐγένετο** τὸ τρίτον τῶν ὑδάτων εἰς ἄψινθον
Offb 11,13	**καὶ** οἱ λοιποὶ ἔμφοβοι **ἐγένοντο**
Offb 11,15	**ἐγένετο** ἡ βασιλεία τοῦ κόσμου τοῦ κυρίου ἡμῶν καὶ τοῦ χριστοῦ
Offb 11,19	**καὶ ἐγένοντο** ἀστραπαὶ καὶ φωναὶ καὶ βρονταὶ καὶ σεισμὸς καὶ χάλαζα μεγάλη
Offb 12,7	**Καὶ ἐγένετο** πόλεμος ἐν τῷ οὐρανῷ
Offb 12,10	ἄρτι **ἐγένετο** ἡ σωτηρία
Offb 16,18	**καὶ ἐγένοντο** ἀστραπαὶ καὶ φωναὶ καὶ βρονταὶ καὶ σεισμὸς ἐγένετο μέγας
Offb 16,19	**καὶ ἐγένετο** ἡ πόλις ἡ μεγάλη εἰς τρία μέρη

Demnach greift eine alleinige Ableitung dieser syntaktischen Figuar aus dem Plagennarrativ zu kurz.[24] Johannes hat dafür in Offb 6,12–16,21 einfach zu viele Leitmotive auf diese Weise gestaltet (καί + ἐγένετο + *Leitmotiv*). Eine solche Schlussfolgerung ist nicht viel mehr als eine bloße Spekulation. Dagegen ist ein Umkehrschluss dieses Urteils, dass Johannes Leitmotive aus Ex 7–11 meist durch eine Flexion von γίνομαι in seinen Narrativ eingebaut hat, für die These der Arbeit interessant.[25] Die syntaktische Konstruktion καί + ἐγένετο + *Leitmotiv* fungiert nämlich – was zu zeigen sein wird – als ein Signal einer Leseleitlinie. Der Seher hat durch den regelmäßigen Gebrauch von καί + ἐγένετο + *Leitmotiv* in Offb 6,12–16,21 ein Netzwerk erzeugt, dessen Anfangspunkt Offb 6,12–17 und dessen Endpunkt Offb 16,17–21 ist. Ziel dieser Textmatrix ist es, die Posaunen- und Schalenvisionen als eine narrative Entfaltung des Gottestags erscheinen zu lassen.[26]

2.2 Die sprachliche Darstellung der Posaunen- und Schalenvisionen

2.2.1 καὶ ἐγένετο *und* καὶ εἶδον/καὶ ἤκουσα

2.2.1.1 Die Darstellungsperspektive der ersten fünf Siegelvisionen

Die sprachliche Gestaltung der Visionen im Posaunen- und im Schalenzyklus hebt sich durch eine regelmäßige Benutzung von γίνομαι von den nahezu statisch wirkenden ersten fünf Siegelvisionen ab. Offb 6,1–11 wirkt

---

[24] γίνομαι ist ein *Allerweltswort*, das in der LXX als Übersetzung der Wurzel היה fungiert. Dementsprechend oft ist γίνομαι in der LXX belegt (2224mal). Für eine Ableitung aus dem Plagennarrativ benötigt man deshalb noch weitere Signale. Zur Bedeutung von γίνομαι vgl. LUST/EYNIKEL/HAUSPIE, Lexicon, 120 f.

[25] Offb 9,3 und Offb 16,3 sind Ausnahmen.

[26] Deshalb setzt der Gebrauch dieses Syntagmas in Offb 6,12–17 auch äußerst abrupt ein.

aufgrund seiner Sprache wie ein protokollarischer Augenzeugenbericht, wohingegen die Posaunen- und Schalenvisionen (Offb 6,12–16,21) nahezu die Impulsivität einer lebendigen Erzählung besitzen. Diese unterschiedlichen Charakteristika der einzelnen Abschnitte beruhen auf einer verschiedenartigen syntaktischen und semantischen Konstruktion, die sich anhand der Ausdrücke καὶ ἐγένετο[27] und καὶ εἶδον/καὶ ἤκουσα zeigen lässt. Die Siegelvisionen (bzw. die Schilderungen der Ereignisse, die nach dem Öffnen des Siegels eintreten) sind fast regelmäßig durch die Formulierung καὶ εἶδον und καὶ ἤκουσα eingeleitet worden (Offb 6,1.2.5.8.9.12).[28]

Καὶ εἶδον	ὅτε ἤνοιξεν τὸ ἀρνίον μίαν ἐκ τῶν ἑπτὰ σφραγίδων,
καὶ ἤκουσα	ἑνὸς ἐκ τῶν τεσσάρων ζῴων λέγοντος ὡς φωνὴ βροντῆς· ἔρχου.
καὶ εἶδον,	καὶ ἰδοὺ ἵππος λευκός, καὶ ὁ καθήμενος ἐπ' αὐτὸν ἔχων τόξον καὶ ἐδόθη αὐτῷ στέφανος καὶ ἐξῆλθεν νικῶν καὶ ἵνα νικήσῃ.
	Καὶ ὅτε ἤνοιξεν τὴν σφραγῖδα τὴν δευτέραν,
ἤκουσα	τοῦ δευτέρου ζῴου λέγοντος· ἔρχου. καὶ ἐξῆλθεν ἄλλος ἵππος πυρρός, καὶ τῷ καθημένῳ ἐπ' αὐτὸν ἐδόθη αὐτῷ λαβεῖν τὴν εἰρήνην ἐκ τῆς γῆς καὶ ἵνα ἀλλήλους σφάξουσιν καὶ ἐδόθη αὐτῷ μάχαιρα μεγάλη.
	Καὶ ὅτε ἤνοιξεν τὴν σφραγῖδα τὴν τρίτην,
ἤκουσα	τοῦ τρίτου ζῴου λέγοντος· ἔρχου.
καὶ εἶδον,	καὶ ἰδοὺ ἵππος μέλας, καὶ ὁ καθήμενος ἐπ' αὐτὸν ἔχων ζυγὸν ἐν τῇ χειρὶ αὐτοῦ.
καὶ ἤκουσα	ὡς φωνὴν ἐν μέσῳ τῶν τεσσάρων ζῴων λέγουσαν· χοῖνιξ σίτου δηναρίου καὶ τρεῖς χοίνικες κριθῶν δηναρίου, καὶ τὸ ἔλαιον καὶ τὸν οἶνον μὴ ἀδικήσῃς.
	Καὶ ὅτε ἤνοιξεν τὴν σφραγῖδα τὴν τετάρτην,
ἤκουσα	φωνὴν τοῦ τετάρτου ζῴου λέγοντος· ἔρχου.
καὶ εἶδον,	καὶ ἰδοὺ ἵππος χλωρός, καὶ ὁ καθήμενος ἐπάνω αὐτοῦ ὄνομα αὐτῷ [ὁ] θάνατος, καὶ ὁ ᾅδης ἠκολούθει μετ' αὐτοῦ καὶ ἐδόθη αὐτοῖς ἐξουσία ἐπὶ τὸ τέταρτον τῆς γῆς
	[...]
	Καὶ ὅτε ἤνοιξεν τὴν πέμπτην σφραγῖδα,
εἶδον	ὑποκάτω τοῦ θυσιαστηρίου τὰς ψυχὰς τῶν ἐσφαγμένων διὰ τὸν λόγον τοῦ θεοῦ καὶ διὰ τὴν μαρτυρίαν ἣν εἶχον.
	[...]
Καὶ εἶδον	ὅτε ἤνοιξεν τὴν σφραγῖδα τὴν ἕκτην [...]

Die starke Abhängigkeit ihrer Szenen von καὶ εἶδον und καὶ ἤκουσα bekräftigt nachdrücklich die literarische Rolle von Johannes als Ich-Erzähler.

[27] Zum Gebrauch des Ausdrucks vgl. AUNE, Revelation 6–16, 863; LAMBRECHT, Opening, 364. Auch TÓTH, Kult, 170 (v.a. Anm. 50).

[28] Vgl. dazu DESILVA, Seeing, 121. Der Ausdruck καὶ ἤκουσα ist tief in der prophetischen Tradition verwurzelt (z.B. Jes 6,8; Ez 1,28; 3,12; 35,12.13; Dan 8,16; 10,9; 12,7.8). Auch die Formel καὶ εἶδον entstammt den prophetischen Schriften der LXX (z.B. Zef 2,1.5; 5,1.9; 6,1; Ez 1,1.4.15.18.27.28; 2,9; 3,13; 3,23; 8,2.4.10; 10,1.8.9.15.20.22; 11,1; 37,8; 44,4; Dan 8,2.3.4.7; 10,5.7.8; 12,5). Zum Gebrauch von καὶ ἰδοὺ vgl. KARRER, Brief, 222.

Ihr regelmäßiger Gebrauch stilisiert Offb 6,1–11 zu einer protokollartigen Aneinanderreihung von diversen Sinneseindrücken. Jede einzelne Stelle betont, dass der gesamte Plot von der Wahrnehmungsperspektive des Sehers abhängig ist.

2.2.1.2 Der Wechsel der Darstellungsperspektive in den Posaunen- und Schalenvisionen

Anders als in den ersten fünf Siegelvisionen steht in den Posaunen- und Schalenvisionen der Ich-Erzähler nicht mehr im Vordergrund. Hier verändert sich die gesamte Erzählperspektive.[29] Die Schilderung der Visionen erfolgt nun in der 3. Person und Verben der Sinneswahrnehmung, durch die die ersten fünf Siegel noch als Impressionen von Johannes erschienen sind, begegnen in dieser Passage nur noch selten.[30] Stattdessen verwendete der Seher dort καὶ ἐγένετο, um seine Bilderwelt zu konstruieren. Die sechste Siegelvision ist der erste Textabschnitt, dessen Syntax auf καὶ ἐγένετο basiert. Ab der ersten Erwähnung des Gottestags (Offb 6,12–17) sind nun alle folgenden Visionen der Siebenerreihen durch eine mediale Aoritstflexion von γίνομαι konstruiert.

[29] Der Modus der Erzählung ändert sich und die Erzählinstanz tritt in eine größere Distanz zur erzählten Welt. Zum Begriff *Distanz* in der Erzähltheorie vgl. GENETTE, Erzählung, 116 f.

[30] Offb 16,1 und die Wasserengelszene (Offb 16,5–7) sind die einzigen Ausnahmen.

Offb 6,12	**καὶ** σεισμὸς μέγας **ἐγένετο καὶ** ὁ ἥλιος **ἐγένετο** μέλας ὡς σάκκος τρίχινος καὶ ἡ σελήνη ὅλη **ἐγένετο** ὡς αἷμα
Offb 8,1	Καὶ ὅταν ἤνοιξεν τὴν σφραγῖδα τὴν ἑβδόμην, **ἐγένετο** σιγὴ
Offb 8,5	**καὶ ἐγένοντο** βρονταὶ καὶ φωναὶ καὶ ἀστραπαὶ καὶ σεισμός.
Offb 8,7	Καὶ ὁ πρῶτος ἐσάλπισεν· **καὶ ἐγένετο** χάλαζα καὶ πῦρ μεμιγμένα ἐν αἵματι
Offb 8,8	Καὶ ὁ δεύτερος ἄγγελος ἐσάλπισεν [...] **καὶ ἐγένετο** τὸ τρίτον τῆς θαλάσσης αἷμα
Offb 8,11	**καὶ ἐγένετο** τὸ τρίτον τῶν ὑδάτων εἰς ἄψινθον
Offb 11,13	**Καὶ** ἐν ἐκείνῃ τῇ ὥρᾳ **ἐγένετο** σεισμὸς μέγας [...] καὶ οἱ λοιποὶ ἔμφοβοι **ἐγένοντο**
Offb 11,15	Καὶ ὁ ἕβδομος ἄγγελος ἐσάλπισεν· **καὶ ἐγένοντο** φωναὶ μεγάλαι ἐν τῷ οὐρανῷ λέγοντες· **ἐγένετο** ἡ βασιλεία τοῦ κόσμου τοῦ κυρίου ἡμῶν καὶ τοῦ χριστοῦ αὐτοῦ
Offb 11,19	**καὶ ἐγένοντο** ἀστραπαὶ καὶ φωναὶ καὶ βρονταὶ καὶ σεισμὸς καὶ χάλαζα μεγάλη.
Offb 12,7	**Καὶ ἐγένετο** πόλεμος ἐν τῷ οὐρανῷ
Offb 12,10	ἄρτι **ἐγένετο** ἡ σωτηρία καὶ ἡ δύναμις καὶ ἡ βασιλεία τοῦ θεοῦ ἡμῶν
Offb 16,2	Καὶ ἀπῆλθεν ὁ πρῶτος καὶ ἐξέχεεν τὴν φιάλην αὐτοῦ εἰς τὴν γῆν, **καὶ ἐγένετο** ἕλκος κακὸν καὶ πονηρὸν
Offb 16,3	Καὶ ὁ δεύτερος ἐξέχεεν τὴν φιάλην αὐτοῦ εἰς τὴν θάλασσαν, **καὶ ἐγένετο** αἷμα
Offb 16,4	Καὶ ὁ τρίτος ἐξέχεεν τὴν φιάλην αὐτοῦ [...] **καὶ ἐγένετο** αἷμα.
Offb 16,10	Καὶ ὁ πέμπτος ἐξέχεεν τὴν φιάλην αὐτοῦ ἐπὶ τὸν θρόνον τοῦ θηρίου, **καὶ ἐγένετο** ἡ βασιλεία αὐτοῦ ἐσκοτωμένη
Offb 16,17	Καὶ ὁ ἕβδομος ἐξέχεεν τὴν φιάλην αὐτοῦ ἐπὶ τὸν ἀέρα, καὶ ἐξῆλθεν φωνὴ μεγάλη ἐκ τοῦ ναοῦ ἀπὸ τοῦ θρόνου λέγουσα· **γέγονεν.**
Offb 16,18	**καὶ ἐγένοντο** ἀστραπαὶ καὶ φωναὶ καὶ βρονταὶ καὶ σεισμὸς ἐγένετο μέγας, οἷος **οὐκ ἐγένετο** ἀφ᾽ οὗ ἄνθρωπος **ἐγένετο** ἐπὶ τῆς γῆς τηλικοῦτος σεισμὸς οὕτως μέγας.
Offb 16,19	**καὶ ἐγένετο** ἡ πόλις ἡ μεγάλη εἰς τρία μέρη

Es ist äußerst auffällig, dass die 3. Person des Verbes im Aorist im apokalyptischen Hauptteil nicht vor Offb 6,12 belegt ist und nach Offb 16,21 (so gut wie)[31] nicht mehr in Erscheinung tritt (Offb 6,12 (3x); 8,1.5.7.8.11.; 11,13(2x).15(2x).19; 12,7.10; 16,2.3.4.10.18(4x).19). Dieser häufige Gebrauch der Konstruktion καί + ἐγένετο + *Leitmotiv* erlaubt es, von einem sprachlich-syntaktischen Netzwerk zu sprechen.

[31] Offb 18,2 ist die einzige Ausnahme.

2.2.2 καὶ ἐγένετο, γέγονεν *und der Höhepunkt des Abschnitts 6,12–16,21*

Johannes hat durch den Gebrauch von καί + ἐγένετο + *Leitmotiv* eine Leseleitlinie erzeugt, die den Leser vom Ausbruch des Gottestags unausweichlich zum Gericht über Babylon führt, das in der siebten Schalenvision durch γέγονεν[32] als bereits vollzogen geschildert worden ist. γέγονεν hat dort zwei Funktionen:

(1) Rein auf der Inhaltsebene beschreibt das Perfekt von γίνομαι den Gerichtsakt über Babylon (17,1–18,24) als eine im Zuge der siebten Schalenvision bereits vollzogene Handlung.[33] Dadurch hat Johannes in den Schalenvisionen einen Zugang zu Offb 17,1–22,7 entstehen lassen, wo bekanntlich das große Gericht über Babylon, sowie die Endschlacht (Offb 16,14; 19,11–21) und das im Kontrast zu Babylon gestaltete[34] himmlische Jerusalem (Offb 21,1–22,5; 21,6 [γέγοναν]) en Detail dargestellt werden.[35] Diese Textabschnitte erscheinen somit als Appendices der siebten Schale.

(2) Durch γέγονεν korreliert das Gericht über Babylon mit der *Tag des Herrn*-Szene.[36] Schließlich markiert γέγονεν einen gewissen *Höhepunkt* der durch γίνομαι erzeugten Leitwortlinie, die in Offb 6,12–17 ihren Anfangspunkt hat.[37] Mit γέγονεν hat Johannes den Effekt erzeugt, das sich die

---

[32] Vgl. dazu RUIZ, Ezekiel, 258. Die Form wird ein zweites Mal gebraucht (Offb 21,6), um die Niederkunft des himmlischen Jerusalems zu beschreiben. Die Offenbarung setzt dadurch beide Abschnitte in ein Spannungsverhältnis. Vgl. dazu BAUER, Messiasreich, 107 f. Ferner GIBLIN, Millenium, 567–569. Eine Verwendung der Form, um den Inhalt eines Ausspruchs auszudrücken, ist weder in der LXX (Gen 3,22; 18,12; 38,14; 44,28; Ex 2,14; 8,11; 9,18.24; 10,14; 11,16; 32,1.23, 34,10; Lev 8,30; Dtn 4,32; 17,4; Ri 19,30; 1Sam 4,7; 6,9; 14,38; 28,16; 29;3; 1Kön 1,27; 2,29; 3,12.13;10,20; 12,24; Est 10,3; 1Makk 14,17; 2Makk 5,17;7,18; Koh 1,10; 3,15; Hi 23,2; Sir 45,13; Joel 1,2; 2,2; Hab 1,3; Mal 1,9; Jer 2,10; Ez 21,20; 37,11; 44,25; Dan (Theod.) 9,12; 12,1) noch im NT (Mt 1,22; 19,8; 21,4; 24,21; 25,6; 26,56; Mk 5,33; 9,21; 13,19; 14,4.22; Joh 1,3.15.30; 12,30; 14,22; Apg 4,16; Röm 2,25; 11,5.25; 2Kor 1,19; 5,17; Gal 3,24; 1Thess 2,1.14; Heb 7,16.22; Jak 2,10; 5,2; 2Pet 2,20) belegt. Zur Debatte, woher die Stimme kommt, die γέγονεν ausspricht, bzw. wer sich hinter der Stimme verbirgt vgl. BEALE, Revelation, 841. Ferner GIBLIN, Revelation, 156 f. Zum (indirekten) Höhepunkt der Zyklen, der durch γέγονεν signalisiert wird, vgl. JAUHIAINEN, Recapitulation, 555. Auch MÜLLER, Offenbarung, 278; SATAKE, Offenbarung, 339, GIBLIN, Correlations, 502 f.

[33] Vgl. dazu FREY, Cult, 240. Ferner FREY, Eschatologie, 512; ROLOFF, Weltgericht, 115. Ähnlich WHITAKER, Stars, 200.

[34] Zur strukturellen Einordnung der Vision des himmlischen Jerusalems und zum mikrostrukturellen Aufbau der Textpassage vgl. DEUTSCH, Transformation, 109–111 und 122–124. Ferner GRIMM, Lebensraum, 174–179 und 182–184; LICHTENBERGER, Kürze, 278.

[35] Vgl. dazu BAUER, Messiasreich, 108.

[36] Ähnlich GIBLIN, Millenium, 567.

[37] Das Leitwortgefüge um γίνομαι endet in der siebten Schalenvision, wobei sein Schlusspunkt grammatikalisch durch einen Wechsel der Aoristflexion des Verbes in den

Handlungsprogression steigert. Der Leser erhält dadurch den Eindruck, dass der Narrativ einer Klimax entgegenläuft. Diesem Trugschluss wirkte Johannes allerdings dadurch entgegen, dass er in der siebten Schalenvision (Offb 16,17–21) Stichworte und Motive aus Offb 6,12–17 aufgegriffen hat (siehe unten).[38] Deswegen bildet sich eine Klammer um den makrostrukturellen Bereich Offb 6,12–16,21, die die siebte Schale (und somit auch das Gericht über Babylon) als ein Teil des *Tag des Herrn* erscheinen lässt.[39] Diese Verbindung zwischen einer Gerichtsansage an Babylon und dem Gottestag ist kein Novum. Bereits in Jes 13 (v.a. Jes 13,1.13.19) werden der Untergang Babylons und der *Tag YHWHs* miteinander verknüpft.

2.3 Zwischenfazit – Die Rezeption des Plagennarrativs als Teil eines ab Offb 6,12–17 beginnenden makrostrukturellen Netzwerks

Es kann ein erstes Argument erhoben werden, das die These, Johannes habe die ägyptischen Plagen im Kontext seiner *Tag des Herrn*-Vorstellung rezipiert, stützt. Nahezu alle Motivelemente, die aus Ex 7–11 stammen, wurden von ihm grammatikalisch durch καὶ ἐγένετο in den Text eingebunden. Dadurch ist die Plagenrezeption automatisch Teil eines sprachlichen Netzwerkes, dessen Ursprung in der *Tag des Herrn*-Szene liegt. Diese Textmatrix durchwebt den makrostrukturellen Abschnitt Offb 6,12–16,21 und führt den Leser automatisch zum Gericht über Babylon. All jene Bereiche sind dadurch automatisch auf die *Tag des Herrn*-Szene bezogen, insofern ein Leser, der der Leserichtung folgt, in Offb 6,12–17 das erste Mal auf καὶ ἐγένετο stößt. Darüber hinaus hat der Seher viele Szenen der Passage Offb 6,12–16,21 mit Stichworten angereichert, die die Posaunen- und Schalenvisionen mit Offb 6,12–17 verbinden. Diese erscheinen impli-

---

Perfektstamm unterstrichen wird. Vgl. dazu MÜLLER, Plagen, 269. AUNE, Revelation 6–16, 899; LAMBRECHT, Structuration, 94; Ähnlich MORANT, Kommen, 296; SATAKE, Offenbarung, 340.

[38] Die in Offb 6,12–16,21 entfaltete Handlung ist weder als eine reine Rekapitulation eines Ereignisses noch als ein Teil einer chronologisch verlaufenden Erzählabfolge zu sehen, sondern als eine Kombination von beiden. Deshalb eignet sich das auf E. SCHÜSSLER FIORENZA zurückgehende Bild einer Spirale sehr gut, um die Anordnung der erzählten Ereignisse dieses Textabschnittes zu beschreiben. Vgl. dazu BEALE, Revelation, 129 (bes. Anm 93, wo er sich mit E. SCHÜSSLER FIORENZAS Meinung auseinandersetzt). Um diesen Effekt zu erreichen, hat Johannes steigernde Erzählelemente in die sich rekapitulierenden Passagen eingebaut. Ähnlich DESILVA, Seeing, 290; BEALE, Revelation, 128. Eine gute Übersicht über die sich rekapitulierenden Elemente ist dort der Tabelle zu entnehmen. Ferner HERMS, Church, 159.

[39] Darauf stützt sich die Vermutung von JAUHIAINEN. Vgl. dazu die Tabelle bei JAUHIAINEN, Recapitulation, 557. Allerdings erkennt er die sprachlichen Verbindungslinien nicht, die Offb 6,12–16,21 zu einem kohärenten Textabschnitt machen.

zit als eine detailgetreuere Schilderung der Phänomene des großen Gottestags.

3 Offb 6,12–14 und die Plagenrezeption – Stichwort- und Motivverknüpfungen

Johannes hat die ägyptischen Plagen in den Posaunen- und Schalenvisionen in einen Kontext gesetzt, der mit Motiven gespickt ist, die in Offb 6,12–17 zum Repertoire der Begleiterscheinungen des *Tag YHWHs* gehören.[40] Teilweise sind diese sprachlichen Elemente mit den aus Ex 7–11 rezipierten Bildern vermischt worden.

3.1 Offb 6,12–14 und die Heuschrecken

3.1.1 ἀκρίς als Schnittpunkt zweier Traditionen

Ein erstes Motivcluster, in dem die *Tag YHWHs*-Tradition mit den ägyptischen Plagen verschmolzen zu sein scheint, begegnet in Offb 9. Heuschrecken, das Grundmotiv der fünften Posaunenvision (Offb 9,3),[41] sind neben der ägyptischen Plagentradition (Ex 10,4.12.13.14.19; Ps 77,46 (LXX); 104,34 (LXX); Weish 16,9)[42] auch in der *Tag YHWHs*-Tradition (Joel 1,4; 2,25; Am 7,1) beheimatet.[43]

Die fünfte Posaune und die ägyptische Heuschreckenplage

Offenbarung		Die Tradition der ägyptischen Plagen	
9,3	καὶ ἐκ τοῦ καπνοῦ ἐξῆλθον **ἀκρίδες** εἰς τὴν γῆν	καὶ ὁ ἄνεμος ὁ νότος ἀνέλαβεν **τὴν ἀκρίδα**	Ex 10,13
9,4	καὶ ἐρρέθη αὐταῖς ἵνα μὴ ἀδικήσουσιν **τὸν χόρτον** τῆς γῆς οὐδὲ πᾶν **χλωρὸν** οὐδὲ πᾶν δένδρον	καὶ κατέφαγεν πᾶσαν βοτάνην τῆς γῆς καὶ πάντα τὸν καρπὸν τῶν ξύλων ὃς ὑπελείφθη ἀπὸ τῆς χαλάζης οὐχ ὑπελείφθη **χλωρὸν** οὐδὲν ἐν τοῖς ξύλοις. καὶ ἐν πάσῃ βοτάνῃ τοῦ πεδίου ἐν πάσῃ γῇ	Ex 10,15
		καὶ κατέφαγεν πάντα **τὸν χόρτον** ἐν τῇ γῇ αὐτῶν καὶ κατέφαγεν τὸν καρπὸν τῆς γῆς αὐτῶν	Ps 104,35 (LXX)

[40] Ähnlich BEALE, Revelation, 398.

[41] Zur Verbindung der apokalyptischen Heuschrecken mit der Nordfeindtradition vgl. BERGLER, Joel, 289–292. In Offb 9 werden die Heuschrecken zu einem apokalyptischen Heer, das zur Endschlacht gesammelt wird, stilisiert. Dadurch setzt sich in Offb 9 eine Tendenz fort, die bei Joel angelegt und sich in Am 7 (LXX) durchgesetzt hat.

[42] Vgl. dazu AUNE, Revelation 6–16, 527; BEALE, Revelation, 494 f.; MORANT, Kommen, 173.

[43] Zur Beschreibung der Heuschrecken vgl. PEZZOLI-OLGIATI, Täuschung, 111–114.

Die fünfte Posaune und Heuschrecken der *Tag YHWHs*-Tradition

Offenbarung		*Tag YHWHs*-Tradition	
9,3	καὶ ἐκ τοῦ καπνοῦ ἐξῆλθον **ἀκρίδες** εἰς τὴν γῆν	καὶ ἰδοὺ ἐπιγονὴ **ἀκρίδων** ἐρχομένη ἑωθινή καὶ ἰδοὺ βροῦχος εἷς Γωγ ὁ βασιλεύς	Am 7,1 (LXX)
9,4	καὶ ἐρρέθη αὐταῖς ἵνα μὴ ἀδικήσουσιν **τὸν χόρτον** τῆς γῆς οὐδὲ πᾶν χλωρὸν οὐδὲ πᾶν δένδρον	καὶ ἔσται ἐὰν συντελέσῃ τοῦ καταφαγεῖν **τὸν χόρτον τῆς γῆς**	Am 7,2 (LXX)

Hilfsübersetzung:

Offb 9,3	Und aus dem Rauch kamen Heuschrecken heraus auf die Erde
Offb 9,4	Und ihnen wurde gesagt, dass sie nicht schädigen das Gras der Erde noch jedes Grün noch jeden Baum
Am 7,1	Und siehe, ein Wachstum (Schwarm) an Heuschrecken kommend am frühen Moren und siehe, eine Heuschrecke (war) der König Gog
Am 7,2	Und es ereignete sich, nachdem sie es beendeten, das Gras der Erde zu essen…
Ex 10,13	Und der Südwind (LXX) brachte die Heuschrecken herbei
Ex 10,15	Und sie fraßen die gesamte Vegetation des Landes und jede Frucht der Bäume, welche vom Hagel übriggelassen wurde. Und nichts (frei) Grünes wurde übriggelassen, weder an den Bäumen noch an der ganzen Vegetation des Feldes im ganzen Land Ägypten.
Ps 104,35	Und sie fraßen alles Grüne in ihrer Erde und sie fraßen die Frucht ihrer Erde

Hier soll gezeigt werden, wie der Seher eine Reminiszenz an die ägyptischen Plagen in einen Kontext platziert hat, der mit intratextuellen Rückverweisen auf die *Tag des Herrn*-Szene gespickt ist. Um den Auftritt der Heuschrecken zu inszenieren, schuf der Seher mehrere ineinander übergehende literarische Ereignisse:

(1) Der Seher nimmt einen Stern wahr, der vom Himmel fällt (Offb 9,1bc).
(2) Dieser Stern, der wiederum den Schlüssel zur Unterwelt besitzt (Offb 9,1d), schließt den Abgrund auf (Offb 9,2a).[44]
(3) Daraus steigt eine Rauchwolke auf, die die Sonne verfinstert (Offb 9,2b).
(4) Aus diesem aus der Sinaitradition stammenden Bild (ὁ καπνὸς ὡς καπνὸς καμίνου Ex 19,8 // καπνὸς […] ὡς καπνὸς καμίνου Offb 9,2b), das auch in der *Tag YHWHs*-Darstellung des Joelbuches rezipiert worden ist (Joel 3,3), schwärmen die Heuschrecken (Offb 9,3a).[45]

[44] Dieses Motiv wird in Offb 20,1–3 erneut aufgegriffen.
[45] Vgl. dazu PEZZOLI-OLGIATI, Täuschung, 107.

Innerhalb dieses literarischen Komplexes vernetzen zwei Motive die gesamte Szenerie mit Offb 6,12–17 – der gefallene Stern und die verfinsterte Sonne. Dem zuletzt genannten Motiv wird ein eigener Unterpunkt gewidmet.

3.1.2 Der gefallene Stern

Die fünfte Posaunenvision und das sechste Siegel überschneiden sich, da die Verse Offb 6,13a und Offb 9,1bc deutliche syntaktische und semantische Parallelen aufweisen.

Offb 6,13a	καὶ	οἱ ἀστέρες	**τοῦ οὐρανοῦ**	ἔπεσαν	**εἰς τὴν γῆν**
Offb 9,1bc	καὶ εἶδον	ἀστέρα	ἐκ **τοῦ οὐρανοῦ**		
				πεπτωκότα	**εἰς τὴν γῆν**

Hilfsübersetzung:
Offb 6,13a Und die Sterne des Himmels fielen auf die Erde
Offb 9,1bc Und ich sah einen Stern, aus dem Himmel gefallen auf die Erde

Der Satz καὶ εἶδον ἀστέρα ἐκ τοῦ οὐρανοῦ πεπτωκότα εἰς τὴν γῆν (Offb 9,1bc), mit dem der Seher die fünfte Posaunenvision beginnen lässt, erweckt sogar den Anschein, als ob nun ein Aspekt von Offb 6,12–14 präziser reflektiert werde. Natürlich hat Johannes dazu die Syntax von Offb 6,13a in Offb 9,1 entsprechend modifiziert. Das finite Verb aus Offb 6,13a wechselt vom Erzähltempus in ein Partizip Perfekt, mit dem der wahrgenommene Stern näher bestimmt wird. Auf diese Weise entsteht der Eindruck, Offb 9,1bc sei eine Retrospektive auf Offb 6,13a.[46] Zudem ist das pluralische Subjekt aus Offb 6,13a (οἱ ἀστέρες τοῦ οὐρανοῦ) in Offb 9,1b zu einem Akkusativobjekt im Singular umgestaltet worden (ἀστέρα ἐκ τοῦ οὐρανοῦ), das von καὶ εἶδον abhängig ist. Dadurch wird der Anschein erweckt, hier würde nun ein spezifisches Ereignis aus Offb 6,13a nochmals erzählt werden. [47] Die semantischen Parallelen beider Verse, die lediglich

[46] Etwas anders PEZZOLI-OLGIATI, Täuschung, 106: „Im Gegensatz zum Aorist von 6,13, der eine einmalige und abgeschlossene Zerstörung umschreibt, liegt in Offb 9 eine perfektische Form vor. Im Gegensatz zu 6,13 erschöpft sich das Stürzen des Sternes nicht im Fallen selbst, sondern dieses bildet nur die Ausgangssituation, deren verheerende Folgen für Gegenwart und Zukunft erst im Verlauf der Vision geschildert werden."

[47] Sicher mag sich hinter der Motivik von Offb 9,1 auch ein mehr oder weniger stark ausgeprägter Anklang an die Tradition des Engelssturzes verbergen. Dies ist zumindest sehr häufig in der Kommentarliteratur zu lesen. Vgl. dazu PEZZOLI-OLGIATI, Täuschung, 105 f. Sie sieht vor hier eine inhaltliche Parallele zu 1Hen 86,1.3 und 88,1. Ich hingegen interpretiere dieses Motiv textimmanent, ohne aber zu leugnen, dass es – intertextuell gelesen – im Zusammenhang mit der Tradition des Engelssturzes stehen kann. Vgl. dazu auch AUNE, Revelation 6–16, 525; GIESEN, Offenbarung, 217; MOUNCE, Revelation, 179. Eine religionsgeschichtliche Untersuchung zur Tradition des Satanssturzes bietet BUSCH, Drache, 114–159 (hier 138). Er untersucht in diesem Zusammenhang ebenso das Motiv

in einer syntaktischen Differenz stehen, sind nicht folgenlos. Es erscheint, als ob in den erzählerischen Rahmen der *Tag des Herrn*-Szene eine neue Kulisse eingetragen wurde, die ein neues Detail dieses endzeitlichen Tags nachträgt.[48]

Diese literarische Technik ist kein isoliertes Phänomen.[49] Auch die dritte Posaunenvision kehrt in Offb 8,10 zur Bilderwelt der *Tag des Herrn*-Szene zurück und erwähnt das Motiv eines vom Himmel fallenden Sternes (Offb 8,10b).[50]

Offb 6,13a	καὶ **οἱ ἀστέρες** τοῦ οὐρανοῦ ἔπεσαν εἰς τὴν γῆν [...]
Offb 8,10b	καὶ ἔπεσεν ἐκ τοῦ οὐρανοῦ **ἀστὴρ** μέγας

Hilfsübersetzung:

Offb 6,13a	Und die Sterne des Himmels fielen auf die Erde
Offb 8,10b	Und es fiel aus dem Himmel ein großer Stern

Die vierte Posaunenvision setzt sogar einen großen Teil der gesamten *Tag des Herrn*-Szene fort. Dort erscheinen nämlich alle Himmelskörper, von denen Offb 6,12–17 spricht, erneut (siehe unten).

3.2 Offb 6,12–14 und die Finsternis

Finsternis ist in der Offenbarung ein Motiv, mit dem gleich mehrere Anspielungen auf Ex 7–11 in eine Beziehung mit dem *Tag des Herrn* gebracht werden. In Offb 6,12d berichtet der Text von der Umkehrung des Firmaments. Die genuine Funktion der Sonne und des Mondes wendet sich im Zuge des großen Tages zum Gegenteil und die Sterne werden dem Himmel entrissen. Dieser Vers hat mehrere Parallelen in den Posaunen und Schalenvisionen.[51]

3.2.1 Die Finsternis in der vierten Posaunenvision

Viele Ausleger haben bereits die Verbindung zwischen der Finsternis in Offb 8,12 und der *Tag des Herrn*-Szene erkannt. Allerdings wurde dies

---

des Engelssturzes. Ferner DOCHHORN, Prophetie, 260–307. Zur Beziehung zwischen 1Hen 86,1 und Offb 9,1 vgl. auch STUCKENBRUCK/MATHEWS, Enoch, 211.

[48] Ferner geht DOCHHORN, Prophetie, 332 davon aus, dass die Motive aus Offb 9 in Offb 12 wieder aufgegriffen werden.

[49] Vgl. dazu WHITAKER, Stars, 212 f. Ferner BORNKAMM, Komposition, 137, der eine Liste von Motiven aufführt, mit denen in der Offenbarung Textpassagen miteinander vernetzt worden sind. Vgl. dazu auch DOCHHORN, Prophetie, 58–60.

[50] Vgl. dazu PRIGENT, Commentary, 308. Sicherlich liegt hier eine Anspielung auf Jer 51,25 vor. Vgl. dazu BEALE, Revelation, 479. Allerdings verweist die Kombination von πίπτω und ἀστήρ auf Offb 6,12–17 zurück. Dies ist zumindest der Fall, wenn die Offb rein textimmanent betrachtet wird. Ferner auch GIESEN, Offenbarung, 213.

[51] Zur vierten Posaune vgl. BEALE, Revelation, 493.

(fast ausschließlich) als ein Argument gegen eine chronologische Erzählabfolge gewertet[52] Es lässt sich aber auch zeigen, dass in Offb 8,12 sowohl eine Anspielung auf Ex 7–11 als auch ein Rückverweis auf Offb 6,12–17 aufeinandertreffen.

Die Strukturanalyse in Kapitel III hat ergeben, dass in Offb 6,12–14 ein innerer Teil (B) durch zwei äußere aufeinander bezogene Teile (A; A´) gerahmt wird. In diesem inneren Abschnitt werden Begleiterscheinungen des Gottestags beschrieben, die sich am Firmament zutragen und die Erschütterung und Verdunklung der Himmelskörper bewirken.

Offb 6,12d–13		Offb 8,12b	
καὶ **ὁ ἥλιος** ἐγένετο μέλας	[...]	καὶ ἐπλήγη	τὸ τρίτον **τοῦ ἡλίου**
καὶ **ἡ σελήνη ὅλη** ἐγένετο	[...]		καὶ τὸ τρίτον **τῆς σελήνης**
καὶ **οἱ ἀστέρες** τοῦ οὐρανοῦ	[...]		καὶ τὸ τρίτον **τῶν ἀστέρων**
ἔπεσαν εἰς τὴν γῆν			

Hilfsübersetzung:

Offb 6,12d–13 Und die Sonne wurde schwarz [...] und der ganze Mond wurde [zu Blut] und die Sterne des Himmels fielen auf die Erde [...]

Offb 8,12b Und geschlagen wurde das Dritte der Sonne und das Dritte des Mondes und das Dritte der Sterne

In Offb 8,12bc wird dieser Textabschnitt aufgegriffen. Dort erfährt man nun etwas Konkreteres über die Destruktion der Himmelskörper, die in Offb 6,12c–14a bereits erwähnt worden ist. Die Worte ἥλιος, σελήνη und ἀστήρ, die auch in Offb 6,12c–14a begegnen, werden in Offb 8,12b erneut benutzt.[53]

Offb 8,12bc	καὶ ἐπλήγη	τὸ τρίτον **τοῦ ἡλίου**
		καὶ τὸ τρίτον **τῆς σελήνης**
		καὶ τὸ τρίτον **τῶν ἀστέρων**,
		ἵνα σκοτισθῇ τὸ τρίτον αὐτῶν

Hilfsübersetzung: Und geschlagen wurde das Dritte der Sonne und das Dritte des Mondes und das Dritte der Sterne, so dass das Dritte von ihnen verfinstert wurde

[52] Vgl. dazu FREY, Eschatologie, 509.

[53] Vgl. dazu AUNE, Commentary, 523. Die Passage erzählt davon, wie diese in Offb 6,12–14 erwähnten Himmelskörper geschlagen (πλήσσω) werden. In einem finalen ἵνα-Satz wird das Ziel dieses Schlages angegeben. Ein Drittel ihrer Leuchtkraft soll verfinstert werden (ἵνα σκοτισθῇ τὸ τρίτον αὐτῶν). Anhand dieses ἵνα-Satz ist zudem zu erkennen, wie sehr sich in den Posaunenvisionen Anspielungen auf den Plagennarrativ und die Rezeption von Motiven aus der *Tag YHWHs*-Tradition die Hand geben. Das erste finite Verb (σκοτίζω) dieses finalen Nebensatzes ist nämlich sehr selten belegt. Nur sechs Mal erscheint es in der LXX (3Makk 4,10; Ps 68,24 (LXX); 73,20 (LXX); 138,12 (LXX), Koh 12,2; Jes 13,10). Die treffendste Parallele dürfte wohl Jes 13,10 darstellen, insofern dort (u.a.) die Verfinsterung der Gestirne am *Tag des Herrn* durch das Verb σκοτίζω ausgedrückt wird. Ähnlich KRAFT, Bilder, 104, der diese Passage vor dem Hintergrund der *Tag YHWHs*-Tradition deutet.

Die Finsternisplage in der vierten Posaune kann aber auch als eine Reminiszenz an die ägyptischen Plagen gelesen werden.[54] Zumindest legt das der Kontext der Posaunenvisionen nahe. Durch das narrative Umfeld dieses Textabschnitts, das mit sehr vielen Anspielungen auf den Plagennarrativ gespickt ist, wird beim Lesen auch in der vierten Posaunenvision automatisch das neunte ägyptische Zeichen (Ex 10,21–29) wachgerufen.

3.2.2 Die verfinsterte Sonne in der fünften Posaunenvision und der fünften Schalenvision

3.2.2.1 Die verfinsterte Sonne und der Plagennarrativ

Auch in der fünften Posaunen- und der fünften Schalenvision stößt der Leser auf eine Finsternis. In beiden Stellen wird zudem auf Ex 7–11 angespielt.

In Offb 16,10b kann eine implizite Reminiszenz an Ex 7–11 gesehen werden. Dies haben zumindest viele Ausleger so interpretiert.[55]

Offb 16,10b	**καὶ ἐγένετο** ἡ βασιλεία αὐτοῦ ἐσκοτωμένη
Ex 10,22b	**καὶ ἐγένετο** σκότος γνόφος θύελλα ἐπὶ πᾶσαν γῆν Αἰγύπτου

Hilfsübersetzung:

Offb 16,10b	Und es wurde seine Herrschaft verfinstert
Ex 10,22b	Und es wurde/geschah/erstreckte sich eine dicke/dichte (frei) Finsternis über das ganze Land Ägyptens

Der Seher hat σκοτόω im Partizip Perfekt gebraucht. Das nominalisierte Verb ersetzt den Ausdruck σκότος γνόφος (Ex 10,22b (LXX)), der in der LXX für die ägyptische Finsternis gebraucht wird. Syntakisch sind sich aber beide Verse sehr ähnlich, denn beide Male wird Finsternis sprachlich mittels καὶ ἐγένετο konstruiert.

Auch hinter der fünften Posaunenvision verbirgt sich eine Anspielung auf den Plagennarrativ. Hier ist es allerdings nicht das Motiv der Finsternis, das den Exoduskontext wachruft, sondern ἀκρίς (siehe oben).

3.2.2.2 Die verfinsterte Sonne und die Tag des Herrn-Szene

Die verfinsterte Sonne in Offb 9,2c ist mit dem Auftritt der Heuschrecken verknüpft (siehe oben), bei denen Johannes auf Ex 7–11 zurückgegriffen hat. Darüber hinaus kann καὶ ἐσκοτώθη ὁ ἥλιος (Offb 9,2c) als ein Rück-

---

[54] Vgl. dazu MÜLLER, Offenbarung, 190; JENKINS, Old Testament, 69. SATAKE, Offenbarung, 243. ROLOFF, Offenbarung, 100.

[55] Vgl. dazu BEALE, Revelation, 823; AUNE, Revelation 6–16, 890; MÜLLER, Offenbarung, 281; ROLOFF, Offenbarung, 163; GIESEN, Offenbarung, 354 ; MOUNCE, Revelation, 181.

verweis auf Offb 6,12d gelesen werden. Auch hier ist von einer verfinsterten Sonne die Rede (καὶ ὁ ἥλιος ἐγένετο μέλας Offb 6,12d).

Auf der sprachlichen Ebene berühren sich die Verse Offb 6,12, Offb 8,12 und 9,2 nur dadurch, dass Johannes jeweils ἥλιος verwendete.[56] Die Sonne ist jeweils das Zielobjekt der beschriebenen Handlung, wodurch eine Finsternis entsteht.

Offb 6,12d	καὶ **ὁ ἥλιος** ἐγένετο μέλας
Offb 8,12b	καὶ ἐπλήγη τὸ τρίτον **τοῦ ἡλίου** καὶ[...]
Offb 9,2c	καὶ ἐσκοτώθη **ὁ ἥλιος**

Während zwischen Offb 6,12–14 und der vierten Posaunenvision (Offb 8,12) ein intensiver literarischer Kontakt besteht, ist die Anknüpfung der fünften Posaunenvision an das Finsternismotiv des sechsten Siegels nur als lose zu bezeichnen. Dennoch erhält der *Tag des Herrn*-Hintergrund von Offb 9,2 bei einem zweiten Blick schärfere Konturen. Die fünfte Posaune und die fünfte Schale weisen nämlich eine sprachliche Paralle auf,[57] die mit Nachdruck hervorhebt, wie sehr beide Finsternisschilderungen in Hinblick auf Offb 6,12–17 zu lesen sind. Beide Passagen (Offb 9,2 und Offb 16,10) sind jeweils Teil des fünften Gliedes eines Visionszyklus und in beiden Texten wird σκοτόω gebraucht, wohingegen in Offb 8,12b das Verb σκοτίζω steht.

Offb 8,12b	καὶ ἐπλήγη τὸ τρίτον τοῦ ἡλίου [...] ἵνα σκοτισθῇ τὸ τρίτον αὐτῶν
Offb 9,2c	καὶ **ἐσκοτώθη** ὁ ἥλιος
Offb 16,10b	καὶ ἐγένετο ἡ βασιλεία αὐτοῦ **ἐσκοτωμένη**

[56] Ähnlich MORANT, Kommen, 172. ἥλιος ist in der Offenbarung in vier verschiedenen Zusammenhängen anzutreffen. Einerseits wird mit diesem Wort ein Gegensatz zwischen Standhaften und Gottlosen zum Ausdruck gebracht, insofern den Standhaften in Offb 7,16 in Aussicht gestellt wird, dass sie nicht von der Sonne oder einer anderen Form von Hitze (καῦμα) getroffen werden (οὐδὲ μὴ πέσῃ ἐπ αὐτοὺς ὁ ἥλιος οὐδὲ πᾶν καῦμα). Vgl. dazu DESILVA, Seeing, 287. In Offb 16,18 hingegen wird die Sonne zum Strafinstrument stilisiert, womit jene Charaktere, die Fremdgötterverehrung betreiben, gepeinigt werden (Καὶ ὁ τέταρτος ἐξέχεεν τὴν φιάλην αὐτοῦ ἐπὶ τὸν ἥλιον καὶ ἐδόθη αὐτῷ καυματίσαι τοὺς ἀνθρώπους ἐν πυρί). Daneben wird ἥλιος noch als Bestandteil einer Ortsbezeichnung verwendet (Offb 7,2; 16,12; 19,17) und in Offb 1,16; 10,1 und 12,1 ist die Vokabel Teil einer Beschreibung, die auf Analogien basiert. Zudem wird das Wort in Offb 21,23 und Offb 22,5 zur Darstellung des himmlischen Jerusalems gebraucht. Die neue Stadt soll von den Gegebenheiten der immanenten Zusammenhänge abgegrenzt werden, weswegen in ihr keine Sonne benötigt wird. Zur Beziehung zwischen Offb 12 und Offb 8 vgl. DOCHHORN, Prophetie, 332.

[57] Vgl. dazu AUNE, Commentary, 890.

Hilfsübersetzung:

Offb 8,12b	Und geschlagen wurde das Dritte der Sonne [...], so dass das Dritte von ihnen verfinstert wurde
Offb 9,12c	Und es wurde verfinstert die Sonne
Offb 16,10b	Und es wurde seine Herrschaft verfinstert

Weil nun aber in Offb 16,10b und Offb 9,2c σκοτόω verwendet wird und beide Verse jeweils zum fünften Glied eines Zyklus gehören, ist anzunehmen, dass beide Textpassagen von derselben Finsternis sprechen.

Ein Argument für diese Annahme ist sicherlich die Seltenheit beider Vokabeln. σκοτόω (Ri 4,21; Hi 3,9; 30,3; Sir 25,17; Jer 8,21; 14,2) ist in der LXX ebenso spärlich bezeugt wie σκοτίζω (3Makk 4,10; Ps 68,24 (LXX); 73,20 (LXX); 138,12 (LXX), Koh 12,2; Jes 13,10).[58] Es handelt sich also in der LXX nicht um Allerweltswörter. Nun ist es aber gerade auffällig, dass in der Offb beide Vokabeln erscheinen und differenziert gebraucht werden. σκοτόω wird in der Offenbarung ja nur in Offb 9,2c und Offb 16,10b benutzt und σκοτίζω nur in Offb 8,12. Wegen ihrer seltenen Erscheinung ist anzunehmen, dass die sprachliche Parallele zwischen Offb 9,2 und 16,2 die Identität der damit dargestellten Ereignisse ausdrücken soll.

Wenn aber in Offb 16,10 und Offb 9,2 dieselbe Finsternis beschrieben wird, müssen auch beide Verse vor dem Hintergrund von Offb 6,12–14 gelesen werden. Schließlich verweist Offb 16,10b direkt auf die *Tag des Herrn*-Szene,[59] denn καὶ ἐγένετο führt den Leser von Offb 16,10b zu Offb 6,12d zurück.

Offb 6,12d	καὶ ὁ ἥλιος **ἐγένετο** μέλας
Offb 9,2c	καὶ ἐσκοτώθη ὁ ἥλιος
Offb 16,10b	καὶ **ἐγένετο** ἡ βασιλεία αὐτοῦ ἐσκοτωμένη

Da aber sowohl in der fünften Posaunen- als auch in der fünften Schalenvision auf den Plagennarrativ angespielt worden ist, zeigt sich wiederum, wie stark sich in der Offenbarung die *Tag YHWHs*-Tradition und Ex 7–11 die Hand geben.

Exkurs: Angleichungstendenzen in den Handschriften

Das oben geschilderte Interpretationsproblem um σκοτίζω resultiert aus der Lektüre des Texts von NA[28]. Ein Blick auf den textkritischen Apparat zu Offb 8,12; 9,2 und 16,10 wird enthüllen, dass bereits Korrektoren versucht haben, einen ähnlichen Weg wie den hier vertretenen zu gehen. Durch eine Angleichung von Offb 9,2 und 16,10 an Offb 8,12 sollte die inhaltliche Identität dieser Verse zum Ausdruck gebracht werden. σκοτίζω wird in Offb 8,12b von allen Handschriften, die in NA[28] berücksichtigt wurden, überliefert. Anders sieht es allerdings mit σκοτόω in Offb 9,2 aus. σκοτόω ist in A; 0207; 1006 und 1841 belegt. In א, P, 046, 1611, 1854, 2053, 2329, 2344, 2351 und dem Mehrheitstext erscheint hingegen nicht die Form ἐσκοτώθη sondern -ισθη. Ein ähnlicher Befund liegt

[58] Zum gravierenden Bedeutungsunterschied zwischen den beiden genannten Vokabeln vgl. LUST/EYNIKEL/HAUSPIE, Lexicon, 559.

[59] DOCHHORN, Prophetie, 331 sieht in Offb 16,10 eine Anspielung auf Ex 10,22.

auch in Offb 16,10 vor. In ℵ² wurde die Form ἐσκοτώθη durch εσκοτισμενη korrigiert. Selbige Form findet sich auch in 046 und 1611. Der Codex Sinaiticus bezeugt σκοτίζω sowohl für Offb 8,12 als auch für Offb 9,2 und Offb 16,10, denn in der zweiten Korrektorengruppe von ℵ sind alle Stellen aneinander angeglichen worden. Dadurch sollte wahrscheinlich ihre inhaltliche Identität zum Ausdruck gebracht werden. Der gleiche Befund begegnet auch in 046 und 1611.

3.3 Offb 6,12–17 und die Blutplage – ὄρος *in Offb 8,8*

Mit Hilfe von ὄρος hat Johannes die *Tag des Herrn*-Szene mit der zweiten Posaunenvision verknüpft, wo das erste ägyptische Zeichen rezipiert worden ist.[60] ὄρος verleiht dem Textabschnitt Offb 6,12–17 Kohärenz und Stringenz,[61] denn Johannes hat damit gleich mehrere Begleiterscheinungen des großen Gottestages inszeniert. Berge und Inseln werden beim Erscheinen Gottes aus ihrer Position gerissen (καὶ πᾶν ὄρος καὶ νῆσος ἐκ τῶν τόπων αὐτῶν ἐκινήθησαν Offb, 6,14c/ καὶ λέγουσιν τοῖς ὄρεσιν καὶ ταῖς πέτραις· πέσετε ἐφ' ἡμᾶς [...] Offb 6,16ab),[62] wovon auch die zweite Posaune spricht.

Offb 8,8bc	καὶ **ὡς ὄρος μέγα** πυρὶ καιόμενον ἐβλήθη εἰς τὴν θάλασσαν [*Plagenrezeption*] καὶ ἐγένετο τὸ τρίτον τῆς θαλάσσης αἷμα

Hilfsübersetzung: Und wie ein großer Stein in Feuer brennend wurde er ins Meer geworfen und es wurde das Dritte des Meeres zu Blut

In Offb 8,8b stößt der Leser erneut auf einen sich in Bewegung befindenden Berg, der aber an dieser Stelle die Rezeption von Ex 7,14–25 einleitet. Er wird ins Meer geworfen (καὶ ὡς ὄρος μέγα πυρὶ καιόμενον ἐβλήθη εἰς τὴν θάλασσαν), worauf sich das Meerwasser in Anlehnung an Ex 7,14–25 in Blut verwandelt. Intertextuell gelesen, verbirgt sich hinter ὡς ὄρος μέγα πυρὶ καιόμενον wahrscheinlich ein Anklang an Jer 28,25 (LXX),[63] wo das Motiv eines brennenden Berges im Zusammenhang mit einer Gerichtsansage über Babylon erscheint (siehe Kapitel VI).[64] Nichtsdestotrotz kann bei

---

[60] SATAKE, Offenbarung, 243 bezieht dieses Bild textimmanent auf Offb 8,5, da in beiden Versen βάλλω erscheint.

[61] Der Abschnitt Offb 6,12–17 ist überkreuzend angelegt. Einerseits ist der Abschnitt 6,12c–14 von einem Rahmen der Form ABA′ umgeben. Andererseits sind beide Teile von Offb 6,12–17 mittels Stichwortbezügen fest miteinander verkettet. In Offb 6,13a fallen Sterne auf die Erde. Dies wird durch das Verb πίπτω ausgedrückt, das auch in Offb 6,16b erscheint. Bei ὄρος ist Ähnliches festzustellen, denn Berge erscheinen sowohl in Offb 6,14b als auch in Offb 6,15 und Offb 6,16a.

[62] Zum Motiv der Berge und Inseln vgl. AUNE, Palestinan, 155 f.

[63] Anders ROLOFF, Offenbarung, 99. Er interpretiert dieses Bild vor dem Hintergrund von 1Hen 18,13 f.

[64] Vgl. dazu GIESEN, Offenbarung, 212. Allerdings bin ich skeptisch, ob es sich bei diesem Motiv um die Anspielung auf einen Vulkanausbruch handelt. Vgl. dazu auch MORANT, Kommen, 169, der dieses Bild vor dem Hintergrund des Ausbruchs des Vesuvs

einer rein textimmanenten Lektüre der brennende Berg aus Offb 8,8b auch als ein Rückverweis auf Offb 6,14c gewertet werden.[65]

3.4 Der Tag des Herrn und die Froschplage

Die intratextuelle Verbindung zwischen der *Tag des Herrn*-Szene und der Rezeption der Froschplage ist wohl die deutlichste der in diesem Unterpunkt festgehaltenen Beobachtungen. Deswegen kann sie sehr knapp behandelt werden. In der fünften Schalenvision (Offb 16,10–16) hat der Seher Johannes auf die Froschplage angespielt, um die Sammlung des widergöttlichen Heeres für den Krieg am großen Tag zu beschreiben. In diesem Textabschnitt ist also ein Anklang an Ex 7–11 direkt mit Motivelementen verbunden, die genuin aus der *Tag YHWHs*-Tradition stammen. Darüber hinaus hat Johannes dort eine Stichwortverknüpfung mit Offb 6,12–17 arrangiert. Nur in Offb 16,10–16 und Offb 6,12–17 spricht der Text von einem großen Tag, wodurch beide Abschnitte miteinander verzahnt werden.

Offb 6,17a	ὅτι ἦλθεν	**ἡ ἡμέρα ἡ μεγάλη** τῆς ὀργῆς
Offb 16,14c	συναγαγεῖν αὐτοὺς εἰς τὸν πόλεμον	**τῆς ἡμέρας τῆς μεγάλης** τοῦ θεοῦ

Hilfsübersetzung:

Offb 6,17a	…denn es es ist gekommen der große Tag [ihres] Zornes
Offb 16,14c	[…] um sie zu sammeln für die Schlacht des großen Tages (des) Gottes

79 n.Chr. interpretiert. Ebenso MOUNCE, Revelation, 179. GIESEN wendet sich zudem gegen PAULIEN, Decoding, 382, der sich dafür ausspricht, hier eine Anspielung auf das Gericht über Babylon zu erkennen. Liest man diese Passage intertextuell, ist dies – gegen GIESEN – zu vermuten, insofern dieser Abschnitt vor dem Hintergrund von Jer 51,25 gelesen werden kann. Dort wird das Bild eines brennenden Berges im Kontext der Gerichtsansage über Babylon gebraucht.

65 Einerseits finden sich in Offb 8,8 deutliche sprachliche Anklänge an die siebte Siegelvision.

Offb 8,5	καὶ εἴληφεν ὁ ἄγγελος τὸν λιβανωτὸν
	καὶ ἐγέμισεν αὐτὸν ἐκ τοῦ πυρὸς τοῦ θυσιαστηρίου
	καὶ ἔβαλεν εἰς τὴν γῆν
Offb 8,8	καὶ ὡς ὄρος μέγα πυρὶ καιόμενον **ἐβλήθη εἰς** τὴν θάλασσαν

Andererseits knüpfen die Motive der siebten Siegelvision an die *Tag YHWHs*-Szene an.

Offb 6,14	καὶ πᾶν **ὄρος** καὶ νῆσος ἐκ τῶν τόπων αὐτῶν ἐκινήθησαν
Offb 6,15	[…] ἔκρυψαν ἑαυτοὺς εἰς τὰ σπήλαια καὶ εἰς τὰς πέτρας **τῶν ὀρέων**
Offb 6,16	καὶ λέγουσιν **τοῖς ὄρεσιν** καὶ ταῖς πέτραις· πέσετε ἐφ’ ἡμᾶς […]
Offb 8,8	καὶ **ὡς ὄρος μέγα** πυρὶ καιόμενον ἐβλήθη εἰς τὴν θάλασσαν
Offb 16,20	καὶ πᾶσα νῆσος ἔφυγεν καὶ **ὄρη** οὐχ εὑρέθησαν

3.5 Zwischenfazit

Die Posaunen- und die Schalenvisionen stehen aufgrund von Stichwortverbindungen mit der *Tag des Herrn*-Szene in literarischem Kontakt. Die zweite (Blutplage), dritte, vierte (Finsternis) und fünfte (Heuschrecken) Posaunenvision, sowie die fünfte (Finsternis), sechste (Frösche) und siebte Schalenvision (Hagel) (siehe unten) tangieren auf der sprachlichen Ebene den Textabschnitt Offb 6,12-17. Eine Vielzahl der Szenen des zweiten und dritten apokalyptischen Visionszyklus berühren vor allem durch einleitende Motive, die zur eigentlichen Handlung hinführen, die *Tag des Herrn*-Szene. Diese erscheinen deshalb auch als eine detailliertere Entfaltung von Offb 6,12–17 (Offb 8,8; 9,1.2). Andere Szenen greifen direkt Motive aus Offb 6,12–17 auf, die dort zu einem Leitmotiv stilisiert werden (Offb 8,12; 11,18; 16,14; 16,17–21).

In dieses literarische Umfeld platzierte der Seher nun auch Motive aus Ex 7–11, die er mit Rückverweisen auf Offb 6,12–17 kombinierte.

4 Offb 6,12–14 und die siebte Schale – die Hagelplage als ein Teil des *Tag YHWHs*

Die siebte Schalenvision (Offb 16,17–21) überschneidet sich mit der Bilderwelt von Offb 6,12–17 in mehrfacher Hinsicht. Da diese beiden Textpassagen miteinander in einer literarischen Beziehung stehen, entsteht eine Klammer um den Abschnitt Offb 6,12–16,21. Dies zeigt nochmals, dass Offb 6,12–16,21 als makrostruktureller Großkomplex gelesen werden soll. Johannes hat bei der Verankerung beider Stellen Anspielungen auf Ex 7–11 gebraucht, wodurch diese wiederum auf die *Tag des Herrn*-Szene bezogen werden.

4.1 Die literarische Beziehung zwischen Offb 16,17–21 und die Tag des Herrn-Szene

4.1.1 ὄρος *und* νῆσος

4.1.1.1 Die Verbindung zwischen der siebten Posaune und Offb 6,12–17

Die bewegten Berge und Inseln aus Offb 6,14c (καὶ πᾶν ὄρος καὶ νῆσος ἐκ τῶν τόπων αὐτῶν ἐκινήθησαν) sind Leitmotive der literarischen Klammer zwischen Offb 6,12–17 und Offb 16,17–21.[66] ὄρος und νῆσος[67]

[66] Die literarische Klammer bestätigt, dass Offb 6,12–16,21 nicht als eine chronologische Aneinanderreihung sich steigernder Ereignisse gelesen werden soll. Vielmehr ist dieser Abschnitt eine Rekapitulation von Offb 6,12–17, in die sich steigernde Erzählele-

erscheinen in beiden Textabschnitten. Dies wurde bereits von vielen Auslegern erkannt.[68]

Offb 6,12–14 καὶ σεισμὸς μέγας ἐγένετο καὶ ὁ ἥλιος ἐγένετο μέλας [...] καὶ ἡ σελήνη ὅλη ἐγένετο ὡς αἷμα [...]
καὶ **πᾶν ὄρος καὶ νῆσος** ἐκ τῶν τόπων αὐτῶν ἐκινήθησαν

Offb 16,17–21 [...] καὶ ἐξῆλθεν φωνὴ μεγάλη [...] λέγουσα· γέγονεν [...]
καὶ **πᾶσα νῆσος** ἔφυγεν **καὶ ὄρη** οὐχ εὑρέθησαν [...]

Hilfsübersetzung:

Offb 6,12–14 Und ein großes Erdbeben entstand und die Sonne wurde schwarz [...] und der ganz Mond wurde wie Blut [...] und jeder Berg und (jede) Insel wurde aus ihren Orten wegbewegt

Offb 16,17–21 [...] und es erging eine große Stimme [...] sagend: Es ist geschehen [...] und jede Insel floh und (jeder) Berg wurde nicht mehr gefunden

Natürlich hat dieses sprachliche Signal eine hermeneutische Funktion. Der Inhalt der siebten Schalenvision, das Gericht über Babylon, erscheint durch die Verklammerung beider Abschnitte als ein Detail von Offb 6,12–17.[69] Demzufolge erfahren die Beobachtungen zu γίνομαι eine gewisse Bestätigung.[70] Im apokalyptischen Hauptteil existiert eine Leseleitlinie, die der *Tag des Herrn*-Szene entspringt, die Posaunen- und Schalenvisionen durchzieht und in die Gerichtsszene über Babylon mündet.

Diese Erzähltechnik ist bereits mehrfach begegnet.[71] Szenische Überlappungen, die auf ausgefeilten Stichwortverkettungen basieren, ermöglichten Johannes, mehrmals die Chronologie seiner Erzählung aufzubrechen, um dadurch Zusammenhänge nachzutragen und dabei elaborierter zu erzählen.

---

mente mit eingebunden worden sind. Vgl. dazu BØE, Gog, 267 f. Auch BAUCKHAM, Earthquake, 205. Ferner BEALE, Revelation, 398.

[67] Für den Ausdruck καὶ πᾶν ὄρος καὶ νῆσος ἐκ τῶν τόπων αὐτῶν ἐκινήθησαν ist kein eindeutiger Intertext, der im Hintergrund stehen könnte, auszumachen (siehe Kapitel III).

[68] Vgl. dazu BEALE, Revelation, 844; GIESEN, Offenbarung, 365. ROLOFF, Offenbarung, 165; SATAKE, Offenbarung, 341; MOUNCE, Revelation, 304; PRIGENT, Commentary, 277.

[69] Zugleich hat Johannes hierbei eine Stichwortverknüpfung geschaffen, die Offb 17–18 mit der siebten Siegelvision verkettet. Vgl. dazu BAUER, Messiasreich, 111. Ferner SATAKE, Offenbarung, 339.

[70] RUIZ, Ezekiel, 264 rechnet zudem damit, dass in Offb 16,17–21 auf Ez 38,18–23 angespielt wird. Dies kann man wiederum als ein Argument werten, dass die These der Arbeit unterstützt. Auch in Offb 6,12–17 wurde Ez 38,18-23 rezipiert. Dadurch wird die literarische Klammer verstärkt.

[71] SATAKE, Offenbarung, 341 erwähnt, dass der Seher das Bild aus Offb 6,12–17 in Offb 16,17–21 gesteigert hat.

4.1.1.2 Der Tag des Herrn und das Gericht – Die Verbindung zwischen Offb 6,12–17 und Offb 20,11–15

In die Klammer, mit der Offb 6,12–17 mit der siebten Schalenvision verkettet worden ist, hat der Seher Johannes Offb 20,11–15 mit einbezogen. Das universelle Gericht scheint dadurch ein Teil des großen Gottestags zu sein. Dies ist äußerst interessant, denn der *Tag des Herrn* ist – was sich in Kapitel VI noch zeigen wird – in neutestamentlicher Zeit untrennbar mit einer forensischen Gerichtsvorstellung assoziiert worden (Mt 10,15; 11,22.24; 12,36; 2Pet 2,9; 3,7; 1Joh 4,17; Jud 1,6).

Der Auftakt von Offb 20,11–15 soll einmal genauer betrachtet werden.[72] Die Präsenz des Thronenden,[73] der zum Gericht erscheint, löst eine Fluchtreaktion aus.[74] Die Erde (γῆ) und der Himmel (οὐρανός) fliehen (φεύγω) vor seinem Angesicht (πρόσωπον). Für sie wird kein Platz mehr gefunden (τόπος + εὑρίσκω). Eine sowohl kontextuell als auch semantisch ähnliche Szene ist dem Leser bereits zweimal begegnet (Offb 6,14.16; Offb 16,20).

(1) πρόσωπον (+ θρόνος): Auch in Offb 6,16 löst das Angesicht Gottes, der als auf dem Thron sitzend dargestellt wird, eine ähnliche Reaktion aus. Gott zeigt sich an seinem großen Tag, woraufhin die Bewohner der Erde die Flucht ergreifen. Analysiert man den Gebrauch von πρόσωπον in der Offenbarung, kristallisiert sich der Zusammenhang zwischen Offb 6,16 und Offb 20,11 sehr deutlich heraus. Insgesamt ist πρόσωπον zehn Mal belegt (Offb 4,7; 6,16; 7,11; 9,7 (2x); 10,1; 11,16; 12,14; 20,11; 22,4), doch nur drei Mal bezieht sich die Vokabel direkt auf Gott (Offb 6,16; 20,11; 22,4).[75] Allerdings berichten nur Offb 6,16 und 20,11, dass das Angesicht Gottes die Ursache einer Fluchtreaktion ist.[76] Dies sind auch die beiden einzigen Stellen, in denen πρόσωπον und θρόνος direkt miteinander kombiniert werden, um Gottes Angesicht zu umschreiben.
(2) τόπος: Sowohl in Offb 6,14 als auch in Offb 20,11 werden kosmische Auflösungserscheinungen beschrieben. In beiden Versen hat der Seher Johannes dazu τόπος benutzt.

Offb 6,14	[...].	πᾶν ὄρος καὶ νῆσος <u>ἐκ τῶν τόπων αὐτῶν</u> ἐκινήθησαν
Offb 20,11	[...]	<u>καὶ τόπος</u> οὐχ εὑρέθη αὐτοῖς

(3) εὑρίσκω + φεύγω: Neben den Berührungspunkten mit Offb 6,12–17 steht Offb 20,11 auch noch in einer sehr intensiven Beziehung mit Offb 16,20. Durch εὑρίσκω und φεύγω werden beide Verse aneinandergebunden.[77] Die Theophanie in Offb 16,20 wird von der

[72] Zum universellen Gericht vgl. auch HUBER, Ernte, 102 ff.

[73] Es wird zwar nicht explizit gesagt, dass der auf dem Thron Sitzende Gott ist. Dies geht allerdings sehr deutlich aus dem Kontext hervor, insofern seine Präsenz eine Fluchtbewegung von Himmel und Erde auslöst, die als Theophanieelement gewertet werden kann. Zur Fluchtreaktion als Theophanieelement vgl. SCRIBA, Theophanie, 47–53.

[74] Vgl. dazu BAUER, Messiasreich, 220; ROLOFF, Weltgericht, 122.

[75] In den meisten Fällen ist πρόσωπον gebraucht worden, um die vier Lebewesen vor dem Thron Gottes (Offb 4,7) oder die 24 Ältesten der himmlischen Liturgie (Offb 7,11; 11,16) näher zu beschreiben.

[76] Erst in der Vision des himmlischen Jerusalems wird den Bewohnern der himmlischen Stadt gestattet, das Angesicht Gottes zu sehen.

[77] Vgl. dazu SATAKE, Offenbarung, 341; BAUER, Messiasreich, 220.

Auflösung des Kosmos begleitet. Alle Inseln fliehen (φεύγω) und die Berge können nicht mehr gefunden werden (εὑρίσκω). Eine sehr ähnliche Konstruktion begegnet dem Leser auch in Offb 20,11, allerdings mit unterschiedlichen Subjekten. Nun fliehen Himmel und Erde (φεύγω). Dieses Bild ist durch den Ausdruck καὶ τόπος οὐχ εὑρέθη αὐτοῖς ergänzt worden, der in Offb 20,11 zusätzlich noch an Offb 6,14 erinnert.

4.1.2 Die Theophanieformel und der Tag YHWHs – ἀστραπή, φωνή, βροντή und χάλαζα

Die statisch wirkende literarische Klammer, die zunächst nur Offb 6,12–17 und Offb 16,17–21 in eine Relation setzt, wird mit einer literarischen Dynamik bereichert.

Eine Motivlinie, die vom himmlischen Thronsaal ausgeht, durchzieht den apokalyptischen Hauptteil und verbindet diesen mit der *Tag des Herrn*-Szene. Ihr Endpunkt liegt in der siebten Schalenvision. R. BAUCKHAM war sicherlich einer der Ersten, die erkannten,[78] dass von der Thronsaalvision[79] eine in steigernder Form angeordnete Verbindung von ἀστραπή, φωνή,[80] βροντή, und χάλαζα (Offb 4,5; 8,5; 11,19; 16,17–18.21) abhängig ist.[81] Jedes siebte Glied eines Visionszyklus enthält eine Theophanieformel, die durch die Verwendung von ἀστραπή, φωνή, βροντή, und χάλαζα gebildet ist, wobei jedes Mal die vorhergehende um ein Glied erweitert worden ist.

[78] Vor BAUCKHAM, Structure, 8 hat bereits BORNKAMM, Komposition, 137 auf dieses Strukturelement hingewiesen.

[79] Diese Motive entstammen der Theophanietradition, wobei Kommentatoren hier in erster Linie Ex 19,18 als Referenztext herangezogen haben. Vgl. dazu BEALE, Revelation, 842; GIESEN, Offenbarung 365; SCHIMANOWSKI, Liturgie, 47 (v.a. Anm. 24); TÓTH, Kult, 467 f. geht aber davon aus, dass jene Motive der paganen Umwelt nicht unbekannt waren. Eine genauere Auflistung der einzelen Bilder und einen Überblick über ihre Herkunft bietet JÖRNS, Evangelium, 106. Ferner MATHEWS, Evaluation, 219.

[80] HUBER, Menschensohn, 112 führt φωνή explizit auf die Sinaitheophanie zurück (Ex 19,16).

[81] Vgl. dazu KORNER, Convention, 161 (bes. Anm. 9). LAMBRECHT, Opening, 372 erkennt in dieser Reihung eine Antithese zur in Offb 8,1 erwähnten Stille. Ferner HERMS, Church, 159.

Offb 4,5a	Καὶ ἐκ τοῦ θρόνου ἐκπορεύονται ἀστραπαὶ καὶ φωναὶ καὶ βρονταί
Offb 8,5d	καὶ ἐγένοντο βρονταὶ καὶ φωναὶ καὶ ἀστραπαὶ **καὶ σεισμός**
	[*zusätzliches Element*]
Offb 11,19d	καὶ ἐγένοντο ἀστραπαὶ καὶ φωναὶ καὶ βρονταὶ καὶ σεισμὸς
	καὶ χάλαζα μεγάλη
	[*zusätzliches Element*]
Offb 16,17–21	καὶ ἐγένοντο ἀστραπαὶ καὶ φωναὶ καὶ βρονταὶ
	καὶ σεισμὸς ἐγένετο μέγας,
	οἷος οὐκ ἐγένετο ἀφ' οὗ ἄνθρωπος ἐγένετο ἐπὶ τῆς γῆς τηλικοῦτος
	σεισμὸς οὕτως μέγας.
	[...]καὶ χάλαζα μεγάλη
	ὡς ταλαντιαία καταβαίνει ἐκ τοῦ οὐρανοῦ
	[*zusätzliche Steigerung*]

Hilfsübersetzung:

Offb 4,5a	Und aus dem Thron kamen Blitze und Stimmen und Donner
Offb 8,5d	Und es entstanden Donner und Stimmen und Blitze und ein Erdbeben
Offb 11,19d	Und es entstanden Blitze und Stimmen und Donner und ein Erdbeben und großer Hagel
Offb 16,17–21	Und es entstanden Blitze und Stimmen und Donner und ein großes Erdbeben ereignete sich, wie es nicht entstanden ist seitdem ein Mensch entstand auf der Erde, ein solches Erdbeben so groß [...] und großer Hagel wie zentnerschwer kommt er vom Himmel

Seine Beobachtungen können ergänzt werden, denn auch Offb 6,12–17 ist in diese Reihung involviert.[82] Zwei Punkte sprechen dafür:

Offb 4,5a	Καὶ ἐκ τοῦ θρόνου ἐκπορεύονται ἀστραπαὶ καὶ φωναὶ καὶ βρονταί
Offb 6,12c	**καὶ** σεισμὸς μέγας **ἐγένετο**
Offb 8,5d	**καὶ ἐγένοντο** βρονταὶ καὶ φωναὶ καὶ ἀστραπαὶ καὶ σεισμός
Offb 11,19d	**καὶ ἐγένοντο** ἀστραπαὶ καὶ φωναὶ καὶ βρονταὶ καὶ σεισμὸς
	καὶ χάλαζα μεγάλη
Offb 16,17–21	**καὶ ἐγένοντο** ἀστραπαὶ καὶ φωναὶ καὶ βρονταὶ
	καὶ σεισμὸς **ἐγένετο** μέγας,
	οἷος οὐκ ἐγένετο
	ἀφ' οὗ ἄνθρωπος ἐγένετο ἐπὶ τῆς γῆς τηλικοῦτος
	σεισμὸς οὕτως μέγας
	[...]καὶ χάλαζα μεγάλη ὡς ταλαντιαία καταβαίνει ἐκ τοῦ οὐρανοῦ

(1) Ein Bestandteil der sich steigernden Theophanieformel ist σεισμός, das zum ersten Mal in Offb 6,12c (σεισμὸς μέγας) eingeführt wird.[83] σεισμός

[82] BAUCKHAM, Structure, 8 urteilt folgendermaßen: „The formula, whose core is an allusion to the Sinai theophany (Ex 19:16; cf.Jub 2:2; LAB 11:4) is expanded by the addition of an extra item in 8:5 and 11:19, while in 16:18–21 the earthquake and hail are described at some length." Ferner auch BAUCKHAM, Earthquake, 202; LAMBRECHT, Structuration, 93 f.; RUIZ, Ezekiel 260. Auch TÓTH, Kult, 467; MATHEWS, Evaltuation, 296.

[83] Vgl. dazu GIBLIN, Millenium, 567.

erscheint sowohl in der siebten Siegel-, als auch in der siebten Posaunen- und Schalenvision (Offb 8,5d; 11,19d; 16,17–21). In der siebten Schale wurde sogar die Kombination von σεισμός mit dem Adjektiv μέγας gebraucht, die in Offb 6,12c ebenso anzutreffen ist.[84]

Offb 6,12c	Καὶ εἶδον ὅτε ἤνοιξεν τὴν σφραγῖδα τὴν ἕκτην, **καὶ σεισμὸς μέγας ἐγένετο**
Offb 16,17–21	καὶ ἐγένοντο ἀστραπαὶ καὶ φωναὶ καὶ βρονταὶ **καὶ σεισμὸς ἐγένετο μέγας**

Hilfsübersetzung:

Offb 6,12c	Und ich sah als es öffnete das sechste Siegel, und es entsand ein großes Erdbeben
Offb 16,17–21	Und es entstanden Blitze und Stimmen und Donner und ein großes Erdbeben entstand

(2) Zudem sind alle Theophanieformeln des Hauptteils durch eine Aoristflexion von γίνομαι konstruiert, die ab Offb 6,12–17 kennzeichnend für den Sprachgebrauch ist. In Offb 4,5a tritt γίνομαι hingegen nicht in Erscheinung.[85]

Offb 6,12c	**καὶ** σεισμὸς μέγας **ἐγένετο**
Offb 8,5d	**καὶ ἐγένοντο** βρονταὶ καὶ φωναὶ καὶ ἀστραπαὶ καὶ σεισμός
Offb 11,19d	**καὶ ἐγένοντο** ἀστραπαὶ καὶ φωναὶ καὶ βρονταὶ καὶ σεισμὸς καὶ χάλαζα μεγάλη
Offb 16,18ab	**καὶ ἐγένοντο** ἀστραπαὶ καὶ φωναὶ καὶ βρονταὶ **καὶ** σεισμὸς **ἐγένετο** μέγας

Johannes hat die *Tag des Herrn*-Szene (Offb 6,12–17) gerade dadurch zum Ausgangspunkt der im apokalyptischen Hauptteil voranschreitenden Theophanie stilisiert.

4.2 Die Hagelplage in der siebten Schalenvision

Die Theophanieformel von Offb 16,17–21 erinnert an Ex 7–11[86] und unterscheidet sich strukturell von Offb 11,19d. χάλαζα ergänzt in Offb 11,19d die Theophanieelemente von Offb 8,5d (ἀστραπή, φωνή, σεισμός und βροντή), wodurch ein Steigerungseffekt entsteht.[87] Ähnliches begegnet in

[84] Diese sprachliche Verbindung ist auch in Offb 11,13 belegt. Hier wird durch das Erdbeben ein Teil der Stadt zerstört, die zuvor geistiges Sodom und Ägypten genannt wird. Es ist wahrscheinlich, dass damit auf das Gericht über Babylon (Offb 16,17–21) verwiesen wird. Eine Diskussion, welche Stadt hinter dieser Bezeichnung steckt, bietet LIETAERT PEERBOLTE, Witnesses, 73 f.

[85] Vgl. dazu GIBLIN, Millenium, 567.

[86] Ähnlich BAUCKHAM, Earthquake, 204 f.

[87] Vgl. dazu BAUCKHAM, Structure, 8. Hagel ist hier zunächst als ein Theophanieelement zu werten, das in der Tradition Israels beheimatet ist (z.B. Ps 18,13; Jes 30,30). Vgl. dazu BAUCKHAM, Structure, 8. An eine Anspielung auf die ägyptischen Plagen ist in

Offb 16,18ab nun gerade nicht. χάλαζα scheint in Offb 16,21a unabhängig von Blitzen, Simmen, Donnern und dem Erdbeben beschrieben zu werden.[88] Dieser Eindruck täuscht allerdings. Johannes hat nämlich den Hagel von der eigentlichen Formel gelöst und zu einer eigenen Plage stilisiert, um ihre Steigerung[89] weiter auszubauen. Trotzdem bleibt χάλαζα inhaltlich auf sie bezogen. Der Leser weiß ja bereits aus Offb 11,19d, dass Hagel eines ihrer Glieder ist.[90] Hagel ist aber in Offb 16,17–21 kein bloßes Theophanieelement mehr, sondern eine eigene Plage, die sich von den anderen Plagen des Zyklus nicht unterscheidet.

In der entkoppelten Hagelplage wird nun auf Ex 7–11 angespielt.[91] Auch das in Offb 16,18b beschriebene Erdbeben, das durch den erneuten Gebrauch von γίνομαι von Offb 16,18a abgesetzt und dadurch betont wird, ist durch eine Rezeption von Ex 7–11 gestaltet worden. An diesem Punkt wird es für die These der Arbeit interessant. Es hat sich gezeigt, dass die Theophanieformel im apokalyptischen Hauptteil auf die *Tag des Herrn*-Szene bezogen ist. Zudem bilden die siebte Schale und das sechste Siegel eine literarische Klammer um den Abschnitt Offb 6,12–16,21. Johannes hat also in einer Textpassage, die mit Offb 6,12–17 in literarischem Kontakt steht, intensiv auf Ex 7–11 zurückgegriffen. Dies ist ein weiteres Indiz dafür, dass die Plagenrezeption in der Offenbarung vor dem Hintergrund von Offb 6,12–17 gelesen werden muss.

4.2.1 Die Größenangabe des Erdbebens

Um das Erdbeben in der siebten Schale zu intensivieren, hat Johannes eine literarische Größenangabe aus den Schriften Israels verwendet.[92] Vom Erdbeben wird gesagt, es sei größer als alle bisherigen Beben der gesamten Menschheitsgeschichte. Auf eine ähnliche Technik stößt man auch in Ex 7–11 (Ex 9,18.24; 10,6)[93] und in der prophetischen (bzw. apokalyptischen)[94] Literatur (Dan 12,1 sowie im Zusammenhang mit der *Tag YHWHs*-Tradition in Joel 1,2; 2,2).[95] Ausleger haben aufgrund des eschato-

Offb 8,5 trotz einer motivischen Nähe zu Offb 8,7 noch nicht zu denken, weil der Kontext das Motiv des Hagels definitiv als ein Theophanieelement definiert.

[88] Vgl. dazu GIESEN, Offenbarung, 366.

[89] Vgl. dazu MÜLLER, Offenbarung, 278.

[90] Vgl. dazu ROLOFF, Offenbarung, 165; MOUNCE, Revelation, 303.

[91] Vgl. dazu SATAKE, Offenbarung, 341.

[92] Vgl. dazu SATAKE, Offenbarung, 340.

[93] Vgl. dazu BIBERGER, Heil, 138. Diese literarische Ausdrucksform bezeichnet in der Hagelplage die Größe des Schlages.

[94] Diese Formel ist auch in TestMos 8,1 und 1QM 1,11–12 belegt. Vgl. dazu GIESEN, Offenbarung, 365; BERGLER, Joel, 262.

[95] Vgl. dazu BAUCKHAM, Earthquake, 207; BIBERGER, Heil, 138; DESILVA, Seeing, 307.

logischen Charakters des Erdbebens hinter Offb 16,18 eine Anspielung auf Dan 12,1 vermutet.[96]

Offb 16,18b–e καὶ σεισμὸς ἐγένετο μέγας,
οἷος οὐκ ἐγένετο
ἀφ' οὗ ἄνθρωπος ἐγένετο ἐπὶ τῆς γῆς
τηλικοῦτος σεισμὸς οὕτως μέγας.

Dan 12,1d–f ἐκείνη ἡ ἡμέρα θλίψεως
οἵα οὐκ ἐγενήθη
ἀφ' οὗ ἐγενήθησαν ἕως τῆς ἡμέρας ἐκείνης
והיתה עת צרה אשר לא־נהיתה מהיות גוי עד העת ההיא

Hilfsübersetzung:

Offb 16,18b–e Und ein großes Erdbeben ereignete sich, wie es nicht entstanden ist seitdem ein Mensch entstand auf der Erde ein solches Erdbeben so groß

Dan 12,1d–f Dieser Tag der Trübsal, wie sie (noch) nicht war seit etwas erschaffen worden ist (frei) bis zu diesem Tag

In formeller Hinsicht ist dies allerdings zu bezweifeln.[97] Zwar gebrauchen Offb 16,18cd und Dan 12,1ef (LXX) die Konstruktion οἷος + [οὐκ + γίνομαι] + [ἀφ + ὅς], dennoch unterscheiden sich beide Texte in vierfacher Hinsicht:

(1) In Dan 12,1 fehlt im Gegensatz zu Offb 16,18d (ἐπὶ τῆς γῆς) ein konkreter Ortsbezug.

(2) Die Größenangabe in Dan 12,1 f hat einen temporalen Bezugspunkt (ἕως τῆς ἡμέρας ἐκείνης), der in Offb 16,18 fehlt.

(3) Beide Verse stimmen zwar inhaltlich überein, weil das Ausmaß eines Motivs in einer Relation zur Menschheitsgeschichte angegeben wird. Dies ist allerdings in Offb 16,18d stärker ausgeprägt. Dort erscheint explizt ein Wort für Menschheit (ἄνθρωπος), wohingegen Dan 12,1 f nur durch das Passivum Divinum ἐγενήθησαν auf die Erschaffung der Menschheit anspielt.

(4) In Offb 16,18e wird die Größendarstellung durch das Demonstrativpronomen τηλικοῦτος betont. Das Demonstrativpronomen erscheint in Dan 12,1 nicht.
Aus diesen Gründen ist es wahrscheinlicher, dass Offb 16,18 an das Sprachspiel des Exodusbuches anknüpft.[98]

---

[96] Vgl. dazu BAUCKHAM, Earthquake, 207; MÜLLER, Offenbarung, 283; RITT, Offenbarung, 84; AUNE, Revelation 6–16, 900.

[97] Ähnlich PRIGENT, Commentary, 475.

[98] Gegen BEALE, Revelation, 842; RUIZ, Ezekiel, 262. Seiner Meinung nach habe Johannes hier Dan 12,1 aufgegriffen. BEALE rechnet aber zumindest mit der Möglichkeit, dass Daniel auf Exodus 9 anspielt und Johannes die Formel aus Exodus über Daniel vermittelt rezipiert hat.

Offb 16,18b–e καὶ σεισμὸς ἐγένετο μέγας,
οἷος οὐκ ἐγένετο
ἀφ' οὗ ἄνθρωπος ἐγένετο ἐπὶ τῆς γῆς
τηλικοῦτος σεισμὸς οὕτως μέγας.

Ex 9,24c–e ἡ δὲ χάλαζα πολλὴ σφόδρα σφόδρα
ἥτις τοιαύτη **οὐ γέγονεν** ἐν Αἰγύπτῳ
ἀφ' οὗ γεγένηται ἐπ' αὐτῆς ἔθνος
הברד כבד מאד **אשר לא**־היה כמהו בכל־ארץ מצרים מאז היתה לגוי

Hilfsübersetzung:

Offb 16,18b–e Und ein großes Erdbeben ereignete sich, wie es nicht entstanden ist seitdem ein Mensch entstand auf der Erde ein solches Erdbeben so groß

Ex 9,24c–e Aber der Hagel (war) so schwer, wie ein derartiger noch nicht entstanden ist in Ägypten seitdem dort (frei) ein Volk entstanden ist

Jene Elemente aus Offb 16,18, die in Daniel 12,1 nicht vorhanden sind, stammen aus Ex 9,24. Hier sind drei Punkte zu nennen:

(1) In Ex 9,24d wird die Größe der Hagelplage relational zum Beginn der Population in Ägypten (ἐν Αἰγύπτῳ // ἐπ' αὐτῆς) angegeben. Johannes hat dies in Offb 16,18d aufgegriffen und universalistisch interpretiert, in dem er einen Bezug zur gesamten Meschheitsgeschichte hergestellt hat.

(2) In beiden Versen erscheint das Demonstrativpronomen (τοιοῦτος in Ex 9,24d (LXX) // τηλικοῦτος in Offb 16,18e).

(3) Beide Texte bestimmen die Größe des Ereignisses mittels eines Bezuges auf den Ursprung einer Personengruppe. Dabei führen sie jeweils ein eigenes Wort für diese Gruppe an.

Ex 9,24e (LXX) ἀφ' οὗ γεγένηται ἐπ' αὐτῆς **ἔθνος**
Offb 16,18d ἀφ' οὗ **ἄνθρωπος** ἐγένετο ἐπὶ τῆς γῆς

Die Größenangabe aus Offb 16,18 scheint eine Mischanspielung auf Dan 12,1 und Ex 9,24 zu sein, die in der Offenbarung inhaltlich auf die gesamte Schöpfung geweitet wird.

Ex 9,24c–e (LXX) ἡ δὲ χάλαζα πολλὴ σφόδρα σφόδρα
ἥτις τοιαύτη οὐ γέγονεν ἐν Αἰγύπτῳ
ἀφ' οὗ γεγένηται **ἐπ' αὐτῆς ἔθνος**

Dan 12,1d–f (LXX) ἐκείνη ἡ ἡμέρα θλίψεως
οἵα οὐκ ἐγενήθη
ἀφ' οὗ ἐγενήθησαν ἕως τῆς ἡμέρας ἐκείνης

Offb 16,18b–e καὶ σεισμὸς ἐγένετο μέγας,
οἷος οὐκ ἐγένετο
ἀφ' οὗ ἄνθρωπος ἐγένετο ἐπὶ τῆς γῆς
τηλικοῦτος σεισμὸς οὕτως μέγας.

4.2.2 Der Hagel

Johannes hat in Offb 16,18 und in Offb 16,21 auf Ex 9 zurückgegriffen.

Offb 16,21
a καὶ χάλαζα μεγάλη ὡς ταλαντιαία καταβαίνει ἐκ τοῦ οὐρανοῦ
ἐπὶ τοὺς ἀνθρώπους
b καὶ ἐβλασφήμησαν οἱ ἄνθρωποι τὸν θεὸν ἐκ τῆς πληγῆς τῆς χαλάζης
c ὅτι μεγάλη ἐστὶν ἡ πληγὴ αὐτῆς σφόδρα

Hilfsübersetzung: Und großer Hagel wie zentnerschwer kommt er vom Himmel auf die Menschen und die Menschen lästerten Gott wegen der Plage des Hagels, weil die (seine) Plage sehr sehr groß ist

Offb 16,21 zerfällt in zwei Teile. In Offb 16,21a wird die Plage eingeführt und in Offb 16,21bc die Reaktion der Menschen auf sie geschildert. Offb 16,21bc lässt sich syntaktisch wiederum selbst in zwei Abschnitte unterteilen. In Offb 16,21b erfährt der Leser, dass die Menschen aufgrund der Plage Gott lästern. Eine genauere Erläuterung ihres Verhaltens folgt in Offb 16,21c. Ein untergeordneter ὅτι-Satz führt nochmals die Handlung der Menschen auf die Intensität des Hagels zurück. Dabei hat Johannes ein Vokabular benutzt, mit dem auch in Ex 9,18.24 (LXX) sein Ausmaß zum Ausdruck gebracht worden ist. In beiden Textabschnitten ergänzt das Adverb σφόδρα eine Satzaussage über die Größe der Hagelkatastrophe.

Offb 16,21bc καὶ ἐβλασφήμησαν οἱ ἄνθρωποι τὸν θεὸν ἐκ τῆς **πληγῆς τῆς χαλάζης**
ὅτι μεγάλη ἐστὶν **ἡ πληγὴ αὐτῆς** σφόδρα
Ex 9,24c (LXX) ἡ δὲ **χάλαζα** πολλὴ σφόδρα σφόδρα

Hilfsübersetzung:

Offb 16,21bc	Und die Menschen lästerten Gott wegen der Plage des Hagels, weil die (seine) Plage sehr sehr groß ist
Ex 9,24c	Aber der Hagel (war) sehr groß/stark/viel

Damit lässt sich aber auch implizit nochmals bestätigen, dass der Seher auch in Offb 16,18 nicht singulär auf Dan 12,1 (LXX) zurückgegriffen hat, sondern auch Ex 9,24 rezipierte. Die Umschreibung der Intensität des Hagels durch das Adverb σφόδρα, das sowohl in Ex 9,18.24 (LXX) als auch in Offb 16,21 belegt ist, wird in beiden Exodusstellen von einer zusätzlichen Größenangabe, die in einem Relativsatz erfolgt, begleitet.

Ex 9,24c–e (LXX) ἡ δὲ χάλαζα πολλὴ σφόδρα σφόδρα
ἥτις τοιαύτη οὐ γέγονεν ἐν Αἰγύπτῳ
ἀφ' οὗ γεγένηται ἐπ' αὐτῆς ἔθνος

Hilfsübersetzung: Aber der Hagel (war) so schwer, wie ein derartiger noch nicht entstanden ist in Ägypten seitdem dort (frei) ein Volk entstanden ist

Oben wurde gezeigt, dass jene Größenangabe, die relativisch den Ausdruck σεισμὸς μέγας näher bestimmt, mit Ex 9,24 (LXX) in großen Teilen übereinstimmt.

Ex 9,24c–e (LXX) ἡ δὲ χάλαζα πολλὴ σφόδρα σφόδρα
ἥτις τοιαύτη **οὐ γέγονεν** ἐν Αἰγύπτῳ
ἀφ᾽ οὗ γεγένηται ἐπ᾽ αὐτῆς ἔθνος
הברד כבד מאד אשר לא־היה כמהו בכל־ארץ מצרים מאז היתה לגוי

Offb 16,18b–e καὶ σεισμὸς ἐγένετο μέγας,
οἷος οὐκ ἐγένετο
ἀφ᾽ οὗ ἄνθρωπος ἐγένετο ἐπὶ τῆς γῆς
τηλικοῦτος σεισμὸς οὕτως μέγας.

Hilfsübersetzung:

Ex 9,24c–e	Aber der Hagel (war) so schwer, wie ein derartiger noch nicht entstanden ist in Ägypten seitdem dort (frei) ein Volk entstanden ist
Offb 16,18b–e	Und ein großes Erdbeben ereignete sich, wie es nicht entstanden ist seitdem ein Mensch entstand auf der Erde ein solches Erdbeben so groß

Dies erlaubt den Schluss, dass der Seher diesen Relativsatz, der in Ex 9,24 von dem Nominalsatz ἡ δὲ χάλαζα πολλὴ σφόδρα σφόδρα abhängig ist, rezipierte, von der Hagelplage, die in der Offenbarung ebenso durch das Adjektiv σφόδρα näher charakterisiert worden ist, löste und auf σεισμὸς μέγας bezogen hat.

5 Zwischenfazit

Man kann also folgendes Fazit ziehen: Ab der *Tag des Herrn*-Szene (Offb 6,12–17) hat Johannes bis einschließlich Offb 16,21 einen anderen Erzählstil als in den vorhergehenden und nachfolgenden Textpassagen verwendet. Er hat dort fast ausschließlich die grammatikalische Figur καί + ἐγένετο + *Leitmotiv* zur Konstruktion von Leitmotiven herangezogen. Vor Offb 6,12 und nach Offb 16,21 kommt diese nicht mehr vor. Aufgrund des Sprachgebrauchs ist davon auszugehen, dass Offb 6,12–16,21 als eine kohärente Textpassage gelesen werden soll. Man kann dementsprechend auch die Verwendung von γίνομαι betreffend durchaus von einem literarischen Netzwerk sprechen, dessen Ursprung in der *Tag des Herrn*-Szene liegt. In dieses hat Johannes die Plagenrezeption eingebunden. Schließlich hat er, insofern er Motive aus Ex 7–11 aufgegriffen hat, diese mit καί + ἐγένετο + *Leitmotiv* konstruiert.

Darüber hinaus überkreuzen sehr viele Szenen der Posaunen- und Schalenvisionen die Bilderwelt von Offb 6,12–17. Diese Textabschnitte können deshalb als eine vertiefte Entfaltung von Offb 6,12–17 gelesen werden. Nahezu jede einzelne Passage, in der Johannes auf den Plagennarrativ Bezug genommen hat, enthält auch solche Rückverweise auf die *Tag des Herrn*-Szene. Dies und die Einbindung der Plagenrezeption in das Leitwortgefüge um γίνομαι deutet darauf hin, dass Anspielungen auf Ex 7–11 im Kontext der Posaunen- und Schalenvisionen vor dem Hintergrund des großen Gottestages gelesen werden sollen. Allem Anschein nach wollte Johannes in Offb 6,12–16,21 den *Tag des Herrn* näher beschreiben, wozu er unter anderem die Exodusplagen rezipiert hat.

6 Die Entfaltung des *Tags des Herrn* außerhalb der Visionszyklen

Die Stichwort- und Motivverknüpfungen zwischen Offb 6,12–17 und dem Buchganzen beschränken sich nicht nur auf Offb 6,12–16,21. Johannes hat eine Vielzahl von Textpassagen mit der *Tag des Herrn*-Szene verkettet. All diese Abschnitte erscheinen dadurch als ein Teilaspekt des großen Gottestages. Um ein Profil des *Tag des Herrn* in der Offenbarung zu gewinnen, müssen diese literarischen Relationen etwas genauer betrachtet werden.

Der *Tag des Herrn* wird in der Offenbarung sowohl *Tag des Zornes*[99] als auch *Tag der Schlacht* genannt (Offb 6,17; 16,14). Beide Bezeichnungen stammen aus den Schriften Israels.

Der Zornestag ist in der Tradition der Schriften Israels verwurzelt (Jes 13,9.13; Klgl 1,12; 2,1.21.22; Zef 1,15.18; 2,3). In Am 1,14 und Sach 14,3 wird der *Tag YHWHs* zudem explizit als *Tag des Krieges/der Schlacht* beschrieben.[100]

Ihre beiden Genetivattribute (ὀργή und πόλεμος/πολεμέω) fungieren aber in der Offenbarung zugleich als Leitworte, die Offb 6,12–17 mit der Endschlachtszene, dem Gericht über die Toten und der Gerichtsszene über Babylon verbinden.[101]

---

[99] Zur Beziehung zwischen den Motiven des Zornestages und dem *Tag YHWHs* vgl. SPIECKERMANN, Dies, 208. Weil in Offb 6,16–17 ὀργή auf ἀρνίον bezogen ist, haben sich Ausleger dafür ausgesprochen, ἀρνίον mit Widder zu übersetzen. Ein Lamm würde im Gegensatz zu einem Widder zu friedlich wirken, um es mit Zorn zu assoziieren. Einen Überblick über diesen Diskurs giebt HOFIUS, ἀρνίον, 272 f. Ferner STUHLMACHER, Lamm, 529–531 und etwas ausführlicher HERGHELEGIU, Siehe, 193–203. Zur Rolle von Christus am *Tag des Herrn* vgl. HOFIUS, Zeugnis, 521; Ferner PRIGENT, Commentary, 277.

[100] Zum Motiv des Zornestages vgl. SPIECKERMANN, Dies, 197–208; Ferner VAN RUITEN, Hintergrund, 258.

[101] Nur JAUHIAINEN, Armageddon, 387 ist demgegenüber skeptisch. Er hegt Zweifel daran, die Schlacht in Offb 19 mit Offb 16,14 gleichzusetzen.

6.1 ἡ ἡμέρα ἡ μεγάλη τῆς ὀργῆς *und das Gericht über die Toten*

Man hat oben bereits sehen können, dass das universelle Gericht in Offb 20,11–15 mit Offb 6,12–17 und Offb 16,17–21 mittels Stichwortüberlappungen verknüpft ist. Auch in der siebten Posaunenvision (Offb 11,15–19) ist diese Verbindung zwischen dem *Tag des Zornes* und dem Gericht über die Toten zu erkennen. Dort ist davon die Rede, dass der Zorn Gottes (ὀργή) gekommen ist (ἔρχομαι) und damit zugleich auch der καιρός des Gerichts.[102] Offb 6,12–17 spricht nun ebenso vom Kommen (ἔρχομαι) des *Tags des Zornes* (ὀργη).

Offb 6,17a	ὅτι **ἦλθεν** ἡ ἡμέρα ἡ μεγάλη **τῆς ὀργῆς** αὐτῶν
Offb 11,18bc	καὶ **ἦλθεν ἡ ὀργή σου**
	καὶ ὁ καιρὸς τῶν νεκρῶν κριθῆναι

Hilfsübersetzung:

Offb 6,17a	...denn gekommen ist der große Tag ihres Zornes
Offb 11,18bc	Und gekommen ist sein Zorn und der Zeitpunkt, die Toten zu richten

Aufgrund dieser Parallele ist anzunehmen, dass Offb 11,15–19 von jenem Ereignis erzählt, das in Offb 6,12–17 *Tag des Zornes* genannt wird. Offb 11,18 ordnet nun dem großen Gottestag ebenso die Vorstellung eines universellen Gerichts zu,[103] wodurch[104] sich nochmals die literarische Beziehung zwischen Offb 6,12–17 und Offb 20,11–15 implizit bestätigt.

6.2 ἡ ἡμέρα ἡ μεγάλη τῆς ὀργῆς *und das Gericht über Babylon*

Die siebte Schalenvision enthält eine summarische Notiz über das als vollzogen beschriebene Gericht über Babylon. Darüber hinaus steht Offb 16,17–21 in einem sehr engen Kontakt mit Offb 6,12–17 (siehe oben). Das Gericht über Babylon erscheint somit als ein Aspekt des großen Tages. Diese Verbindung ist zudem noch deutlich zu erkennen, wenn man die Verwendung von ὀργή in Offb 14 betrachtet. In Offb 14,10 hat der Seher ὀργή aufgegriffen und damit das Bild des Zornweines, bzw. des Zornesbechers (ποτήριον τῆς ὀργῆς) konstruiert, das als ein Maßstab fungiert, um glaubenstreue Anhänger Gottes von Frevlern zu scheiden.[105] Dieses Motiv

---

[102] Eine direkte Kombination von ὀργή und ἔρχομαι ist in der LXX nicht belegt. Allerdings begegnet sie im Neuen Testament in Eph 5,6; Kol 3,6; 1Thess 1,10.

[103] Dies ist bemerkenswert, insofern in den Schriften Israels eine Gerichtsszene noch nicht mit dem *Tag YHWHs* verknüpft worden ist. Vgl. dazu WENDEBOURG, Tag, 129.

[104] Zu Offb 11,18 vgl. HUBER, Ernte, 101.

[105] Diejenigen, die sich vom Tier verführen lassen (Offb 14,9) – d.h. die, die sich dem Kaiserkult beugen – werden gepeinigt. Sie werden gezwungen, den Zorneswein aus dem Zornesbecher zu trinken.

erscheint zum zweiten Mal in der siebten Schalenvision.[106] Hier dient das Bild des Zornesbechers dazu, das vollzogene Gericht über Babylon zusammenzufassen. Da Babylon aus dem Zornesbecher trinken muss, blüht ihr jene Strafe, von der Offb 14,10 berichtet.

Offb 14,9–10	εἴ τις προσκυνεῖ τὸ θηρίον καὶ τὴν εἰκόνα αὐτοῦ καὶ λαμβάνει χάραγμα ἐπὶ τοῦ μετώπου αὐτοῦ ἢ ἐπὶ τὴν χεῖρα αὐτοῦ, καὶ αὐτὸς πίεται **ἐκ τοῦ οἴνου τοῦ θυμοῦ** τοῦ θεοῦ τοῦ κεκερασμένου ἀκράτου **ἐν τῷ ποτηρίῳ τῆς ὀργῆς αὐτοῦ** καὶ βασανισθήσεται ἐν πυρὶ καὶ θείῳ ἐνώπιον ἀγγέλων ἁγίων καὶ ἐνώπιον τοῦ ἀρνίου
Offb 16,19c	καὶ Βαβυλὼν ἡ μεγάλη ἐμνήσθη ἐνώπιον τοῦ θεοῦ δοῦναι αὐτῇ **τὸ ποτήριον τοῦ οἴνου τοῦ θυμοῦ τῆς ὀργῆς αὐτοῦ**

Hilfsübersetzung:

Offb 14,9–10	Falls irgendwer das Tier lobpreist und sein Standbild und sein Prägemal auf seine Strin nimmt oder auf seine Hand, der wird trinken vom Wein der Leidenschaft Gottes des unvermischt eingeschenkten in den Becher seines Zornes und er wird gequält werden in Feuer und Schwefel vor den heiligen Engeln und vor dem Lamm
Offb 16,19c	Und Babylon die Große wurde bedacht/erinnert vor Gott zu geben ihr den Becher des Weines der Leidenschaft seines Zornes

6.3 Der Tag des Zorns und die Endschlacht

6.3.1 ὀργή *und die Endschlacht*

Über Offb 14,14–20 vermittelt, ist der *Tag des Herrn* durch ὀργή mit der Endschlachtszene[107] verknüpft. In Offenbarung 14,14–20 hat der Seher durch eine intensive Joelrezeption[108] eine Gerichtsszene entfaltet, in der das Motiv der Ernte eine entscheidende Rolle spielt.[109] Der Menschensohnähnliche (ὅμοιον υἱὸν ἀνθρώπου) erntet mit der Sichel die reifen Trauben der Erde ab, die in die Kelter des Zornes Gottes geworfen werden sollen. Der Joelhintergrund legt es nahe, hier eine Darstellung des *Tag des Herrn* zu vermuten. Diese Szene wird in Offb 19,15d jedenfalls erneut aufgegriffen.[110] Johannes hat dort das Motiv der Kelter aus Offb 14 erneut

---

[106] Vgl. dazu SATAKE, Offenbarung, 339. Etwas ausführlicher SCHÜSSLER FIORENZA, Buch, 117. Ferner HUBER, Menschensohn, 261.

[107] Eine ausführliche von Offb 19,11–21 findet sich bei NICKLAS, Battle, 229–242.

[108] Vgl. dazu HUBER, Menschensohn, 236. Ferner BORNKAMM, Komposition, 140 f.; ZAGER, Gericht, 320; JAUHIAINEN, Minor Prophets, 167; MÜLLER-FIEBERG, Sichel, 263. Zu Joel 3,5 in Offb 14,1 vgl. HUBER, Volk Gottes, 226.

[109] Zum Motiv der Ernte vgl. SCHÜSSLER FIORENZA, Buch, 113 f. MÜLLER-FIEBERG, Sichel, 258–262. Zur genauen Differenzierung zwischen der Gerichtsszene, die mit dem Motiv der Ernte arbeitet, und jener, in der das Motiv des Keltertretens vorkommt, vgl. HUBER, Menschesohn, 236.

[110] Vgl. dazu HUBER, Menschensohn, 259 f. Zur generellen Beziehung zwischen Offb 14 und Offb 19 vgl. BORNKAMM, Komposition, 136 und 139–142.

verwendet. Der weiße Reiter tritt die Kelter, die mit dem Zornwein Gottes gefüllt ist.[111]

Offb 14,10ab	καὶ αὐτὸς πίεται ἐκ τοῦ οἴνου **τοῦ θυμοῦ τοῦ θεοῦ**
	τοῦ κεκερασμένου ἀκράτου ἐν τῷ ποτηρίῳ τῆς ὀργῆς αὐτοῦ
Offb 14,19b	καὶ ἔβαλεν εἰς **τὴν ληνὸν τοῦ θυμοῦ τοῦ θεοῦ** τὸν μέγαν
Offb 19,15d	καὶ αὐτὸς πατεῖ **τὴν ληνὸν** τοῦ οἴνου **τοῦ θυμοῦ** τῆς ὀργῆς **τοῦ θεοῦ**
	τοῦ παντοκράτορος

Hilfsübersetzung:

Offb 14,10ab	Und er wird trinken vom Wein der Leidenschaft (des) Gottes
Offb 14,19b	Und er hat geworfen sie in die große Kelter der Leidenschaft (des) Gottes
Offb 19,15d	Und er tritt die Kelter des Weines der Leidenschaft des Zornes Gottes des Allherrschers

Durch das Motiv des Weines hat Johannes auch das Gericht über Babylon mit der Endschlachtszene in eine Beziehung gesetzt,[112] da er die Unzucht der großen Hure Babylon mit dem Ausdruck οἶνος τῆς πορνείας (Offb 17,2; 18,3) umschrieben hat.

6.3.2 πόλεμος/πολεμέω *und die Endschlacht*

Der große Gottestag (Offb 6,12–17) ist zudem durch das Wortfeld πόλεμος/πολεμέω[113] direkt mit der Endschlacht verkettet.[114] Der Text bezeichnet den *Tag des Zornes* (Offb 6,17) in Offb 16,14 schließlich explizit als *Tag des Krieges* (Sach 14,3).[115]

Offb 6,17a	ἡ ἡμέρα ἡ μεγάλη τῆς ὀργῆς
Offb 16,14c	εἰς τὸν πόλεμον **τῆς ἡμέρας τῆς μεγάλης**

Hilfsübersetzung:

Offb 6,17a	Der Tag der große des Zornes
Offb 16,14c	...zur Schlacht des großen Tages

111 Ähnlich ZAGER, Gericht, 322. Zum Zornwein vgl. MÜLLER-FIEBERG, Sichel, 264.

112 Das Motiv der Schlacht wird in der Offenbarung auf mehrfache Weise entfaltet (Offb 9,7.9; 11,7; 12,7.17; 13,7; 16,14; 19,19; 20,8) (siehe Kapitel V). Dementsprechend urteilt BAUER, Messiasreich, 110: „Wenn auch der Vf. nun nicht mehr vom ‚großen Tag Gottes des Allherrschers' spricht und auch den Namen des Schlachtortes ‚Harmagedon' nicht wiederholt, so sprechen doch die wörtlichen Berührungen zwischen beiden Stellen dafür, dass er 19,11–21,8 als die Fortsetzung der sechsten Schale verstanden wissen will."

113 Eine ausführliche Untersuchung des Wortfeldes bietet KLASSEN, Vengeance, 305–309. Ferner BORNKAMM, Komposition, 146 f.; BØE, Gog, 293.

114 Zur eschatologischen Schlacht vgl. AUNE, Qumran, 94–98.

115 Vgl. dazu GIBLIN, Millenium, 568. Ferner SÄNGER, Amen, 87. Zu Sach 14 vgl. ZAPFF, Prophetie, 101.

Offb 16,14 spricht nun davon, dass am großen Gottestag eine Schlacht (πόλεμος) stattfindet. Auch die eschatologische Schlacht in Offb 19[116] wird explizit als πόλεμος bezeichnet (Offb 19,11.19; Offb 20,8), wodurch eine Verbindungslinie zwischen beiden Szenen entsteht.[117]

6.4 Das Profil des Tag YHWHs in der Offenbarung

Stichwort- und Motivverknüpfungen verkoppeln die Endschlachtszene in Offb 19, die Gerichtsszene in Offb 20 (siehe oben) und das große Gericht über Babylon mit der *Tag des Herrn*-Szene (Offb 6,12–17) und Offb 16,14. Diese Texte können dadurch als Aspekte der großen Gottestags gelesen werden. Demzufolge findet am großen Gottestag die Endschlacht statt, Babylon geht unter und die Toten werden von Gott gerichtet. In Kapitel VI und in Kapitel VIII wird man sehen, dass diese Verbindungen keine Erfindung des Sehers sind, sondern in der *Tag YHWHs*-Tradition der Schriftprophetie verwurzelt sind.

---

116 Zum Aufbau von Offb 19,11–21 vgl. HUBER, Reiter, 388–393.
117 Vgl. dazu HUBER, Psalm, 269 (bes. Anm. 77); GIBLIN, Millenium, 568.

Kapitel V

Der Tag YHWHs, die ägyptischen Plagen und die Schöpfungstheologie

Die *Tag YHWHs*-Tradition hat sich im Laufe der Geschichte inhaltlich weiterentwickelt, wobei einige ihrer historisch bedingten Veränderungen in den Schriften Israels festzustellen sind. In jüngeren Texten wurde der große Gottestag universalisiert, wohingegen lokale Bezüge mehr und mehr in den Hintergrund getreten sind.[1] Oftmals ist hierzu das Sprachspiel von Schöpfungstexten rezipiert worden.

Auch in der Offenbarung wird der *Tag des Herrn* als ein den ganzen Kosmos betreffendes Ereignis geschildert. Dazu hat Johannes ab Offb 6,12–17 die Beschreibung des literarischen Raumes modifiziert.[2] Sicherlich gehören universale Züge fest zur apokalyptischen Literatur. Trotzdem ist die Szene vom Gottestag in der Johannesoffenbarung eine Besonderheit, denn von ihr ist das gesamte Kosmosbild der Posaunen- und Schalenvisionen abhängig.

Davon unabhängig haben Ausleger fast unisono festgestellt, dass der Seher die ägyptischen Plagen universalisiert hat.[3] Es lässt sich hierbei ein deutlicher Zusammenhang zwischen der *Tag des Herrn*-Szene und der Rezeption von Ex 7–11 in den Posaunen- und Schalenvisionen feststellen, denn Offb 6,12–17 ist der Ausgangspunkt einer darstellerischen Expansion des literarischen Raumes. Auch hierbei hat Johannes auf ein schöpfungstheologisches Sprachspiel zurückgegriffen.

---

[1] Vgl. dazu WENDEBOURG, Tag, 67.

[2] Der Text sendet Signale, die dem Leser eine Lokalisierung der erzählten Ereignisse ermöglichen. Vgl. dazu DESILVA, Seeing, 97 f. Jene Signale sind natürlich mit der Enzyklopädie identisch, die die Räumlichkeit der realen Welt beschreibbar macht. Dadurch kann der Leser die erzählte Welt auf die reale Welt beziehen und sich durch diese Relation eine Vorstellung vom erzählten Raum machen. Diese Signale ändern sich ab der *Tag des Herrn*-Szene.

[3] Vgl. dazu ROLOFF, Offenbarung, 98 f.; BEALE, Revelation, 473. Ferner SCHÜSSLER FIORENZA, Buch, 93; MÜLLER, Offenbarung, 279; GIESEN, Anfechtung, 22; LANIER, Day, 178.

1 Der *Tag YHWHs* als universelles Ereignis und die Rezeption eines schöpfungstheologischen Sprachspiels in der Schriftprophetie

In der prophetischen Literatur wird oftmals Schöpfungstheologie rezipiert, um Handlungsstränge als den ganzen Kosmos betreffend zu gestalten.[4] Auch in *Tag YHWHS*-Texten ist diese literarische Technik anzutreffen.[5] Es wird sich zeigen, dass Ähnliches ebenso in der Johannesoffenbarung zu beobachten ist.

(1) Die Kultkritik in Hos 4,1–10 enthält Anklänge an Gen 1. Gott droht dort die Umkehrung seiner Schöpfungsordnung als Strafe an.

Hos 4,3 (LXX) διὰ τοῦτο πενθήσει ἡ γῆ καὶ σμικρυνθήσεται σὺν πᾶσιν τοῖς κατοικοῦσιν αὐτήν σὺν
τοῖς θηρίοις τοῦ ἀγροῦ καὶ σὺν τοῖς ἑρπετοῖς τῆς γῆς καὶ σὺν τοῖς πετεινοῖς τοῦ οὐρανοῦ
καὶ οἱ ἰχθύες τῆς θαλάσσης ἐκλείψουσιν

Gen 1,26 (LXX) καὶ ἀρχέτωσαν τῶν ἰχθύων τῆς θαλάσσης καὶ τῶν πετεινῶν τοῦ οὐρανοῦ καὶ τῶν κτηνῶν καὶ πάσης τῆς γῆς καὶ πάντων τῶν ἑρπετῶν τῶν ἑρπόντων ἐπὶ τῆς γῆς

Gen 1,30 (LXX) καὶ πᾶσι **τοῖς θηρίοις** τῆς γῆς καὶ πᾶσι τοῖς πετεινοῖς τοῦ οὐρανοῦ

(2) Auch die *Tag YHWHs*-Rede des Zefanjabuches spielt auf Gen 1 an, um dem großen Gottestag universale Züge zu verleihen. Die Gerichtsankündigung über Juda und Jerusalem (Zef 1,2–6), die vor dem Hintergrund der Sintfluterzählung gelesen werden kann, erinnern an die Schöpfungsordnung des ersten Schöpfungsberichts.

Zef 1,3 (LXX) ἐκλιπέτω τὰ πετεινὰ τοῦ οὐρανοῦ καὶ οἱ ἰχθύες τῆς θαλάσσης

Gen 1,26 (LXX) καὶ ἀρχέτωσαν τῶν ἰχθύων τῆς θαλάσσης καὶ τῶν πετεινῶν τοῦ οὐρανοῦ καὶ τῶν κτηνῶν καὶ πάσης τῆς γῆς καὶ πάντων τῶν ἑρπετῶν τῶν ἑρπόντων ἐπὶ τῆς γῆς

Gen 1,30 (LXX) καὶ πᾶσι **τοῖς θηρίοις** τῆς γῆς καὶ πᾶσι τοῖς πετεινοῖς τοῦ οὐρανοῦ

(3) Hinter Ez 38,20 verbirgt sich ebenso Gen 1.

Ez 38,20 (LXX) καὶ σεισθήσονται ἀπὸ προσώπου κυρίου οἱ ἰχθύες τῆς θαλάσσης καὶ τὰ πετεινὰ τοῦ οὐρανοῦ καὶ **τὰ θηρία** τοῦ πεδίου καὶ πάντα τὰ ἑρπετὰ τὰ ἕρποντα ἐπὶ τῆς γῆς

---

[4] Zur Schöpfungszerstörung und Erneuerung in der postprophetischen Literatur vgl. AUNE, Past, 34–36.

[5] Ähnlich wie die Offenbarung schildern diese Texte allerdings keine totale Vernichtung der Schöpfung, sondern sie münden in einen Ausblick auf Hoffnung (Hos 14,5–8; Zef 3,14–20; Ez 40–48; Joel 4,17–18; Jer 4,27), der auch in Offb 21–22 zu erkennen ist.

Gen 1,26 (LXX) καὶ ἀρχέτωσαν τῶν ἰχθύων τῆς θαλάσσης καὶ τῶν πετεινῶν τοῦ οὐρανοῦ καὶ τῶν κτηνῶν καὶ πάσης τῆς γῆς καὶ πάντων τῶν ἑρπετῶν τῶν ἑρπόντων ἐπὶ τῆς γῆς

Gen 1,30 (LXX) καὶ πᾶσι **τοῖς θηρίοις** τῆς γῆς καὶ πᾶσι τοῖς πετεινοῖς τοῦ οὐρανοῦ

(4) Die *Tag YHWHs*-Rede in Joel 2,3 enthält hingegen Anklänge an den zweiten Schöpfungsbericht. Dies dient dazu, das zerstörerische Ausmaß des kriegerischen Ansturms zu verdeutlichen. Vorher glich das Land dem Garten Eden und nachher einer Wüste.[6]

(5) Auch in Jer 4,5–31, ein Text, der der *Tag YHWHs*-Tradition sehr nahe steht,[7] wird ein schöpfungstheologisches Sprachspiel rezipiert. Der gesamte in Gen 1 literarisch gestaltete Lebensraum wird in Jer 4,23–26 angegriffen.

2 Die Darstellung des literarischen Raumes in der Offenbarung

Die Johannesoffenbarung ist keine in der dritten Person gestaltete Erzählung, in der der literarische Raum von einer Erzählstimme, die nicht in die Handlung involviert ist, beschrieben wird. Johannes ist ein Ich-Erzähler und der präsentierte Raum ist der sprachliche Ausdruck seiner Wahrnehmung.[8] Eine Universalisierung des erzählerischen Rahmens kann daher nicht wie in einer auktorialen oder neutralen Erzählsituation erfolgen,[9] sondern würde implizit eine veränderte Wahrnehmungsperspektive des Ich-Erzählers voraussetzen. Diese bleibt aber über weite Textabschnitte unverändert.

Exkurs: Die vier Wahrnehmungsperspektiven des Sehers

Bereits D. PEZZOLI-OLGIATI hat auf die besondere Struktur der Offenbarung hingewiesen. Die Schrift lässt sich grob in vier große Teile gliedern [A) Offb 1,1–3,22; B) Offb 4,1–16,21; C) Offb 17,1–21,8; D) Offb 21,9–22,21], die jeweils mit einem Positionswechsel des Sehers eröffnet werden.[10] Damit ändert sich in jedem Abschnitt seine Wahrnehmungsperspektive und folglich auch die Darstellung des Raumes. In Patmos [Per-

---

[6] Vgl. dazu BIBERGER, Heil, 146.

[7] Die Nordfeindtradition in Jer 4–6 und das Joelbuch berühren sich sehr stark. Vgl. dazu MÜLLER, Zukunft, 175.

[8] In Kapitel IV wurde dies für Offb 6,1–11 bereits gezeigt. Im Gegensatz zu Offb 6,12–17, wo alle sprachlichen Bilder durch καί + ἐγένετο + *Leitmotiv* konstruiert worden sind, erscheinen in diesem Abschnitt ausschließlich von καὶ εἶδον/καὶ ἤκουσα abhängige Sätze.

[9] Zur auktorialen Erzählperspektive vgl. STANZEL, Theorie, 193 und 242–285.

[10] B. KOWALSKI führt dieses literarische Arrangement auf die Makrostruktur des Buches Ezechiel zurück. Vgl. dazu KOWALSKI, Rezeption, 277–291. Zum Ausdruck ἐν πνεύματι vgl. PEZZOLI-OLGIATI, Täuschung, 37–38.

spektive A] (Offb 1,9) erhält er seine Beauftragung (Offb 1,9–20) und von dort aus schreibt er die Sendschreiben (Offb 2,1–3,22).[11] In Offb 4,1 steigt Johannes durch eine Tür in den himmlischen Thronsaal [Perspektive B].[12] Aus dieser Perspektive nimmt er die himmlische Liturgie, die Inthronisation des Lammes und das Öffnen der sieben Siegel, wodurch die verketteten Geschehnisse der drei apokalyptischen Visionszyklen (Offb 6,1–17.8,1–5.6; Offb 8,7–9,21.11,15–19; Offb 16,1–21) ausgelöst werden, wahr. In Offb 17,1–3 wird er von einem der sieben Schalenengel ἐν πνεύματι (Offb 17,3)[13] vom Himmel herab in die Wüste geleitet [Perspektive C]. Von dort aus betrachtet er das Gericht über die Hure Babylon (Offb 17,1–18,24),[14] die Endschlacht (Offb 19,11–21), das Tausendjährige Reich (Offb 20,4–6), das universelle Gericht (Offb 20,11–15) und die Niederkunft des himmlischen Jerusalems (Offb 21,1–8). Danach erfolgt erneut ein Positionswechsel. Johannes befindet sich nun auf einem hohen Berg [Perspektive D] (Offb 21,9–10),[15] von dem aus er das himmlische Jerusalem en Detail zu Gesicht bekommt (Offb 21,9-22,5).

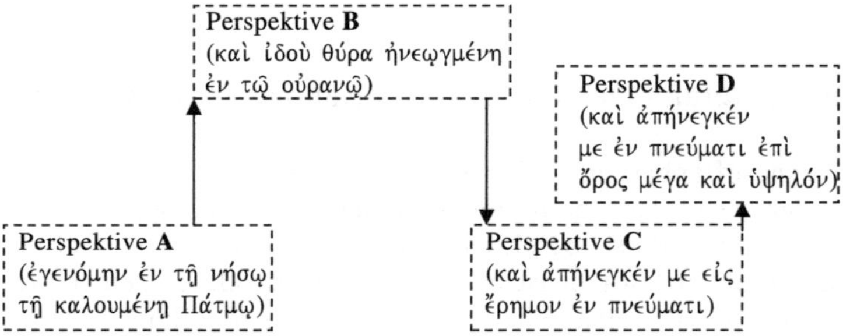

Die in der Makrostruktur verankerten Positionswechsel des Sehers implizieren natürlich ebenso, dass der Ich-Erzähler über weite Strecken seiner apokalyptischen *Berichterstattung* das gleiche Wahrnehmungsspektrum hatte. Demzufolge hätte Offb 4,1–16,21 einen durchgehenden universalen Unterton, weil der Seher ja vom Himmel aus auf die Erde blickt und somit den gesamten Kosmos überblicken kann. Dennoch bedingt der makrostrukturelle Erzählrahmen die Darstellung des Raumes nur indirekt. Johannes hat nämlich zwischen Offb 6,1–11 und Offb 6,12 eine semantische Spannung angelegt, durch die der Effekt eines sich verändernden Blickwinkels auf den Kosmos erzielt wird. Der Ich-Erzähler blendet in den Siegelvisionen manche sprachlichen Signale, die eine räumliche Verortung seines *Berichtes* ermöglichen würden, deutlich spürbar aus, die er in der *Tag des Herrn*-Szene in den Vordergrund stellt. Dadurch wirkt der literarische Raum von Offb 6,12–17 größer als der von Offb 6,1–11.

---

[11] Vgl. dazu LABAHN, Geographie, 112.
[12] Vgl. dazu LABAHN, Geographie, 131.
[13] Vgl. dazu PEZZOLI-OLGIATI, Täuschung, 37 f.
[14] Zur Wirkungsgeschichte dieses Motives vgl. BOXALL, Faces, 57–67.
[15] Vgl. dazu DEUTSCH, Transformation, 110 f.

2.1 Die räumliche Darstellung in den ersten fünf Siegelvisionen

Johannes hat in Offb 6,1–11 eine Semantik, die den literarischen Raum universell erscheinen lassen würde, bewusst vermieden. Dass der Ursprung der ersten fünf Siegel im Himmel liegt, bleibt dementsprechend auch im Subtext verborgen. Weder der Ort, von dem aus die Siegel gelöst werden, noch der Startpunkt der apokalyptischen Reiter ist in Offb 6,1–11 lokal näher bestimmt. Auch die genaue Position der vier Lebewesen und der Märtyrer unter dem Altar (Offb 6,9–11) muss aus dem Kontext erschlossen werden.[16]

Nur anhand von γῆ (entweder in Form eines Genetivattributs [Offb 6,8ef] oder in Form einer präpositionalen Näherbestimmung [Offb 6,4c.10d]) kann in Offb 6,1–11 der Ort eines Geschehens lokalisiert werden. γῆ erscheint in diesem Abschnitt auffällig häufig.[17] Szenen, die nicht auf der Erde stattfinden, werden hingegen nicht näher bestimmt.

[16] Um den Ort der vier Lebewesen zu bestimmen, ist der gesamte Kontext nötig (Offb 4,6.7.8.8; 5,6.8.11.14). Zur lokalen Erschließung von Offb 6,9–11 muss man dem Gebrauch von θυσιαστήριον folgen. θυσιαστήριον erscheint in Offb 6,9 zum ersten Mal, aber erst in Offb 8,3.5 wird es durch eine örtliche Näherbestimmung mit dem himmlischen Thronsaal in Verbindung gebracht. Auch die Seelen der Erschlagenen lassen sich nur indirekt lokalisieren. Allein durch die Verbindung von στολή und λευκός (Offb 6,11) kann ein Bezug zum himmlischen Thronsaal hergestellt werden (Offb 7,13.14 [evtl. Offb 4,4, wobei anstatt στολή die Vokabel ἱμάτιον gebraucht wird]).

[17] Der Reiter des roten Pferdes erhält in der zweiten Siegelvision den Auftrag, den Frieden von der Erde zu nehmen (καὶ τῷ καθημένῳ ἐπ' αὐτὸν ἐδόθη αὐτῷ λαβεῖν τὴν εἰρήνην ἐκ τῆς γῆς Offb 6,4). Dem vierten Reiter wird die Vollmacht erteilt, ein Viertel der Erdbewohner zu töten (καὶ ἐδόθη αὐτοῖς ἐξουσία ἐπὶ τὸ τέταρτον τῆς γῆς Offb 6,8), wozu er die Tiere der Erde benutzen darf (καὶ ὑπὸ τῶν θηρίων τῆς γῆς Offb 6,8), und die Seelen der Erschlagenen fragen, wann Gott die τοὺς κατοικοῦντας ἐπὶ τῆς γῆς[17] richten wird (6,10). Vgl. dazu auch DE VILLIERS, Rider, 137.

Perspektive **B**
(καὶ ἰδοὺ θύρα ἠνεῳγμένη
ἐν τῷ οὐρανῷ)

γῆ

2. Siegel
καὶ ἐξῆλθεν ἄλλος ἵππος πυρρός,
καὶ τῷ καθημένῳ ἐπ' αὐτὸν ἐδόθη αὐτῷ
λαβεῖν τὴν εἰρήνην ἐκ τῆς γῆς

4. Siegel
καὶ ἐδόθη αὐτοῖς ἐξουσία ἐπὶ τὸ τέταρτον τῆς γῆς
ἀποκτεῖναι ἐν ῥομφαίᾳ
καὶ ἐν λιμῷ
καὶ ἐν θανάτῳ
καὶ ὑπὸ τῶν θηρίων
τῆς γῆς.

5. Siegel
καὶ ἔκραξαν φωνῇ μεγάλῃ λέγοντες·
ἕως πότε, ὁ δεσπότης ὁ ἅγιος καὶ ἀληθινός,
οὐ κρίνεις
καὶ ἐκδικεῖς τὸ αἷμα ἡμῶν ἐκ τῶν κατοικούντων ἐπὶ τῆς γῆς;

Hilfsübersetzung:

Perspektive B	Und siehe, eine geöffnete Tür im Himmel […]
2. Siegel	Und es kam ein anderes Pferd heraus, ein feuerrotes, und dem auf ihm Sitzenden wurde gegeben (er wurde dazu bemächtigt), zu nehmen den Frieden von der Erde
4. Siegel	Und ihnen wurde die Vollmacht über das Vierte der Erde gegeben, um mit dem Schwert, mit Hunger, mit Tod (Pest) und mit Tieren zu töten
5. Siegel	Und sie schrien mit großer Stimme: bis wann, heiliger und wahrhaftiger Herr, richtest und rechtfertigst du unser Blut unter den Bewohnern der Erde

Aus dem Kontext geht zwar hervor, dass die geschilderten Episoden den irdischen Raum verlassen haben. Johannes hat hier aber durch den wiederholten und nahezu redundanten Gebrauch von γῆ (Offb 6,4c.8ef (2x). 10d) und durch die Vermeidung eines kosmologisch gefärbten Sprachspiels die Erde szenisch überbetont.[18] Dadurch hat er, obwohl er eine universale Wahrnehmungsperspektive bezogen hat, allein durch eine geschickte Wortwahl die Darstellung des literarischen Raumes verengt.

2.2 Die Änderung in der räumlichen Darstellung ab Offb 6,12–17

Die Begrenzung der räumlichen Beschreibungen, die Johannes in Offb 6,1–11 durch einen gezielten Sprachgebrauch erzeugte, endet in der *Tag des Herrn*-Szene schlagartig. Im Gegensatz zu Offb 6,1–11, wo nur durch γῆ eine explizite Verortung des Geschehens ermöglicht wird, hat Johannes in Offb 6,12–17 alle seiner beschriebenen Wahrnehmungen näher bestimmt. Dazu hat er ein Sprachspiel benutzt, das alle Eckpunkte eines uni-

[18] Etwas anders HERZER, Reiter, 236 f.

versellen Kosmosbildes zum Ausdruck bringt (ἥλιος, σελήνη, ἀστήρ und οὐρανός).[19]

2. Siegel	καὶ ἐξῆλθεν ἄλλος ἵππος πυρρός, καὶ τῷ καθημένῳ ἐπ' αὐτὸν ἐδόθη αὐτῷ λαβεῖν τὴν εἰρήνην **ἐκ τῆς γῆς**
4. Siegel	καὶ ἐδόθη αὐτοῖς ἐξουσία ἐπὶ τὸ τέταρτον **τῆς γῆς** ἀποκτεῖναι ἐν ῥομφαίᾳ καὶ ἐν λιμῷ καὶ ἐν θανάτῳ καὶ ὑπὸ τῶν θηρίων **τῆς γῆς**.
5. Siegel	καὶ ἔκραξαν φωνῇ μεγάλῃ λέγοντες· ἕως πότε, ὁ δεσπότης ὁ ἅγιος καὶ ἀληθινός, οὐ κρίνεις καὶ ἐκδικεῖς τὸ αἷμα ἡμῶν ἐκ τῶν κατοικούντων **ἐπὶ τῆς γῆς**;
6. Siegel Tag YHWHs	καὶ σεισμὸς μέγας ἐγένετο καὶ **ὁ ἥλιος** ἐγένετο μέλας ὡς σάκκος τρίχινος καὶ **ἡ σελήνη ὅλη** ἐγένετο ὡς αἷμα καὶ **οἱ ἀστέρες τοῦ οὐρανοῦ** ἔπεσαν **εἰς τὴν γῆν**, [...] καὶ **ὁ οὐρανὸς** ἀπεχωρίσθη ὡς βιβλίον ἑλισσόμενον καὶ **πᾶν ὄρος** καὶ **νῆσος** ἐκ τῶν τόπων αὐτῶν ἐκινήθησαν.

Hilfsübersetzung:

6. Siegel Und ein großes Erdbeben entstand und die Sonne wurde schwarz wie ein härener Sack und der ganze Mond wurde wie Blut und die Sterne des Himmels fielen auf die Erde [...] und der Himmel wurde gespalten wie ein aufgerolltes Buch und jeder Berg und (jede) Insel wurde von ihren Plätzen wegbewegt

ἥλιος, σελήνη, ἀστήρ und οὐρανός treten in Offb 6,12c–14 gebündelt in Erscheinung und bilden einen Kontrast zu γῆ (Offb 6,4c.8ef (2x). 10d). Dadurch grenzt sich die sechste Siegelvision von Offb 6,1–11 ab. Sie wirkt räumlich breiter als die ersten fünf Siegelvisionen und der *Tag des Herrn* erscheint dadurch als ein universelles Ereignis.

[19] Etwas anders DESILVA, Seeing, 98.

3 Die Plagenrezeption als Teil der veränderten Kosmosdarstellung

3.1 Der Plagennarrativ zwischen impliziten und expliziten Schöpfungsaussagen

Die Ausdehnung der räumlichen Darstellung, die in den Siebenerreihen ab der *Tag des Herrn*-Szene beginnt, setzt sich in den Posaunen- und Schalenvisionen fort. Dort hat Johannes Ex 7–11 rezipiert und die einzelnen Motivelemente daraus universal interpretiert. Dabei ist eine gewisse Systematik festzustellen. Johannes hat hierbei ein schöpfungstheologisches Sprachspiel verwendet und die Plagen textimmanent mit seinen eigenen Schöpfungstexten,[20] die ich hier in Anlehnung an T. NICKLAS explizite Schöpfungsaussagen nenne,[21] verbunden. Hier unterscheidet sich die vorliegende Untersuchung von den Ansätzen zur Genesisrezeption. Bisher wollten Ausleger, wie z.B. A. FARRER, das 6+1-Schema aus Gen 1 auf die sieben Posaunenvisionen übertragen.[22] Oder es wurde versucht, wie es der Auswertung der Kommentarliteratur in der Studie von J. PAULIEN zu entnehmen ist, Gen 1 mit den Posaunenvisionen zu harmonisieren.[23] Ich möchte hingegen zeigen, dass Johannes keinen singulären Schöpfungstext, sondern das Sprachspiel der Schöpfungstheologie der Schriften Israels aufgegriffen hat, um damit seine eigene Schöpfungstheologie zu gestalten.

3.2 Das implizite schöpfungstheologische Sprachspiel und der Stand der Forschung zur Schöpfungstheologie der Offenbarung

Bevor ich mich jedoch den schöpfungstheologisch interpretierten Plagen widme, muss ich auf ein Desiderat in der bisherigen Forschung zur Schöpfungstheologie der Offenbarung verweisen. Diese Lücke soll hier zumindest im Ansatz geschlossen werden. Schließlich ist Ex 7–11 zwischen implizite und explizite Schöpfungsaussagen platziert worden.

Bisher haben sich mit der räumlichen Darstellung in der Offenbarung in erster Linie nur inhaltliche Abhandlungen zu ihrer Schöpfungstheologie

---

[20] Ähnlich COLLINS, Approach, 375.

[21] Vgl. dazu NICKLAS, Schöpfung, 391.

[22] Vgl. dazu FARRER, Rebirth, 36–58 (bes. 41 f.). Ferner auch LUPIERI, Commentary, 161, der diese Interpretationsrichtung ebenso kritisch beurteilt.

[23] Vgl. dazu PAULIEN, Decoding, 229 f. In jüngster Zeit ist die Untersuchung von M. LABAHN erschienen, die sich mit dem Verhältnis zwischen den Aussagen über das Paradies in der Offenbarung und Gen 2–3 beschäftigt. Er geht aber nicht auf die Posaunenvisionen ein, weshalb seine Studie für diesen Zusammenhang irrelevant ist. Vgl. dazu LABAHN, Paradiesgeschichte, 305–307.

beschäftigt.[24] In jüngster Zeit sind dazu die Aufsätze von F. HAHN, J. ROLOFF und T. NICKLAS und die Monographie von M.B. STEPHENS erschienen.[25] Alle Arbeiten haben unisono festgestellt, dass an hervorgehobenen Stellen schöpfungstheologische Aussagen platziert worden sind (Diese Stellen werden hier als explizite Schöpfungsaussagen bezeichnet) und die Schöpfungsthematik eine sehr große Rolle spielt. „Der Schöpfungsgedanke in der Johannesoffenbarung ist nicht nur ein Motiv neben anderen, sondern ein Grundmotiv schlechthin."[26] F. HAHN behauptet aber auch, innerhalb der apokalyptischen Siebenerzyklen trete die Schöpfungsthematik deutlich zurück.[27] Der Grund eines solchen Urteils kann in der Textauswahl der Arbeiten gesehen werden. Es wurden nur explizite Schöpfungsaussagen untersucht (Offb 3,14; 4,11; 5,13; 10,6; 14,7; 21,1), die in der Tat in den Siegel-, Posaunen- und Schalenvisionen nicht erscheinen. Dem kann aber entgegengesetzt werden, dass Johannes in diesen Passagen ein implizites schöpfungstheologisches Sprachspiel verwendet hat. Nur der methodische Ansatz von T. NICKLAS, der zwischen expliziten und impliziten Schöpfungsaussagen unterscheidet,[28] eröffnet genau dafür eine Perspektive.

---

[24] Auch D. A. DESILVAS sehr gründliche Untersuchung (DESILVA, Seeing, 93–116) konzentriert sich mehr darauf, den dargestellten Raum der Offenbarung als Gegenwelt zur Welt des Lesers zu charakterisieren, anstatt die Veränderungen bei der Beschreibung des literarischen Raumes zu analysieren. So auch KARRER, Motive, 50 f. LABAHN, Geographie, 111 betrachtet hingegen nur alle Stellen der Offenbarung, in denen ein konkreter Ort genannt wird.

[25] Einen bündigen Forschungsüberblick bietet NICKLAS, Schöpfung, 389–391. M.B. STEPHENS Arbeit ist nach dem Artikel von T. NICKLAS erschienen und konnte von ihm nicht mehr berücksichtigt werden. ROLOFF, Neuschöpfung, 122–137 konzentriert sich hingegen nur auf Offb 21. Er möchte ausschließlich das Verhältnis zwischen alter und neuer Schöpfung untersuchen.

[26] HAHN, Schöpfungsthematik, 93. NICKLAS, Schöpfung, 390 greift ebenso auf dieses Zitat zurück.

[27] Vgl. HAHN, Schöpfungsthematik, 87, obwohl er einräumt, dass der dort beschriebene Raum als Gottes Schöpfung erkannt werden kann. So auch NICKLAS, Schöpfung, 403.

[28] „Beide genannten Autoren analysieren in erster Linie die expliziten Aussagen der Offenbarung des Johannes zu Schöpfung, bzw. Neuschöpfung. Der Text steht aber nicht im luftleeren Raum, sondern verarbeitet in komplexer Weise viele der heute als Altes Testament bezeichneten Schriften Israels und setzt so ihre Kenntnis zumindest in Grundzügen voraus. So halte ich es für wichtig, auch zu überlegen, welche schöpfungstheologischen Grundlagen die Offenbarung des Johannes voraussetzt bzw. verarbeitet und inwiefern diese für das Verständnis des Textes von Belang sein können. Von hier aus kann dann weiter überlegt werden, inwiefern sich das ‚Grundmotiv' Schöpfung/Neuschöpfung (oder: Vollendung der Schöpfung) in eine theologische Gesamtmatrix des Buches einordnen lässt." NICKLAS, Schöpfung, 391. Nach NICKLAS, Schöpfung, 403 sollte man, „nicht vergessen […], wie sehr die Visionszyklen wiederum vor dem Hintergrund der [Thronsaalszene, in der dem Leser die erste vollständige Abbildung des erzählten Raumes begegnet,] […] verstanden werden wollen", „obwohl in den Visionen der Kapitel 6–20 […] insgesamt nur wenige explizite schöpfungstheologisch relevante Aussagen begegnen". Weiterhin – und das ist für meinen Ansatz von enormer Bedeutung – misst

3.3 Die expliziten Schöpfungsaussagen und die Matrix der Schöpfung

Da Ex 7–11 durch ein Zusammenspiel von impliziten und expliziten Schöpfungsaussagen universalisiert worden ist, soll zunächst geklärt werden, wie die Schöpfung in der Offenbarung beschrieben wird. An drei Stellen enthält sie eine literarische Abbildung ihrer gesamten erzählten Welt, die von Gott geschaffen wurde (Offb 5,13; 10,6; 14,7). Nur durch eine Synopse aller Stellen können alle Eckpunkte des literarischen Raumes erkannt werden.

(1) Die beiden Teile der Doppelszene[29] Offb 4,1–11//Offb 5,1–14 sind durch eine literarische Klammer miteinander verkettet, deren Kern (u.a.) aus einer expliziten Schöpfungsaussage besteht.[30] In Offb 4,11c begegnet darin in einem dreigliedrigen ὅτι-Satz, in dem die liturgische Lobpreisung Gottes begründet wird (Offb 4,11c),[31] die erste davon.[32]

a	ὅτι σὺ ἔκτισας τὰ πάντα[33]
b	καὶ διὰ τὸ θέλημά σου ἦσαν
c	καὶ ἐκτίσθησαν

Hilfsübersetzung: ...weil du das alles erschaffen hast und durch deinen Willen wurde es und wurde erschaffen.

Diese wird in Offb 5,13b aufgegriffen, wo nun zum ersten Mal ein detailliertes Bild des literarischen Kosmos entfaltet wird.[34]

T. Nicklas den impliziten Schöpfungsaussagen eine tiefe Bedeutung zu. Er vermutet, „dass die Texte von ihren Lesern und Leserinnen immer wieder verlangen, Grundvoraussetzungen biblischer Schöpfungstheologie einzuspielen." Nicklas, Schöpfung, 403.

[29] Vgl. dazu auch Stephens, Annihilation, 173.

[30] Vgl. dazu Tóth, Kult, 224–229 (bes. 226).

[31] Vgl. dazu Schimanowski, Liturgie, 159; Stephens, Annihilation, 174.

[32] Vgl. dazu Nicklas, Schöpfung, 396; Giesen, Gottesbild, 186.

[33] Zu τὰ πάντα als ein Pars pro toto für die gesamte Schöpfung vgl. Vögtle, Kosmos, 44; Deichgräber, Gotteshymnus, 51 vermutet hinter der Bezeichnung τὰ πάντα die Wurzel הכל. Seiner Meinung nach ist diese Terminologie ein fester Bestandteil frühjüdischer Schöpfungsvorstellungen. Vgl. dazu ferner auch die Ausführungen von Schimanowski, Liturgie, 261 (bes. Anm. 426).

[34] „Kein einziges Schöpfungselement wird von diesem abschließenden Lobpreis ausgeschlossen." Schimanowski, Liturgie, 261. Vgl. dazu auch Bauckham, Creation, 62; Nicklas, Schöpfung, 398; Hofius, Zeugnis, 520.

πᾶν κτίσμα[35]

ὃ ἐν	τῷ **οὐρανῷ**
καὶ ἐπὶ	τῆς **γῆς**
καὶ ὑποκάτω	τῆς **γῆς**
καὶ ἐπὶ	τῆς **θαλάσσης**
καὶ **τὰ** ἐν αὐτοῖς	**πάντα**

Hilfsübersetzung: Die ganze Schöpfung, die im Himmel und auf der Erde und unter der Erde und auf dem Meer und das alles in ihnen.

(2) Die zweite Matrize des literarischen Raumes begegnet dem Leser im zweiten Interludium (Offb 10,1–11,14).[36] In der Schwurszene dieses Abschnitts entfaltete Johannes eine Skizze der Schöpfung (Offb 10,6b).[37] Diese unterscheidet sich strukturell von der in Offb 5,13b. Die dort dargebotene fünfgliedrige Form schrumpft auf eine dreigliedrige zusammen, die wiederum je aus zwei Teilen besteht.[38]

καὶ ὤμοσεν ἐν τῷ ζῶντι εἰς τοὺς αἰῶνας τῶν αἰώνων,

	TEIL I	TEIL II
ὃς ἔκτισεν	**τὸν οὐρανὸν**	καὶ τὰ ἐν αὐτω
	καὶ **τὴν γῆν**	καὶ τὰ ἐν αὐτῇ
	καὶ **τὴν θάλασσαν**	καὶ τὰ ἐν αὐτῇ

Hilfsübersetzung: Und er schwor beim Lebenden in die Äonen der Äonen, der geschaffen hat den Himmel und das in ihm und die Erde und das in ihr und das Meer und das in ihr.

[35] Die Seltenheit von κτίσμα in der LXX ist auffällig. Das Wort erscheint nur sechs Mal, wobei jede Belegstelle nicht sicher auf einen hebräischen Ursprung zurückgeführt werden kann (3Makk 5,11; Weish 9,2; 13,5; 14,11; Sir 36,14; 38,34). Eventuell handelt es sich bei diesem Wort um einen Neologismus. Vgl. dazu LUST/EYNIKEL/HAUSPIE, Lexicon, 358.

[36] Vgl. dazu STEPHENS, Annihilation, 191.

[37] Vgl. dazu NICKLAS, Schöpfung, 400; HAHN, Schöpfungsthematik, 87; HOLTZ, Gott, 330 f. Zum starken Engel in Offb 10,1–11 vgl. WITULSKI, Quartett, 291–303; KARRER, Motive, 61 f.

[38] Der fünfte Teil der kurzen Skizze in Offb 5,13 (καὶ τὰ ἐν αὐτοῖς πάντα) wird aufgelöst und πᾶς verschwindet, bzw. wird durch den selbstständigen Artikel im Akkusativ Plural ersetzt. Anstatt einer kollektiven Umschreibung der Lebewesen der Schöpfung durch τὰ πάντα, wird nun an jedes der drei Elemente des kosmologischen Bauplans ein zweiter Teil angehängt, in dem summarisch zusammengefasst wird, das Gott auch die belebten Objekte des jeweiligen kosmologischen Bereiches erschaffen hat. Auch in Offb 10,6 erfolgt eine Aufgliederung des Kosmos in einem Relativsatz, der allerdings nicht wie in Offb 5,6 von κτίσμα abhängig ist, sondern von Gott selbst, der durch den Relativsatz als Schöpfer ausgewiesen wird. Dan 4,37 (LXX) ist die einzige Stelle, die auf der Ebene der Semantik mit Offb 10,6 vergleichbar ist. In beiden Stellen werden οὐρανός, γῆ und θάλασσα zusammen mit dem Verb κτίζω gebraucht.

(3) In Offb 14,7e hat Johannes den Gottesnamen schöpfungstheologisch umschrieben, wobei zum dritten Mal ein Bauplan des Kosmos in Erscheinung tritt.[39]

(a) φοβήθητε τὸν θεὸν
(b) καὶ δότε αὐτῷ δόξαν,
ὅτι ἦλθεν ἡ ὥρα τῆς κρίσεως αὐτοῦ,
(c) καὶ προσκυνήσατε | τῷ ποιήσαντι | τὸν οὐρανὸν
καὶ τὴν γῆν
καὶ θάλασσαν
καὶ πηγὰς ὑδάτων

Hilfsübersetzung: Fürchtet (den) Gott und gebt ihm Ehre, weil gekommen ist die Stunde seines Gerichts und huldigt dem, der den Himmel und die Erde und das Meer und die Wasserquellen gemacht hat.

Diese räumlichen Skizzierungen, die stets in einem schöpfungstheologischen Zusammenhang eingebunden sind, sind nicht identisch. Erst bei einer synoptischen Betrachtung aller Stellen (Offb 5,13b; 10,6e; 14,7c) erhält man ein komplettes Bild des literarischen Raumes, der insgesamt aus fünf Teilen besteht:[40]

(1) οὐρανός	(Offb 5,13b; 10,6e; 14,7c)
(2) γῆ	(Offb 5,13b; 10,6e; 14,7c)
(3) θάλασσα	(Offb 5,13b; 10,6e; 14,7c)
(4) πηγή ὑδάτων	(14,7c)
(5) Lebewesen	(5,13b; 10,6e)[41]

Exkurs: *Der Gebrauch von* οὐρανός, γῆ *und* θάλασσα *in der LXX*

Die dreigliedrige Unterteilung der Schöpfung in die Bereiche οὐρανός, γῆ und θάλασσα ist kein Novum der Johannesapokalypse. Der Seher Johannes stützte sich hier auf eine Tradition, die tief im Weltbild Israels beheimatet ist.[42] Zwar ist die dreigliedrige Unterteilung der Schöpfung in Himmel, Erde und Meer nicht so häufig belegt wie der zweigliedrige Merismus, in dem Gott als der Schöpfer des Himmels und der Erde beschrieben wird. Dennoch existieren in der LXX 16 Stellen der semantischen Verbindung von οὐρανός, γῆ und θάλασσα (Gen 1,26.28; 9,2; Ex 20,11; Neh 9,6; Ps 68,35 (LXX); 95,11 (LXX); 134,6 (LXX); 145,6 (LXX) Hos 4,3; Am 9,6; Zef 1,3; Hag 2,6.21; Ez 38,20). In jeder von ihnen hat diese Kombination eine schöpfungstheologische Konnotation, wobei

[39] Vgl. dazu NICKLAS, Schöpfung, 401; HAHN, Schöpfungsthematik, 88.

[40] Zur Darstellung der Schöpfung in den Schriften Israels und im Neuen Testament vgl. VÖGTLE, Kosmos, 41–44. Zum Weltbild der Offenbarung vgl. BÖCHER, Hellenistisches, 486 f.

[41] Dies geschieht in Offb 5,13 durch das Neutrum Plural von πᾶς, das in einer Kombination mit der Präposition ἐν und dem Personalpronomen verwendet wird. In Offb 10,6 hingegen liegt die gleiche Konstruktion vor, wobei lediglich πᾶς verschwindet, bzw. durch den Artikel im Neutrum ersetzt wird.

[42] Zum Weltbild, das in den Texten der Schriften Israels vorherrschend ist, vgl. DOHMEN, Gott, 16–22.

sich ihre spezifische Funktion von Text zu Text unterscheidet. In den Psalmen wird sie ähnlich wie in Offb 5,13 dazu verwendet, einen allumfassenden Lobpreis auf Gott anzustimmen.[43] Die gesamte Schöpfung, die durch οὐρανός, γῆ und θάλασσα skizziert wird, soll Gott aufgrund seiner Größe loben (Ps 68,35 (LXX); Ps 95,11 (LXX)). Weiterhin soll mit dieser sprachlichen Verbindung Gottes schöpferische Tat in seinem gesamten Umfang umschrieben werden. Dies geschieht entweder in einer konkreten Form (Gen 1,26.28; 9,2), in der οὐρανός, γῆ und θάλασσα als auf die Lebewesen bezogene Genetivattribute verwendet werden, um den belebten Raum kollektiv näher zu bestimmen, oder in einer abstrakten Form (Ex 20,11; Neh 9,6; Ps 145,6 (LXX)). Bei der zuletzt genannten liegt die Betonung nicht darauf, den belebten Schöpfungsbereich in allen Nuancen zu beschreiben, sondern es soll vielmehr Gottes allumfassende Schöpfungstat zusammengefasst werden.[44] Dabei werden οὐρανός, γῆ und θάλασσα jeweils als Akkusativobjekte angeführt und durch πᾶς im Akkusativ Plural im Neutrum (in Kombination mit der Präposition ἐν und dem Neutrum des Personalpronomens im Dativ Plural)[45] erweitert, durch welches die Lebewesen der Schöpfung umschrieben werden. In dieser Form wird das Sprachspiel auch in der Offenbarung verwendet (Offb 5,13; 10,6; 14,7).[46] Beide Unterarten der Schöpfungsdarstellung – sowohl die abstrakte als auch die konkrete Form – werden in der prophetischen Literatur aufgegriffen. Hier dienen sie allerdings dazu, Gottes Omnipotenz in Gerichtstexten zu zeigen. Gott hat nicht nur die Fähigkeit, zu schöpfen, sondern er kann diese Schöpfung ebenso zerstören. In diesen Texten wird daher oftmals ein schöpfungstheologisches Sprachspiel verwendet, um jenen Bereich in Sprache zu fassen, der von Gottes Gericht getroffen wird (Hos 4,3; Zef 1,3; Hag 2,6.21; Ez 38,20; auch Jer 4,23–28; Joel 2,3).

---

[43] Ähnlich BAUCKHAM, Creation, 55.

[44] Im Dekalog (Ex 20,1–21) wird der Sabbat schöpfungstheologisch begründet (Ex 20,11). Vgl. dazu ausführlich DOHMEN, Exodus, 116–120. Dazu gebraucht der Text die abstrakte Sprachform, um Gott als Schöpfer zu deklarieren Auch im Bußgebet des Nehemia (Neh 9,6–37), in dem die Grunddaten der Geschichte Israels, rekapituliert werden, wird eine abstrakte Form der Verbindung οὐρανός, γῆ und θάλασσα zur Umschreibung der Schöpfung gebraucht (Neh 9,6). Ps 145,6 (LXX) greift ebenso auf diese Sprachform zurück, um Gott als Schöpfer auszuzeichnen.

[45] Neh 9,6 weicht hiervon grammatikalisch, jedoch nicht lexikalisch, ab.

[46] Dennoch unterscheiden sich Offb 5,13 und 10,6 von Ex 20,11, Neh 9,6 und Ps 145,6 (LXX) hinsichtlich des Verbgebrauchs. In den LXX-Stellen erscheint eine Form von ποιέω, womit Gottes schöpferisches Handeln beschrieben wird. Johannes hat dagegen das Wortfeld κτίσμα/κτίζω herangezogen. κτίζω ist in der LXX zwar häufig belegt, allerdings nicht in Verbindung mit οὐρανός, γῆ und θάλασσα. Dan 4,37 (LXX) ist hier die große Ausnahme.

4 Die Schöpfungsmatrix und die Rezeption der ägyptischen Plagen in den Posaunen- und Schalenvisionen

4.1 Die Zerstörung der Schöpfung durch die apokalyptischen Reiter

Die Verengungen der räumlichen Beschreibung in Offb 6,1–11 hat Johannes dadurch unterstützt, dass er die Zerstörung, die die apokalyptischen Reiter (Offb 6,1–8)[47] verursacht haben, nicht näher beschrieben hat.[48]

Der Auftritt des Reiters der ersten Siegelvision (Offb 6,1–2)[49] ist lediglich final bestimmt. Er zieht los, um zu siegen. Eine Darstellung seines Auftretens fehlt hingegen.[50] Eine solche findet sich auch nicht in der zweiten Siegelvision (Offb 6,3–4).[51] Der Leser kann dem Text zwar die Funktion des Reiters, den Frieden von der Erde zu nehmen, um unter den Menschen Krieg zu stiften, entnehmen. Allerdings bleibt das zerstörerische Ausmaß dieses Krieges im Subtext verborgen.[52] Es geht nicht eindeutig aus dem Text hervor, ob die Kriegshandlung mit dem Auftreten des Reiters bereits einsetzt oder ob sie nicht erst noch stattfindet. Die Bevollmächtigung des Reiters wird zwar im Aorist erzählt (δίδωμι in der 3. Person Singular Passiv Aorist/Passivum Divinum), allerdings ist der ἵνα-Satz, in dem die finale Zweckangabe seines Auftretens genannt wird, futurisch konstruiert (σφάζω im Indikativ Futur).[53] Man weiß also nicht genau, ob es sich hierbei um eine Ankündigung oder um ein Resümee handelt. Auch die Beschreibung des Getreidewiegens in Offb 6,5–6 ist unpräzise. Der Leser erfährt nichts darüber, ob ein konkreter Schaden durch den Reiter der Vision angerichtet wird. Ebenso fehlt in Offb 6,7–8 ein Bericht über die destruktive Auswirkung des Reiters. Der vierte Reiter wurde zwar dazu bevollmächtigt (δίδωμι in der 3. Person Singular Passiv Aorist/Passivum Divinum), ein Viertel der Menschen zu töten. Ob diese Aktion allerdings ausgeführt worden ist, bleibt verborgen.

Nach der *Tag des Herrn*-Szene ändert sich der Charakter der Visionen. Von nun an werden alle Bereiche, die von apokalyptischen Plage

---

[47] Zur Strukturierung der ersten vier Siegelvisionen vgl. BACHMANN, Reiter, 262. Etwas ausführlicher BACHMANN, Anlage, 248–253. Zum möglichen realgeschichtlichen Hintergrund dieses Motivs vgl. KARRER, Motive, 65 f.; Ferner KARRER, Apoll, 232–236.

[48] Zum Verhältnis zwischen den ersten vier Siegelvisionen und Offb 6,9–11 bzw. Offb 6,12–17 vgl. BACHMANN, Anlage, 267–269.

[49] BACHMANN, Reiter, 257; 259 f. und 278 hat sogar die These vertreten, dass der erste apokalyptische Reiter positiv konnotiert ist. Damit wendet er sich gegen die Ansätze von W. BOUSSET, M. RISSI und A. KERKESLAGER, die das Auftreten des ersten Reiters als bedrohlich deuten. Vgl. dazu auch BACHMANN, Anlage, 241. Einen Forschungsüberblick über die Interpretationen des ersten apokalyptischen Reiters bietet HERZER, Reiter, 230–231; Ferner GIESEN, Weltherrschaft, 266–275.

[50] Vgl. dazu KARRER, Christenverfolgungen, 83.

[51] Zur Struktur des zweiten Reiters vgl. BACHMANN, Anlage, 247–248. Ferner SATAKE, Offenbarung, 219.

[52] Vgl. dazu KARRER, Apoll, 242.

[53] Dadurch unterscheidet sich der ἵνα-Satz in Offb 6,4 von dem in Offb 6,2, in dem die Funktion des ersten Reiters bestimmt wird (νικάω im Konjunktiv Aorist). Ähnlich BACHMANN, Anlage, 252.

getroffen worden sind, intensiv beschrieben. Das Ausmaß der Katastrophen nimmt also konkrete Züge an.[54] Dabei hat Johannes die ab Offb 6,12 einsetzende Weitung der Erzählperspektive reflektiert. Jedes Ereignis ist ab diesem Punkt lokal näher bestimmbar.[55] Es geht klar und deutlich aus dem Text hervor, dass sich die apokalyptischen Schläge gegen den gesamten Kosmos richten.

Von dieser inhaltlichen Reflexion der sechsten Siegelvision ist die Plagenrezeption abhängig. Die Leitmotive aus Ex 7–11 wurden schließlich zu kosmischen Katastrophen stilisiert. Dies geschieht durch intratextuelle Rückbezüge auf explizite Schöpfungstexte, die in ein implizites schöpfungstheologisches Sprachspiel gekleidet worden sind. Hier lässt sich erneut eine Parallele zu den Schriften Israels ziehen, denn in vielen prophetischen Texten tritt ein solcher Sprachgebrauch in Erscheinung, um Szenen universalistisch zu gestalten. Auch in vielen Texten aus dem Umfeld der *Tag YHWHs*-Tradition ist dies zu beobachten (Joel 2,3; Zef 1,2–6; Jer 4,5–31; Ez 38,20).

4.2 Die Rezeption von Ex 7–11 in den ersten vier Posaunenvisionen und die literarische Schöpfungsskizze der Offenbarung

4.2.1 Die Struktur der ersten vier Posaunenvisionen

Die Struktur der ersten vier Posaunenvisionen ähnelt sich markant. Trotz kleiner Unterschiede lässt sich jede Szene in vier Elemente zerlegen.[56]

(a) Auftritt des Posaunenengels
(b) Einführung Plage (meist mit ἐγένετο konstruiert)
(c) Anführung eines Objekts der Plage
(d) Schilderung der Auswirkung

Die Rezeption von Motiven aus dem Plagennarrativ erfolgt in Offb 8,7–12 stets in Formelement (b).

---

[54] Vgl. dazu BACHMANN, Anlage, 270.

[55] Dieses Phänomen tritt bereits in Offb 7,1–8,5 auf. Vgl. dazu auch SCHÜSSLER FIORENZA, Buch, 93.

[56] Johannes hatte aber genügend Freiraum für literarische Variationen. Die einzelnen Bestandteile dieser Grundstruktur sind von ihm in der zweiten und dritten Passage invertiert worden und in der vierten Siegelvision hat er sogar zwei Elemente zusammengezogen. Zudem hat er in der dritten Siegelvision das Schema durch die Nomenklatur des Sternes erweitert. Trotzdem ist die Grundstruktur in Offb 8,7–12 so dominant, dass der Leser den Eindruck erhält, jede einzelne Vision sei analog gebildet worden.

Offb 8,7 **καὶ ἐγένετο** χάλαζα καὶ πῦρ [...]		Ex 9.26 οὐκ **ἐγένετο** ἡ χάλαζα
Offb 8,8 **καὶ ἐγένετο** τὸ τρίτον τῆς θαλάσσης αἷμα		Ex 7,19 **καὶ ἐγένετο** αἷμα
Offb 8,12 καὶ ἐπλήγη	τὸ τρίτον τοῦ ἡλίου καὶ τὸ τρίτον τῆς σελήνης καὶ τὸ τρίτον τῶν ἀστέρων, ἵνα σκοτισθῇ τὸ τρίτον αὐτῶν	*Kontextuelle Parallele zu Ex 10,21–29*

Hilfsübersetzung:

Offb 8,7	Und es entstand Hagel und Feuer
Offb 8,8	Und es wurde das Dritte des Meeres (zu) Blut
Offb 8,12	Und geschlagen wurde das Dritte der Sonne und das Dritte des Mondes und das Dritte der Sterne, so dass das Dritte von ihnen verfinstert wurde
Ex 9,26	...nicht entstand der Hagel
Ex 7,19	Und es wurde (zu) Blut

In (c) und (d) lässt sich zeigen, wie Johannes den ägyptischen Plagen nahezu systematisch kosmologisch-universelle Züge verliehen hat. Die ersten vier Posaunenvisionen sind jeweils in Punkt (c) durch Stichwort- und Motivverknüpfungen mit den expliziten Schöpfungstexten verschränkt.[57] Dies hat Johannes in (d) durch ein schöpfungstheologisches Sprachspiel verstärkt.

4.2.2 Die Hagelplage (Offb 8,7)

4.2.2.1 Der sprachliche Befund

Der Seher lässt in der ersten Posaunenvision einen Engel auftreten (Offb 8,7a *Formelement* (a)), dessen Posaunenstoß die apokalyptische Hagelplage auslöst (Offb 8,7b *Formelement* (b)). Natürlich stammt das Leitmotiv dieses Abschnitts aus Ex 7–11.

Offb 8,7 **καὶ ἐγένετο** χάλαζα καὶ πῦρ [...]	Ex 9.26 οὐκ **ἐγένετο** ἡ χάλαζα

Johannes hat hier χάλαζα mit πῦρ und αἷμα vermischt. χάλαζα und πῦρ sind in der Exodustradition beheimatet, wo beide in der Hagelplage in Kombination auftreten (Ex 9,23.24.28; Ps 77,48 (LXX); 104,32 (LXX); Weish 16,16.12).[58] Das Dreieck χάλαζα, πῦρ und αἷμα hingegen nicht. αἷμα erscheint dort beim Hagel nicht. Es gibt nur einen Text, in dem χάλαζα, πῦρ und αἷμα nebeneinander treten, nämlich Ez 38,22 (LXX). [59] In Offb 8,7b liegt deshalb wahrscheinlich – neben einer Reminiszenz an den Plagennar-

[57] Etwas anders GIESEN, Offenbarung, 211; COLLINS, Combat, 218.

[58] Es gibt nicht sehr viele Texte, die nicht von den ägyptischen Plagen erzählen, aber dennoch beide Worte parallelisieren (Ps 17,13 (LXX); 148,8 (LXX); Sir 39,29).

[59] Der Anschluss von αἷμα an χάλαζα und πῦρ durch das Partizip von μίγνυμι ist einzigartig. Eine Durchsicht der LXX und des NT hat ergeben, dass nur in Offb 8,7 das Verb im Zusammenhang mit Blut steht (vgl. Gen 30,40; Ex 30,35; 2Kön 18,23; Ps 105,35 (LXX); Spr 14,16; Jes 36,8; Mt 27,34; Lk 13,1).

rativ – eine Anspielung auf Ez 38 vor.[60] Dadurch wird in der ersten Posaunenvision ein Intertext zum zweiten Mal eingespielt, den Johannes bereits in der *Tag des Herrn*-Szene rezipiert hat. χάλαζα, πῦρ und αἷμα ermöglichen es, Ez 38, der als *Tag YHWHs*-Text gelesen werden kann,[61] mit Ex 7–11 zu assoziieren. Von daher kann mit der Möglichkeit gerechnet werden, dass Johannes die ägyptischen Plagen als Begleiterscheinungen des großen Gottestages interpretiert hat, auf die er in Offb 8,7 angespielt hat.[62] Diese Vermutung wird dadurch unterstützt, dass Offb 8,7 und Offb 6,12–17 in einer textimmanenten Verbindung stehen (siehe Kapitel IV).

4.2.2.2 Intratextuelle Relation zur textimmanenten Schöpfungsmatrix der Offenbarung

Der ägyptische Hagel trifft nur Ägypten (inkl. Bewohner, Vieh und Vegetation) (Ex 9,18.19.22.23.24.25.31.32), wohingegen sich die erste Posaune gegen die Erde richtet. Zur Universalisierung des Leitmotivs aus Ex 7–11 arrangierte Johannes ein Zusammenspiel von impliziten und expliziten Schöpfungstexten. Rein textimmanent betrachtet korreliert das Zielobjekt des Hagels, das in einem parataktischen Verbalsatz genannt wird (*Formelement* (c)) (καὶ ἐβλήθη εἰς τὴν γῆν Offb 8,7c), mit den expliziten Schöpfungstexten der Offenbarung. γῆ verbindet beide Kontexte.[63]

Offb 8,7c		Offb 14,7e	
καὶ ἐβλήθη **εἰς τὴν γῆν**	←	τῷ ποιήσαντι	τὸν οὐρανὸν
	→		καὶ **τὴν γῆν**
			καὶ θάλασσαν
			καὶ πηγὰς ὑδάτων

---

[60] MÜLLER, Offenbarung, 190 denkt hier an Joel 2. Auch MOUNCE, Revelation, 178.

[61] Zwar stammt das Motivdreieck aus Ez 38 und somit aus einem Text, der nicht direkt der *Tag YHWHs*-Tradition zugeordnet werden kann. Dies ist aber kein Argument gegen die Annahme, dass Johannes Ez 38 als *Tag YHWHs*-Text gelesen hat. Schließlich hat er ja in Offb 19–20 die aus Ez 38 stammende Vernichtung Gogs so gestaltet, dass sie mit dem *Tag des Herrn* assoziiert werden konnte (siehe Kapitel IV).

[62] JAUHIAINEN, Use, 118 glaubt, in Offb 8,7 gehe es um das Gericht am *Tag des Herrn*.

[63] Vgl. dazu MÜLLER, Offenbarung, 189. Ähnlich LUPIERI, Commentary, 156.

4.2.2.3 Die Rezeption eines schöpfungstheologischen Sprachspiels

Im Gegensatz zu den Siegelvisionen[64] wird das zerstörerische Ausmaß der ersten Posaune detailliert geschildert (Formelement (d) (Offb 8,7e–g)).[65] Johannes reihte dazu drei parataktische Verbalsätze aneinander, die sich syntaktisch und semantisch stark ähneln.

καὶ	τὸ τρίτον	τῆς γῆς	κατεκάη
καὶ	τὸ τρίτον	τῶν δένδρων	κατεκάη
καὶ	πᾶς	χόρτος χλωρὸς	κατεκάη

Hilfsübersetzung: Und das Dritte der Erde wurde verbrannt und das Dritte der Bäume wurde verbrannt und alles grüne Gras wurde verbrannt

Hier hat er nun ein schöpfungstheologisches Sprachspiel rezipiert. Die erste der drei Parataxen enthält einen erneuten Rückverweis auf die textimmanente Schöpfungsmatrix der Offenbarung. Diesen Bezug hat er in den beiden nachfolgenden Parataxen konkretisiert. Die Plage greift die Vegetation der Erde an und vernichtet ein Drittel der Bäume (καὶ τὸ τρίτον τῶν δένδρων κατεκάη) und ein Drittel des grünen Grases.

(a) δένδρον

δένδρον (Offb 8,7 f) erinnert womöglich an die Schöpfungstexte des Buches Genesis. Vielleicht bezieht sich der Text direkt auf Gen 1,11–12 (HT). Bäume gehören schließlich dem ersten Schöpfungsbericht zufolge zur Vegetation des Landes. Diese Parallele kann allerdings nur kontextuell verifiziert werden, da in Gen 1,11–12 nicht δένδρον, sondern ξύλον steht.[66] Allerdings werden beide in der LXX als Übersetzung von עץ gebraucht (z.B. Gen 1,11–12; Ez 47,7). Hätte der Seher Johannes den ersten Schöp-

[64] Das Formelement (d) im Siegelzyklus ist vom Motiv des Drittels bestimmt (Offb 8,7.8.9.10.11.12; 9,15.18). Die Zerstörung der apokalyptischen Katastrophen betrifft nur jeweils ein Drittel ihres Zielobjektes. Im Siegelzyklus hingegen fügte der Seher in der vierten Siegelvision (Offb 6,7–8) das Motiv des Viertels ein (Offb 6,8). Vgl. dazu TAVO, Woman, 174. Im Posaunenzyklus verschwindet dieses literarische Element komplett. Vgl. dazu MÜLLER, Offenbarung, 278. AUNE, Commenatry, 519 weist auf Parallelen zwischen dem Motiv des Drittels und der Literatur der paganen Umwelt hin.

[65] BEALE, Revelation, 474 glaubt, dass die erste Posaunenvision auf Offb 6,6 anspielt, weil in beiden Texten die Lebensmittelversorgung angegriffen wird. Ferner GIESEN, Offenbarung, 212. Ich bezweifle dies, weil diese Parallele sprachlich nicht gezeigt werden kann.

[66] ξύλον hat ein sehr großes Bedeutungsspektrum. Allerdings ist allen Belegstellen gemein, dass die Vokabel dort stets den Überbegriffen „Holz“ oder „Baum“ zugeordnet werden kann. vgl. dazu LUST/EYNIKEL/HAUSPIE, Lexicon, 424.

fungsbericht in hebräischer Sprache gelesen, könnte man hinter δένδρον eine Anspielung auf Gen 1,11–12 vermuten.[67]

Auch im zweiten Schöpfungsbericht wird Gottes Schöpfung durch das bezeichnende Motiv *Baum* näher charakterisiert (Gen 2,9.16.17; 3,1.2.3.6.8.11.12.17.22.24) und in der Tempelvision des Buches Ezechiel, in der mit dem Genesismotiv gespielt wird, ist die Wurzel עץ ebenso ein fester Bestandteil (Ez 47,7.12). In der LXX wird diese Wurzel sowohl mit δένδρον (Ez 47,7) als auch mit ξύλον (Ez 47,12) übersetzt.

Es ist nicht auszuschließen, dass durch δένδρον die Schöpfung Gottes in Offb 8,7 f eingespielt werden soll.

(b) χόρτος χλώρος

(1) χλωρός: Das Adjektiv χλωρός ist in der LXX fünfzehn Mal belegt (Gen 1,30; 2,5; 30,37 (2x); Ex 10,5; Num 22,4; Dtn 29,22; 2Kön 19,26; Spr 27,25; Hi 39,8; Jes 15,6; 19,7; 27,11; Ez 17,24; 21,3). Außer in Gen 30,7 dient χλωρός in jeder einzelnen Stelle dazu, die Vegetation der Schöpfung zu beschreiben.[68]

(a) Das Adjektiv wird oftmals dann gebraucht, wenn allgemein von Vegetation die Rede ist (Hi 39,8; Spr 27,25).
(b) In Ex 10,5; Dtn 29,22; Jes 15,6; 19,7; 27, 11; 21,3 wird χλωρός herangezogen, um einen Angriff auf die Vegetation zu beschreiben.
(c) Oftmals ist das Adjektiv aber auch Teil eines Vergleiches mit der Vergänglichkeit der Vegetation (Num 22,4; 2Kön 19,26;).

All jene Kontexte stehen in einer impliziten Verbindung mit Texten, in denen Gott als Schöpfer charakterisiert wird (Gen 1,30; 2;5; Ez 17,24; Jes 27,11).

(2) χόρτος: χόρτος ist weitaus häufiger belegt (65 Mal) und es ist ein fester Bestandteil von Schöpfungstexten (Gen 1,11.12.29.30; 2,5; 9,3; Ps 103,14 (LXX); 146,8 (LXX)).[69] Seltener erscheint das hebräische עשׂב (33 Mal), das an den oben genannten Stellen der LXX mit χόρτος übersetzt wird. Nur in Ps 146,8 (LXX) wird durch das griechische χόρτος die hebräische Wurzel חציר wiedergegeben.
(3) χόρτος χλωρός: Die Kombination χόρτος χλωρός tritt in der LXX nur zweimal Mal auf (Gen 1,30; Jes 15,6). Zwar existieren drei weitere Stellen, in denen sowohl χλωρός als auch χόρτος innerhalb eines Satzes vorkom-

[67] Diese These lässt sich nicht vollständig verifizieren, da man nichts Genaueres über die Textgrundlagen von Johannes sagen kann. Es handelt sich bei den hier an den kritischen Editionen der Texte getroffenen Beobachtungen nur um reine Interpretationsmöglichkeiten, die Johannes gehabt haben könnte.

[68] Gen 30,7 (LXX) ist zudem eine der wenigen Stellen, in denen ירק nicht mit χλωρός übersetzt wird. Ähnlich GIESEN, Weltherrschaft, 280.

[69] Vgl. dazu LUST/EYNIKEL/HAUSPIE, Lexicon, 666.

men (Gen 2,5; 2Kön 19,26; Spr 27,25),[70] jedoch ist eine direkte Verbindung zwischen dem Adjektiv χλωρός und dem Nomen χόρτος nur in Gen 1,30 und Jes 15,6 anzutreffen, wobei in beiden Stellen die Vegetation eine Nahrungsquelle darstellt.

(c) Die Parallelen zwischen Gen 1 und Offb 8,7

Der Raum von Offb 8,7 ähnelt dem Lebensraum von Gen 1,11–12 sehr stark. Dabei weist der HT größere Gemeinsamkeiten mit der Offenbarung auf als die LXX.

Offb 8,7	καὶ τὸ τρίτον τῆς γῆς κατεκάη καὶ τὸ τρίτον τῶν δένδρων κατεκάη καὶ πᾶς χόρτος χλωρὸς κατεκάη
Gen 1,12	ותוצא הארץ [...] דשא עשב [...] ועץ עשה־פרי
Gen 1,12 (LXX)	καὶ ἐξήνεγκεν ἡ γῆ βοτάνην χόρτου [...] καὶ ξύλον κάρπιμον [...]
Gen 1,30	ולכל־חית הארץ ולכל־עוף השמים ולכל רומש על־הארץ אשר־בו נפש חיה את־כל־ירק עשב לאכלה
Gen 1,30 (LXX)	καὶ πᾶσι τοῖς θηρίοις τῆς γῆς καὶ πᾶσι τοῖς πετεινοῖς τοῦ οὐρανοῦ καὶ παντὶ ἑρπετῷ τῷ ἕρποντι ἐπὶ τῆς γῆς ὃ ἔχει ἐν ἑαυτῷ ψυχὴν ζωῆς πάντα χόρτον χλωρὸν εἰς βρῶσιν

Hilfsübersetzung:

Offb 8,7	Und das Dritte der Erde wurde verbrannt und das Dritte der Bäume wurde verbrannt und alles grüne Gras wurde verbrannt
Gen 1,12	Und das Land brachte grünes Gras hervor und die Fruchtbäume [...]
Gen 1,30	Und allen Tiere des Landes und allen Vögel des Himmels und allen auf der Erde kriechenden Kriechtieren, die in sich selbst Lebensatem tragen, (gebe ich) alles grüne Gras als Nahrung

4.2.3 Die Blutplage – erster Teil (Offb 8,8–9)

4.2.3.1 Der sprachliche Befund

Dass Johannes in Offb 8,8d Teile aus Ex 7,14–25 (LXX) aufgegriffen hat, kann nicht bestritten werden, denn in beiden Texten begegnet die grammatikalische Figur καὶ ἐγένετο + αἷμα.

---

[70] χόρτος ἀγροῦ (2Kön 19,26) steht Gen 2,5 sehr nahe.

Offb 8,8d		**καὶ ἐγένετο** τὸ τρίτον τῆς θαλάσσης **αἷμα**
Ex 7,19	[...]	καὶ ἔσται αἷμα **καὶ ἐγένετο** αἷμα ἐν πάσῃ γῇ Αἰγύπτου [...]

Hilfsübersetzung:

Offb 8,8d	Und das Dritte des Meeres wurde (zu) Blut
Ex 7,19	Und es wird Blut werden und Blut wurde/entstand im ganzen Land Ägyptens

Interessant ist, dass in vielen *Tag des Herrn*-Texten Anspielungen auf die Umwandlung des Nils erscheinen. Allein zwei der vier Texte, die Johannes in Offb 6,12–14 rezipiert hat, weisen ein Assoziationspotential auf, nach dem Ex 7,14–25 und der Gottestag miteinander verbunden werden können (Jes 34,9; Joel 3,4; Jes 50,2). Da Offb 8,8 mittels γίνομαι und ὄρος auf Offb 6,12–17 zurückverweist, ist es nicht unwahrscheinlich, dass der Seher Johannes die Gewässerumwandlung in Offb 8,8 rezipiert hat, um damit einen Aspekt des Gottestags zu beschreiben. Da Johannes die *Tag YHWHs*-Texte, deren Bilderwelt sich mit Ex 7,14–25 überschneidet, kannte und diese zur Gestaltung seiner Gottestagsszene rezipierte, ist diese Annahme durchaus plausibel.

4.2.3.2 Intratextuelle Relation zur textimmanenten Schöpfungsmatrix der Offenbarung

Der Seher hat die Formelemente (b) und (c) der zweiten Posaunenvision in syntaktischer Entsprechung zu Offb 8,7 gebildet, die Elemente selbst hingegen chiastisch angeordnet. Dort wird auch erneut das Ausmaß eines ägyptischen Schlages (Ex 7,14–25), der sich auf den Nil und die Gewässer Ägyptens beschränkt (Ex 7,17.18.19.20.21), auf den literarischen Kosmos ausgedehnt.[71] Die zweite Posaunenvision richtet sich gegen das Meer, wobei Johannes durch den Gebrauch von θάλασσα einen Bezug zu seinen expliziten Schöpfungstexten erzeugt hat.[72]

Offb 8,8b
καὶ ὡς ὄρος μέγα πυρὶ καιόμενον ἐβλήθη **εἰς τὴν θάλασσαν**

Offb 14,7e

τῷ ποιήσαντι	τὸν οὐρανὸν
	καὶ τὴν γῆν
	καὶ **θάλασσαν**
	καὶ πηγὰς ὑδάτων

---

[71] Ähnlich PRIGENT, Commentary, 308, der von einer Steigerung von Ex 7,20–21 ausgeht.

[72] Ähnlich MÜLLER, Offenbarung, 189.

4.2.3.3 Die Rezeption eines schöpfungstheologischen Sprachspiels

In Offb 8,9 werden zwei Folgen der Gewässerumwandlung berichtet, die beide vor dem Hintergrund der Schöpfungstheologie der Schriften Israels gelesen werden können. Ein Drittel der Geschöpfe des Meeres kommt um und ein Drittel der Schiffe wird vernichtet. Doch schon allein die Vokabel κτίσμα (Offb 8,9a) verleiht der zweiten Posaunenvision einen schöpfungstheologischen Unterton.[73]

Offb 8,9 καὶ ἀπέθανεν τὸ τρίτον τῶν κτισμάτων τῶν ἐν τῇ θαλάσσῃ
τὰ ἔχοντα ψυχὰς
καὶ τὸ τρίτον τῶν πλοίων διεφθάρησαν

Hilfsübersetzung: Und es starb das Dritte der Geschöpfe des Meeres, die (Lebens)atem haben und das Dritte der Schiffe wurde vernichtet

(a) τὰ ἔχοντα ψυχάς

Die erste Anspielung auf die Schriften Israels kann im Ausdruck τὰ ἔχοντα ψυχάς, der die der Plage zum Opfer fallenden Lebewesen des Meeres näher bestimmt, gesehen werden.[74] ψυχή verbindet Offb 8,9 mit gleich mehreren Schöpfungstexten der Schriften Israels.[75]

Ein Zusammenhang zwischen θάλασσα und ψυχή ist in der LXX nur zweimal bezeugt (Lev 11,10; Pss 6,3; (Dan 4,37)[76]). Dabei ist allerdings nur in Lev 11,10 eine direkte Beziehung zwischen θάλασσα und ψυχή mit der Schöpfungsordnung festzustellen. Auch eine Durchsicht des HT nach der Kombination von ים und נפשׁ führt nur noch zu Num 21,4, wo es aber nicht um Schöpfung geht.

Dieser zunächst ernüchternde Befund ändert sich allerdings, wenn man Gen 1–2 liest. In Gen 1,10 nennt Gott das Wasser ים/θάλασσα und das Trockene ארץ/γῆ. Nach ihrer Nomenklatur werden diese Bereiche zu einem Lebensraum gestaltet, zu dem auch das Tierreich zählt.[77] Die Tiere des Meeres ähneln nun aber den Lebewesen, die in der zweiten Posaunenvision

---

73 Das Wort ist in der LXX nur sechs Mal belegt (3Makk 5,11; Weish 9,2; 13,5; 14,11; Sir 36,14; 38,34). Auch im Neuen Testament wird es nur viermal gebraucht (1Tim 4,4; Jak 1,8), davon allein zweimal in der Offenbarung (Offb 5,13; 8,9). In Offb 8,9 dürfte ein Rückgriff auf Offb 5,13 zu sehen sein, um dem Leser zu verdeutlichen, dass durch die apokalyptische Katastrophe die Schöpfung selbst angegriffen wird.

74 Zur leiblichen Auferstehung in der Offenbarung des Johannes vgl. NICKLAS, Seelen, 337 (bes. Anm. 30).

75 Ausführlichere Überlegungen zu ψυχή in Offb 6,9–11 finden sich bei NICKLAS, Seelen, 335 ff.

76 Die Worte werden zwar innerhalb eines Satzes verwendet, beziehen sich allerdings inhaltlich nicht aufeinander.

77 Zuerst lässt Gott in Gen 1,11–12 die Vegetation entstehen. Darauf folgt, nachdem die Gestirne kreiert wurden (Gen 1,14–19), die Erschaffung des Tierreiches, das in allen Bereichen der Schöpfung beheimatet ist (Gen 1,20–23).

vernichtet werden. Die Meeresbewohner werden in Gen 1,20.21 (LXX) nämlich durch das Partizip von ζάω und ψυχή beschreiben.[78] Zwar wird in Gen 1,20.21 nicht explizit ים/θάλασσα gebraucht, um den Lebensraum der Wasserlebewesen zu beschreiben, sondern מים/ὕδωρ. Dennoch geht aus Gen 1,10 klar hervor, dass die Lebewesen in Gen 1,20.21 das Meer (ים/θάλασσα) bevölkern.

In diesem Punkt stimmen die Offenbarung und der erste Schöpfungsbericht zumindest inhaltlich überein, insofern ψυχή in beiden Texten für im Wasser lebende Kreaturen steht.

Gen 1,10
καὶ τὰ συστήματα τῶν ὑδάτων ἐκάλεσεν θαλάσσας // ולמקוה המים קרא ימים
Gen 1,20
καὶ εἶπεν ὁ θεός ἐξαγαγέτω τὰ ὕδατα ἑρπετὰ **ψυχῶν** ζωσῶν
ויאמר אלהים ישרצו המים שרץ נפש חיה
Offb 8,9
καὶ ἀπέθανεν τὸ τρίτον τῶν κτισμάτων τῶν ἐν τῇ θαλάσσῃ
τὰ ἔχοντα **ψυχὰς**

Hilfsübersetzung:

Gen 1,10	Und die Ansammlung des Wassers nannte er Meer
Gen 1,20	Und Gott sprach: Das Wasser soll Kriechtiere, die Lebensatem haben, hervorbringen
Offb 8,9	Und es starb das Dritte der Geschöpfe des Meeres, die (Lebens)atem haben und das Dritte der Schiffe wurde vernichtet

Durchsucht man die LXX und den HT auf die Kombination ψυχή//נפש und ὕδωρ//מים, so wie sie in Gen 1,20.21 anzutreffen ist, erkennt man, dass ψυχή sehr häufig dazu verwendet wurde (Gen 1,20.21; 9,15; Lev 11,10.46; Ez 47,9).

(b) Die Schiffe

Hinter der Aussage καὶ τὸ τρίτον τῶν πλοίων διεφθάρησαν verbirgt sich eventuell auch ein sehr vager Anklang an einen Schöpfungstext. πλοῖον erscheint in Offb 8,9 und in Offb 18,19.[79] In Offb 18,19 soll damit Ez 27 eingespielt werden (Ez 27,9.25.29).[80] Ez 27 und Offb 8,9 weisen hingegen

[78] Ein ähnliches Syntagma liegt in Offb 16,3 vor (ψυχή + ζωή), wo Offb 8,8–9 aufgegriffen und rekapituliert wird. Zudem muss noch angemerkt werden, dass ψυχή in Gen 1 schlichtweg „Leben“ bedeutet. Vgl. dazu LUST/EYNIKEL/HAUSPIE, Lexicon, 674.

[79] Wahrscheinlich wird deswegen in der zweiten Schalenvision das Motiv der Vernichtung der Schiffe nicht mehr aufgegriffen. Nur so kann die Logik der Erzählung in den Grundzügen aufrecht erhalten werden. Würde die zweite Katastrophe der Schalenvision jenen Teil der Schiffe vernichten, der in Offb 8,9 verschont geblieben ist, könnte Offb 18,19 nicht mehr von Schiffen sprechen.

[80] Beide Texte verwenden das Wort schließlich in einem Zusammenhang mit Seehandel.

keine Gemeinsamkeiten auf. Eventuell soll πλοῖον in Offb 8,9 an Gottes Schöpfung erinnern, wie sie in den Psalmen beschrieben wird. Trotz seiner 42 Belege in der LXX wird πλοῖον nämlich nur in Ps 103,25 (LXX) und Offb 8,9 in einem schöpfungstheologischen Zusammenhang verwendet.

4.2.4 Die dritte Posaunenvision (Offb 8,10–11)

Auch die dritte Posaunenvision, in der allerdings kein Motiv aus Ex 7–11 aufgegriffen wird, korreliert mit expliziten Schöpfungsaussagen.[81] Ein Stern fällt auf die Flüsse und die Wasserquellen, die in Offb 14,7e als Teile der Schöpfung beschrieben werden.

Offb 8,10bc			Offb 14,7e
			τῷ ποιήσαντι
καὶ ἔπεσεν	ἐκ **τοῦ οὐρανοῦ** ἀστὴρ μέγας [...]	←→	**τὸν οὐρανὸν**
καὶ ἔπεσεν	ἐπὶ τὸ τρίτον τῶν ποταμῶν		καὶ τὴν γῆν
καὶ **ἐπὶ τὰς πηγὰς τῶν ὑδάτων**		←┐	καὶ θάλασσαν
		└→	καὶ **πηγὰς ὑδάτων**

Ein Rückgriff auf Schöpfungstheologie Israels ist in der dritten Posaune nicht nachzuweisen.

4.2.5 Die Finsternis (Offb 8,12)

4.2.5.1 Der sprachliche Befund

Sprachliche Parallelen zwischen der ägyptischen Finsternis (Ex 10,21–29) und Offb 8,12 lassen sich nicht ausfindig machen. Einzig und allein der Kontext der Posaunenvisionen, in dem regelmäßig auf Ex 7–11 angespielt wird, legt es nahe, Offb 8,12 vor dem Hintergrund des Plagennarrativs zu lesen.

Trotzdem ist Offb 8,12 für die These, dass die Plagenrezeption etwas mit dem *Tag des Herrn* zu tun hat, äußerst interessant. Einerseits gehört das Motiv der Finsternis fest zur *Tag YHWHs*-Tradition der Schriftprophetie (z.B. Am 5,18.20; Joel 2,2; Zef 1,15).[82] Andererseits weist Offb 8,12 sehr starke Ähnlichkeiten mit Offb 6,12–14 auf (siehe Kapitel IV). Falls in Offb 8,12 eine kontextuelle Anspielung auf Ex 10,21–29 vorliegt, muss diese vor dem Hintergrund von Offb 6,12–14 ausgelegt werden.

4.2.5.2 Intratextuelle Relationen zur Schöpfungsmatrix

Offb 8,12 nennt keine Plage, die sich gegen ein konkretes Objekt richtet. Hier ist lediglich die Rede davon, dass der Himmel, den Johannes periphrastisch durch die Himmelskörper (ἥλιος, σελήνη und ἀστήρ) umschrie-

[81] Vgl. dazu MÜLLER, Offenbarung, 190.
[82] Vgl. dazu HUGHES, Revelation, 107.

ben hat, geschlagen wird (πλήσσω im Passivum Divinum). Dadurch entsteht eine Finsternis. Weil aber οὐρανός, der in jeder expliziten Schöpfungsaussage genannt wird, in Offb 8,12 nicht erscheint, ist die Beziehung zwischen dieser Passage und der textimmanenten Schöpfungsmatrix auch nur als indirekt zu bezeichnen. Trotzdem ist es für den Leser klar, dass der Himmel als Teil der Schöpfung von der vierten Posaunenvision getroffen wird.

4.2.5.3 Die Rezeption eines schöpfungstheologischen Sprachspiels

Eine Verbindung von ἥλιος, σελήνη und ἀστήρ findet sich in der LXX in den verschiedensten Kontexten. Einerseits warnen Texte davor, ἥλιος, σελήνη und ἀστήρ als Gottheiten zu verehren (Dtn 4,19; 17,3; 2Kön 23,5; Jer 8,2; Bar 6,60–64.65.66). Andererseits begegnen Himmelskörper auch in Texten, die einen universellen Lobpreis der Größe Gottes anstimmen (Ps 148,3; Dan 3,62). Daneben etablierten sich ἥλιος, σελήνη und ἀστήρ zu festen Motiven diverser Schöpfungstexte (Ps 8,4; Ps 103,19.20 (LXX); 135,7–9 (LXX); Sir 43,6–7; Jer 31,35). Darunter sind auch Textstellen enthalten, die den geschaffenen Gestirnen eine konkrete Funktion zuweisen (Ps 135,7–9 (LXX); Sir 43,6–7; Jer 31,35). Sie sollen ἡμέρα und νύξ voneinander scheiden und dadurch die Zeit bestimmen (z.B. Gen 1,14.16.18; (auch Ps 73,16 (LXX)).[83] Diese Aufgabe hängt natürlich mit ihrer Leuchtkraft zusammen. Die Sonne regiert über den Tag und der Mond und die Gestirne über die Nacht.

ἡμέρα und νύξ, die in Offb 8,12d einen schöpfungstheologischen Unterton verleihen, zeigen aber auch inwiefern sich die Finsternis der vierten Posaunenvision von der prophetischen Literatur unterscheidet. Die Verfinsterung von ἥλιος, σελήνη und ἀστήρ wird zwar in vielen prophetischen Texten beschrieben (Jes 13,10; Ez 32,7; Joel 2,10; 3,4; 4,15). Allerdings beziehen sich diese Texte nicht direkt auf die Funktionsbestimmung der Gestirne als Determinanten der Zeit. ἡμέρα und νύξ, die in Schöpfungstexten untrennbar mit den Himmelskörpern verbunden sind, begegnen dort nicht.[84] In Offb 8,12d hat Johannes dagegen sowohl den Tag als auch die

---

[83] „Die Erschaffung von Licht und die Gegenüberstellung zur Finsternis (Nicht-Licht) ist nicht auf die Licht spendenden Himmelskörper Sonne, Mond und Sterne bezogen (vgl. Gen 1,14 ff.), sondern in Gen 1,3 f. eindeutig auf das Phänomen der Zeit bzw. die damit verbundene Wahrnehmung.“ DOHMEN, Gott, 24.

[84] Am 5,8 beschreibt Gott zwar als den, der die Finsternis zum Morgen und den Tag zur Nacht verwandelt. Dies ist allerdings eine Aussage über seine Allmacht und keine explizite Darstellung einer Finsternis. Sach 14,7 thematisiert den *Tag YHWHs* als ein Ereignis, bei dem der Unterschied zwischen Tag und Nacht nihiliert wird, aber auch hier wird Finsternis nicht beschrieben. Auch die in Mi 3,6 angedrohte Finsternis ist nicht mit Offb 8,12 zu vergleichen. Mi 3,6 skizziert keine Verfinsterung der Gestirne, sondern dort

Nacht erwähnt, um die Umkehrung von ἥλιος, σελήνη und ἀστήρ zu konkretisieren. Dadurch hat Johannes einen deutlichen Bezug zur Schöpfungstheologie der Schriften hergestellt.

Offb 8,12 ἵνα σκοτισθῇ τὸ τρίτον αὐτῶν
καὶ ἡ ἡμέρα μὴ φάνῃ τὸ τρίτον αὐτῆς
καὶ ἡ νὺξ ὁμοίως

Hilfsübersetzung: ...so dass das Dritte von ihnen verfinstert wurde und der Tag nicht mehr scheine, das Dritte von ihm, und die Nacht genauso

Der zunächst seltsam anmutende Erzählzusammenhang, in dem der Tag und die Nacht je ein Drittel ihrer Leuchtkraft einbüßen,[85] löst sich auf, wenn man ihn vor dem Hintergrund der Schöpfungstexte der Schriften Israels liest. Das Motiv des Drittels erklärt sich von selbst, insofern der gesamte Visionszyklus davon bestimmt ist. Dass der Tag und die Nacht nicht mehr der Schöpfungsordnung entsprechen, weil die Gestirne geschädigt worden sind, zeigt, dass Gott seine Kreation umkehren kann.

Gen 1,17–18 καὶ ἔθετο αὐτοὺς ὁ θεὸς ἐν τῷ στερεώματι τοῦ οὐρανοῦ
ὥστε <u>φαίνειν</u> ἐπὶ τῆς γῆς
καὶ ἄρχειν <u>τῆς ἡμέρας</u> καὶ <u>τῆς νυκτὸς</u>

Offb 8,12cd ἵνα σκοτισθῇ τὸ τρίτον αὐτῶν
καὶ <u>ἡ ἡμέρα</u> <u>μὴ φάνῃ</u> τὸ τρίτον αὐτῆς
καὶ <u>ἡ νὺξ</u> ὁμοίως

Hilfsübersetzung:
Gen 1,17–18 Und Gott setzte sie in das Firmament des Himmels, so dass sie scheinen auf die Erde und den Tag und die Nacht beherrschen

4.3 Die intratextuellen Rückbezüge auf die Schöpfungsmatrix in Offb 16

Die inter- und intratextuelle Struktur der Schalenvisionen ist qualitativ anders beschaffen als die der Posaunenvisionen.[86] Dennoch ist auch im finalen Visionszyklus deutlich zu erkennen, wie sich jene Passagen der Schalenvisionen, die Ex 7–11 aufgreifen, nahtlos in das sich ab der *Tag YHWHs*-Szene veränderte räumliche Darstellungskonzept einfügen.[87]

---

erscheint das Motiv im Kontext eines Drohworts gegen falsche Propheten, deren Visionen Gott versiegen lassen will.

[85] Vgl. dazu GIESEN, Offenbarung, 214.

[86] Hier hat der Seher Offb 12,1–15,8 reflektiert. Nach dem Kampf im Himmel (Offb 12,7–8) und dem sich anschließenden Sturz des Satans (Offb 12,9) verkündet der Text die Königsherrschaft Gottes (Offb 12,10). Infolgedessen werden die Bewohner des Himmels zur Freude aufgerufen und für die Erde und das Meer Schrecken angekündigt (διὰ τοῦτο εὐφραίνεσθε, [οἱ] οὐρανοὶ καὶ οἱ ἐν αὐτοῖς σκηνοῦντες. οὐαὶ τὴν γῆν καὶ τὴν θάλασσαν). Dies wird in Offb 16 entsprechend fortgeführt, insofern dort die apokalyptischen Plagen nur noch über die Erde und das Meer ergehen.

[87] Ähnlich GIESEN, Offenbarung, 353; COLLINS, Approach, 375.

(1) Offb 16,2: Die Rezeption eines Motives aus Ex 7–11 ist in Offb 16,2b nicht mit einem expliziten Schöpfungstext verbunden. Nicht die eigentliche Plage, sondern das Ausgießen der Schale (Offb 16,2a) bezieht sich hier auf die Schöpfungsskizze.

Offb 16,2		Offb 14,7e
καὶ ἐξέχεεν τὴν φιάλην αὐτοῦ **εἰς τὴν γῆν**	←	τῷ ποιήσαντι
καὶ ἐγένετο ἕλκος κακὸν καὶ πονηρὸν		τὸν οὐρανὸν
ἐπὶ τοὺς ἀνθρώπους	→	**καὶ τὴν γῆν**
τοὺς ἔχοντας τὸ χάραγμα τοῦ θηρίου		καὶ θάλασσαν
καὶ τοὺς προσκυνοῦντας τῇ εἰκόνι αὐτοῦ		καὶ πηγὰς ὑδάτων

Das Leitmotiv ist hingegen mit anderen Signalen verknüpft, die eine Funktionsverschiebung zwischen den Posaunen- und Schalenvisionen bewirken (siehe Kapitel VI).

(2) Offb 16,3: Auch in der zweiten Schalenvision wird der Bezug auf die textimmanente Schöpfungsmatrix über die literarische Figur des Schalenengels (Offb 16,3a) hergestellt.

Καὶ ὁ δεύτερος ἐξέχεεν τὴν φιάλην αὐτοῦ **εἰς τὴν θάλασσαν**,		τῷ ποιήσαντι
καὶ ἐγένετο αἷμα ὡς νεκροῦ	↑	τὸν οὐρανὸν
		καὶ τὴν γῆν
	→	**καὶ θάλασσαν**
		καὶ πηγὰς ὑδάτων

Zudem besteht eine starke Nähe zu Offb 8,8.[88] Beide Male erscheint θάλασσα und beide Male wurde Ex 7,14–25 rezipiert. Dies spricht dafür, dass die Schalenvisionen eine Rekapitulation der Posaunen sind.[89]

(3) Offb 16,4: Genau wie in Offb 16,3b hat Johannes auch in Offb 16,4b Ex 7,14–25 verarbeitet.

Ex 16,3 **καὶ ἐγένετο αἷμα** ὡς νεκροῦ
Ex 16,4 **καὶ ἐγένετο αἷμα**
Ex 7,19 **καὶ ἐγένετο αἷμα** ἐν πάσῃ γῇ Αἰγύπτου

Zudem hat er auch Offb 16,4 zu einem Gegenüber der Posaunenvision – in diesem Fall die dritte Posaune (Offb 8,10–11) – stilisiert. Auch dies kann als ein Argument für die Rekapitulationstheorie betrachtet werden.

---

[88] Vgl. dazu SATAKE, Offenbarung, 334.

[89] Dennoch hat Johannes, um diese Rekapitulation als chronologisch-kumulative Erzählung zu tarnen, die zweite Schalenvision mit sich steigernden Elementen versehen, die die Passage von der zweiten Posaunenvision abheben. Das in Offb 8,8–9 dominierende Motiv des Drittels schwindet in Offb 16,3. Stattdessen gebraucht der Text, um das resultative Ausmaß der Plage zu skizzieren das Adjektiv πᾶς. Eine Übersicht über die Überschneidungen zwischen den Posauen- und Schalenvisionen bietet WOLD, Plagues, 252; KARRER, Brief, 226 (dort Anm. 22).

Offb 16,4	Offb 14,7e
Καὶ ὁ τρίτος ἐξέχεεν τὴν φιάλην αὐτοῦ εἰς τοὺς ποταμοὺς	τῷ ποιήσαντι
καὶ τὰς πηγὰς τῶν ὑδάτων,	τὸν οὐρανὸν
καὶ ἐγένετο αἷμα.	καὶ τὴν γῆν
	καὶ θάλασσαν
	καὶ πηγὰς ὑδάτων

5 Synthese und Zusammenfassung

Die Rezeption des Plagennarrativs ist (sowohl in den Posaunen- als auch in den Schalenvisionen) in einen literarischen Kontext eingebettet, der mit den textimmanenten Matrizen des literarischen Kosmos in einer Beziehung steht. Nahezu alle Elemente aus Ex 7–11, die vom Seher aufgegriffen worden sind, fügen sich in dieses intratextuelle Netzwerk, in welchem dem Leser die Eckpunkte der erzählten Welt gezeigt werden, ein.[90] Weiterhin ist dieser intratextuelle Bezugsrahmen zu den textimmanenten Schöpfungstexten noch durch die Rezeption eines schöpfungstheologischen Sprachspiels unterfüttert worden. Vor allem in der ersten, der zweiten und der vierten Posaunenvision, aber auch in der zweiten Schalenvision hat der Seher zur Charakterisierung jenes Bereiches, der von den apokalyptischen Plagen getroffen wird, auf die Sprache von Schöpfungstexten zurückgegriffen. Das Motiv der ägyptischen Plagen wurde auf diese Weise vom Seher universal geweitet. Zudem betreibt Johannes hiermit konkret Schöpfungstheologie, weil er Gott dadurch nicht nur als Schöpfer, sondern als Herr seiner Schöpfung präsentiert. Der Grundstein für diese kosmologische Expansion der Darstellungsperspektive liegt in Offb 6,12–17. Nach der Märtyrerfrage (Offb 6,9–11) verändert sich die Darstellung des literarischen Raumes der Offenbarung. Der Text gebraucht von nun an ein Sprachspiel, dass beim Lesen den Eindruck entstehen lässt, die geschilderten Ereignisse hätten nun ein universelles Ausmaß erreicht.

[90] Nur das Motiv der Heuschrecken in Offb 9 und das Motiv der Frösche in der sechsten Schalenvision fallen hierbei aus dem Rahmen. Diese beiden Bilder wurden in der Offenbarung aber direkt mit der Endschlacht, die am *Tag YHWHs* stattfindet, in Verbindung gesetzt. Dies wird in Kapitel VI behandelt.

Kapitel VI

Der Tag des Herrn und die Identität der Gemeinden

Die ägyptischen Plagen haben in Offb 16 eine identitätsstiftende Funktion, da anhand ihrer Opfer in der erzählten Welt zwischen treuen Anhängern Gottes und Frevlern unterschieden werden kann.[1] Der Leser wird dazu getrieben, sich vor dem Hintergrund der Fiktion zu fragen, ob er auf der Seite Gottes steht oder nicht.

Exkurs: Problembestimmung „christliche Identität"

Wenn im Folgenden von „Identität der Gemeinde" anstatt von „christlicher Identität" gesprochen wird, schwingt dabei ein grundlegendes Problem subtil mit. Ist es überhaupt möglich, die Adressatengemeinden der Offenbarung bereits als „christliche" Gemeinden zu bezeichen? Schon allein der Begriff „Identität" wirft dies betreffend nochmals weitere Fragen auf. Was ist überhaupt „Identität"?[2]

(1) Ich fasse „Identität" als das innerste Wesen einer Person oder eines Personenkreises auf. Beschreibt man die Identität einer Sache oder Person, schafft man somit einen Überbegriff über seine Verhaltensmuster und seine Wesenszüge, der sich im Spannungsfeld zwischen Selbst- und Fremdwahrnehmung befindet. „Identität" ist somit mehr als nur ein blankes Selbstbild. Sie reflektiert vielmehr, wie dieses nach außen hin wirkt. Man bildet also bei der Identitätsbeschreibung Kategorien, die Selbst- und Fremdwahrnehmung mit einschließen, und erhofft sich mit ihnen, den Inbegriff eines Wesens durch Abgrenzung von anderen zu definieren. Hier stößt man auf eine erste Grenze des Möglichen einer „Identitäts"profilierung antiker Personen, da eine solche das Spannungsverhältnis zwischen ihrem Selbst- und Fremdbild voraussetzen würde. Im Falle der ersten Leserschaft der Johannesoffenbarung ist allerdings nur einen Teil davon überliefert, nämlich das Zeugnis von Johannes. Damit ist nur ein äußerst kleiner Ausschnitt der komplexen Realität der Vergangenheit zugänglich und eine Identitätsbestimmung kann nur innerhalb dieses begrenzeten Raumes erfolgen. Von daher muss sie mit einer gewissen Unschärfe leben.

(2) Ist die Identität der Gemeinde bereits als „christlich" zu bezeichnen? Kann der erste Teil des Syntagmas „christliche Identität" unproblematisch für die Identitätsbestimmung der Leserschaft der Apokalypse herangezogen werden? „Christlich" im Gegensatz zu „jüdisch" als Identitätsmerkmal ist eine Kategorie, in die die Gemeinden der Johannesof-

---

[1] Zur Funktionsverschiebung vgl. SCHÜSSLER FIORENZA, Buch, 87.

[2] Die folgende Problematisierung stützt sich auf die Erkenntnise von T. NICKLAS, die er in den Deichmann Lectures 2013, die den Titel *The "Parting of the Ways" according to Second Century Christian Writings: Apocrypha, Apostolic Fathers, Apologetics* trugen, dargestellt hat. Er hat mir für diesen Exkurs sein bis jetzt noch unveröffentliches Manuskript zur Verfügung gestellt.

fenbarung sicherlich noch nicht eingeordnet werden können. Schließlich ist eine schematische Trennung zwischen „jüdisch" und „christlich" für die Zeit der Johannesoffenbarung nicht vorauszusetzen, da beide „Religionsgemeinschaften" ihr Profil, das eine solche Schematisierung zumindest ansatzweise erlauben würde, erst in einem langen geschichtlich Prozess entwickelt haben, der gegen Ende des Ersten Jahrhunderts noch ganz am Anfang stand. T. NICKLAS hat dies im Rahmen einer Vortragsreihe der Deichmann Lectures 2013, die den Titel *The "Parting of the Ways" according to Second Century Christian Writings: Apocrypha, Apostolic Fathers, Apologetics* trug, eindrucksvoll gezeigt.[3] Die Grenzen zwischen dem, was als „Frühjudentum" und „frühes Christentum" bezeichnet wird, waren zu dieser Zeit äußerst fließend. In der Johannesoffenbarung verschwimmen sie sogar.

Identitätsregulierende Ausschlussmechanismen dieser Art sind für die *Tag des Herrn*-Tradition selbst kennzeichnend. Damit lässt sich auch die Plagenrezeption in den Schalenvisionen erklären. In diesem Kapitel soll dies betreffend deshalb folgendes gezeigt werden:

(1) Die Rezeption von Ex 7–11 steht in einem deutlichen Zusammenhang mit den Demarkationsforderungen der Sendschreiben und die Plagen selbst haben im Kontext der Offenbarung eine identitätsstiftende Funktion.

(2) Die Rezeption der ägyptischen Plagen in der Offenbarung ist mit Anspielungen auf die Geschichte Israels in den *Tag des Herrn*-Texten des Neuen Testaments vergleichbar.

(3) Die ägyptischen Plagen funktionieren in der Offenbarung ähnlich wie im Deuteronomium und der deuteronomistischen Literatur. Dieses Denken, das auch in *Tag YHWHs*-Texten anzutreffen ist, formte die ägyptischen Plagen passgenau für die *Tag des Herrn*-Vorstellung der Johannesoffenbarung.

1 Die identitätsstiftende Funktion eines Endgerichts und der Tag YHWHs

1.1 Gewachsene Literatur – Fortschreibung als Voraussetzung für den Tag des Gerichts

Die *Tag YHWHs*-Texte der Schriftprophetie sind ein Stück gewachsene Literatur,[4] wobei ältere Vorstellungen durch Fort- und Weiterschreibung

---

[3] Für die Bereitstellung des Manuskripts seiner Vorlesungen möchte ich T. NICKLAS danken. Eine Veröffentlichung seiner Vorlesungen ist im Moment in Bearbeitung.

[4] Um hier eine diachrone Zuordnung vortreffen zu können, müsste man literarkritisch operieren, wobei ich bestreite, dass dieser Schritt zu objektiven Ergebnissen führt.

schlichtweg ergänzt worden sind. Deshalb begegen in den einzelnen Texten oftmals verschiedene Profile des großen Gottestages.[5]

Auch wenn ich N. WENDEBOURGS Darstellung der Genese des *Tag YHWHs* nur bedingt folge, möchte ich nicht leugnen, dass die Katastrophe des Exils sicherlich eine Veränderung der *Tag YHWHs*-Rede ausgelöst hat. Nach WENDEBOURG galten in frühen Texten dorhende Ankündigungen des großen Gottestages ausschließlich Israel (z.B. Am 5,18–27; Jes 2,5–21).[6] Innerhalb jener Texte wurde mit dem *Tag YHWHs* darauf reagiert, dass Israel wegen Fremdgötterverehrung ihre Beziehung zu Gott vernachlässigte (z.B. Jes 2,6–8.20; Zef 1,4–6).[7] Erst in nachexilischer Zeit, d.h. einer Zeit des politischen Umbruchs, in der Israels soziokulturelle Ohnmachtserfahrung verarbeitet werden musste, weitete sich die *Tag YHWHs*-Vorstellung auf die Völkerwelt. Dieser wurde nun Vernichtung am *Tag YHWHs* verheißen (z.B. Zef 2,4ff.; Jes 13; 34).[8] Gerichtsansagen an Israel spielen nach WENDEBOURG in dieser Epoche nur eine untergeordnete Rolle. Stattdessen wird dem von der Krisenerfahrung getroffenem Volk Heil am *Tag YHWHs* in Aussicht gestellt.[9]

Vernichtungsandrohungen gegen Israel stehen teilweise unausgeglichen neben Strafankündigungen, die der Völkerwelt gelten (z.B. Ob 11–21; Zef 1,4; 2,4–6; Sach 14,1–12; Joel 2,1; 4,1–3).[10] Auch zeichnen späte Texte den *Tag YHWHs* sowohl als ein heilbringendes als auch als ein Unheilsereignis (z.B. Zef 3,8–13; Sach 14,16–19; Joel 3,5; 4,16.17.21).[11] Dass diese verschiedenen Charakterisierungen des *Tag YHWHs* innerhalb eines Textes nebeineinander getreten sind, war aber wiederum der Grundstein für die Weiterentwicklung der Tradition in der frühjüdischen Literatur. Dort ist der Gottestag nämlich mit dem Endgericht verschmolzen[12] und das Neben-

---

[5] Für das Joelbuch, Zefanja, Mal 3 und den Tritosacharia gilt dies besonders. Vgl. dazu WENDEBOURG, Tag, 70.

[6] Vgl. dazu WENDEBOURG, Tag, 73. Ferner STETTLER, Gericht, 68 und 71. Er gibt aber dennoch zu bedenken, dass auch in alten Texten Gerichtsansagen erscheinen, die Israels Feinden gelten.

[7] Vgl. dazu WENDBOURG, Tag, 73.

[8] Zur Datierung der beiden *Tag YHWHs*-Passagen des Protojesajas vgl. WENDEBOURG, Tag, 34 und 36.

[9] Vgl. dazu WENDEBOURG, Tag, 73.

[10] Zu Obadja vgl. ausführlicher SCHWESIG, Tag, 85 ff.; ZAPFF, Prophetie, 94. Zu Joel und Zephania vgl. BERGLER, Schriftinterpret, 167 f. Ferner ZAPFF, Prophetie, 88–91 und 97–99.

[11] In den Meisten der großen *Tag YHWHs*-Komplexe ist jedoch zwischen der Ankündigung der Vernichtung und einem Ausblick auf Heil eine Umkehrforderung platziert worden. Vgl. dazu WENDEBOURG, Tag, 75. Zwar fordern bereits die Bücher Amos und Hosea Israels Umkehr. Zur Umkehr in Amos und Hosea vgl. MÜLLER, Zukunft, 112–115. Ferner STETTLER, Gericht, 68–69 und 70–71. Es ist allerdings neu, dass in den größeren *Tag YHWHs*-Komplexen eine Vernichtungsandrohung trotz Umkehrruf bestehen bleibt. Zu Sacharja vgl. BECK, Tag, 254 f. Zu Joel vgl. BECK, Tag, 194 f. Zur Zionstheologie in Joel vgl. MÜLLER, Zukunft, 202.

[12] Vgl. dazu WENDEBOURG, Tag 129.

einander von Heil- und Unheil ist schließlich das Fundament dieser Vorstellung.

1.2 Maleachi als Schnittstelle zwischen prophetischer, extrakanonischer und neutestamentlicher Tag YHWHs-Rede

In Mal 3 ist eine Gedankenstruktur zu erkennen, die auch die *Tag des Gerichts*-Erwartung der postprophetischen und der neutestamentlichen Literatur geprägt hat.[13] Dieser Text handelt von einem Gegenüber zwischen Frevlern und Gerechten,[14] die am großen Gottestag voneinander geschieden werden. Den Einen wird Heil verheißen und den Anderen hingegen ihre Vernichtung angekündigt.[15] Dabei spielt das deuteronomisch-deuteronomistische Segen und Fluch-Denken (Dtn 28), das in diesem Text aufgegriffen und eschatologisiert worden ist, eine sehr große Rolle. Der *Tag des Herrn* hat dadurch die zugespitzte Funktion erhalten, präsentisches Verhalten zu regulieren. Ein normativer Maßstab, die Toratreue, wird genannt. Von ihr abhängig werden am *Tag des Herrn* eintreffende futurische Folgen, die Verstöße gegen sie nach sich ziehen, geschildert.[16] Dieser Zusammenhang ist für die Plagenrezeption in der Offenbarung äußerst wichtig, wobei Offb 16 betreffend hier vor allem zwei Zusammenhänge interessant sind:

(1) Der *Tag YHWHs* und die Zeit – Die Eschatologisierung von Segen und Fluch: Im Maleachibuch wird der aus dem Deuteronomium bekannte Zusammenhang zwischen Toraobservanz und persönlichem Ergehen eschatologisiert. Dadurch soll die Meinung, dass torawidriges Handeln nicht zwingend negative Konsequenzen nach sich zieht, widerlegt werden.[17]

In Mal 3,5 ist davon die Rede, dass das unrechte Verhalten der Adressaten den *Tag YHWHs* heraufbeschwört, wobei die im Text exemplarisch angeführten Vergehen in den Gesetzestexten der Tora verankert sind (Ex 22,21–22; Lev 19,13; 20,6.10.27; Dtn 5,11.17–21; 24,14.17; 27,19).[18] Der Text platziert nun direkt gegenüber der Aufzählung jener Verstöße (z.B. Dtn 31,20; 31,27–29; Ez 20,8.13.21.28) eine Umkehrforderung, die sehr stark an das Deuteronomium erinnert und spielt Segen und Fluch ein.[19] Dazu dient

---

[13] Vgl. dazu WENDEBOURG, Tag, 56.
[14] Vgl. dazu WENDEBOURG, Tag, 55 f.
[15] Vgl. dazu NORIN, Tag, 52. Ferner WENDEBOURG, Tag, 55.
[16] Vgl. dazu WENDEBOURG, Tag, 55.
[17] Zum *Tag YHWHs* in Mal 3 vgl. WENDEBOURG, Tag, 55.
[18] Vgl. hierzu etwas ausführlicher HIEKE, Kult, 59.
[19] Nach STETTLER, Gericht, 108 ist das im deuteronomistischen Denken verankerte Gegenüber von Segen und Fluch die Wiege der alttestamentlichen Gerichtserwartung: „Die Analyse der alttestamentlichen Gerichtserwartung hat gezeigt, dass die nachexilische apokalyptische Endgerichtserwartung nicht verschiedene voneinander getrennte Gerichtskonzeptionen kennt. Vielmehr wird die grundlegende, vom Deuteronomium und

die rhetorische Frage, was zur Bekehrung nötig ist. Oberflächlich wird hier als Antwort die Gabe des Zehnten[20] eingefordert. Mal 3,9 spricht davon, dass der Fluch über den kommt, der Gott weiterhin um den Zehnten betrügt. Wer hingegen den Zehnten abgibt, wird von Gott Segen erhalten. Mal 3,10 spielt nun direkt auf Dtn 28,12 an. Dies ist auch der Ausgangspunkt für die Eschatologisierung des deuteronomisch-deuteronomistischen Denkens. Dazu wird in Mal 3,14–15 die Meinung paraphrasiert, dass es keinen direkten Zusammenhang zwischen der Toraobservanz und einer Reaktion Gottes gibt. Um dem vorzubeugen, wird der Fluch auf die Zukunft, genauer gesagt, auf den *Tag YHWHs*, verlegt. Hierzu führt der Text die Kategorie des Erinnerns ein, wozu das Motiv eines Buches dient,[21] in dem alle guten Taten verzeichnet sind (Mal 3,16). Jeder, dessen Name in diesem Buch steht, erfährt am *Tag YHWHs* Heil. Den Frevlern hingegen bringt der *Tag YHWHs* Verderben (Mal 3,19).[22]

(2) Der *Tag YHWHs* und der Bundesschluss: Die Heilsperspektive des *Tag YHWHs* unterlegt der Text durch eine Anspielung auf die aus der Bundestheologie bekannten Eigentumsvorstellung (Ex 19,5; Dtn 26,17).[23]

Mal 3,17ab	והיו לי אמר יהוה צבאות ליום אשר אני עשה סגלה
Ex 19,5	ועתה אם־שמוע תשמעו בקלי ושמרתם את־בריתי והייתם לי סגלה מכל־העמים כי־לי כל־הארץ

Hilfsübersetzung:

Mal 3,17ab	Sie sollen mir, spricht Adonai Zebaoth, an dem Tage, den ich mache, (mein) persönliches Eigentum sein
Ex 19,5	Und nun, wenn ihr auf meine Stimme hört und meinen Bund haltet, werdet ihr mir persönliches Eigentum sein vor allen Völkern, denn mir ist die ganze Erde

Eine Seite der Eigentumsvorstellung und des Bundesschlusses ist natürlich die Toraobservanz, auf die sich Israel verpflichtet hat. Diejenigen, die sich durch Toratreue auszeichnen, werden am *Tag YHWHs* das besondere Eigentum Gottes sein (Mal 3,17).[24] Es besteht in Mal 3 also ein Zusammenhang zwischen einem identitätsstiftenden Ausschlussmechanismus, der *Tag YHWHs*-Rede und dem Bundesschluss.

---

der Schriftprophetie geprägte Gerichtserwartung in verschiedenen Motivkreisen ausgedrückt, die ineinander verwoben sind."

[20] Zur Gabe des Zehnten vgl. HIEKE, Kult, 63.

[21] Zur Funktion des Buches vgl. auch HIEKE, Kult, 67.

[22] Vgl. dazu HIEKE, Kult, 71.

[23] Vgl. dazu HIEKE, Kult, 68.

[24] Die präsentische Aufforderung zur Gesetzestreue, die nach Mal 3 die Voraussetzung für das künftige Heil am *Tag YHWHs* ist, wird nochmals in Mal 3,22 wiederholt. Dieser Imperativ wird in der LXX sogar noch verstärkt, da die LXX-Übersetzung eine Versinversion durchgeführt hat und mit Mal 3,22 das griechische Maleachibuch schließt (μνήσθητε νόμου Μωυσῆ τοῦ δούλου μου καθότι ἐνετειλάμην αὐτῷ ἐν Χωρηβ πρὸς πάντα τὸν Ισραηλ προστάγματα καὶ δικαιώματα).

1.3 Die formale Änderung der Tag YHWHs-Rede in der frühjüdischen Literatur[25] *und der Tag des Gerichts*

In der frühjüdischen Literatur hat der *Tag des Herrn* – neben einer ideellen Umstrukturierung – einen motivgeschichtlichen Wandel durchlaufen.[26] Zwar haben sich in einer inhaltlichen Kontinuität zur biblischen Prophetie die Tendenzen durchgesetzt,[27] den *Tag des Herrn* verstärkt zu universalisieren, (im *kollektiven*) zu individualisieren[28] und zu eschatologisieren. Dennoch hat sich die gesamte Vorstellung verändert.[29]

Das spätprophetische Nebeneinander von einer Unheils- und einer Heilsdimension des großen *Tages Gottes* wurde zu einer endzeitlichen Gerichtsvorstellung ausgebaut, bei der nun Frevler und Gerechte einander gegenüberstehen (z.B. 1Hen 1,7–8; 10,6; 19,1; 22,4; 63,8; 92,4; 97,3; PsSal 15,12; TestLev 1,1: 3,2).[30]

N. Wendebourg verdeutlicht, dass ein Gerichtsakt in den prophetischen Texten nicht begegnet.[31] Ein endzeitliches Gericht, das am Gottestag stattfindet, und in dem die Menschen nach ihren Werken gerichtet werden, ist ein sehr spätes Phänomen[32] und die Ver-

---

[25] Die Kategorie „frühes Judentum" ist sehr breit und äußerst vage zu bestimmen. Es lässt sich in vielen Fällen dementsprechend nur äußerst schwer definieren, welche Texte des ersten und zweiten Jahrhunderts als frühjüdisch zu bezeichnen sind und welche Texte explizit dem frühen Christentum zugerechnet werden können, da der Trennungsprozess zwischen Judentum und Christentum ein sehr langwieriger Prozess gewesen ist und man die Kategorien „jüdisch" und „christlich" nicht pauschal auf diese Zeit übertragen darf (siehe *Exkurs: Problembestimmung „christliche Identität"* bes. Anm. 2). Ob z.B. die Testamente der Zwölf Patriarchen christlich oder jüdisch sind, ist schwer zu sagen. Vgl. dazu DE JONGE, Testaments, 412–419. In diesem Falle behandle ich sie im Rahmen der frühjüdischen Literatur. Ich bin mir aber der einleitungswissenschaftlichen Problematik dieser Texte durchaus bewusst.

[26] Schon allein die Tatsache, dass der Ausdruck *Tag YHWHs* nur selten erscheint, ist auffällig. Vgl. dazu LANIER, Day, 70.

[27] Vgl. dazu WENDEBOURG, Tag, 127. TILLY, Apokalyptik, 23 ist hingegen etwas skeptischer. Er sieht zwar, dass in der postprophetischen apokalyptischen Literatur prophetische Motive verwendet worden sind. Dennoch tendiert er dazu, zwischen Prophetie und Apokalyptik einen radikaleren Bruch als N. WENDEBOURG anzunehmen.

[28] Zur *Individualisierung* äußert sich WENDEBOURG, Tag, 133 folgendermaßen: „Alles in allem scheint in frühjüdischer Zeit die Erwartung des künftigen Tages deutlicher auf bestimmte Kreise zugespitzt und insofern ‚kleiner dimensioniert' zu sein als die zumeist weiten politischen Horizonte der Propheten."

[29] Vgl. dazu WENDEBOURG, Tag, 128 f.

[30] Vgl. dazu WENDEBOURG, Tag, 129 (auch 137).

[31] Vgl. dazu WENDEBOURG, Tag, 129. Lediglich Joel 4,12, also ein (wohl) sehr später Text, fügt nahezu beiläufig an, dass Gott an jenem Tag in Joschafat Gericht über die Völker abhalten will. Auch in Mal 3,5 wird dies angedeutet. Explizite Gerichtsszenen finden sich allerdings in den *Tag YHWHs*-Texten der Schriften Israels noch nicht. Vgl. dazu WENDEBOURG, Tag, 73.

[32] Auch die Gerichtsvorstellung ist universalisiert worden. Deshalb hat sich der Gedanke der Totenauferstehung, der in frühen Texten aus der Zeit der Makkabäeraufstände nur den getöteten Gerechten galt (Dan 12; 2Makk 7,9–14; PsSal 2,31; 3,12; 13,11;

bindung zwischen dieser Vorstellung und dem *Tag YHWHs* konnte nur dadurch geschehen, dass sich die ursprüngliche Sprachform der Prophetie grundlegend verändert hat. Die Begleiterscheinungen des endzeitlichen Tages, die in der Schriftprophetie noch durch die Rezeption zahlreicher Traditionen gestaltet worden sind, verblassten in dieser Zeit.[33] Solche Darstellungselemente, wie sie in den biblischen Texten üblich sind und in der Johannesoffenbarung in Offb 6,12c–14 in Erscheinung treten, finden sich in postprophetischen Texten kaum.[34] „Die Tendenz zur Reduzierung der ausmalenden Züge gilt nicht für die frühjüdischen Endzeitschilderungen insgesamt, doch im Blick auf das Motiv des eschatologischen Tages ist sie unabweisbar."[35] Zudem wurde der Gottestag zu einem äußeren Rahmen für Ereignisse stilisiert.[36] Dadurch konnten Vorstellungshorizonte, die nicht mit dem prophetischen *Tag YHWHs* in Verbindung stehen, nun dem endzeitlichen Gottestag zugeordnet werden.[37]

Mit der Verknüpfung zwischen dem *Tag des Herrn* und dem Gericht verschärft sich aber zugleich der identitätsbildende Zweck der *Tag YHWHs*-Rede.[38] Der in die Zukunft verlegte Gottestag, an dem eine Gruppe aufgrund ihres Verhaltens oder ihres Wesens vernichtet wird, eignet sich natürlich dazu, mittels Strafandrohungen die Gegenwart zu kontrollieren (z.B. 1Hen 45,2; 48,10; 95; 96,2.8; 99,14; 100,7; PsSal 14,9; 15,12). Der äußere soziokulturelle Kontext ist dabei für diese Funktion nur sekundär, denn der literarische Mechanismus dieser Texte ist zeitenübergreifend und funktioniert in vielen Situationen.[39] Auch in den deutlich jüngeren Texten des Neuen Testaments begegnen *Tag des Herrn*-Texte, die nach demselben Prinzip aufgebaut sind. Es muss lediglich ein äußerer Umstand gegeben sein, in der eine sich als gerecht verstandene Gruppe einer (übermächtig erscheinenden) Außenwelt gegenüber steht.

14,10), langsam mit dem Endgerichtsgedanken verbunden. Auch in außerbiblischen Kontexten findet sich zunächst nur der Gedanke, dass Auferstehung nur den Gerechten widerfahren wird (1Hen 22,9–13). Daraus entwickelte sich erst die Schnittstelle zwischen einer allgemeinen Totenauferstehung und dem Endgericht (TestBen 10,5–10; 2Bar 49–51; 4Esra). Vgl. dazu STETTLER, Gericht, 134 f.; WENDEBOURG, Tag, 134.

[33] Vgl. dazu WENDEBOURG, Tag, 136. Die aus der prophetischen Literatur bekannten Begleiterscheinungen sind in der frühjüdischen Literatur nicht sehr häufig belegt. Nur in 1Hen 1,1–9 und in Sib 5,344–352 erscheinen diese Motive.

[34] Die Rede vom Krieg war in den alttestamentlichen *Tag YHWHs*-Texten noch ein typisches Stilmitel. In der postprophetischen Literatur tritt sie außer in 1QM und in Sib 3,324 ff. deutlich zurück. Vgl. dazu WENDEBOURG, Tag, 136.

[35] WENDEBOURG, Tag, 136.

[36] „Indem das Motiv sich aus der exklusiv an den Kontext prophetischer Rede gebundenen Form der Gottestagsankündigung löst und jetzt vorwiegend als ‚Datumsangabe' Verwendung findet, gewinnt es eine größere Offenheit für unterschiedliche Inhalte. Es lässt sich jetzt überdies leichter in verschiedene Sprachformen integrieren – darunter auch nicht-apokalyptische wie etwa die poetische Form der Psalmen Salomos." WENDEBOURG, Tag, 128 f.

[37] Vgl. dazu die Auseinandersetzung von WENDEBOURG, Tag, 136 mit D.E. LANIER.

[38] Vgl. dazu WENDEBOURG, Tag, 130. Allgemein zur Funktion von apokalyptischer Literatur vgl. AUNE, Genre, 62–64.

[39] Vgl. dazu WENDEBOURG, Tag, 130.

1.4 Der Tag des Gerichts im Neuen Testament

1.4.1 Der Tag des Herrn als Idenitätsmarker

Die wenigen ἡμέρα τοῦ κυρίου-Belege[40] im NT (Apg 2,20; 1Kor 1,8; 5,5; 2Kor 1,14; 1Thess 5,2; 2Thess 2,2; 2Petr 3,10 (ferner Röm 2,5)) lassen erkennen, dass der *Tag des Herrn* in neutestamentlicher Zeit bereits die Funktion besaß, die Identität einer Gruppe zu profilieren, indem diese von ihrer Umwelt abgegrenzt wird.

Zumeist wird der *Tag des Herrn* im Corpus Paulinum im Kontext einer Captatio Benevolentiae erwähnt, um die Glaubensstärke der Gemeinde zu loben. Diese sei so stark ausgeprägt, dass die Adressaten am großen Tag nichts zu befürchten hätten (1Kor 1,8; 2Kor 1,14).[41] Natürlich deutet dies bereits auf einen Ausschlussmechanismus hin. Da nur und ausschließlich die Gläubigen keine Sanktionen zu erwarten haben, bringt der Text eine Trennungslinie zwischen der Gemeinde und ihrer Außenwelt zum Ausdruck. Genau dieses Prinzip hat sich der Apostel auch in 1 Thess zu Nutze gemacht, um ethischen Forderungen besonderen Nachdruck zu verleihen (1Thess 5,2.4–6). Die in akuter Naheerwartung verweilende Gemeinde wird aufgrund des bevorstehenden Gottestages dazu gedrängt, sich auf ihr innerstes Wesen zurückzubesinnen. Auch Röm 2,5–6 liegt der gleiche Ausschlussmechanismus zu Grunde.

Am Rande soll natürlich erwähnt werden, dass im gesamten NT die Tag YHWHs-Vorstellung christologisch umgedeutet worden ist. Der ἡμέρα τοῦ κυρίου ist nun ein Tag, an dem die Parousie erwartet wird.[42]

1.4.2 Der Tag des Gerichts und die identitätsstiftenden Ausschlussmechanismen

Ein ἡμέρα κρίσεως ist im Neuen Testament acht Mal belegt (Mt 10,15; 11,22.24; 12,36; 2Pet 2,9; 3,7; 1Joh 4,17; Jud 1,6).

1.4.2.1 Das Matthäusevangelium

Im Matthäusevangelium soll mit der *Tag des Gerichts*-Rede die Situation der Gemeinde in der Gegenwart kontrolliert werden (Mt 10,15; 11,22.24; 12,36). Die futurische Ankündigung des großen Tages ist deshalb jeweils auf präsentische Missstände bezogen,[43] um letztere über eine Androhung

---

[40] Die Wendung ἡμέρα κυρίου ist im NT acht Mal belegt (Mt 24,42; Apg 2,20; 1Kor 1,8; 5,5; 2Kor 1,14; 1Thess 5,2; 2Thess 2,2; 2Petr 3,10). Begleiterscheinungen finden sich außer in Offb 6,12–17 nur in Apg 2,20, wo direkt auf Joel angespielt wird und in 2Petr 3,10. Auffällig ist die christologische Interpretation der *Tag YHWHs*-Vorstellung (1Kor 1,8; 2Kor 1,14) und die Gerichtsdimension des Gottestags.

[41] Ähnlich BARCLAY, Judgment, 195.

[42] Vgl. dazu WENDEBOURG, Tag, 369.

[43] Vgl. dazu FIEDLER, Matthäusevangelium, 230; WENDEBOURG, Tag, 225. In Mt 11,20–24 ist zudem die gleiche zeitliche Struktur der Gerichtsankündigung wie in Mt 10,5 zu erkennen. Eine präsentische ablehnende Haltung gegen die Botschaft der Ver-

künftiger Strafen zu korrigieren. Die angeprangerten Zustände selbst betreffen in der erzählten Welt die Christusbeziehung der angesprochenen Charaktere (z.B. Mt 10,5–15; 11,20–24).[44]

Der Ausschlussmechanismus der *Tag des Gerichts*-Rede wird durch die Rezeption von Gen 19 und eine Anspielung auf Tyrus und Sidon (Jes 23,1–8; Ez 26,1–28,26; 29,18; Am 1,9–10; Sach 9,2–3)[45] unterstützt (Mt 10,15; 11,22.24), mit der die zukünftige Strafe am *Tag des Gerichts* zum Ausdruck gebracht werden soll.[46]

1.4.2.2 Der Judasbrief und der zweite Petrusbrief

(Wahrscheinlich) in der zweiten Hälfte des zweiten Jahrhunderts[47] wendet sich der (pseudonyme) Verfasser des zweiten Petrusbriefs gegen (wohl fiktive) Irrlehrer,[48] die in die Adressatengemeinden eingedrungen sind (2Pet 2,1–3). Die Gefahr kommt also in der erzählten Welt von außerhalb und der *Tag des Herrn* dient dazu, das bedrohte Identitätsprofil der Gemeinden erneut zu formen. Das ethische Fehlverhalten[49] der fiktiven Bedränger konfrontiert der Verfasser mit einer unausweichlichen Strafe am künftigen *Tag des Gerichts*.[50] Der Ausschlussmechanismus zieht hier also eine deutliche Grenze zwischen der Gemeinde und ihrer Außenwelt.

kündigung (Mt 11,20) zieht futurische Konsequenzen am *Tag des Gerichts* nach sich. Kennzeichnend hierfür ist ein Tempuswechsel, der auch in Mt 11,24 begegnet. Das dominierende Tempus (Aorist und Präsens) wechselt bei Aussagen über den künftigen *Tag des Gerichts* ins Futur (ἔσται Mt 11,22.24).

[44] Vgl. dazu WENDEBOURG, Tag, 226.

[45] Vgl. dazu WENDEBOURG, 225 und 229. Die mit diesen Städten verbundenen Vergehen werden nun mit dem Delikt der Umkehrweigerung parallelisert, wobei die Schwere des Vergehens der Angeklagten durch eine fiktiv behauptete Umkehrbereitschaft hervorgehoben wird. Wäre Tyrus und Sidon, bzw. Sodom, jene Chance zuteil geworden, die den angeklagten Gebieten gegeben wurde, hätten sie sich bekehrt. Dementsprechend fällt die Gerichtsansage über Chorazin und Betsaida, bzw. über Kafarnaum, entsprechend hart aus.

[46] Vgl. dazu FIEDLER, Matthäusevangelium, 242 f. Ferner STETTLER, Gericht, 208.

[47] Zur Datierung von 2Petr hat W. GRÜNSTÄUDL sehr präzise und überzeugende neue Erkenntnise vorgelegt. Zur Bestimmung des theologischen Ortes von 2Petr vgl. GRÜNSTÄUDL, Petrus, 287–295.

[48] Vgl. dazu FREY, Autorfiktion, 721.

[49] Zur Problematik der Charakterisierung der Gegner des zweiten Petrusbriefes vgl. SCHNELLE, Einleitung, 475. Ferner FREY, Disparagement, 283–287 und 294–298; VILJOEN, Ethics, 523–525.

[50] Im Generellen wird aus 2Petr 3,11 klar, dass präsentische Ethik und Eschatologie für den Autor des zweiten Petrusbriefs unausweichlich aufeinander bezogen sind. Vgl. dazu VILJOEN, Christian, 525. Der Verfasser ist dementsprechend der festen Überzeugung, „that the judgment on the ungodly is predetermined. Theachers who nourish skepticism against the validity of biblical prophecy and against the early Christian tradition, denying the hope for the parousia and questioning the salvific power and activity of god,

Der Judasbrief hingegen, der dem Verfasser des zweiten Petrusbrief wahrscheinlich als Vorlage diente,[51] ist ein sehr gutes Beispiel dafür, wie der *Tag des Gerichts* als ein Korrektiv zur Beseitigung innerer Spannungen fungiert.[52] Die Gemeinde selbst ist nach dem Judasbrief, insofern sie von ihrer Identität abfällt, nicht vor einer Strafe am *Tag des Gerichts* ausgenommen (Jud 3–4). Der Ausschlussmechanismus zieht hier also eine Linie quer durch die Gemeinde selbst.

Sowohl im Judas- als auch im zweiten Petrusbrief folgen der Erwähnung des *Tag des Gerichts* jeweils drei Beispiele aus der in der Tora festgehaltenen Geschichte Israels in einer parallel gestalteten Reihung (Engelsfall, Sintflut, Sodom, Exodus).[53] Diese sollen die Funktion des Motivs verdeutlichen. Dabei nuancieren beide Texte die Beispiele, um sie ihrer jeweiligen Gerichtsaussage anzupassen.[54]

Der Ausschlussmechanismus in 2Petr trennt zwei gegenüberliegende Parteien voneinander – Frevler und Gerechte. Die Gerechten werden verschont und die Frevler bestraft.[55] Zur Veranschaulichung wurde hierbei auf die Sintfluterzeählung und auf Gen 19 angespielt (2Petr 2,5; 2Petr 2,6–8). Noah und Lot, der von den frevlerischen Sodomiten gequält wird,[56] werden

---

cannot share the divine nature and escape the corruptible world but will face a severe judgement.“ FREY, Disparagement, 308.

[51] Vgl. dazu FREY, Disparagement, 287. Eine ausführlichere Diskusion dazu findet sich bei KRAUS, Sprache, 368–376.

[52] Vgl. dazu WENDEBOURG, Tag, 331. Die Form der *Tag des Gerichts*-Rede des Judasbriefes unterscheidet sich zudem von der des zweiten Petrusbriefes und des Matthäusevangeliums. Der Judasbrief spricht nicht direkt von einem ἡμέρα κρίσεως. Stattdessen begenet dort die Wendung ἡ ἡμέρα μεγάλη, die aus der prophetischen Literatur stammt (Zef 1,14; Joel 3; Mal 3,23; 3,4). ἡμέρα μεγάλη ist in Jud 6 ein Genetivobjekt, das sich auf κρίσις bezieht. Vgl. hierzu BLUMENTHAL, Prophetie, 188–191. Anhand dieses grammatikalischen Ausdrucks ist sichtbar, wie der *Tag des Herrn* mit einer Gerichtsvorstellung verschmolzen ist.

[53] Jene Passage wird unter anderem auch herangezogen, um die Abhängigkeit des zweiten Petrusbriefes vom Judasbrief zu beweisen. Sicher ist eine literarische Beziehung zwischen dem Judasbrief und 2Petr nicht abzustreiten, insofern sich sprachliche und inhaltliche Parallelen zum Judasbrief im gesamten zweiten Petrusbrief finden lassen. Allerdings muss betont werden, dass die Beispiele in 2Petr 2,4 ff. auf eine andere Art und Weise interpretiert worden sind als in Jud 5–7 und sich beide Beispielreihungen nicht vollständig decken. Vgl. dazu FREY, Disparagement, 287. Darüber hinaus ist eine simultane Verarbeitung dieser Beispiele in einer Reihe frühjüdischer Schriften zu beobachten (Sir 16,6–15; CD 2,17–3,12; 3Makk 2,4–7; m. Sanh. 10,3; TestNaph 3,4–5). Vgl. dazu HEILIGENTHAL, Henoch, 37.

[54] Vgl. dazu FREY, Disparagement, 287.

[55] Vgl. dazu FREY, Disparagement, 287. Vergleichbares ist auch in 1Joh 4,17 zu erkennen. Dort wird den Glaubenstreuen Zuversicht für den *Tag des Gerichts* in Aussicht gestellt (Ἐν τούτῳ τετελείωται ἡ ἀγάπη μεθ᾽ ἡμῶν, ἵνα παρρησίαν ἔχωμεν ἐν τῇ ἡμέρᾳ τῆς κρίσεως 1Joh 4,17).

[56] Natürlich liegt hier eine Anspielung auf die Situation der von Irrlehren gefährdeten Gemeinde vor (2Petr 2,10b–14).

als Archetypen eines Gerechten gezeichnet,[57] die von Gottes Bestrafung ausgenommen worden sind.[58]

Der Judasbrief richtet seine Gerichtsansage hingegen gegen eine von innerer Spaltung gezeichnete Gemeinde und möchte interne Missstände korrigieren.[59] Deshalb werden nicht nur von außen an die Gemeinde herantretende Irrlehrer zu den Frevlern gezählt, sondern auch Teile der Gemeinde selbst. Die Beispiele wurden vom Verfasser dementsprechend dieser Situation angepasst.

Die Anspielung auf Gen 19 erhellt, dass sich Teile der Gemeinde unzüchtig verhalten haben. Diese werden am *Tag des Gerichts* in Analogie zu Sodom und Gomorrha bestraft (Jud 7). Ein Verweis auf die Exodustradition enthüllt, dass Gott nicht davor zurückscheut, am *Tag des Gerichts* Teile der Gemeinde selbst zu bestrafen, insofern diese ungläubig sind (Jud 5). Ebenso erläutert das Beispiel des Engelssturzes, dass Gerechte – in diesem Falle die Engel – dazu neigen können, vom rechten Weg abzufallen. Auch hier scheut Gott nicht davor zurück, diese zu strafen (Jud 6). Der Text führt also nur Intertexte an, in denen vorrangig rechtschaffene Charaktere von Gott abgefallen sind. Die Schilderung ihrer Bestrafung dient als abschreckendes Beispiel für jene Teile der Gemeinde, die von ihrer „christlichen“ Lebenpraxis abgewichen sind.

Beide Texte beruhen aber trotz ihrer unterschiedlichen Aussage auf dem gleichen Zeitkonzept, das auch in Mal 3 zu beobachten ist. Im Text wird es jeweils durch die Beispiele erklärt.[60] Die futurische Gerichtsankündigung soll präsentische Missstände korrigieren. Die rezipierten Beispielstexte aus der *vergangenen* Geschichte Israels sind deshalb futurisch interpretiert worden.

[57] Vgl. dazu VILJOEN, Ethics, 528.

[58] In 2Petr 2,9 wird nun die Aussage der Beispiele verallgemeinert und auf den kommenden *Tag des Gerichts* übertragen. Die Frevler erfahren am *Tag des Gerichts* ihre gerechte Strafe und die Frommen werden gerettet werden (οἶδεν κύριος εὐσεβεῖς ἐκ πειρασμοῦ ῥύεσθαι, ἀδίκους δὲ εἰς ἡμέραν κρίσεως κολαζομένους τηρεῖν 2Petr 2,9). Hier begegnen sich wieder die präsentische und eine futurische Dimension der *Tag des Gerichts*-Rede, insofern ethisches Fehlverhalten in der Gegenwart erst am künftigen Tag belangt wird. Die futurische Dimension des *Tag des Gerichts* ist natürlich in einer Zeit, in der die Naheerwartung nicht eingetroffen ist, problematisch (2Petr 3,4). Aufgrund der ausbleibenden Parusie, die den (wohl fiktiven) Gegner des zweiten Petrusbriefs als ein Argument für einen Angriff gedient hat (2Petr 3,5), muss der Verfasser den futurischen Aspekt der Gerichtsansage betonen. Vgl. dazu VILJOEN, Ethics, 528. Deshalb benötigt die Gerichtsschilderung ein neues Zeitkonzept, das auf einer zeitlichen Dehnung basiert. Dass Himmel und Erde für den zukünftigen *Tag des Gerichts* aufgespart werden (2Petr 3,7), begründet der Autor in doppelter Hinsicht. Einerseits stützt er sich auf Ps 90,4 und folgert daraus, Gott habe ein anderes Zeitverständnis (2Petr 3,8). Andererseits argumentiert er mit Gottes Güte. Die Verzögerung bis zur Wiederkehr gibt den Frevlern den nötigen Raum zur Umkehr (2Petr 3,9).

[59] Vgl. hierzu FREY, Disparagement, 287. Ferner BLUMENTHAL, Prophetie, 201.

[60] Vgl. dazu WENDEBOURG, Tag, 330.

In der Gerichtsrede des Judasbriefs ist eine Beziehung zwischen ethischem Fehlverhalten in der Gegenwart und einer darauf bezogenen futurischen Konsequenz vorhanden (Jud 4). Der Judasbrief verdeutlicht dies ebenso wie 2 Petr durch das aus Gen 6,1–4 entlehnte Beispiel vom Engelssturz (Jud 6).[61]

Exkurs: OffbPetr 4 und die Spätdatierung von 2Petr

Aufgrund der sehr plausiblen Spätdatierung von 2Petr durch W. Grünstäudl soll noch auf einen anderen Text verwiesen werden, der für die These der Arbeit relevant sein könnte. Die Rede ist von der Offenbarung des Petrus,[62] einem Text aus der frühen ersten Hälfte des zweiten Jahrhunderts,[63] der zeitlich zwar nicht als unmittelbarer Weggefährte der Apokalypse gilt, doch aber zumindest in einer Nähe zur Offenbarung verortet werden kann. R. BAUCKHAM und T.J. KRAUS haben die These vertreten, OffbPetr würde von 2Petr abhängen.[64] Dieses Verwandtschaftsverhältnis wurde von W. GRÜNSTÄUDLS überzeugendem Datierungsversuch von 2Petr umgedreht. Nach ihm war die OffbPetr eine Vorlage dieses Textes.[65] Da ich 2Petr in die Betrachtung der *Tag des Herrn*-Tradition aufgenommen habe, muss auch auf die *Tag des Herrn*-Tradition in OffbPetr verwiesen werden, zumal auch in diesem Text sehr ähnliche literarische Mechanismen wie in den neutestamentlichen Zeugnissen des großen Gottestages zu beobachten sind.

In OffbPetr 4 ist von einem *Tag Gottes* die Rede,[66] den der Offenbarungsempfänger zu Gesicht bekommt. Dies ist schon allein deshalb auffällig, da die in der Prophetie noch übliche Rede vom יום יהוה in der frühjüdischen und frühchristlichen Literatur allmählich verblasste. Das Tetragramm, das in der Schriftprophetie noch ein Bestandteil von Gottestagstexten ist, wird in der postprophetischen Literatur meistens durch ein charakterisierendes Adjektiv oder Substantiv ersetzt.[67] Die Sprachform „Tag des Gerichts" ist ein sehr gutes Beispiel dafür (siehe oben). Dadurch wurde nicht nur die Nennung des Tetragramms vermieden, sondern zugleich konnte die *Tag des Herrn*-Vorstellung mit dem Endgericht verknüpft werden. Diese Verbindung hat sich bis in die neutestamentliche Zeit durchgehalten und ist auch in OffbPetr 4 zu erkennen. Nach N. WENDEBOURG hat sich in der postprophetischen Literatur der Charakter der *Tag des Herrn*-Rede so verändert, dass der Gottestag mit verschiedensten Traditionen verküpft werden konnte. Er wandelte sich von einem *Ereignis* sozusagen zu einem *Raum für Ereignisse*.[68] Dies ist auch in OffbPetr zu beobachten, denn am *Tag Gottes* findet das Endgericht statt und die

[61] „Diese Erzählung wurzelt in Gen 6,1–4 und hat in der ‚jüdischen, aber auch der christlichen Auslegung zu umfänglichen Spekulationen geführt', wofür äthHen 6,1–16,4 ein eindrucksvolles Beispiel bereithält." BLUMENTHAL, Prophetie, 187.

[62] Zur äußerst kompelxen Überlieferungsgeschichte der Offenbarung des Petrus vgl. GRÜNSTÄUDL, Petrus, 101–105.

[63] Nach R. BAUCKHAM entstammt die Offenbarung des Petrus aus dem zeitlichen Umfeld des Bar-Kochba-Aufstands (133–135 n.Chr). Seine These wird aber gegenwertig kritisiert und die Entstehungszeit des Textes auf den Aufstand unter Trajan (115–117 n.Chr) vermutet. Vgl. dazu GRÜNSTÄUDL, Petrus, 143. Sie wurde also wahrscheinlich in einem zeitlichen Abstand zur Johannesoffenbarung verfasst.

[64] Vgl. dazu GRÜNSTÄUDL, Petrus, 99 f.

[65] Vgl. dazu GRÜNSTÄUDL, Petrus, 101.

[66] Vgl. dazu ausführlich NICKLAS, Apocalypse, 463.

[67] Vgl. dazu die Auseinandersetzung von WENDEBOURG, Tag, 144 ff. mit D.E. LANIER.

[68] Vgl. dazu WENDEBOURG, Tag, 128 f.

Toten werden auferstehen[69] (beide Aspekte sind auch in der Johannesoffenbarung mit dem *Tag des Herrn* verbunden [siehe Kapitel IV Punkt 6]).[70] Zudem ist die Rede vom Gottestag mit der Darstellung endzeitlicher Orte der Bestrafung verkettet,[71] anhand derer auch in der OffbPetr die identitätsstiftende Funktion der Tradition erkannt werden kann. Den Frevlern, die von Gott abgefallen sind, wird Strafe am Tag des Gerichts verheißen (OffbPetr 3; 4: 6),[72] wobei diese in der OffbPetr genauer als in den neutestamentlichen Texten beschrieben wird (OffbPetr 7–12).[73] Glaubenstreue wird hingegen am *Tag des Gerichts* belohnt werden (OffbPetr 6; 14).

1.5 Auswertung

Die typische Sprachform des prophetischen *Tag YHWHs* verblasste in der postprophetischen Literatur. Theozentrische Begleiterscheinungen spielen in der extrakanonischen Literatur des Zweiten Tempels nur eine untergeordnete Rolle. Dagegen wurde der Gottestag mit anderen eschatologischen Ausdrucksformen verknüpft, wobei eine Gerichtsvorstellung auch noch in neutestamentlichen Texten zu sehen ist. Hier sind bei einer Durchsicht aller ἡμέρα κρίσεως-Belege gleich mehrere Besonderheiten aufgefallen, die an der Wende des ersten zum zweiten Jahrhunderts mit der Vorstellung eines endzeitlichen Tages fest verbunden waren:

(1) In jedem der untersuchten Texte des Neuen Testaments geht es um die Profilierung der Identität der Gemeinde mittels Ausschlussmechanismen. Ein ähnliches Prinzip ist bereits in der *Tag YHWHs*-Rede des Maleachibuchs aufgefallen.

(2) Nahezu alle Texte greifen auf bereits *vergangene* Gerichtshandlungen Gottes zurück. Anhand konkreter Beispiele aus der in den Schriften bezeugten Geschichte Israels versuchen die Text das Ausmaß des kommenden Gerichts in Sprache zu fassen. Neben der Sintfluterzählung, dem Engelssturz und Elementen aus der Exodustradition begegnen dem Leser vor allem Anspielungen auf Sodom und Gomorrha.[74] Dabei ist der Gebrauch von Beispielen vom Gerichtsmodus der Texte abhängig. Der Judasbrief wendet sich gegen Teile der Gemeinde selbst. Um nun hervorzuheben, dass diese nicht vom *Tag des Gerichts* ausgenommen sind, spielt er auf

---

[69] Zur Totenauferstehung am Gottestag in OffbPetr vgl. NICKLAS, Apocalypse, 464.

[70] Ähnlich NICKLAS, Apocalypse, 465.

[71] Zur Verbindung zwischen der *Tag des Herrn*-Tradition und der Darstellung dieser punitiven Lokalitäten vgl. WENDEBOURG, Tag, 135.

[72] Ähnlich NICKLAS, Apocalypse, 463.

[73] Dadurch verschärft sich automatisch der identitätsstiftende Mechanismus der Schrift, weil hierbei nahezu akribisch genau die einzelnen Vergehen der gepeinigten Charaktere aufgezählt werden. Ein Leser kann innerhalb der Fiktion an den Charakteren erkennen, welche Strafen ihn erwarten würden, wenn er kein dem Identitätsprofil des Textes entsprechendes Leben führt.

[74] Ein Verweis auf Gen 19 ist – außer in 1Joh – in jedem der neutestamentlichen *Tag des Gerichts*-Texte präsent.

Intertexte an, die von einer Bestrafung abgefallener Gerechter sprechen. Der zweite Petrusbrief, der die Identität der Gemeinde vor einer von außen kommenden Bedrohung schützen möchte, lässt solche Intertexte anklingen, die in erster Linie ein Gegenüber zwischen Gerechten und Frevlern, d.h. einen Gegensatz zwischen *innen* und *außen*, zum Ausdruck bringen.

(3) Nahezu alle ἡμέρα κρίσεως-Belege reagieren auf eine gegenwärtige Entfremdung von Gott.[75] Im Matthäusevangelium wird die aktive Ablehnung der Botschaft der Verkündigung (Mt 10,15; Mt 11,20–24) mit dem *Tag des Gerichts* konfrontiert. Der zweite Petrusbrief wehrt sich mit der *Tag des Gerichts*-Vorstellung gegen das Eindringen von (wahrscheinlich fiktiven) Irrlehrern in die Gemeinde. Auch im Judasbrief hat der *Tag des Gerichts* eine korrektive Funktion. Der Text versucht einen laxen Teil der Adressatengemeinden zu ermahnen, indem er ihnen den Gottestag vor Augen stellt.

(4) Alle Gerichtsaussagen haben ein vergleichbares Zeitkonzept. Die futurische Ankündigung eines *Tag des Gerichts* ist auf präsentische Missstände bezogen.[76] Gegenwärtigem Fehlverhalten wird eine zukünftige Strafe am *Tag des Gerichts* gegenübergestellt. Ein solches zeitliches Spannungsverhältnis hat sich auch schon in der späten Prophetie gezeigt. Bereits in Mal 3 wird der aus dem deuteronomisch-deuteronomistischen Denken bekannte Segen und Fluch-Zusammenhang futurisch interpretiert.

(5) Strafe droht am zukünftigen *Tag des Gerichts* nur jenen, die die Identität der Gemeinde stören.[77] Den Gerechten wird hingegen Rettung am *Tag des Gerichts* in Aussicht gestellt. Diese Gegenüberstellung ist das Ergebnis einer langen geistesgeschichtlichen Entwicklung. Ihr Anfangspunkt ist die auf Fortschreibung beruhende prophetische *Tag YHWHs*-Tradition.

2 Demarkation und Identität – die ägyptischen Plagen, der Tag des Herrn und die Bundestheologie

Zu den *Tag des Gerichts*-Texten des Neuen Testaments gehören biblische Beispiele, mit denen der Ausschlussmechanismus der Gerichtsansagen veranschaulicht werden soll, untrennbar dazu. Die ägyptischen Plagen im Kontext der Johannesoffenbarung tragen damit vergleichbare Züge. Ich glaube von da her, dass der Seher Johannes sie vor dem Hintergrund der

[75] Vgl. dazu WENDEBOURG, Tag, 366.
[76] Vgl. dazu WENDEBOURG, Tag, 363.
[77] Vgl. dazu WENDEBOURG, Tag, 366 f.

deuteronomisch-deuteronomistischen Literatur verortet hat, weil dort Anspielungen auf Ex 7–11 bereits mit identitätsstiftenden Ausschlussmechanismen verknüpft sind. Zudem hat deuteronomisch-deuteronomistisches Gedankengut die *Tag YHWHs*-Tradition selbst geprägt. Vor allem in Mal 3 wird nämlich das Segen und Fluch-Denken eschatologisiert und der dort anzutreffende Ausschlussmechanismus zielt auf die Einhaltung des Bundes ab.

2.1 Ex 7–11 in der deuteronomisch-deuteronomistischen Literatur – die ägyptischen Plagen als Drohgebärden

Ex 7–11 ist ein theozentrischer Text. Durch die Erzählung der ägyptischen Plagen soll der Leser die Omnipotenz des Exodusgottes erkennen, auf dessen alleinige Initiative Israels Auszug aus Ägypten vonstatten ging. Daneben gibt es innerhalb der Tora eine zweite Interpretationslinie der ägyptischen Plagen, in der ein Zusammenhang zwischen ihnen und dem Bundesgeschehen hergestellt worden ist. Reminiszenzen an den Plagennarrativ sind in den Wüstenperikopen von Exodus und im Deuteronomium als an Israel adressierte Drohgebärden verwendet worden, um das Volk zur Bundestreue zu mahnen.

(1) Dtn 7,1–26 präsentiert eine „Entfaltung der ‚Abgrenzungsgebote' (Bündnisverbot, Bilderverbot und Zerstörungsgebot) [...], wo nun Mose dem ‚Vorbild' YHWHs aus Ex 34 folgt und seinerseits den Bundesbuchepilog – aber auch das Privilegrecht – aufgreift und für die zweite Generation nach dem Exodus kommentiert und auslegt."[78] Es geht also um Israels Identität als Gottesvolk. Deswegen wird bereits in Dtn 7,6 der Bundesschluss (Ex 19,4–6) eingespielt.

Dtn 7,6 (HT) כי עם קדוש אתה ליהוה אלהיך בך בחר יהוה אלהיך
להיות לו לעם סגלה מכל העמים אשר על־פני האדמה

Hilfsübersetzung: Denn ein heiliges Volk (bist) du für Adonai, deinem Gott. Dich hat Adonai, dein Gott, auserwählt, damit du für ihn (ein) Volk des persönlichen Eigentums bist aus allen Völkern, die auf der Erde sind (frei)

Die Eigentumsvorstellung fordert eine Abgrenzung von der soziokulturellen und religiösen Umgebung[79] und bedingt gerade deshalb eine Verschär-

---

[78] EDERER, Ende, 81.

[79] Vgl. dazu EDERER, Ende, 87 f. Dtn 7,6 kann daher wiederum als Begründung für die konkreten Abgrenzungsforderungen, von denen Dtn 7,1–5 erzählt, gelesen werden. „Damit aber ist wiederum der eigentliche theologische Kern der in V. 1–3.5 entfalteten Weisung (Banngebot, Bündnis- und Verschwägerungsverbot, Zerstörungsforderung) berührt: Im Letzten geht es um die Absicherung der Identität Israels als heiliges Bundesvolk YHWHs. Die strikte Umsetzung der Absonderungsgebote aber ist Israels ‚Antwort' auf die vorangehende Erwählung und Aussonderung durch YHWH." EDERER, Ende, 88.

fung der Gebotsverpflichtung. Literarisch erfolgt dies durch einen Rückgriff auf den Plagennarrativ.

In Dtn 7,12 wird Ex 7,9–11 fortgeführt und der Bund mit dem Gebotsgehorsam verknüpft. In einem Konditionalsatz sagt der Text, dass Gott auf seinen Bund achten und denjenigen, die die Gebote befolgen, seine Huld erweisen wird. Die Gebotsoberservanz ist die Prämisse des Bedingungssatzes und Gottes Zusage sein Hintersatz. Die Huld Gottes wird in Dtn 7,13–16 nun in Form von Segensverheißungen verdeutlicht.[80] Neben Fruchtbarkeit (Dtn 7,13–14) verspricht der Text den Gebotstreuen Schutz vor aller Art von Krankheiten (והסיר יהוה ממך כל־חלי). Dies wird in Dtn 7,15b mit einem Verweis auf die ägyptischen Plagen noch gesteigert. Gott bringt keine der schrecklichen ägyptischen Seuchen (מדוי מצרים)[81] über diejenigen, die ihn lieben und die Gebote befolgen.

Dtn 7,15b וכל־מדוי מצרים הרעים
אשׁר ידעת
לא ישׂימם בך

Hilfsübersetzung: Und alle bösen ägyptischen Seuchen, die du kennst, wird er nicht auf dich legen

Die Umkehrung dieser Segensverheißung bedeutet natürlich, dass demjenigen, der gegen die מצוה verstößt, die ägyptischen Seuchen drohen. Schließlich weiß der Leser durch die Lektüre von Dtn 7,10 darüber Bescheid, dass Gott diejenigen, die die ihn verabscheuen (שׂנאיו), sofort bestraft.[82]

(2) In Dtn 28 finden sich ebenso Anspielungen auf die ägyptischen Plagen, die dort im Kontext der Fluchandrohungen als Drohgebärden verwendet werden, um Israels vor einem Gebotsabfall zu bewahren.

[80] Die letzte Verheißung in Dtn 7,16, in der angekündigt wird, dass Gott Israel über die von ihm bestimmten Völker überlegen machen wird, greift auf die in Dtn 7,1–6 grundgelegte und mit dem Erwählungsgedanken verbundene Abgrenzungsforderung zurück. Hier wird klar, dass Dtn 7,12–16 vor dem Hintergrund der Erwählungsvorstellung zu lesen ist. Vgl. dazu EDERER, Ende, 89 f.

[81] Interessant ist, dass מדוה innerhalb der Schriften Israels nur im Deuteronomium in Erscheinung tritt (Dtn 7,15; 28,60). Dennoch wird in Dtn 7,15 durch die Konstruktusverbindung מדוי מצרים eindeutig ein Bezug auf den Plagennarrativ hergestellt. Dieser wird durch den Nebensatz אשׁר ידעת sogar noch verstärkt. Es handelt sich also nicht um eine beliebige ägyptische Seuche, sondern um einen Teil der Geschichte Israels selbst. In der LXX wird dies nochmals bestätigt. In Dtn 7,15 (LXX) wurde nämlich מדוה mit νόσος (Ex 15,26; Dtn 7,15; 28,29; 29,21; 2Chr 21,15.19; Ps 102,3 (LXX); Hi 24,23; Sir 37,30; Hos 5,13; Sus 1,57) übersetzt, das auch in Ex 15,26 (LXX) erscheint und dort mit einem Rückverweis auf den Plagennarrativ verknüpft ist.

[82] Vgl. dazu EDERER, Ende, 89.

„Der Aufbau des Kapitels ergibt sich aus den zahlreichen bedingenden und begründenden Einleitungs- und Schlusssätzen […]. Neben ihrer gliedernden Funktion dienen sie auch der thematischen Verbindung von Dtn 28 mit dem vorangehenden Gesetzbuch, insofern sie Segen und Fluch an den Gehorsam bzw. Ungehorsam gegen die Gebote Jhwhs knüpfen.“[83]

Die im Zitat angesprochene Verbindung zwischen Dtn 28 und den vorangehenden Texten ist hingegen äußerst interessant, da es sich hierbei um die Bundeserklärungen (v.a. Dtn 26,17–18; 27,1.9) handelt, wobei der Leser auf ein bundestheologisches Sprachspiel stößt. Bei diesen Bundeserklärungen handelt es sich zwar nicht um den direkten Bundesschluss, der erst in Dtn 29,1–14 berichtet wird.[84] Jedoch findet sich dort auch ein Sprachspiel das an Ex 19 erinnert.

Dtn 26,18	ויהוה האמירך היום להיות לו לעם סגלה כאשר דבר־לך ולשמר כל־מצותיו
Ex 19,5	ועתה אם־שמוע תשמעו בקלי ושמרתם את־בריתי והייתם לי סגלה מכל־העמים כי־לי כל־הארץ

Hilfsübersetzung:

Dtn 26,18	Und Adonai hat dich am Tag (heute) sagen lassen, dass du für ihn (sein) Volk des persönlichen Eigentums sein wolltest, genauso wie er es dir gesagt hat, dass du all seine Gebote achten wolltest
Ex 19,5	Und nun, wenn ihr auf meine Stimme hört und meinen Bund haltet, werdet ihr mir persönliches Eigentum sein vor allen Völkern, denn mir ist die ganze Erde

Die Fluchandrohungen in Dtn 28,15–68 sind damit durch die einleitenden Verse 15 und 45 verknüpft.[85] Dies suggeriert, dass die Flüche eine Konsequenz des Gebotsübertritts und somit auch eine Folge des Bundesbruchs sind. In Dtn 28,15 zeigt sich der Anklang an das bundestheologische Sprachspiel besonders deutlich. Schließlich erscheint hier mit dem Ausdruck תשמע בקול יהוה אלהיך eine Formulierung, die in einer ähnlichen Form auch in Ex 19,5 begegnet.

Dtn 28,15	[…]	והיה אם־לא תשמע בקול יהוה אלהיך
Ex 19,5	[…]	ועתה אם־שמוע תשמעו בקלי

Hilfsübersetzung:

Dtn 28,15	Und es wird sein, wenn du nicht auf die Stimme Adonais, deine Gottes, hören wirst
Ex 19,5	Und nun, wenn ihr auf meine Stimme hört

Jedenfalls wird innerhalb der deuteronomischen Flüche auf die ägyptischen Plagen angespielt. So enthält Dtn 28,27 eine deutliche Reminiszenz

---

[83] KOCH, Vertrag, 173.
[84] Vgl. dazu FINSTERBUSCH, Deuteronomium, 161.
[85] Ähnlich KOCH, Vertrag, 197.

an die Beulenpest (Ex 9,8–12), die in Dtn 28,35 ein weiteres Mal aufgegriffen wird.

Dtn 28,27	[…]	יככה יהוה בשחין מצרים
Dtn 28,35	[…]	יככה יהוה בשחין רע
Ex 9,9	[…]	והיה על־האדם ועל־הבהמה לשחין פרח אבעבעת בכל־ארץ מצרים

Hilfsübersetzung:

Dtn 28,27	Adonai wird (dich) schlagen mit ägyptischem Geschwür
Dtn 28,25	Adonai wird dich schlagen mit bösem Geschwür
Ex 9,9	Und es wird sein über Mensch und über Tier aufplatzendes Gewür (frei) im ganzen Land Ägypten

Dtn 28,60 spricht zudem genau wie Dtn 7,15 von מדוי מצרים. Die ägyptischen Plagen dienen in Dtn 28 folglich als Drohgebärden, um den Leser die negativen Konsequenzen der Gebotsübertretung aufzuzeigen.

(3) Der Anhang der ersten Murrgeschichte ist für den vorliegenden Zusammenhang äußerst interessant.[86] In Ex 15,25e ist davon die Rede, dass Gott dem Volk חק ומשפט gegeben hat, wobei umstritten ist, was damit gemeint ist. Ich gehe mit M. EDERER konform, der vermutet, dass „die Gabe von ‚Recht und Satzungen' durch Mose nichts anderes als das Einfordern von unbedingtem Vertrauen und unbedingtem Gehorsam gegenüber YHWH [bedeuten kann.]"[87] Dies wird in Ex 15,26 mit einem deutlichen Vorausgriff auf das Bundesgeschehen in Ex 19 vertieft.[88]

Ex 19,5	ושמרתם את־בריתי	בקלי	תשמעו	ועתה אם־שמוע
Ex 15,26	יהוה אלהיך	לקול	תשמע	אם־שמוע

Hilfsübersetzung:

Ex 19,5	Und nun, wenn ihr auf meine Stimme hört und meinen Bund haltet
Ex 15,26	wenn du auf die Stimme Adonais, deines Gottes, hörst

Die Bundestreue wird in Ex 19,5 als eine absolute Voraussetzung für die Erwählung Israels aufgeführt. Ex 15,26e unterstreicht dies nun durch eine Androhung negativer Konsequenzen, die ein Verstoß gegen den eingeforderten Gehorsam (Ex 15,26b–d) zur Folge hat.

Bedingung	אם־שמוע תשמע לקול יהוה אלהיך והישר בעיניו תעשה והאזנת למצותיו ושמרת כל־חקיו
Konsequenz	כל־המחלה אשר־שמתי במצרים לא־אשים עליך

[86] Nach M. EDERER ist Ex 15 daher auch das Paradigma für alle weiteren Murrgeschichten, die regelmäßig in der Wüstenerzählung der Bücher Exodus und Numeri erscheinen. Israel drückt in Notlagen seinen Zweifel an Gott vehement aus (Ex 16,2; 17,3–4; Num 11,1–6; 14,1–4; 16,11; 17,6). Vgl. dazu EDERER, Ende, 205.

[87] EDERER, Ende, 205.

[88] Vgl. dazu EDERER, Ende, 205.

Hilfsübersetzung: Wenn du auf die Stimme Adonais, deines Gottes, hörst und tust, was in seinen Augen recht ist, auf seine Gebote/Weisungen hörst und seine Satzungen/Gesetze achtest,
dann werde ich dir alle Krankheiten, die ich auf die Ägypter gelegt habe, nicht über dich bringen

Falls Israel sich an die in Ex 15,26b–d geforderten Bedingungen hält, sichert Gott dem Volk zu, ihm keine der furchtbaren ägyptischen Krankheiten (כל־המחלה אשר־שמתי במצרים) aufzuerlegen. Hier ist eine Nähe zu Dtn 7 und Dtn 28 nicht von der Hand zu weisen. In allen Texten haben die ägyptischen Plagen die Funktion einer präventiven Strafandrohung, um Israel vor dem Bundesbruch zu bewahren.

2.2 *Der Bund*[89] *in der Offenbarung und die Identität der Gemeinden*

2.2.1 *Die Identität der Gemeinden und die Rezeption von Ex 19*

Die Identität der Gemeinden zeichnet sich nach Johannes durch ihre Gottesbeziehung aus, die durch das Christusereignis hergestellt worden ist.[90] Bereits in der Salutatio und der sich – in unüblicher Form[91] – daran anschließenden Doxologie (Offb 1,5b–6) wird die Wesensgrundlage der Ge-

---

[89] Ich danke J. Frey für seinen scharfsinnigen Hinweis, das Verhältnis zwischen der Bundestheologie des Deuteronomiums und der der Johannesoffenbarung nochmals zu überdenken und zu präzisieren. Da dies den Rahmen der Arbeit sprengen würde, ich allerdings sehr viele Beobachtungen gesammelt habe, die darauf hindeuten, dass Johannes für seine Bundestheologie viele Aspekte des Deuteronomiums aufgegriffen hat, habe ich mich entschlossen dem Thema Bund und Deuteronomium eine eigenständige Abhandlung zu widmen. Hier gilt es also zunächst nur anzumerken, dass ich, wenn ich den Bund im Deuteronomium mit dem in der Offenbarung paralleisiere, nur aussagen möchte, dass damit verundene Ausschlussmechanismen in beiden Texten sehr ähnlich funktionieren.

[90] Vgl. dazu GIESEN, Gottesbild, 167. Zur Christologie vgl. die sehr scharfen Beobachtungen von R. HAYS. Er hat gezeigt, dass Gottesprädikationen der Intertexte bei ihrer Rezeption durch Johannes auf Christus übertragen worden sind. „One of the most striking features of the analysis we have pursued is that it seems to show that the presentation of Jesus in this book is what we might call ‚proto-Chalcedonian'." Jesus in Revelation is a figure who shares fully in the divine identity, yet at the same time, he is a human figure who suffered a martyr's death at the hands of an earthly Empire." HAYS, Witness, 81. Dies zeigt sich vor allem dann, wenn die Texte, in denen Christus beschrieben worden ist, intertextuell gelesen werden. Vgl. dazu HAYS, Witness, 79. Leider hat er Offb 1,6 nicht untersucht, aber auch hier kann man sehen, dass Handlungen, die im ursprünglichen Exodustext Gott vollzogen hat, nun in Offb 1,6 auf Christus übertragen worden sind. Trotzdem geht aus Offb 1,5 hervor, dass Jesus sich nicht vollkommen in Gott auflöst. Vgl. dazu HAYS, Wittness, 77–79.

[91] J. DOCHHORN hat darauf aufmerksam gemacht, dass sich eine solche Form einer Doxologie im Neuen Testament eigentlich nur am Ende von Briefen findet (Röm 16,25–27; Jud 24–25). Vgl. dazu DOCHHORN, Prophetie, 165. Ferner KARRER, Brief, 109; AUNE, Jesus, 197.

meinden über Christus vermittelt auf Gott zurückgeführt,[92] indem dort der Akkusativ Plural des Personalpronomens ἡμᾶς[93] bei der Beschreibung der Heilswerke Christi gebraucht wird.[94] Dadurch wird der Leser in das Heilsgeschehen mit einbezogen.

Offb 1,5b–6	Τῷ ἀγαπῶντι **ἡμᾶς** καὶ λύσαντι **ἡμᾶς** ἐκ τῶν ἁμαρτιῶν **ἡμῶν** ἐν τῷ αἵματι αὐτοῦ καὶ ἐποίησεν **ἡμᾶς** βασιλείαν, ἱερεῖς τῷ θεῷ καὶ πατρὶ αὐτοῦ, αὐτῷ ἡ δόξα καὶ τὸ κράτος εἰς τοὺς αἰῶνας [τῶν αἰώνων]

Hilfsübersetzung: Dem, (der) uns geliebt hat und uns von unseren Sünden in seinem Blut erlöst hat und (der) uns gemacht hat zu einem Königtum, zu Priester für Gott und seinem Vater, ihm sei Herrlichkeit und Gewalt in die Äonen der Äonen

Im Text wird dies durch die Rezeption von Ex 19 im letzten Teil der Doxologie besonders betont. In Offb 1,6 führt der Seher nämlich einen Verbalsatz[95] ein, in dem die Identität der Gemeinden durch die christologisch interpretierte Bundesvorstellung bestimmt wird (vgl. Jes 61,6; 1Petr 2,9).[96]

Offb 1,6	καὶ ἐποίησεν ἡμᾶς βασιλείαν, ἱερεῖς τῷ θεῷ καὶ πατρὶ αὐτου
Ex 19,6	ὑμεῖς δὲ ἔσεσθέ μοι βασίλειον ἱεράτευμα καὶ ἔθνος ἅγιον

Hilfsübersetzung:

Offb 1,6	Und er hat uns gemacht zu einem Königtum, zu Priester für Gott und seinem Vater
Ex 19,6	Ihr aber sollt mir eine königliche Priesterschaft sein und ein heiliges Volk

---

[92] Eine ausführliche Untersuchung der Struktur der Salutatio bietet DOCHHORN, Prophetie, 165 f. Ferner HERGHELEGIU, Siehe, 53. TAVO, Woman, 65 f.; AUNE, Revelation, 1–3, 43–46. Auch HUBER, Jesus Christus, 445 f.; HAHN, Elemente, 545 f.; HOFIUS, Zeugnis, 512. Zur Identität der Gemeinden in der Offenbarung vgl. HUBER, Volk Gottes, 228 f.

[93] Vgl. dazu GRADL, Buch, 421. Natürlich sieht Johannes sich selbst als einen Teil dieses ekklesiologischen Kollektivs, weshalb er hier ἡμᾶς verwendet. Zur Selbstdarstellung von Johannes vgl. AUNE, Matrix, 176 f.

[94] Diese charakterisierende Umschreibung geschieht grammatikalisch durch zwei partizipiale Ausdrücke, die jeweils als Dativus Possesoris fungierend Christus als den Adressaten der Doxologie ausweisen, und einem Verbalsatz. Zu den in Offb 1,5b–6 aufgeführten Heilswerken vgl. AUNE, Jesus, 197 f.; TAVO, Woman, 67–76. Ferner GRADL, Buch, 420 f.

[95] Dieser hebt sich grammatikalisch deutlich von den beiden Partizipialausdrücken ab, die das Heilswerk Christi zum Ausdruck bringen.

[96] Vgl. dazu BEALE, Revelation, 193; AUNE, Revelation 1–3, 47–49; KARRER, Brief, 114; HUBER, Jesus Christus, 445 (bes. Anm. 37); SCHOLTISSEK, Mitteilhaber, 169; GIESEN, Kirche, 70; GIESEN, Gottesbild, 168; HERGHELEGIU, Siehe, 68; GIBLIN, Millenium, 564.

Der apokalyptische Hauptteil verstärkt dies noch, denn an den wenigen Stellen, wo die Gemeinden etwas über das Fundament ihrer Identität erfahren, hat Johannes Ex 19,4–6 rezipiert.

Offb 5,10	καὶ ἐποίησας αὐτοὺς τῷ θεῷ ἡμῶν βασιλείαν καὶ ἱερεῖς, καὶ βασιλεύσουσιν ἐπὶ τῆς γῆς.
Offb 20,6cd	ἀλλ' ἔσονται ἱερεῖς τοῦ θεοῦ καὶ τοῦ Χριστοῦ καὶ βασιλεύσουσιν μετ' αὐτοῦ [τὰ] χίλια ἔτη.
Ex 19,5–6	ὑμεῖς δὲ ἔσεσθέ μοι βασίλειον ἱεράτευμα καὶ ἔθνος ἅγιον

Hilfsübersetzung:

Offb 5,10	Und du hast sie für unseren Gott zu einem Königtum und zu Priestern gemacht und sie werden herrschen über die Erde
Offb 20,6cd	Aber sie werden sein Priester Gottes und des Gesalbten und sie werden herrschen mit ihm 1000 Jahre
Ex 19,6	Ihr aber sollt mir eine königliche Priesterschaft sein und ein heiliges Volk

2.2.2 Die Defizite der Gemeinden und Rückbezüge auf Offb 1,5–6

Die Kommunikationsstruktur der Offb legt es nun nahe, in den Defiziten der Gemeinden einen Bundesbruch zu sehen. Schließlich werden sie in den sieben Sendschreiben (Offb 2,1–3,22) von Christus selbst getadelt.[97] Der Seher Johannes ist lediglich der Schreiber und Übermittler der kritischen Botschaft, die er – dem Text zufolge – von Christus empfangen hat.[98] Weil aber Christus selbst den Gemeinden Vorwürfe macht, erscheinen ihre Defizite als eine Erschütterung ihres innersten Wesens. Insofern die Identität der Gemeinden in Offb 1,6 mit einem christologisch interpretierten bundestheologischen Sprachspiel beschrieben worden ist, kann eine Erschütterung derselbigen aber auch implizit als ein Bundesbruch interpretiert werden.

---

[97] Vgl. dazu DOCHHORN, Prophetie, 165. Ferner BEALE, Revelation, 223; HUBER, Jesus Christus, 454. Zur Kommunikationsstruktur vgl. auch LICHTENBERGER, Kürze, 273. Zur Beziehung zwischen Offb 1,9–20 und Offb 2–3 vgl. AUNE, Jesus, 204–207.

[98] Die Sendschreiben doppeln den in Offb 1,11.19 vom Menschensohnähnlichen an Johannes gerichteten Schreibbefehl (Offb 2,1.8.12.18; 3,1.7.14). Vgl. dazu HUBER, Menschensohn, 201 ff. Ferner AUNE, Jesus, 204 f.; AUNE, Form, 216 f.; LICHTENBERGER, Kürze, 272; ULLAND, Vision, 27–30. Darüber hinaus macht die nahezu kongruent gestaltete Einleitung der einzelnen Sendschreiben deutlich, dass der Inhalt der einzelnen Schreiben von Christus selbst stammt. Jeder einzelne Abschnitt wird durch die Botenformel, die durch den „an die Einführung alttestamentlicher Prophetenworte (z.B. Jer 2,1; 6,16.22; 2Chr 21,12 u.v.a.; vgl. syrBar 78,2; Apg 21,11)" (HUBER, Menschensohn, 201) erinnernden Ausdruck τάδε λέγει ὁ gebildet ist, eingeleitet. Vgl. dazu auch AUNE, Form, 216 f.; HAHN, Sendschreiben, 566. NICKLAS, Diesseits, 251. Diese wird jeweils mit einer daran angeschlossenen und auf die Christusvision in Offb 1,12–19 zurückverweisenden Prädikation erweitert. Vgl. dazu HUBER, Menschensohn, 201 ff. Daran ist erkenntlich, dass die folgende Situationsanalyse von Christus stammt und Johannes als Übermittler fungiert. Vgl. dazu auch HUBER, Menschensohn, 206–209.

2.2.3 Der Bundesbruch, die Umkehrforderungen und der Zweck des apokalyptischen Hauptteils

Wie kann der übertretene Bund wieder hergestellt werden? In den Sendschreiben werden die Gemeinden explizit und imperativisch (häufig sogar mit einem konkreten Drohwort verbunden) dazu aufgefordert, umzukehren (Offb 2,5.16.21–22; 3,2–3.19) und sich von der vom weichen Kaiserkult[99] bestimmten soziokulturellen Umwelt[100] abzugrenzen.[101] Dadurch sollen sie ihre Beziehung zu Gott wieder ins Reine bringen. H.-J. KLAUCKS grundlegender Artikel hat hierzu bereits Entscheidendes gesagt. Er steht hier repräsentativ für eine ganze Auslegetradition.[102] Kult und Kultur waren an der Wende des ersten zum zweiten Jahrhundert in der kleinasiatischen Stadt fest verbunden.[103] Eine Teilnahme am öffentlichen Leben war ohne ein Bekenntnis zum Kaiser nicht möglich.[104] Eine Berührung damit – und

---

[99] Zum Begriff „weicher Kaiserkult" vgl. KLAUCK, Sendschreiben, 181.

[100] Sicherlich ist die Offenbarung semitisch geprägt. Sie richtet sich allerdings an das heidenchristliche Milieu Kleinasiens. Hier stellt sich die Frage, ob die Demarkationsforderungen für Heiden- und Judenchristen in gleichem Maße einen Bruch mit der Gesellschaft bedeutet hätten. Juden hatten nämlich eine andere Sicht auf die kultisch durchdrungene Poliskultur. Schließlich war es Juden zumindest gestattet, vom kultischen Treiben fernzubleiben, da der Tempelkult als religio licita galt. Ob Judenchristen deswegen auch eine andere Beziehung zur Botschaft der Offenbarung und der in ihr enthaltenten Demarkationsforderung hatten, bleibt ungewiss. Vgl. dazu BAUER, Messiasreich, 313 f. FREY, Cult, 248 f. kritisiert hingegen diese „too simplistic" Form der Auslegung.

[101] Vgl. dazu WOLTER, Ethos, 206. Auch AUNE, Matrix, 188; FREY, Cult, 236; LICHTENBERGER, Kürze, 277 f.; SCHREIBER, Attraktivität, 103. Einen generellen Forschungsüberblick zur Ethik der Offenbarung gibt SCHOLTISSEK, Mitteilhaber, 175–178.

[102] Vgl. dazu KLAUCK, Sendschreiben, 181 f.; FREY, Cult, 231 (bes. die Literaturangaben in Anm. 1).

[103] Vgl. dazu BAUER, Messiasreich, 309. Auch AMELING, Kaiserkult, 18–24. WOLTER, Ethos, 197. Ferner KELHOFER, Persecution, 150; OMERZU, Himmelsfrau, 170; SCHREIBER, Attraktivität, 94; LIETART PEERBOLTE, Worship, 245–248.

[104] Vgl. dazu BAUER, Messiasreich, 306 ff. Eine prägnante Übersicht über die Entwicklung des Kaiserkults bietet WITULSKI, Hadrian, 135–142. AMELING, Kaiserkult, 25–36 stellt seine differenzierten Formen dar. Ferner PFEIFFER, Opfer, 17–25; KLAUCK, Sendschreiben, 142. FREY, Cult, 247 f. zeichnet die Formen des heidnischen Kultes in jenen Städten, in denen die Gemeinden der Sendschreiben liegen, nach: „Obviously, the seven cities were extensively shaped by institutions of provincial and municipal imperial cults, and the three biggest ones were in permanent rivalery regarding the veneration given to the emperors: Pergamon with its primacy of the first provincial cult; Smyrna with its cult for Tiberius, his mother Livia and the Senate (but also with a very old tradition of a temple for the goddess Rome since 193 B.C.E.); and Ephesos with its cult for the Sebastoi granted under Domitian with its colossal statue, but also with a number of other imperial institutions. Municipal imperial cults are also known from Sardes, Philadelphia, and Laodicea, and the veneration of the emperor within different professional associations was also an important factor of civic life, not only in Thyateira, but equally in the other cities. So there can be no doubt that during Domitian's time and later imperial cult was an element of the Asian society with a pervading impact on the inhabitant's

sei es auch nur im Verzehr von Götzenopferfleisch (Offb 2,14.20)[105] – wertet der Text als Fremdgötterverehrung, die für ihn mit „christlicher“[106] Lebensführung nicht in Einklang gebracht werden kann.[107]

Im apokalyptischen Hauptteil (Offb 4,1–22,7) soll der zur Umkehr mahnende Ruf der Sendschreiben (Offb 2,1–3,22) verschärft werden,[108] und das obwohl dort die Adressaten der Sendschreiben nicht mehr genannt werden.[109] Die Beziehung zwischen Offb 2,1–3,22 und Offb 4,1–22,7 ist stattdessen indirekt. Der apokalyptische Hauptteil ist eigenständig, in sich geschlossenen und besitzt eine offene Personen- und Handlungskonstella-

everyday life.“ Etwas ausführlicher zum Kaiserkult unter den Flaviern vgl. WITULSKI, Kaiserkult, 53–77. Einen Überblick über den Kaiserkults in Kleinasien gibt HERZ, Geschichte, 133–147.

105 „Eine rigorose Trennung von allem, was mit dem paganen Kult in Zusammenhang stand, bedeutete für die ärmeren Bevölkerungsschichten den Verzicht auf Fleischgenuss, da für sie Fleisch, das beim Opferbetrieb der Tempel ‚übrig blieb‘ (‚Götzenopferfleisch‘), in der Regel die einzige Möglichkeit darstellte, an das teure Fleisch zu kommen.“ BAUER, Messiasreich, 310; Ferner THEOBALD, Hochzeitsmahl, 400; KARRER, Aposteldekret, 452. Zudem hat STEIN, Mahlfeiern, 250 gezeigt, dass „Götzenopfermahl und Hurerei […] als *pars pro toto* für die gesellschaftliche Partizipation von Christinnen und Christen [stehen]“. Vgl. dazu auch KELHOFER, Persecution, 152 ff. Ferner SCHOLTISSEK, Mitteilhaber, 185.

106 Zum Problem des Begriffs „christlich“ vgl. den Exkurs *Problembestimmung „christliche Identität“*.

107 Es ist inzwischen Konsens, dass die Johannesoffenbarung nicht als eine parakletische Schrift anzusehen ist, die ihre von Verfolgungen bedrohten Adressaten ermutigen, bzw. zum Martyrium auffordern will. Eine ausführliche Auseinandersetzung mit dem Vorurteil, die Apokalypse sei in einer Zeit rigoroser äußerer Anfeindungen entstanden bietet SLATER, Setting, 232–238. Einen Forschungsüberblick dazu gibt zudem WITLUSKI, Johannesoffenbarung, 68–71. Eine solche Verfolgungssituation existierte an der Wende vom ersten zum zweiten Jahrhundert nicht. Stattdessen etablierte sich weitgehend die Meinung, die Offenbarung würde sich gegen eine Teilnahme ihrer Adressaten am Kaiserkult aussprechen. Doch es stellt sich – um im Sinne von T. J. BAUER zu sprechen – eine mehr als berechtigte Frage: Wurde die Auslegung der Johannesoffenbarung nicht zu stark darauf reduziert, ob der Seher sich dagegen wendet, dass Teile der Gemeinde am Kaiserkult aktiv teilgenommen haben? Vgl. dazu BAUER, Messiasreich, 291 f. Die eigentliche Bedeutung des Kaiserkults wurde dagegen meist vernachlässigt. Welche Bedeutung hatte der Kaiserkult in der hellenistischen Stadt in Kleinasien am Ende des ersten Jahrhunderts und welche Folgen hat eine Abgrenzung davon, die Johannes von seinen Adressaten fordert? Schließlich ist die Weigerung am Kaiserkult zu partizipieren mit einem radikalen gesellschaftlichen Bruch gleichzusetzen, insofern der Kaiserkult eine enorme politische Dimension besaß und mit dem kulturellen Selbstverständnis der Polis verbunden war. Zum soziokulturellen Hintergrund der Apokalypse vgl. AMELING, Kaiserkult, 18–24; GIESEN, Reich, 100–118. Ferner BEILE, Zwischenruf, 11–52.

108 Z.B. haben die Überwindersprüche größtenteils eine Entsprechung in der Heilsvision des neuen Jerusalems (Offb 21–22). Eine genauere Auflistung bietet HUBER, Menschensohn, 210 f. Ferner BEALE, Revelation, 223; KARRER, Brief, 212 f.

109 Vgl. dazu FREY, Cult, 246. Eine Diskussion über das Verhältnis zwischen der Gegenwart der Adressaten und der „dargestellten“ Zeit der Apokalypse bietet FREY, Eschatologie, 504–509. Ferner SCHOLTISSEK, Mitteilhaber, 178.

tion. Allerdings werden Motive- und Stichwörter, mit denen in den Sendschreiben die Mahn- und Umkehrrufe kreiert worden sind, stetig aufgegriffen.

2.2.4 Die Kommunikationsstruktur der Offenbarung und die deuternomistisch interpretierten ägyptischen Plagen

Wenn man die oben geschilderten Zusammenhänge abstrahiert, lässt sich eine dreigliedrige Kommunikationsstruktur des Textes erkennen. In Offb 1,5–6 werden die Gemeinden angesprochen und ihre Identität durch den christologisch interpretierten Bundesschluss bestimmt. In Offb 2,1–3,22 bringt Christus selbst die Defizite in den Gemeinden zum Ausdruck, die ihre Identität stören und somit als Bruch des christologischen Bundes aufzufassen sind. Er fordert von seinen Adressaten deswegen eine radikale Umkehr.[110] Diese Umkehrrufe werden im apokalyptischen Hauptteil mittels Drohgebärden verschärft. Die ägyptischen Plagen in Offb 16 – soviel soll vorausgegriffen werden – sind in diese Kommunikationssituation eingebunden und fungieren als Drohungen. Hier lässt sich eine Parallele zur deuteronomisch-deuteronomistischen Literatur ziehen, denn auch dort dienen sie der Identitätssicherung, indem sie vor der Übertretung des Bundes warnen.

2.2.5 Die Verbindung zwischen den Umkehrrufen der Sendschreiben und Offb 16

Die Verkettung zwischen den Sendschreiben und der Plagenrezeption basiert v.a. auf dem Gebrauch dreier Verben.

(a) μετανοέω[111]

Mit μετανοέω (Offb 2,5(2x).16.21(2x).22; 3,3.19; 9,20.21; 16,9.11) sind die meisten Imperative der Sendschreiben konstruiert worden (Offb 2,5(2x).16.21(2x).22; 3,3.19).[112]

Bei einer Betrachtung von μετανοέω fällt auf, dass sich die Bedeutung des Verbs in neutestamentlicher Zeit im Vergleich zur LXX deutlich verschoben hat. μετανοέω ist in der LXX 23mal belegt, wobei die Stellen, in denen Gott das zum Verb gehörige Subjekt ist, dominieren (Ode 12,7.13; Am 7,3.6; Joel 2,13.14; 3,9.10; 4,2; Sach 8,14; Jer 4,28;

---

[110] Zu den genauen Forderungen, die an die einzelnen Gemeinden gerichtet werden, vgl. ULLAND, Vision, 38–40.

[111] Neben den hier untersuchten Verben μετανοέω, τηρέω und γρηγορέω wird auch noch mit στηρίζω (Offb 3,2) und ζηλεύω (Offb 3,19) ein ethischer Imperativ zum Ausdruck gebracht. Vgl. dazu HUBER, Menschensohn, 208 f. Allerdings beschränken sich deren Belege auf die Sendschreiben.

[112] Vgl. dazu SCHOLTISSEK, Mitteilhaber, 178; HOLTZ, Werke, 350.

18,8.10;). In neutestamentlichen Texten hat das Verb eine ethisch-imperativische Konnotation (Mt 3,2; 4,17; 11,20.21; 12,41; Mk 1,15; 6,12; Lk 10,13; 11,32; 13,3.5; 15,7.10; 16,30; 17,3.4; Apg 2,38; 3,19; 8,22; 17,30; 26,20; 2Kor 12,21).[113]

In den Sendschreiben wird μετανοέω zumeist im Imperativ Aorist Singular verwendet (Offb 2,5.16; 3,3.19) und richtet sich an die Gemeinde.

Im Sendschreiben an die Gemeinde in Ephesus (Offb 2,1–7) fordert Christus die Adressaten zur Umkehr zu ihren anfänglichen Bestrebungen auf (καὶ μετανόησον καὶ τὰ πρῶτα ἔργα ποίησον).[114] Im Sendschreiben an die Gemeinde von Pergamon (Offb 2,12–17) wendet sich Christus gegen eine von außen in die Gemeinde eindringende Bedrohung. Irrlehrer haben einige ihrer Mitglieder zur Unzucht[115] und zum Essen von Götzenopferfleisch verführt (Offb 2,14–15).[116] Auch in Tyatira (Offb 2,18–29) sind Irrlehrer eingedrungen, die Teile der Gemeinde dazu verleiten, Unzucht zu treiben und Götzenopferfleisch zu verspeisen (Offb 2,20).[117] Allerdings wendet sich der Umkehrruf dieses Sendschreibens nicht direkt an die Gemeindemitglieder selbst, sondern an die Irrlehrer, die durch Isebel (1Kön 16,31; 19,1–2; 21,7–15.23–25; 2Kön 9,7.30–37) literarisch verkörpert werden (Offb 2,21). In den Negativbeurteilungen der Gemeinden von Sardes (Offb 3,1–6) und Laodicea (Offb 3,14–22), in denen ein Glaubensabfall ihrer Mitglieder vorherrscht (Offb 3,1; 3,15), wird der Imperativ von μετανοέω im Kontext einer Ermahnung zur Glaubenstreue verwendet (Offb 3,3; 3,19).[118]

---

[113] Vgl. hierzu auch KERNER, Ethik, 134. Ferner SÖDING, Siegertypen, 351; MAYORDOMO, Gewalt, 124.

[114] Ausführlicher NICKLAS, Diesseits, 259–262.

[115] πορνεύω/πορνεία ist ein Wortfeld, mit dem in der LXX Götzendienst, bzw. der Abfall von Gott, verbunden ist (z.B. 1Chr 5,25; Weish 14,12; Hos 1,2; 4,12; 5,4; 6,10, 9,1; Mi 1,7; Ez 6,9; 16,15.34; 23,19.35). Vgl. dazu WOLTER, Ethos, 201. Zum Gebrauch des Wortfeldes im Zusammenhang mit dem Kaiserkult vgl. WOLTER, Ethos, 199 ff. Ferner auch STEIN, Mahlfeiern, 247.

[116] Nach WOLTER, Ethos, 200 f. sind das Essen von Götzenopferfleisch und das Betreiben von Unzucht keine unterschiedlichen Handlungen, sondern mit beiden hat Johannes die Alltagskultur Kleinasiens, die vom Kaiserkult bestimmt war, zum Ausdruck gebracht.

[117] Zum genauen Profil dieses Sendschreibens vgl. GUTTENBERGER, Johannes, 160–188.

[118] Im Sendschreiben an die Gemeinde von Sardes verdeutlicht sich die These der Arbeit. Hier sind nämlich die ethischen Imperative der Sendschreiben mit dem *Tag des Herrn* und der Plagenrezeption verschränkt. Die Demarkationsforderung ist mit einer Drohgebärde unterlegt worden. Falls die Gemeinde nicht umkehrt, kündigt Christus an, wie ein Dieb in der Nacht zu kommen. ἥξω ὡς κλέπτης ist nicht nur ein Ausdruck aus der im Neuen Testament bezeugten *Tag des Herrn*-Tradition (1Thess 5,2.4–6; 2Petr 3,10), sondern er wird auch in Offb 16,15 erneut aufgegriffen, wo er mit der *Tag des Herrn*-Tradition, der Rezeption eines Elements aus dem Plagennarrativ und dabei zugleich mit einem deutlichen Rückbezug auf die Sendschreiben kombiniert wird (siehe unten).

(b) τηρέω

Das Verb τηρέω ist insgesamt elf Mal in der Offb belegt (Offb 1,3; 2,26; 3,3.8.10(2x); 12,17; 14,12; 16,15; 22,7.9),[119] wobei fünf davon in Offb 2,1–3,22 zu finden sind.[120] Es ist stets positiv konnotiert und bezeichnet eine Eigenschaft, die einen glaubenstreuen Anhänger Christi auszeichnet. Dabei geht es stets um die Bewahrung einer von Gott stammenden und somit autoritativen Botschaft.[121]

Der Überwinderspruch im Sendschreiben an die Gemeinde von Thyatira (Offb 2,18–29) wird durch das Partizip ὁ τηρῶν erweitert. Christus - der Sprecher der Sendschreiben - sichert hier demjenigen Heil zu, der seine Werke (τὰ ἔργα μου) bewahrt. Dieses Machtgefälle ist auch in der Umkehrforderung des Sendschreibens an die Gemeinde von Sardes (Offb 3,1–6), der Glaubensschwäche vorgeworfen wird (Offb 3,1), vorhanden. Die Umkehrforderung geht hier allerdings direkt einher mit der imperativischen Aufforderung, sich auf die Überlieferung, die sie empfangen haben, rückzubesinnen und selbige zu bewahren (μνημόνευε οὖν πῶς εἴληφας καὶ ἤκουσας καὶ τήρει καὶ μετανόησον Offb 3,3). Hier ist also erkenntlich, inwiefern τηρέω in die Umkehrrufe eingebunden ist. Im Sendschreiben an die Gemeinde in Philadelphia hebt Christus dagegen positiv hervor, dass die Gemeinde trotz äußerer Bedrängnis am Wort festgehalten hat (Offb 3,8.10). Auch hier zeichnet sich Glaubenstreue durch die Bewahrung der Botschaft, die von Christus stammt (τὸν λόγον τῆς ὑπομονῆς μου Offb 3,10), aus.

(c) γρηγορέω

Das Verb γρηγορέω kommt in der Offenbarung drei Mal vor (Offb 3,2.3; 16,15).[122] Zwei der Belege finden sich im Sendschreiben an die Gemeinde in Sardes (Offb 3,1–6).[123]

Bei einer intensiven Betrachtung der Verwendung von γρηγορέω in der LXX und dem Neuen Testament ist eine interessante Entwicklung festzustellen. In der LXX wurde es fast ausschließlich dafür verwendet, um ein wirkliches Wachen/Bewachen einer Person oder eines Gegenstandes auszudrücken (z.B. Neh 7,3; 1Makk 12,27; Jer 5,6; 38,28; Bar

---

[119] Dieses Wort steht in der Offenbarung in einem Zusammenhang mit ihrem Selbstanspruch, direkte Offenbarung Christi zu sein. Es erscheint sowohl in der programmangebenden Superscriptio (Offb 1,1–3) als auch im Kontext des Epilogs (Offb 22,6–21). Hier ist es jeweils in einen Makarismus eingebunden (Offb 1,3; 22,7). Jene, die den Inhalt dieser Offenbarung bewahren, werden seliggepriesen. Eine vergleichbare Funktion hat das Wort auch in den Sendschreiben (Offb 2,26; 3,3.8.10 (2x)) und in Offb 12,17; 14,12.

[120] Vgl. dazu WOLTER, Ethos, 205; ULLAND, Vision, 123; HOLTZ, Werke, 352. DU RAND, Marturia, 572 f.

[121] Vgl. dazu SÖDING, Siegertypen, 349 f. Eine ähnliche Konnotation von τηρέω ist auch in den anderen Schriften des Neuen Testament anzutreffen (z.B. Mt 19,17; 23,3; 28,20; Joh 8,51.52.55; Joh 14,15.21.23.24; 15,10; 17,6; 1Tim 6,14; 1Joh 2,3.4.5; 3,22.24; 5,3).

[122] DU RAND, Marturia, 572 f. ist der Meindung, dieses Wort habe eine identitätsstiftende Funktion.

[123] Vgl. dazu ULLAND, Vision, 118.

2,9). Im Neuen Testament ist γρηγορέω zumeist ethisch konnotiert und mit einer Aufforderung, aufgrund der potentiellen Rückkehr des Christus eine dementsprechende Lebenspraxis an den Tag zu legen (Mt 24,42.43; 25,13; Mk 13,35.37). Dies ist teilweise mit einem konkreten Bezug auf die *Tag des Herrn*-Tradition verbunden (1Thess 5,6.10).

3 Die Plagenrezeption in Offb 16 und die Demarkationsforderungen der Sendschreiben

3.1 Die Geschwürplage

3.1.1 Der sprachliche Befund

Im ersten Textabschnitt der Schalenplagen (Offb 16,2) hat der Seher Johannes das Leitmotiv (שחין / ἕλκος) des sechsten ägyptischen Zeichens (Ex 9,8–12) rezipiert.[124]

ἕλκος ist 14mal in der LXX belegt (Ex 9,9.10.11(2x); Lev 13,18.19.20.22.23.27 Dtn 28,27.35; 2Kön 20,7; Hi 2,7). Vier der Belege stammen direkt aus dem Plagennarrativ (Ex 9,9.10.11(2x)) und zwei berühren Ex 7–11 (Dtn 28,27.35) inhaltlich. In (fast) allen Stellen wurde ἕλκος mit der hebräischen Wurzel שחין übersetzt (Ex 9,9.10.11(2x); Lev 13,18.19.20.23; Dtn 28,27.35; Hi 2,7).[125]

In Offb 16,2 kann eindeutig eine Reminiszenz an Ex 7–11 (LXX) gesehen werden.[126] Sowohl in Offb 16,2 als auch in Ex 9,9.10 werden die Geschwüre durch einen parataktischen Verbalsatz eingeführt, in dem der Aorist von γίνομαι auf ἕλκος bezogen ist.

Ex 9,10(LXX)	**καὶ ἐγένετο** ἕλκη φλυκτίδες ἀναζέουσαι ἐν τοῖς ἀνθρώποις καὶ ἐν τοῖς τετράποσιν
Offb 16,2	**καὶ ἐγένετο** ἕλκος κακὸν καὶ πονηρὸν ἐπὶ τοὺς ἀνθρώπους

Hilfsübersetzung:

Ex 9,10	Und es entsanden aufplatzende Geschwüre an den Menschen und dem Vieh
Offb 16,2	Und es entstand ein böses und schlechtes Geschwür an den Menschen

Darüber hinaus steht Offb 16,2 noch mit Dtn 28,27.35 (LXX) in einer literarischen Verbindung. Ausleger haben dies schon mehrfach erkannt.[127] Die adjektivische Charakterisierung von ἕλκος unterscheidet Ex 9,8–12 von

---

[124] Vgl. dazu SATAKE, Offenbarung, 334; AUNE, Commentary, 883.

[125] Lev 13,20.22.27 fallen aus der Reihe, insofern die LXX den HT erweitert. Zudem wird die Wurzel שחין in Jes 38,21 (HT) gebraucht, aber in Jes 38,21 (LXX) nicht wörtlich übersetzt.

[126] Vgl. dazu PRIGENT, Commentary, 465.

[127] Vgl. dazu TILLY, Deuteronomy, 171. Ferner BEALE, Revelation, 814; GIESEN, Offenbarung, 350.

Offb 16,2 und stellt zugleich einen Bezug zu Dtn 28,35 (LXX) her.[128] ἕλκη φλυκτίδες ἀναζέουσαι (Ex 9,10) hat keine Parallele in der Offenbarung. Dort werden die Geschwüre durch die beiden Adjektive κακός und πονηρός näher bestimmt, wordurch eine Schnittstelle zwischen der Offenbarung und Dtn 28,35 (LXX) entsteht. Das im Singular gebrauchte ἕλκος wird dort – ebenso wie in Offb 16,2 – durch das Adjektiv πονηρός weiter beschrieben.[129]

Dtn 28,27	πατάξαι σε κύριος	ἐν **ἕλκει** Αἰγυπτίῳ	
Dtn 28,35	πατάξαι σε κύριος	ἐν **ἕλκει**	πονηρῷ
Offb 16,2	καὶ ἐγένετο	**ἕλκος** κακὸν καὶ	πονηρὸν

Hilfsübersetzung:

Dtn 28,27	Und der Herr wird dich schlagen mit ägyptischem Geschwür
Dtn 28,35	Und der Herr wird dich schlagen mit schlechtem Geschwür
Offb 16,2	Und es entstand böses und schlechtes Geschwür

3.1.2 Die Demarkationsforderung

Durch Stichwortverknüpfungen inszeniert hat Johannes die erste Schalenvision mit der Leserkommunikaiton der Sendschreiben verkettet. Einerseits hat der Seher Offb 16,2 mit Offb 13 und der dort intendierten Beziehung zu Offb 2–3 verknüpft. Andererseits kombinierte er die Beulenplage explizit mit Rückverweisen auf Offb 2–3.

3.1.2.1 Der Rückbezug auf Offb 13

Offb 16,2 weist Ähnlichkeiten mit der sich an Dan 7 anlehnenden Charakterisierung des zweiten Tieres in Offb 13,11–17 auf.[130] Die Opfer der ersten apokalyptischen Plage (Offb 16,2) werden durch zwei Participium Coniunctum-Verbindungen charakterisiert, die in Offb 13,14.16 ein Pendant haben.

Offb 13,14	καὶ πλανᾷ τοὺς κατοικοῦντας ἐπὶ τῆς γῆς […]	
	λέγων τοῖς κατοικοῦσιν ἐπὶ τῆς γῆς	
		ποιῆσαι εἰκόνα τῷ θηρίῳ
Offb 13,16 […]		
	ἵνα δῶσιν αὐτοῖς χάραγμα	ἐπὶ τῆς χειρὸς αὐτῶν τῆς δεξιᾶς
		ἢ ἐπὶ τὸ μέτωπον αὐτῶν
Offb 16,2	τοὺς ἔχοντας τὸ χάραγμα τοῦ θηρίου	
	καὶ τοὺς προσκυνοῦντας τῇ εἰκόνι αὐτοῦ.	

[128] Vgl. dazu TILLY, Deuteronomy, 171.

[129] Diese sprachliche Kombination ist auch in Hi 2,7 belegt.

[130] Vgl. dazu BEALE, Revelation, 707. Ferner SCHERRER, Signs, 599; SCHREIBER, Attraktivität, 86; HIEKE, Reception, 52–55; LIETART PEERBOLTE, Worship, 242. Zur syntaktischen Abgrenzung von Offb 13,11–17 vgl. HUBER, Vollmacht, 54–58. Ferner auch GLONNER, Bildersprache, 114 f.

Hilfsübersetzung:

Offb 13,14	Und es verführt die Wohnenden auf der Erde [...] sagend den Wohnenden auf der Erde dem Tier ein Standbild zu machen
Offb 13,16	...damit sie sich geben/machen ein Prägezeichen auf ihre rechte Hand oder ihre Stirn
Offb 16,2	[...] den habenden das Prägezeichen des Tieres und den Verehrenden sein Standbild

Nur jene Menschen,[131] die das χάραγμα des Tieres (Offb 13,16.17; 14,9.11; 16,2; 19,20; 20,4)[132] tragen und sein Standbild anbeten, müssen die Geschwüre erleiden.[133] Die Stichwortverbindungen zwischen Offb 16,2 und dem Makrokontext der Offenbarung überschreiten also die in sich geschlossene Personen- und Handlungskonstellation des Hauptteils zunächst nicht. Dennoch kann die Geschwürplage als ein deutlicher Kontrast zu den Imperativen der Sendschreiben gelesen werden, denn die Leserkommunikation der Sendschreiben ist mit Offb 13 verschränkt.[134]

Exkurs: Der Drache, das Tier und der Lügenprophet und die Demarkationsforderungen

In Offb 12–13 werden drei neue Charaktere eingeführt, die den weiteren Handlungsverlauf bestimmen. Von nun an treten diese als Widersacher Gottes auf. Durch diese literarischen Figuren hat Johannes die Demarkationsforderungen der Sendschreiben mit der Fiktion des apokalyptischen Hauptteils korrelieren lassen. Diese drei Charaktere – der Drache (Offb 12,3–18), das Tier aus dem Meer (Offb 13,1–10) und das Tier vom Land (Offb 13,11–18) – stehen in einer hierarchischen Relation zueinander, insofern „die beiden Tiere in Bezug auf den Drachen derivativ sind.“[135] Das zweite Tier (Offb 13,11–18)

[131] ἄνθρωπος erscheint fast ausschließlich in Offb 6,12–16,21 als Gruppenbezeichnung (Offb 8,11; 9.4.5.6.7.10.15.18.20; 11,13; 13,13.18; 14,4.14; 16,2.8.9.18.21). Offb 21,3 ist die einzige Ausnahme.

[132] Zum Gebrauch des Nomens in der Offenbarung vgl. GLONNER, Bildersprache, 150f. χάραγμα (Offb 13,16.17; 14,9.11; 16,2; 19,20; 20,4) hat außer in Apg 17,29 keine Entsprechung in der LXX und dem NT. In der Offenbarung kennzeichnet es die Anhänger des Tieres. Vgl. dazu KERNER, Ethik, 95; WOLTER, Ethos, 202. WITULSKI, Hadrian, 169 ff. bietet eine längere Diskussion dazu. Er versucht das Prägemal vor dem Hintergrund des Münzwesens zu erklären. Ferner LIETART PEERBOLTE, Worship, 242. εἰκών (Offb 13,14.15; 14,9.11; 15,2; 16,2; 19,20; 20,4) ist hingegen ein sich selbst erklärendes Wort, insofern es in der LXX häufig zur Bezeichnung von Götzenbildern erscheint (z.B. Dtn 4,16; 2Kön 11,18; 2Chr 33,7; Weish 15,5; Hos 13,2; Jes 40,19.20; Ez 7,20; 16,17; 23,14; Dan 2,31.34.35; 3,5.10.14). Vgl. dazu LUST/EYNIKEL/HAUSPIE, Lexicon, 173. Zum Gebrauch des Nomens in der Offenbarung vgl. LIETART PEERBOLTE, Worship, 251. Ferner BÖCHER, Hellenistisches, 475.

[133] Vgl. dazu AUNE, Commentary, 883; PRIGENT, Commentary, 465.

[134] Vgl. dazu ULLAND, Vision, 233.

[135] DOCHHORN, Prophetie, 103; ferner SCHREIBER, Attraktivität, 91; HUBER, Vollmacht, 59. Die Zugehörigkeit beider Tiere zum Drachen kann am Gebrauch von δράκων (Offb 12,3.4.7.9.13.16.17; 13,2.4.11; 16,13; 20,2) abgelesen werden. Das erste Tier empfängt seine Macht direkt vom Drachen (Offb 13,2) und es wird genau wie der Drache

dient dem ersten Tier, insofern es die Menschen dazu verführen soll, das erste Tier anzubeten. Der Drache, der in Offb 20,2 als Satan identifiziert wird, ist wiederum die handlungsmotivierende Instanz,[136] die hinter den beiden Tieren steht, was nicht zuletzt durch die Ähnlichkeit der Beschreibungen dieser Charaktere zum Ausdruck kommt (z.B. Offb 12,3; 13,1). Hinter dem Antrieb der beiden Tiere verbirgt sich also der Satan. Doch was hat es mit den beiden Charakteren selbst auf sich und wie dienen diese der Demarkationsforderung der Sendschreiben? Mit dem ersten Tier wollte Johannes auf eine reale Persönlichkeit hindeuten, die sicherlich mit einem römischen Kaiser identifiziert werden kann.[137] Ob es sich dabei um eine Anspielung auf die Nero Redivivus/Rediturus-Legende handelt, ist für den Belang der Arbeit zunächst irrelevant.[138] Wichtiger ist hingegen das zweite Tier. Es ist im Gegensatz zum ersten Tier nicht identifizierbar. Im Text finden sich keine Hinweise, die eine solche Schlussfolgerung zulassen würden. Die Funktion des Tieres ist in der erzählten Welt selbst zu suchen. Dort dient es dem ersten Tier.[139] Es verführt die Charaktere der erzählten Welt dazu, das erste Tier, also den Kaiser, anzubeten.[140] In diesem Bild kreuzen sich die reale Erfahrung des Sehers, die Leserkommunikation und die fiktive Welt des apokalyptischen Hauptteils.[141] Der Seher Johannes chiffrierte durch das Bild des zweiten Tieres den auf die Gemeinden ausgeübten Druck, am Kaiserkult zu partizipieren, d.h. Götzendienst zu betreiben.[142] Götzendienst, bzw. das Essen von Götzenopferfleisch und die Verführung dazu sind nach Johannes Störfaktoren der Identität der Gemeinden, wie er sie von Christus selbst in den Sendschreiben anzeigen hat lassen.[143] Ähnlich wie die in den Gemeinden agierenden Irrlehrer verführt das zweite

---

selbst von den Menschen angebetet. Das zweite Tier, dessen Funktion es ist, die Menschen zur Verehrung des ersten Tieres zu verleiten, ähnelt einem Lamm, spricht jedoch wie der Drache. Hieraus wird ersichtlich, dass beide Tiere Abkömmlinge des Drachen sind. Vgl. dazu auch WITULSKI, Hadrian, 143 ff. Ferner FREY, Cult, 243; GLONNER, Bildersprache, 130.

[136] Zur Verkörperung des Bösen in der Figur des Drachens vgl. KOCH, Drachenkampf, 274 ff. Zum mythischen Hintergrund des Drachenkampfs vgl. NANZ, Ankläger, 160–167.

[137] Vgl. dazu ausführlich DOCHHORN, Prophetie, 110–121. Ferner FREY, Cult, 238; WITULSKI, Hadrian, 149–159; SCHREIBER, Attraktivität, 91; COLLINS, Portraits, 277.

[138] Eine ausführliche Diskussion zu diesem Thema bietet DOCHHORN, Prophetie, 110–121; Ferner WITULSKI, Hadrian, 206–218; HUBER, Vollmacht, 62 f.; BAUCKHAM, Nero, 423–431. Zur Genese der Vorstellung vgl. KLAUCK, Nero Redivivus, 268 ff.; COLLINS, Portraits, 278–282; BAUCKHAM, Nero, 407–423.

[139] DOCHHORN, Prophetie, 122 verwendet den Begriff „Propagandist“, um die Rolle des zweiten Tieres zu beschreiben.

[140] Vgl. dazu WITULSKI, Hadrian, 162 und 166; SCHREIBER, Attraktivität, 92 f.

[141] Vgl. dazu DOCHHORN, Prophetie, 123.

[142] Zum Begriff „Dechiffrierung“ vgl. SCHREIBER, Attraktivität, 89. Aufgrund seiner Rolle als Verführer wird das zweite Tier ab Offb 16,13 dementsprechend nur noch als ψευδοπροφήτης bezeichnet. Diese Vokabel tritt im weiteren Verlauf des Textes neben den Drachen und das erste Tier (Offb 16,13; 19,20). Vgl. dazu DOCHHORN, Prophetie, 121.

[143] In Pergamon gibt es Anhänger des Bileams (Num 31,6), der die Gemeinde zur Hurerei und zum Götzendienst, d.h. zum Verzehr von Götzenopferfleisch, verführt. Vgl. dazu NICKLAS, Diesseits, 267; MÜLLER, Tiefen, 467. An diese richtet sich der imperativische Umkehrruf in Offb 2,16. Im Sendschreiben an Thyateira ist es Isebel (1Kön 16,31), die sich selbst als Prophetin ausgibt und die Gemeinde zur Hurerei und zum Essen von Götzenopferfleisch verführt. Das Wirken der Isebel wird von Thyateira jedenfalls geduldet, wogegen sich Johannes in Offb 2,23–24 wendet. Vgl. dazu DOCHHORN, Prophetie, 123–124. Ferner AUNE, Matrix, 199; GUTTENBERGER, Johannes, 172 ff.; KARRER, Brief,

Tier die Charaktere der erzählten Welt zum Götzendienst am ersten Tier. Diejenigen unter den Charakteren der erzählten Welt, die sich dem Tier beugen, werden bestraft. Über Umwege können so die Leser der Sendschreiben die Konsequenzen erkennen, die ihnen bei Nichtbeachtung der mahnenden Stimme der Sendschreiben drohen. Eine bloße „Dämonisierung“[144] der realen Gegner ist also nicht ausreichend für die Botschaft der Offenbarung. „Um mit seiner Botschaft dennoch Erfolg zu haben, musste der Vf. der Johannesoffenbarung […] ein massives eschatologisches Drohszenario aufbauen und seinen Adressaten möglichst lebendig vor Augen führen.“[145] Die Adressaten, d.h. die Gemeinden, können in der Fiktion des apokalyptischen Hauptteils an den Anhänger des Tieres sehen, was mit ihnen geschehen könnte, falls sie am religiösen Leben der Außenwelt in irgendeiner Form teilnehmen.

3.1.2.2 Die intratextuelle Relation zwischen der Beulenplage und den Sendschreiben

(a) Die doppelte Rezeption der Geschwürplage

Die Relation zwischen der Geschwürplage und Offb 13 ist mit einer Stichwortassoziation überlagert worden, die die innere Geschlossenheit des apokalyptischen Hauptteils durchbricht. ἕλκος wurde doppelt rezipiert und erscheint in Offb 16,11 in einer Kombination mit intratextuellen Signalen, die auf Offb 2–3 zurückverweisen.[146]

Offb 16,2	καὶ ἐγένετο	**ἕλκος** κακὸν καὶ πονηρὸν
Offb 16,10c–11	καὶ ἐμασῶντο τὰς γλώσσας αὐτῶν	ἐκ τοῦ πόνου
	καὶ ἐβλασφήμησαν τὸν θεὸν τοῦ οὐρανοῦ	ἐκ τῶν πόνων αὐτῶν
		καὶ ἐκ **τῶν ἑλκῶν** αὐτῶν
	καὶ οὐ μετενόησαν	ἐκ τῶν ἔργων αὐτῶν.

Hilfsübersetzung:

Offb 16,2	Und es entstand böses und schlechtes Geschwür
Offb 16,10c–11	Und sie zerbissen ihre Zungen vor Schmerz und sie lästerten den Gott des Himmels wegen ihrer Schmerzen und ihrer Geschwüre und nicht kehrten sie um von ihren Werken

197; GIESEN, Anfechtung, 23–27; NICKLAS, Diesseits, 268. In beiden Fällen liegt der Fokus allerdings auf dem negativen Verhalten der Gemeinde gegenüber den Irrlehrern, deren Auftreten durch die Rezeption von aus den Schriften Israels bekannten Personen Nachdruck verliehen wurde. Einen theologiegeschichtlichen Rekonstruktionsversuch des Profils der Gegner bietet MÜLLER, Tiefen, 476 ff. Speziell zu den Nikolaiten vgl. HEILIGENTHAL, Nikolaiten, 133–137; Auch KOWALSKI, Zeitgeschichte, 66–70; SÖDING, Siegertypen, 337 f.; AUNE, Revelation 1–3, 148 f.

[144] BAUER, Messiasreich, 322.

[145] BAUER, Messiasreich, 322.

[146] ἕλκος und πόνος, die in Offb 16,11a in einem jeweils durch ἐκ eingeleiteten parallel gestalteten präpositionalen Objekt die Satzhandlung näher bestimmen, werden als Grund für die Gotteslästerungen der Charaktere der erzählten Welt genannt. Diese Parallelisierung erinnert an Offb 16,2, insofern dort ἕλκος durch das zur Wortfamilie von πόνος gehörende Adjektiv πονηρός näherbestimmt wird.

(b) Die Beulenplage und die Sendschreiben

ἕλκος wurde in Offb 16,10c–11 innerhalb eines dreiteiligen Schemas, das bereits in Offb 16,9 erschienen ist, mit Offb 2–3 vernetzt.

Nach der Einführung einer Plage (1) wird ihre Auswirkung auf die Charaktere der erzählten Welt skizziert. (2) Die Charaktere bringen wegen der Plage eine Gotteslästerungen hervor, wobei jeweils das Verb βλασφημέω im Text erscheint. (3) Der Text resümiert schließlich im dritten Teil des Schemas, dass die Charaktere trotz der Plage unbußfertig bleiben. Hier steht stets die Verneinung des Verbs μετανοέω.[147]

Offb 16,9	(1)	καὶ ἐκαυματίσθησαν οἱ ἄνθρωποι	[...]
	(2)	καὶ ἐβλασφήμησαν τὸ ὄνομα τοῦ θεοῦ	[...]
	(3)	καὶ οὐ μετενόησαν	[...]
Offb 16,10c–11	(1)	καὶ ἐμασῶντο τὰς γλώσσας αὐτῶν	[...]
	(2)	καὶ ἐβλασφήμησαν τὸν θεὸν τοῦ οὐρανοῦ	[...]
	(3)	καὶ οὐ μετενόησαν	[...]

Hilfsübersetzung:

Offb 16,9	Und die Menschen wurden verbrannt und sie lästerten den Namen Gottes und kehrten nicht um
Offb 16,10c–11	Und sie zerbissen ihre Zungen [...] und sie lästerten den Gott des Himmels [...] und nicht kehrten sie um [...]

In Offb 16,11a hat Johannes ἕλκος aufgegriffen und die Geschwüre als Grund für die Gotteslästerungen der Charaktere angegeben. ἕλκος wurde hierbei mit βλασφημέω, μετανοέω und ἔργον kombiniert.

(1) βλασφημέω[148] begegnet auch in Offb 13,6 als ein Attribut des Tieres.[149] Johannes zeichnete nämlich die gepeinigten Charaktere als handlungskonform mit dem ersten Tier, die aufgrund dieser Mimesis die Geschwürplage erleiden müssen.[150] Zudem hat er βλασφημία auch im Sendschreiben an die Gemeinde von Smyrna gebraucht (Offb 2,9).[151]

(2) Die meisten der Demarkationsforderungen der Sendschreiben werden durch den Imperativ von μετανοέω ausgedrückt (Offb 2,5(2x).16.21(2x).22;

---

[147] Vgl. dazu AUNE, Commentary, 889.

[148] Das Verb selbst ist in der LXX nur sieben Mal belegt (2Kön 19,4.6.22; 2Makk 10,34; 12,14; Jes 52,5; Dan 3,96). Vgl. dazu LUST/EYNIKEL/HAUSPIE, Lexicon, 109. βλασφημέω kommt in der Offenbarung nur vier Mal vor, davon drei Mal in den Schalenvisionen (Offb 16,9.11.21) und ein Mal in Offb 13 (Offb 13,6).

[149] Vgl. dazu GLONNER, Bildersprache, 117.

[150] Dadurch ist in Offb 16,11a die gleiche intratextuelle Verbindung hergestellt worden, in die auch die Rezeption von Ex 9,8–12 in Offb 16,2 eingebettet worden ist. Die Geschwüre richten sich gegen jene, die dem Tier huldigen.

[151] Vgl. dazu KARRER, Brief, 192 und 228; KOWALSKI, Zeitgeschichte, 71; SÖDING, Siegertypen, 341. STOWASSER, Synagoge, 143; LICHTENBERGER, Verständnis, 613 f.; AUNE, Revelation 1–3, 162.

3,3.19) (siehe oben). In Offb 16 steht μετανοέω nun im Indikativ, womit Johannes die permanente Umkehrverweigerung der Charaktere zum Ausdruck gebracht hat (καὶ ἐβλασφήμησαν τὸν θεὸν τοῦ οὐρανοῦ ἐκ τῶν πόνων αὐτῶν καὶ ἐκ τῶν ἑλκῶν αὐτῶν καὶ οὐ μετενόησαν ἐκ τῶν ἔργων αὐτῶν). Weil aber in Offb 16 mit μετανοέω eine Handlung resümiert wird, die zu den Geschwüren geführt hat, erscheinen diese als eine mögliche Konsequenz, die der Verweigerung der Imperative aus Offb 2–3 folgt. Diejenigen, die sich ihnen widersetzen, müssen die Geschwüre erleiden.[152] Der Leser kann somit an den Charakteren erkennen, was passieren könnte, wenn man den Umkehrrufen der Sendschreiben keine Beachtung schenkt.

(3) Sicherlich ist ἔργον mit seinen 591 Belegen in der LXX und seinen 169 Belegen im NT ein Allerweltswort. Innerhalb der Apokalypse hat die Vokabel aber eindeutig eine leserführende Funktion. Bei den 20 Belegstellen von ἔργον (Offb 2,2.5.6.19(2x).22.23.26; 3,1.2.8.15; 9,20; 14,13; 15,3; 16,11; 18,6; 20,12.13; 22,12) ist ein gehäufter Gebrauch in den Sendschreiben festzustellen.[153] Der Seher leitet in Offb 2,2.19; 3,1.8.15 die von Christus stammenden Situationsanalysen jeweils durch die Wendung οἶδα τὰ ἔργα ein (siehe oben).[154] Die schlechten Werke der Gemeindemitglieder werden natürlich von Christus getadelt und er fordert sie zur Umkehr auf (Offb 2,5.22.23; 3,2.3).[155] Die Verbindung zwischen den negativen Werken der Gemeinde und einem imperativischen Umkehrruf greift Johannes in Offb 16,11 auf, denn dort weigern sich die Charaktere der erzählten Welt, trotz der Geschwüre, von ihren Werken unverzüglich abzulassen (καὶ οὐ μετενόησαν ἐκ τῶν ἔργων αὐτῶν Offb 16,11). Auch hier kann der Leser, der die Sendschreiben im Hinterkopf hat, an den Charakteren erkennen, was eine Nichtbeachtung ihrer Imperative zu Folge haben kann.

[152] Gegen HOLTZ, Werke, 350. Er ist der Meinung, dass die Subjekte von μετανοέω im Hauptteil nicht die Gemeinden sind.

[153] Vgl. dazu HOLTZ, Werke, 347; KERNER, Ethik, 135. Ferner KARRER, Brief, 204 (bes. Anm. 282); NICKLAS, Diesseits, 255.

[154] Vgl. hierzu AUNE, Form, 219 f. Ferner DU RAND, Marturia, 574; ULLAND, Vision, 25; NICKLAS, Diesseits, 254; HOLTZ, Werke, 347.

[155] Etwas ausführlicher KERNER, Ethik, 135–137; SCHOLTISSEK, Mitteilhaber, 198–200. Ferner SÖDING, Siegertypen, 346–348.

3.2 Die Blutplage

3.2.1 Der sprachliche Befund

3.2.1.1 αἷμα im Kontext der Schalenvisionen

Sowohl in Offb 16,3 als auch in Offb 16,4 hat Johannes καὶ ἐγένετο verwendet, um αἷμα in den Kontext einzubinden. Eine analoge Konstruktion liegt auch Ex 7,19 (LXX) zu Grunde.[156]

Offb 16,3	**καὶ ἐγένετο αἷμα** ὡς νεκροῦ
Offb 16,4	**καὶ ἐγένετο αἷμα**
Ex 7,19	**καὶ ἐγένετο αἷμα** ἐν πάσῃ γῇ Αἰγύπτου

Es ist unwahrscheinlich, dass in Offb 16,3.4 eine Anspielung auf Ez 16,38 (LXX) (καὶ ἐκχεούσης αἷμα καὶ θήσω σε ἐν αἵματι) vorliegt. Zwar werden in Ez 16,38 (LXX) sowie in Offb 16,3.4 jeweils ἐκχέω und αἷμα benutzt, aber in einem anderen Zusammenhang. Das Verb ἐκχέω beschreibt in Offb 16,3.4 das Ausgießen der Zornesschale. Von einem Blutvergießen ist hier nicht die Rede (Ez 16,38(LXX)). Zudem ist die Kombination von ἐκχέω und αἷμα ein fester Ausdruck (z.B. Gen 9,6; 37,22; Ex 29,12; Lev 4,7.18.25.30.34; 8,15; Num 35,33; Dtn 12,16; 15,23; 19,10), der ausschließlich für Blutvergießen und nicht für das Ausgießen einer Zornesschale steht.[157]

3.2.1.2 Die dreifache Rezeption der Wasserumwandlung

καὶ ἐγένετο αἷμα begegnet insgesamt drei Mal (Offb 8,9–10; 16,3.4). Offb 8,9–10 und die zweite Schalenvision (Offb 16,3) weisen neben dem Exodusbezug noch einige weitere lexikalische Parallelen auf, die der nachfolgenden Grafik entnommen werden können.

Offb 8,8–9 [...] καὶ ὡς ὄρος μέγα πυρὶ καιόμενον ἐβλήθη εἰς τὴν θάλασσαν,
καὶ ἐγένετο τὸ τρίτον τῆς θαλάσσης **αἷμα**
καὶ ἀπέθανεν τὸ τρίτον τῶν κτισμάτων τῶν ἐν τῇ θαλάσσῃ
τὰ ἔχοντα ψυχάς [...]

Offb 16,3 καὶ ὁ δεύτερος ἐξέχεεν τὴν φιάλην αὐτοῦ εἰς τὴν θάλασσαν,
καὶ ἐγένετο αἷμα ὡς νεκροῦ,
καὶ πᾶσα ψυχὴ ζωῆς ἀπέθανεν τὰ ἐν τῇ θαλάσσῃ

Hilfsübersetzung:

Offb 8,8–9 [...] und wie ein großer Berg, der in Feuer brennt, wurde er ins Meer geworfen und das Dritte des Meeres wurde (zu) Blut und das Dritte der Geschöpfe des Meeres, die (Lebens)atem haben, starb

[156] Vgl. dazu SATAKE, Offenbarung, 334; AUNE, Commentary, 884. In allen anderen Belegstellen der Gewässerumwandlung ist sie mit dem Verb μεταστρέφω, bzw. mit der Wurzel הפך (Ps 78,44; 105,29) konstruiert worden. Deswegen ist stark davon auszugehen, dass sich Johannes auf Ex 7,14–25 (LXX) gestützt hat.

[157] Vgl. dazu AUNE, Commentary, 887. Das Ausgießen der Zornesschale (καὶ ἐκχέετε τὰς ἑπτὰ φιάλας τοῦ θυμοῦ τοῦ θεοῦ Offb 16,1) ist wahrscheinlich eine Anspielung auf Jer 10,25 (LXX) und Ez 14,19 (LXX).

Offb 16,3	Und der Zweite schüttete seine Schale in das Meer und es entstand Blut wie das eines Toten und jeder Atem (Seele) des Lebens, der im Meer ist, starb

Beide Texte tangieren allerdings weder die Sendschreiben noch Offb 13. Dadurch unterscheidet sich oberflächlich betrachtet die Rezeption von Ex 7,14–25 in Offb 8,8–9 und Offb 16,3 von der Rezeption der Geschwürplage. Erst eine Lektüre der Wasserengelszene, die durch Offb 16,3.4 eingeleitet wird, verdeutlicht, inwiefern auch die Gewässerumwandlung auf die Demarkationsforderungen der Sendschreiben bezogen ist.[158]

Blut und Wasser werden in Offb 16,4 erwähnt und sind zugleich die tragenden Motive der Wasserengelszene. Die Plage dient nur dazu, die Wasserengelszene semantisch einzuleiten, in der sie selbst gedeutet wird.[159] Dementsprechend werden in Offb 16,4 auch keine konkreten Opfer des apokalyptisch interpretierten ägyptischen Schlages genannt.[160]

3.2.2 Die Demarkationsforderung im Kontext der Wasserengelszene

3.2.2.1 Struktur und Aufbau der Wasserengelszene

Einerseits gehört die Wasserengelszene[161] noch zur dritten Schalenvision, da in Offb 16,8 die vierte Schalenvision durch das Auftreten des vierten Schalenengels eingeleitet wird. Andererseits ist sie deutlich von Offb 16,4 abgesetzt, insofern der Seher durch die zweimalige Anführung des Ausdrucks καὶ ἤκουσα die Erzählstruktur der Schalenvisionen verlassen hat. Nur an dieser Stelle wird das Dargestellte explizit als Sinneseindruck des Sehers gekennzeichnet.[162] Zudem ist die Textpassage Offb 16,5–7 in sich

---

[158] Die dritte Schale (Offb 16,4–7) überschneidet sich hinsichtlich des Objekts der Plage mit der dritten Posaune (Offb 8,9–10). Beide richten sich gegen die Wasserquellen und die Flüsse.

Offb 8,10	[...] καὶ ἔπεσεν ἐκ τοῦ οὐρανοῦ ἀστὴρ μέγας [...] καὶ ἔπεσεν	ἐπὶ τὸ τρίτον **τῶν ποταμῶν καὶ** ἐπὶ **τὰς πηγὰς τῶν ὑδάτων**,
Offb 16,4	καὶ ὁ τρίτος ἐξέχεεν τὴν φιάλην αὐτοῦ	εἰς **τοὺς ποταμοὺς καὶ τὰς πηγὰς τῶν ὑδάτων**, **καὶ ἐγένετο αἷμα**

Allerdings beinhaltet die dritte Posaunenvision im Unterschied zur dritten Schalenplage keine explizite Reminiszenz an Ex 7–11.

[159] Vgl. dazu GIESEN, Offenbarung, 351.

[160] Dadurch unterscheidet sich die dritte Schalenvision von allen anderen mit dem Element Wasser in Verbindung stehenden apokalyptischen Plagen.

[161] Zum Motiv des Engels der Wasser (1Hen 69,22; 75,3; Jub 2,2; 1QH 1,8–13) vgl. AUNE, Commentary, 884; MÜLLER, Offenbarung, 280. Zur Dreizeitenformel in Offb 16,5 vgl. MCDONOUGH, YHWH, 226 f.

[162] Auch die Formulierung καὶ εἶδον erscheint in Offb 16,2–21 nur einmal (Offb 16,13).

geschlossen und von einem literarischen Rahmen, der Offb 16,6 einklammert, umgeben.

Offb 16,5 **καὶ ἤκουσα** τοῦ ἀγγέλου τῶν ὑδάτων **λέγοντος·**
δίκαιος εἶ,
ὁ ὢν καὶ ὁ ἦν, ὁ ὅσιος,
ὅτι ταῦτα ἔκρινας,

Offb 16,6 ὅτι αἷμα ἁγίων καὶ προφητῶν ἐξέχεαν
καὶ αἷμα αὐτοῖς [δ]έδωκας πιεῖν,
ἄξιοί εἰσιν

Offb 16,7 **καὶ ἤκουσα** τοῦ θυσιαστηρίου **λέγοντος·**
ναὶ κύριε ὁ θεὸς ὁ παντοκράτωρ,
ἀληθιναὶ καὶ δίκαιαι αἱ κρίσεις σου.

Hilfsübersetzung:

Offb 16,5	Und ich hörte, dass der Engel der Wasser sprach: Würdig bist du, der Seiende und der (Er) war, der Heilige, weil du dieses gerichtet hast
Offb 16,6	weil sie das Blut der Heiligen und der Propheten vergossen haben, hast du ihnen Blut zu trinken gegeben, würdig sind sie (es)
Offb 16,7	Und ich hörte, dass der Altar sagte: Ja, Herr, Gott und Allherrscher, wahrhaftig und gerecht sind deine (Gerichts)urteile

Somit rückt jener Vers automatisch ins Zentrum der Textpassage. Hier wird die Rezeption des Leitmotivs aus Ex 7,14–25 tiefer gedeutet.

3.2.2.2 Die Wasserengelszene, die Identität der Gemeinden und die imperativische Demarkationsforderung

Die Abgrenzung von der politischen, kulturellen und religiösen Außenwelt, die in Offb 2–3 gefordert und im Hauptteil eingeschärft wird, war am Ende des ersten Jahrhunderts nicht ohne Risiken, auch wenn es zu dieser Zeit noch keine systematischen Christenverfolgungen gegeben hat.[163] Johannes versuchte diese Problematik zu kompensieren, um dadurch potentielle Einwände gegen seine Abgrenzungsforderung zu entkräften.

(a) Hinrichtungen als potentielle Konsequenz einer Demarkation

Zur Grunderfahrung des Sehers gehörten anscheinend Ansätze einer äußeren Bedrohung des Christentums, die eine bloße soziale Isolation übersteigt.[164] Eine Abgrenzung vom Kaiserkult konnte neben sozialen Folgen

---

[163] Vgl. dazu KAMPLING, Vision, 126.

[164] Zum genauen Ausmaß der Verfolgungen zwischen 50 und 150 n.Chr., die in der Offenbarung sicher überspitzt dargestellt worden sind, vgl. BAUER, Messiasreich, 306 (v.a. Anm. 613). Ferner FREY, Cult, 233 f. FREY, Eschatologie, 524; Gegen DU RAND, Marturia, 577 f., der der Meinung ist, die Offenbarung entstamme aus einer Zeit einer „intense and extensive crisis“.

durchaus drastischere Konsequenzen haben. Zumindest berichtet das Sendschreiben an die Gemeinde von Pergamon (Offb 2,12–17) vom Tod des Antipas (Offb 2,13),[165] eines standhaften Glaubenszeugen (Ἀντιπᾶς ὁ μάρτυς μου ὁ πιστός μου, ὃς ἀπεκτάνθη παρ' ὑμῖν) (Jes 43,10; Ps 88,38(LXX).[166] Diese Grunderfahrung mit vermutlich realen Exekutionen hatte auf Johannes allerdings keine abschreckende Wirkung. Im Gegenteil, er würdigt sogar die Glaubensstärke der Gemeinde, die sich gerade im Angesicht der Hinrichtung eines ihrer Mitglieder bewährt hat (καὶ οὐκ ἠρνήσω τὴν πίστιν μου καὶ ἐν ταῖς ἡμέραις Ἀντιπᾶς). Die Identität der Gemeinden ist für Johannes mit einer Anpassungstendenz nicht zu vereinbaren[167] – auch wenn dies sicherlich soziale Isolation und (in einzelnen Fällen) sogar den Tod bedeuten kann. Vor diesem Hintergrund erklärt sich aber auch, warum Johannes im Sendschreiben an Pergamon (Offb 2,12–17) trotz der Glaubensstärke der Gemeinde dennoch einen sehr harten Ton anschlägt und zur Umkehr mahnt.[168] Genau jenen Zusammenhang zwischen einer Distanzierung von der soziokulturellen Umwelt und einer damit verbundenen Gefahr versuchte er nun im apokalyptischen Hauptteil zu entzerren, indem er innerhalb der Fiktion die negativen Folgen ins Positive kehrt. Dafür sind vor allem fünf Szenen von besonderer Bedeutung, die auch in literarischer Hinsicht eng miteinander verkettet sind:
(1) Die Märtyrerfrage (Offb 6,9–11), (2) Die beiden Tiere (Offb 13,1–10; 13,11–18); (3) Die Wasserengelszene (Offb 16,5–7), in der die Blutplage interpretiert wird; (4) Die Darstellung des Gerichts über Babylon (v. a.

---

[165] Natürlich kann man nicht definitiv davon ausgehen, dass Antipas in einem öffentlichen Prozess zum Tode verurteilt wurde. Schließlich ist die Apokalypse ein fiktiver Text. Vgl. dazu VAN TILBURG, Danger, 2. VAN TILBURG rechnet damit, dass Johannes von seiner soziokulturellen Umwelt, in der Hinrichtungen der Unterhaltung dienten, beeinflusst war. Vgl. dazu VAN TILBURG, Danger, 23. Deshalb kann es möglich sein, dass im Falle des Antipas seinem Tod kein formales Gerichtsverfahren vorausgegangen ist.

[166] Sicherlich hätte eine Abgrenzung vom Kaiserkult gegen Ende des ersten Jahrhunderts in erster Linie gesellschaftliche Konsequenzen gehabt, da der Kaiserkult und hellenistisch-römisches Selbstverständnis eng zusammengehörten. Vgl. dazu BAUER, Messiasreich, 305–314. Ferner AMELING, Kaiserkult, 46. Dennoch verraten die Sendschreiben, dass in den Augen des Sehers eine Demarkation auch schwerwiegendere Folgen nach sich ziehen konnte. Vgl. dazu KELHOFFER, Persecution, 158; KERNER, Ethik, 93. FREY, Eschatologie, 522.

[167] Vgl. dazu BAUER, Messiasreich, 306. Ferner KELHOFFER, Persecution, 161; NICKLAS, Pantokrator, 2.

[168] Dem Anschein nach sind – seiner Interpretation zu Folge – Teile der Gemeinde vom inneren Kern ihrer Identität abgefallen, weil sie Götzenopferfleisch verzehrt haben. Dies (εἰδωλόθυτον) wird ebenso in Apg 15,29; 21,25 als problematisch geschildert. Vgl. dazu BAUER, Messiasreich, 310; Zum pragmatischeren Umgang des Apostels Paulus mit der Götzenopferfleischthematik (1Kor 8) vgl. FREY, Cult, 254. Zum Verhältnis zwischen dem Aposteldekret und der Apokalypse vgl. KARRER, Aposteldekret, 440–451. Der Frage, ob Johannes die paulinischen Schriften kannte, bzw. in welchem Verhältnis er zu ihnen stand, ist MÜLLER-FIEBERG, Paulusrezeption, 95–102 nachgegangen.

Offb 17,6; 18,24) und (5) das tausendjährige Reich (Offb 20,4–6), bzw. die damit verknüpfte Gerichtsszene.

(b) Die Radikalisierung der negativen Seite einer Demarkation im apokalyptischen Hauptteil

In Offb 6,9–11 thematisierte Johannes die Verfolgungsproblematik das erste Mal in den Visionszyklen. Dort wird auch Offb 2,13 aufgegriffen. Antipas ist in Offb 2,13 schließlich als ὁ μάρτυς bezeichnet und sein Tod durch ἀποκτείνω umschrieben worden.[169] Beide Vokabeln erscheinen auch in der Märtyrerszene.[170] Johannes legte den getöteten Glaubenszeugen die Frage nach dem genauen Zeitpunkt, an dem Gott ihren Tod rächen wird, in den Mund (ἕως πότε [...] οὐ κρίνεις καὶ ἐκδικεῖς τὸ αἷμα ἡμῶν [...]; Offb 6,10).[171] Anstatt einer Antwort erhalten sie den Befehl zu warten (καὶ οἱ ἀδελφοὶ αὐτῶν οἱ μέλλοντες ἀποκτέννεσθαι ὡς καὶ αὐτοί [Offb 6,11]).[172] Dadurch hat Johannes gleich mehrere Spannungen angelegt, die sich erst bei einer weiteren Lektüre des Textes lösen. Zunächst bleibt unklar, von wem die in Offb 6,9–11 erwähnten Glaubenszeugen getötet worden sind, denn bisher haben noch keine Charaktere die Bildfläche betreten, die Glaubenszeugen getötet haben. Auch Offb 2,13 verschweigt, wer Antipas hingerichtet hat.[173] Dies geht erst aus Offb 13 hervor.[174]

Das zweite Tier (Offb 13,11–18) zwingt die Menschen in seinem Bestreben, sie zur Anbetung des ersten Tieres zu verleiten, diesem ein Standbild zu errichten (Offb 13,14). Es haucht der Statue Leben ein und verleiht ihr dadurch unvermittelt die Fähigkeit, jene zu töten (ἀποκτείνω), die sich weigern, die Proskynese zu vollziehen. Ein Blick auf die semantische Struktur der Offenbarung löst nun genau das erste Rätsel, das Offb 6,9–11 aufgegeben hat. Durch den Gebrauch des Verbs ἀποκτείνω in Offb 13 greift der Text nämlich sowohl die Aussage in Offb 6,11 (οἱ μέλλοντες ἀποκτέννεσθαι ὡς καὶ αὐτοί

---

[169] Zu diesem sprachlichen Signal vgl. TÓTH, Vision, 369. Ferner VAN HENTEN, Martyrdom, 607; ULLAND, Vision, 163 f.

[170] Der Inhalt von Offb 2,13 wird in Offb 6,9–11, also innerhalb der Fiktion des apokalyptischen Hauptteils, sogar noch zugespitzt. Vgl. dazu FREY, Cult, 234. Ferner KELHOFFER, Persecution, 159. Dahinter verbirgt sich wohl eine radikalisierte Interpretation der Realität. Einen genauen Überblick über das Phänomen *perceived crisis* gibt WITULSKI, Hadrian, 72–81. Eine Übersicht über die verschiedenen Positionen, wie die Situation der Adressatengemeinden in der Forschung beurteilt worden ist, bietet WITULSKI, Kaiser, 98 ff.

[171] Zum Rachegedanken in Offb 6,9–11 vgl. MAYORDOMO, Gewalt, 131. Zum apokalyptischen Hintergrund jener Frage vgl. AUNE, Palestinian, 158. Ferner JAUHIAINEN, Use, 66 f. Zum Deuteronomium als Hintergrund jenes Verses vgl. TILLY, Moselied, 455 f. Zu den Psalmen als Hintergrund der Frage vgl. BAUCKHAM, Prayer, 261.

[172] Vgl. hierzu BAUCKHAM, Prayer, 264; ZAGER, Gericht, 317. Ferner NICKLAS, Seelen, 336; HUBER, Schrei, 165.

[173] Vgl. dazu FREY, Cult, 235. In beiden Fällen sind die Aussagen über die Hinrichtungen stets passivisch konstruiert worden (Offb 6,9.11).

[174] Ähnlich FREY, Eschatologie, 525.

Offb 6,11) als auch den Fall des Antipas (’Ἀντιπᾶς ὁ μάρτυς μου ὁ πιστός μου, ὃς ἀπεκτάνθη παρ’ ὑμῖν Offb 2,13) erneut auf und lässt beide in der Fiktion dieses Kapitels zusammenlaufen.[175]

Die Exekution treuer Glaubenszeugen ist die Folge ihres Widerstands gegen das Tier. Natürlich kann die Anbetung des Tieres in der erzählten Welt als eine Umschreibung des Kaiserkults gelesen werden und eine Abgrenzung davon konnte in der realen Welt Konsequenzen nach sich ziehen.[176] Dieses Risiko wird aber in Offb 13 noch nicht entschärft, und auch die Märtyrerfrage erfährt hier noch keine Beantwortung. Dies geschieht erst in der Wasserengelszene (Offb 16,5–7).

(c) Die Wasserengelszene als Motor der Kompensation – eine Identitätsfindung

Von Offb 16,5–7 her betrachtet, zeigt sich klar und deutlich, dass der gesamte Makroabschnitt Offb 6,12–16,21 und die ethisch konnotierten Plagen in Offb 16 als eine Antwort auf die Märtyrerfrage und die darin angezeigte fiktionale Verfolgungs- bzw. Unterdrückungssituation gelesen werden können. Der Zusammenhang zwischen Identität, Abgrenzung und Gefährdung, der in den Sendschreiben thematisiert und in Offb 6,9–11 und Offb 13 innerhalb der Fiktion radikalisiert dargestellt wird, wird in Offb 16,5–7 entzerrt.[177] Folgt man den in Offb 6,12–17 grundgelegten Leseleitlinien, stößt man in Offb 16,5–7 noch einmal auf die Formulierung ἕως πότε [...] οὐ κρίνεις καὶ ἐκδικεῖς τὸ αἷμα ἡμῶν (Offb 6,10).[178] Der Ausdruck aus Offb 6,9–11 ist in Offb 16,5–7 nun Teil einer Textpassage,

---

[175] Vgl. dazu ULLAND, Vision, 166.

[176] Dies wird auch in Offb 13,10 bestätigt.

[177] Ähnlich KELHOFFER, Persecution, 165; ULLAND, Vision, 166.

[178] Vgl. dazu SATAKE, Offenbarung, 334; PRIGENT, Commentary, 467; BAUER, Messiasreich, 240. Beide Szenen sind durch θυσιαστήριον (Offb 6,9; 8,3.5; 9,13; 11,1; 14,18; 16,7) miteinander verbunden. Andererseits erscheinen in beiden Szenen auch noch ἀληθινός, κρίνω, αἷμα und δίκαιος/ἐκδικέω.

Offb 6,9–10	εἶδον ὑποκάτω τοῦ θυσιαστηρίου τὰς ψυχὰς τῶν ἐσφαγμένων [...] ἕως πότε, ὁ δεσπότης ὁ ἅγιος καὶ ἀληθινός, οὐ **κρίνεις** καὶ ἐκδικεῖς τὸ αἷμα ἡμῶν ἐκ τῶν κατοικούντων ἐπὶ τῆς γῆς;
Offb 16,5–7	δίκαιος εἶ, ὁ ὢν καὶ ὁ ἦν, ὁ ὅσιος, ὅτι ταῦτα **ἔκρινας**, ὅτι αἷμα ἁγίων καὶ προφητῶν ἐξέχεαν καὶ αἷμα αὐτοῖς [δ]έδωκας πιεῖν Καὶ ἤκουσα τοῦ θυσιαστηρίου λέγοντος· ναὶ κύριε ὁ θεὸς ὁ παντοκράτωρ, ἀληθιναὶ καὶ δίκαιαι αἱ κρίσεις σου.

die Gottes Gerichtshandlung begründet und durch die Anführung des Talionsprinzips als gerecht ausweist.[179]

Durch diese so angelegte Überlappung beider Textpassagen muss Offb 6,9–11 automatisch vor dem Hintergrund von Offb 16,5–7 erneut gelesen werden. Der Text berichtet nun davon, wie Gott den standhaften Glaubenszeugen Rechtfertigung verschafft. Er bestraft ihre Bedränger und deren Anhänger.[180] Welche Rolle spielen aber nun dabei die ägyptischen Plagen? αἷμα, durch das beide Teile des Talionsverses Offb 16,6 miteinander verbunden sind, interpretiert automatisch die vorangehende Blutplage (καὶ ἐγένετο αἷμα Offb 16,4), die zur Wasserengelszene hinführt. Beide Texte sind durch das gemeinsame Wort verkettet. Ex 7,14–25 in Offb 16,3.4 erscheint somit als ein Teil des ausgleichenden Gerechtigkeitskonzepts.[181] Auch hier dient also eine Anspielung auf die ägyptischen Plagen den Demarkationsforderungen der Sendschreiben. Ihre negativen Konsequenzen werden durch Offb 16,6 abgeschwächt.

---

[179] Vgl. dazu COLLINS, Cosmology, 210. GIESEN, Offenbarung, 352; AUNE, Revelation 6–16, 887; MÜLLER, Offenbarung, 280; BAUCKHAM, Prayer, 262. Der Engel der Wasser bezeichnet Gott, den er direkt anspricht, als gerecht (z.B. Ps 128,4 (LXX); 144,17 (LXX); Klgl 1,18; Dan 9,14) und begründet seine doxologische Aussage in zwei aufeinanderfolgenden ὅτι-Sätzen. Im ersten der beiden ὅτι-Sätze folgert der Engel der Wasser aus Gottes Gerichtshandlungen (κρίνω), die in den vorausgehenden Visionen berichtet worden sind, dass er gerecht ist. Erst im zweiten ὅτι-Satz erfährt der Leser etwas Konkretes über den Modus der göttlichen Gerechtigkeit. Gottes richterliches Handeln basiert auf dem Talionsprinzip. Vgl. hierzu auch VAN HENTEN, Martyrdom, 595:

Offb 16,6 ὅτι αἷμα ἁγίων καὶ προφητῶν ἐξέχεαν
καὶ αἷμα αὐτοῖς [δ]έδωκας πιεῖν

[180] In Offb 16,6 bleibt unklar, worauf sich der Dativ Plural des Personalpronomens αὐτός bezieht. Dies wird allein durch die weitere Lektüre des Textes offenbar. Erst in Offb 17,6 und 18,24 spricht der Text davon, wer tatsächlich von Gottes Gerichtshandlungen getroffen wird. Johannes hat dazu eine Motiv- und Stichwortverküpfung angelegt. Sowohl die Hure Babylon als auch die Stadt Babylon selbst werden mit der Formulierung αἷμα ἁγίων καὶ προφητῶν ἐξέχεαν, also mit jener Formulierung, mit der in der Wasserengelszene Gottes Strafhandeln begründet wird, in Verbindung gebracht. Die Hure Babylon hat sich am Blut der Heiligen und Märtyrer berauscht (καὶ εἶδον τὴν γυναῖκα μεθύουσαν ἐκ τοῦ αἵματος τῶν ἁγίων καὶ ἐκ τοῦ αἵματος τῶν μαρτύρων Ἰησοῦ) und in Offb 18,24 ist davon die Rede, dass in der Stadt Babylon das Blut der Heiligen, Propheten und aller Erschlagenen gefunden worden ist (καὶ ἐν αὐτῇ αἷμα προφητῶν καὶ ἁγίων εὑρέθη καὶ πάντων τῶν ἐσφαγμένων ἐπὶ τῆς γῆς).

[181] Vgl dazu COLLINS, Portraits, 293. Ähnlich SATAKE, Offenbarung, 334. Er liest aber die ägyptischen Plagen als Strafen und ist der Meinung, Johannes habe dies ebenso getan.

3.2.2.3 Die intertextuelle Struktur von Offb 16,6 und die Tag des Herrn-Szene

Die intertextuelle Struktur des Verses Offb 16,6 deutet zudem darauf hin, dass Ex 7–11 im Kontext von Offb 16 vor dem Hintergrund von Offb 6,12–17 zu lesen ist. Das Talionsprinzip aus Offb 16,6 kann auf die Schriften Israels zurückgeführt werden. Dort ist in vielen Passagen ist davon die Rede, dass Gott das Blut seiner Anhänger entsühnt (z.B. Dtn 32,42–43; 2Kön 24,4; Klgl 4,13). Hinter Offb 16,6 verbirgt sich aber eine konkrete Anspielung auf Jes 49,8–50,3.[182] Dieser Text gibt Aufschluss über Verbindung zwischen der Plagenrezeption und Offb 6,12–17.

In Jes 49–50 wird Israel die Heimführung aus der Gola verheißen (Jes 49,9) und Gott kündigt an, Israels Unterdrücker zu strafen. In Jes 49,26 ist davon die Rede, dass Gott den Unterdrückern Israels ihr eigenes Fleisch zu essen gibt und sie sich an ihrem Blut wie an Wein berauschen werden. In der LXX-Version von Jes 49,26 liegt sogar noch ein textliches Plus gegenüber dem HT vor, wodurch die Ähnlichkeit mit Offb 16,6 verstärkt sichtbar wird. Ein Äquivalent zu πίνω, das auch in der Offenbaruch erscheint, existiert im HT nicht. Beide Verse, Offb 16,6 und Jes 49,26 (LXX), basieren dementsprechend auf einem ähnlichen semantischen Gerüst. Sie sprechen davon, dass die Widersacher ihr eigenes Blut (αἷμα + Personalpronomen) trinken müssen (πίνω).

Jes 49,26	והאכלתי את־מוניך את־בשׂרם וכעסיס דמם ישׁכרון
Jes 49,26(LXX)	καὶ φάγονται οἱ θλίψαντές σε τὰς σάρκας αὐτῶν καὶ **πίονται** ὡς οἶνον νέον τὸ αἷμα αὐτῶν καὶ μεθυσθήσονται
Offb 16,6	καὶ αἷμα αὐτοῖς [δ]έδωκας **πιεῖν**, ἄξιοί εἰσιν

Hilfsübersetzung:

Jes 49,26 (LXX)	Und die dich Unterdrückenden werden ihr Fleisch essen und ihr Blut wie neuen Wein trinken und berauscht werden
Offb 16,6	Und du hast ihnen Blut zu trinken gegeben, würdig sind sie (es)

Beide Textpassagen, Offb 16,6 und Jes 49,26, weisen zudem noch eine deutliche Nähe zu Ex 7,14–25 auf. In Jes 50,2, d.h. im übernächsten noch zur Perikope Jes 49,8–50,3 gehörenden Vers, wird auf das in Ex 7,14–25 berichtete Fischsterben angespielt (siehe Kapitel III). Dies ist für den Zusammenhang der Arbeit interessant, denn in der Offenbarung klang nämlich in der *Tag des Herrn*-Szene (siehe Kapitel III) die Passage Jes 49,8–50,3 schon einmal an. In Kapitel III wurde festgestellt, dass alle in Offb 6,12–14 rezipierten Intertexte in ihrem genuinen Kontext eine gewisse

---

[182] Vgl. dazu AUNE, Revelation 6–16, 887.

synchrone Nähe zum Plagennarrativ aufweisen. Zudem konnte man in Kapitel IV sehen, dass alle aus Ex 7–11 stammenden Elemente, d.h. auch die Blutplage in Offb 16,3.4, über das als Leitwort γίνομαι mit der *Tag des Herrn*-Szene in einer Verbindung stehen. Die Doppelrezeption der Jesajapassage in Offb 6,12–14 und Offb 16,6 und die intratextuelle Verbindung zwischen Offb 16,3.4 und Offb 6,12–14 verdeutlichen, dass ein Zusammenhang zwischen der Plagenrezeption in der dritten Schalenvision und Offb 6,12–17 besteht.

3.3 Die Finsternisplage

3.3.1 Der sprachliche Befund

Die in Offb 16,10 inszenierte Finsternis kann nicht ohne Weiteres auf die Exodustexte zurückgeführt werden. Der im Text sehr auffällige Ausdruck καὶ ἐγένετο ἡ βασιλεία αὐτοῦ ἐσκοτωμένη, bzw. die eigentliche Plage καὶ ἐγένετο […] ἐσκοτωμένη, haben kein direktes sprachliches Pendant in Ex 10,21–29.[183] Lediglich eine ideelle Überschneidung verbindet beide Textpassagen miteinander. Bereits die partizipiale Konstruktion der Finsternisplage ist singulär. Das Partizip Perfekt Passiv des Verbes σκοτόω (Ri 4,21; Hi 3,9; 30,30; Sir 25,17; Jer 8,21; Jer 14,2; Eph 4,18), mit dem in Offb 16,10 die Finsternisplage literarisch gestaltet worden ist, begegnet weder in der LXX noch im NT. In Exodus tritt dagegen eine Verbindung von חשך/σκότος mit einem als Adjektiv fungierendem Substantiv (אפלה/γνόφος) in Erscheinung.[184] Lediglich in der syntaktischen Kontexteinbindung in der Offenbarung kann ein Anklang an Ex 10,21–29 (LXX) gesehen werden. In beiden Texten wird nämlich das Bild einer Finsternis durch die Verkettung eines Nomens, bzw. eines als Nomen fungierenden Partizips, mit καὶ ἐγένετο literarisch konstruiert.

Offb 16,10	**καὶ ἐγένετο** ἡ βασιλεία αὐτοῦ ἐσκοτωμένη
Ex 10,22(LXX)	**καὶ ἐγένετο** σκότος γνόφος θύελλα ἐπὶ πᾶσαν γῆν Αἰγύπτου
Ex 10,22(HT)	ויהי חשך־אפלה בכל־ארץ מצרים

[183] Anders SATAKE, Offenbarung, 335; AUNE, Revelation 6–16, 890.

[184] Eine Verbindung von אפלה und חשך ist in den Schriften Israels fünf Mal belegt (Ex 10,22 Jes 58,10; 59,9; Joel 2,2; Zef 1,15). Allerdings beziehen sich beide nur in Ex 10,22 direkt aufeinander. An allen anderen Stellen stehen die Wurzeln jeweils selbstständig. Auffällig ist, dass zwei Belege dieser Verbindung aus der *Tag YHWHs*-Tradition stammen (Joel 2,2; Zef 1,15). Auch in der LXX ist die Verbindung von σκότος und γνόφος, die der Konstruktion des Syntagmas חשך־אפלה (Ex 10,22) entspricht, nur in Ex 10,22; Dtn 4,11 und 5,22 belegt. In den übrigen Belegstellen stehen beide Vokabeln ebenso selbstständig (Ex 14,22; Est 1,1; Hi 3,5; 23,17; Am 5,20; Joel 2,2; Zef 1,15; Jes 60,2).

Hilfsübersetzung:

Offb 16,10	Und es wurde sein Königreich verfinstert
Ex 10,22 (LXX)	Und es entstand dichte Finsternis im ganzen Land Ägypten

Zugegebenermaßen ist diese Parallele mehr als undeutlich, jedoch regt der Kontext, der intensiv vom Plagennarrativ beeinflusst wurde, dazu an, auch in Offb 16,10 eine Anspielung auf Ex 7–11 zu sehen.

Es lässt sich hier aber auch sehr schön zeigen, inwiefern die Rezeption der ägyptischen Plagen vor dem Hintergrund der *Tag des Herrn*-Szene zu lesen ist. Zum einen ist Finsternis ein Motiv, das genuin in der *Tag des Herrn*-Tradition stark verbreitet ist (Am 5,18.20; Zef 1,15; Joel 2,10; 3,4 Jes 13,10).[185] Zum anderen spielt der Text in Offb 16,10 durch den Gebrauch von σκοτόω auf die fünfte Posaunenvision an. In Kapitel IV wurde gezeigt, dass sich die beiden Finsternisdarstellungen in Offb 16,10 und Offb 9,2 überschneiden und zudem vor dem Hintergrund von Offb 6,12–14 zu lesen sind.

Offb 6,12	καὶ ὁ ἥλιος **ἐγένετο** μέλας
Offb 9,2	καὶ ἐσκοτώθη ὁ ἥλιος
Offb 16,10	καὶ **ἐγένετο** ἡ βασιλεία αὐτοῦ ἐσκοτωμένη

Hilfsübersetzung:

Offb 6,12	Und die Sonne wurde schwarz
Offb 9,2	Und verfinstert wurde die Sonne
Offb 16,10	Und es wurde sein Königreich verfinstert

3.3.2 Die Demarkation

Johannes schilderte in der fünften Schalenvision die Vernichtung der Feinde Gottes und knüpfte an diese zeitgleich einen Rückbezug auf die Demarkationsforderungen von Offb 2–3 an. Dafür benötigte er neben einem Sprachspiel, mit dem ein Kontrast zwischen Gottes proklamierter Herrschaft und dem Herrschaftsanspruch des Imperium Romanum zum Ausdruck kommt (βασιλεία // θρόνος), noch eine weitere rhetorische Figur, mit der in die Fiktion von Offb 16,10–11 die in den Sendschreiben intendierte Leserkommunikation eingetragen werden kann.

(a) βασιλεία

Innerhalb des Wortfelds βασιλεία/βασιλεύω begegnen sich der Herrschaftsanspruch Gottes, die Identitätsbestimmung der Gemeinden (Offb 1,6.9; 5,10; 20,4.6; 22,5)[186] und der Hoheitsanspruch des Imperium Romanum (verkörpert in der Gestalt des Tieres (Offb 16) und in Babylon

---

[185] Vgl. dazu PRIGENT, Commentary, 309.

[186] Vgl. dazu HUBER, Psalm, 263. Ferner KARRER, Brief, 188; WITETSCHEK, Lieblingspsalm, 492.

(17,12.17.18)). Johannes hat es also zu einer Schnittstelle zwischen Gemeindeidentität und dem Anspruch des weltlichen Imperiums gemacht (siehe unten). Natürlich schildert die Offenbarung den eschatologischen Triumph Gottes über die weltlichen Usurpatoren, nach deren Vernichtung sich seine Königsherrschaft letztendlich durchsetzt (Offb 11,15–19; 19,6).[187] Johannes hat hier aber auch zugleich zwei zusammengehörige Seiten der frühjüdischen *Tag YHWHs*-Erwartung aufgegriffen.

Die Königsherrschaft Gottes ist bereits in der biblischen Prophetie ein fester Bestandteil der Heilsdimension des *Tag YHWHs* (Zef 3,15; Ob 21; Sach 14,9.7).[188] In der frühjüdischen Literatur ist der Gedanke, dass sich im Endgericht die Königsherrschaft Gottes durchsetzt, ein fester Bestandteil der Gerichtserwartung (z.B. 1Hen 45,1–47; 48,2–50,5; 51,3–5; 43,1–54,6; 61,8–63,12; 69,27–29; 83–90; 92,5; 07).[189] „Der Gedanke der endzeitlichen Gottesherrschaft wird in den Texten häufig mit Hilfe des Motivs von Gottes Königtum artikuliert, das in spätalttestamentlicher Zeit Eingang in die Jom-Jhwh-Tradition gefunden hat."[190] Zudem ist die Skizzierung der Vernichtung der Widersacher Gottes ein integrativer Teil der frühjüdischen Gerichtsverkündigung.[191]

(b) θρόνος

Anhand von θρόνος[192] ist die in der Offb intendierte Kontrastbildung zwischen dem Herrschaftsanspruch Gottes, der explizit als der Thronende umschrieben wird (Offb 3,21; 4,2.3.4.5.6.9.10; 5,1.6.7.11.13; 6,16; 7,9.10.11.15.17; 8,3; 11,16; 12,5; 14,3; 19,4.5; 21,3.5; 22,1.3) und dem immanenten Machtbereich Roms (Offb 2,13; 13,2; 16,10) deutlich zu erkennen.[193] Dieser Antagonismus bestimmt im Generellen den gesamten

---

[187] Vgl. dazu ROLOFF, Weltgericht, 113. Zum Psalmenhintergrund der Königsherrschaft Gottes in Offb 11,15–18 vgl. HUBER, Psalm, 259; WITETSCHEK, Lieblingspsalm, 491 f.

[188] Vgl. dazu WENDEBOURG, Tag, 72. Speziell vom Sachariahintergrund von Offb 11,15 und Offb 19,6 vgl. JAUHIAINEN, Use, 123 f.

[189] Vgl. dazu STETTLER, Gericht, 134.

[190] WENDEBOURG, Tag, 146.

[191] Vgl. dazu STETTLER, Gericht, 133.

[192] In der LXX ist θρόνος v.a. in drei verschiedenen Zusammenhängen verwendet worden. Einerseits bezeichnet es einen innerweltlichen Machtbereich (z.B. Gen 41,90; Ex 11,5; 12,29; Ri 3,20; 1Sam 2,8; 2Sam 3,10; 7,13.16; 14,9; 1Kön 1,13.17.20; 2Kön 10,3.30; 1Chr 17,12; 22,10; 2Chr 7,18; 1Makk 2,47; 1052; Jon 3,6; Hag 2,22). Andererseits wird θρόνος (vor allem in den Psalmen) als ein Attribut Gottes gebraucht (z.B. Ps 10,4 (LXX); 44,7 (LXX); 46,9 (LXX); 92,2 (LXX); 102,19 (LXX); Sir 1,8; Jes 6,1; 66,1; Klgl 5,19; Ez 1,26; 10,1; 43,7; Dan 3,54). Zudem erscheinen Throne noch in Texten, die vom Gericht Gottes sprechen (Ps 9,5.8 (LXX); 96,2 (LXX); 121,5 (LXX); Jer 1,15; Dan 7,9 (ferner Mt 25,31–32)). Diese Zusammenhänge haben eine Entsprechung in der Offenbarung. Einerseits ist θρόνος in Offb 20,4.11–12 in eine Gerichtsszene eingebunden. Andererseits wird damit auch die innerweltliche Herrschaft Roms bezeichnet. Zudem drückt die Vokabel in Offb 4,2 die Erhabenheit Gottes aus.

[193] Vgl. dazu GIESEN, Offenbarung, 354; ULLAND, Vision, 77 f.

Text und mündet natürlich in Gottes Sieg über die weltlichen Usurpatoren. In der fünften Schalenvision begegnen sich nun beide Gegenspieler in einer direkten Offensivsituation, die durch θρόνος einen zusätzlichen machtpolitischen Unterton erhält.[194] Gott tastet durch die Finsternisplage den Machtbereich des im Bild des Tieres verkörperten Imperiums entscheidend an. Zugleich hat der Seher hier durch θρόνος eine ähnliche Machtkonstellation entstehen lassen, wie sie bereits in Offb 16,5–7 in Erscheinung getreten ist. Eine potentielle Ohnmachtserfahrung der Gemeinde, die aus der Hinrichtung des Antipas resultieren könnte, wird durch die fiktionale Vorwegnahme der Vernichtung des Aggressors zu kompensieren versucht.

(c) Die Leserkommunikation

Die Adressaten der Finsternisplage in der erzählten Welt sind auf die Adressaten der Sendschreiben literarisch bezogen. Deswegen sind Offb 16,10–11 und Offb 2–3 in mehrfacher Hinsicht miteinander vernetzt. Auch hier ist im Text wieder eine Korrelation zwischen der Leserkommunikation der Sendschreiben und den Charakteren der erzählten Welt angelegt.

Eigentlich geht aus Offb 16,10 nicht hervor, wer die Auswirkungen des Schlages zu spüren bekommt.[195] Der Text wechselt nämlich an dem Punkt, wo Näheres darüber gesagt werden sollte, das grammatikalische Subjekt des Satzes ohne ein neues explizit einzuführen. Bezieht sich in Offb 16,10b γίνομαι in der 3. Person Singular noch auf ἡ βασιλεία αὐτοῦ, so wechselt Offb 16,10c in den Plural. Der Teilvers schließt sich parataktisch an Offb 16,10b an und nennt nun ein neues unbestimmtes – weil im Verb selbst enthaltenes – Subjekt. *Sie* zerbissen sich vor Schmerzen ihre Zungen (καὶ ἐμασῶντο τὰς γλώσσας αὐτῶν ἐκ τοῦ πόνου). Diese radikale Spannung kann nur auf eine einzige logische Weise gelöst werden. Das in 3. Person Plural konstruierte μασάομαι (Offb 16,10c)[196] muss sich auf den zuletzt genannten Nominativ Plural beziehen, der der grammatikalischen Logik zufolge zugleich auch das Subjekt von Offb 16,10c sein muss. Dies wäre der Nominativ Plural von ἄνθρωπος aus Offb 16,9. Ist dies der Fall, dann liegt aber auch in Offb 16,10c die gleiche Verschränkung mit den Sendschreiben vor wie in Offb 16,9.[197]

[194] Speziell zum Thron des Satans vgl. FREY, Cult, 241–246. Ferner SÖDING, Siegertypen, 343–346; ULLAND, Vision, 78 ff.; NICKLAS, Diesseits, 265.

[195] GIESEN, Offenbarung, 355 bestreitet sogar, dass die Finsternis Schmerzen verursacht. Vgl. dazu auch AUNE, Revelation 6–16, 890.

[196] μασάομαι ist in der LXX nur noch in Hi 30,4 belegt. Dort bedeutet es „kauen“. Vgl. dazu LUST/EYNIKEL/HAUSPIE, Lexicon, 385.

[197] Diese zeigt sich auch in Offb 16,10–11 im Wortfeld βλασφημία/βλασφημέω und in μετανοέω.

3.4 Die Froschplage

3.4.1 Der sprachliche Befund

Dass Johannes in Offb 16,13 mit dem Ausdruck ὡς βάτραχοι auf Ex 7,26–8,11 angespielt hat, ist eindeutig. βάτραχος, das im NT nur in Offb 16,13 begegnet, ist in der LXX 14 Mal belegt und erscheint dort ausschließlich in Texten, die von der ägyptischen Froschplage berichten (Ex 7,28.29; 8,1.2 (2x).3.4.5.7.8.9; Ps 77,45 (LXX), Ps 104,30 (LXX); Weish 19,10). Zudem legt es der Kontext, der sehr stark an Ex 7–11 erinnert, nahe, in Offb 16,13 eine Reminiszenz an den Plagennarrativ zu sehen.

3.4.2 Die Demarkation

Auch in der sechsten Schalenvision dienen Motivelemente aus den ägyptischen Plagen der narrativen Unterlegung der Demarkationsforderungen der Sendschreiben. Die eigentlichen Adressaten der Froschplage in der Erzählung sind mit denen der Sendschreiben in Beziehung gesetzt worden.[198] Auch in dieser Textstelle kreuzen sich die Leserkommunikation von Offb 2–3 und die Fiktion des apokalyptischen Hauptteils. Der Seher hat die Froschplage nämlich mit der Sammlung der widergöttlichen Mächte zur großen Schlacht am *Tag des Herrn* verknüpft, die eine Schnittstelle zwischen Offb 16 und Offb 2–3 ist. Diese wurde literarisch so offen gestaltet, dass sich die Adressaten der Sendschreiben bei einer Nichtbeachtung ihrer Umkehrrufe als Teile (!) der zur endzeitlichen Schlacht Gesammelten erkennen und zugleich von ihrer Vernichtung lesen können. Die Charaktere von Offb 16 dienen auch an dieser Stelle dazu, dass der Leser diejenigen Passagen der Sendschreiben, in denen er imperativisch angesprochen wird, mit dem apokalyptischen Hauptteil verbinden kann.

Die Sammlung zum Kampf in Armageddon (Offb 16,16)[199] hat deutliche Ähnlichkeiten damit, wie in in vielen Teilen der Offb die Anziehungskraft Roms umschrieben wird. Diese steht auch in Offb 16,12–16 hinter den literarischen Figuren, die die Charaktere zum Krieg zusammenrufen. Johannes modifizierte deswegen das aus der Nordfeind-Tradition stammende Schema der Sammlung der Fremdvölker, in das er die Froschplage eingebettet hat. Gott lässt in der prophetischen Literatur Völker (zumeist aus dem Norden) gegen Israel anstürmen, die er anschließend selbst ver-

---

[198] Meine Interpretation steht der von SATAKE, Offenbarung, 336 gegenüber. Er ist der Meinung, dass Anspielungen auf den Plagennarrativ in Offb 16,13 „wenig sinnvoll" seien und nur einen Bezug zum Fluss Eufrat herstellen würden. Zudem folge ich GIESEN, Offenbarung, 356 nicht, der ausschließt, dass die Gemeinden in Offb 16,12–16 Opfer der Plage sein könnten.

[199] Zu Armageddon vgl. JAUHIAINEN, Armageddon, 381–393.

nichtet (Sach 14; Zeph 3; Joel 2; Jer 4–6; Ez 38).[200] In der Johannesoffenbarung hingegen heben die widergöttlichen Mächte, mit denen Rom und die Anziehung des Kaiserkults umschrieben werden, das Heer aus, wohingegen Gott nur den äußeren Rahmen dafür schafft, insofern er den Königen des Ostens den Weg bereitet (Offb 16,12).[201]

3.4.2.1 Das Imperium Romanum als der Sammler zum Krieg

Wie auch schon in den vorausgehenden Visionen ist die inhaltlich-logische Grundstruktur der sechsten Schalenvision sehr simpel. Auch hier wird dem Leser klar und deutlich das Imperium Romanum als feindlicher Antipode Gottes vor Augen geführt. Zumindest ist die erzählte Welt so angelegt, das ein kundiger Leser die Feinde Gottes in der Fiktion als eine Anspielung auf das Imperium Romanum begreifen kann. Sicherlich gibt die Trias Drache, Tier und Lügenprophet in Offb 16,12–16, von der die Sammlungsbewegung zur großen Schlacht ausgeht, einen entscheidenden Hinweis darauf.[202] Im Text sind allerdings noch weitere Signale vorhanden, die dem Leser deutlich eine Parallele zwischen der Sammlungsbewegung zum Krieg am Gottestag in der fiktiven und der Anziehungskraft Roms in der realen Welt aufzeigen:

Die den Exodusfröschen ((Ex 7,27.28.29; 8,1.2.3.4.5.7.8.9; Ps 77,45 (LXX); 104,30 (LXX); Weish 19,10))[203] ähnelnden Geister[204] sind Zeichen wirkende (ποιοῦντα σημεῖα)[205] Dämonen (πνεύματα δαιμονίων) und sie sammeln die Könige des gesamten Erdkreises zur großen Schlacht am *Tag des Herrn.*[206] πνεύματα τρία ἀκάθαρτα[207] und πνεύματα δαιμονίων verbin-

---

[200] Vgl. hierzu MÜLLER, Zukunft, 176 ff. Ferner AUNE, Revelation 6–16, 896. HUBER, Psalm, 258 führt dieses Motiv auf Ps 2,2 zurück.

[201] Vgl. dazu die Tabelle bei JAUHIAINEN, Use, 111. Zum motivgeschichtlichen Hintergrund dieser Passage vgl. STUCKENBRUCK/MATHEWS, Enoch, 220; AUNE, Palestinian, 160. Zum möglichen realgeschichtlichen Hintergrund vgl. KARRER, Motive, 53.

[202] Ähnlich GIESEN, Offenbarung, 357.

[203] Vgl. dazu MÜLLER, Offenbarung, 282.

[204] BÖCHER, Hellenistisches, 475 leitet dieses Motiv aus der Zeitgeschichte von Johannes ab.

[205] z.B. 1Kön 22,19–23; 2Chr 18,22; 1Tim 4,1.

[206] Vgl. dazu SATAKE, Offenbarung, 336; GIESEN, Offenbarung, 358.

[207] Die Wendung πνεύματα ἀκάθαρτα ist mehrfach im NT belegt (Mt 10,1; 12,43; Mk 1,23.26.27; 3,11.30; 5,2.8.13; 6,7; 7,25; 9,25; Lk 4,33.36; 6,18; 8,29; 9,42; 11,24; Apg 5,16; 8,7). Dennoch dürfte hier eine Anspielung auf Sach 13,2 (LXX) vorliegen. Zum einen ist ist diese Kombination in der LXX nur dort belegt. Zum anderen erscheint in Sach 13,2 wie in Offb 16,13 ψευδοπροφήτης. Der Sinn jener Anspielung dürfte darin zu sehen sein, dass der Seher das Potential der Verführungstätigkeit der widergöttlichen Mächte begrenzen wollte. In Sach 13,2 ist nämlich davon die Rede, dass Gott die Götzenbilder ausrotten und den Lügenpropheten sowie die unreinen Geister aus dem Land vertreiben wird. Zu Sach als Ausdruck dieses Ausdrucks vgl. JAUHIAINEN, Use, 117.

den nun mehrere Textpassagen, in denen damit die negative Faszination Roms angesprochen wird. Einerseits deckt sich die Beschreibung eines Accessoires der Hure Babylon mit dem Ausdruck πνεύματα ἀκάθαρτα (Offb 17,4 καὶ τὰ ἀκάθαρτα τῆς πορνείας αὐτῆς). Andererseits wird Babylon selbst als der Wohnort der Dämonen und als das Gefängnis der unreinen Geister bezeichnet (καὶ ἐγένετο κατοικητήριον δαιμονίων καὶ φυλακὴ παντὸς πνεύματος ἀκαθάρτου Offb 18,2).

3.4.2.2 Die Adressaten und der Krieg

Ein erstes Indiz dafür, dass die sechste Schale mit der Leserkommunikation der Sendschreiben verschränkt ist, lässt sich anhand der Betrachtung von ποιοῦντα σημεῖα (Offb 16,14) gewinnen.

Der Idealleser kennt dieses Syntagma bereits aus der Lektüre von Offb 13,13–14. Das zweite Tier, d.h. der Lügenprophet, verleitet (πλανάω) nämlich dort die Bewohner der Erde durch große Zeichen (σημεῖον + ποιέω) dazu (vgl. Dtn 13,1–3; Mt 24,24; Mk 13,22; 2Thess 2,9), dem ersten Tier ein Standbild (εἰκών) zu errichten.[208] Hier sind es die Charaktere der erzählten Welt, die durch die Zeichen des Lügenpropheten verführt werden. Auf der Metaebene des Textes hat diese Szene natürlich die Funktion, eine Schnittstelle zwischen den Abgrenzungsforderungen der Sendschreiben und dem Hauptteil zu schaffen (siehe oben). Ein ähnlicher Zusammenhang, in dem dieselben Signale (σημεῖον, ποιέω, πλανάω und εἰκών) erscheinen, begegnet nun noch einmal innerhalb der Endschlachtszene (Offb 19,20). Kurz bevor das Tier und der Lügenprophet zusammen mit dem zur Schlacht am großen Tag versammelten Heer vernichtet werden, wird der Lügenprophet nochmals in seiner Funktion als „Propagandist"[209] dargestellt.[210] Das Tier hat durch Zeichen (σημεῖον + ποιέω) die Menschen dazu gebracht (πλανάω), das Standbild des Tieres (εἰκών) anzubeten,[211] bzw. sein Prägemal zu empfangen. Der Lügenprophet wird vernichtet und mit ihm auch jene, die sich von ihm anstiften haben lassen. In Offb 16,14 wird nun die Sammlungsbewegung des Drachen, des Tieres und des Lügenpropheten zur endzeitlichen Schlacht ebenso durch die Verbindung von σημεῖον und ποιέω ausgedrückt. Der Lügenprophet agiert hier in exakter Entsprechung zu Offb 13 und Offb 19.

---

[208] TÓTH, Tier, 64 erkennt hier eine Anspielung auf den Plagennarrativ. Zu den Zeichen vgl. auch ULLAND, Vision, 284 ff.; SCHERRER, Signs, 604 ff.

[209] DOCHHORN, Prophetie, 122.

[210] Vgl. dazu JAUHIAINEN, Use, 117.

[211] Zum religionsgeschichtlichen Hintergrund dieses Motivs vgl. TÓTH, Tier, 75–84.

Offb 13,13–14 καὶ **Ποιεῖ σημεῖα** μεγάλα [...]
καὶ **Πλανᾷ** τοὺς κατοικοῦντας ἐπὶ Τῆς γῆς διὰ Τὰ Σημεῖα [...]
λέγων τοῖς κατοικοῦσιν ἐπὶ Τῆς γῆς
ποιῆσαι εἰκόνα τῷ θηρίῳ [...]

Offb 16,14 εἰσὶν γὰρ πνεύματα δαιμονίων **ποιοῦντα σημεῖα**,
ἃ ἐκπορεύεται ἐπὶ Τοὺς βασιλεῖς τῆς οἰκουμένης ὅλης
συναγαγεῖν αὐτοὺς εἰς τὸν πόλεμον τῆς ἡμέρας τῆς
μεγάλης τοῦ θεοῦ [...]

Offb 19,19–20 Καὶ Εἶδον τὸ Θηρίον
καὶ Τοὺς βασιλεῖς τῆς γῆς
καὶ Τὰ Στρατεύματα αὐτῶν συνηγμένα
ποιῆσαι τὸν πόλεμον [...]
καὶ Ἐπιάσθη τὸ Θηρίον καὶ μετ' αὐτοῦ ὁ ψευδοπροφήτης
ὁ ποιήσας τὰ Σημεῖα ἐνώπιον αὐτοῦ,
ἐν οἷς ἐπλάνησεν τοὺς λαβόντας τὸ
Χάραγμα τοῦ θηρίου
καὶ Τοὺς προσκυνοῦντας **τῇ εἰκόνι
αὐτοῦ** [...]

Offb 13,13–14 Und es macht große Zeichen [...] und es verführte die Bewohner der Erde durch die Zeichen [...] und es sagte den Bewohnern der Erde, dem Tier ein Standbild zu machen

Offb 16,14 Sie sind Dämonengeister, die Zeichen machen, welche auf die Könige des gesamten Erdkreises herausgehen, um sie zur Schlacht des groen Tages Gottes zu versammeln

Offb 19,19–20 Und ich sah das Tier und die Könige der Erde und ihre Streitmächte verammelt um eine Schlacht zu machen [...] und das Tier wurde ergriffen und mit ihm der Lügenprophet, der gemacht hat die Zeichen vor ihm, mit welchen er die verführte, die das Prägemal des Tieres angenommen hatten und sein Standbild verehrten

Das zweite Tier wirkt in Offb 13 Zeichen, womit es die Charaktere der erzählten Welt zum Götzendienst verführen will.[212] Auch in Offb 19 schimmert dies noch durch. In beiden Szenen erscheint dieser Charakter als ein aktiv zum Götzendienst verleitender Widersacher Gottes und die Charaktere, die ihm folgen, können mit den Adressaten der Sendschreiben in eine Beziehung gesetzt werden.[213] Der Leser kann an den Charakteren

---

[212] Vgl. dazu GIESEN, Offenbarung, 358. Zu den großen Zeichen vgl. GLONNER, Bildersprache, 149.

[213] Vgl. dazu BAUER, Messiasreich, 146. In Offb 19,15.21 wird dies nochmals durch einen expliziten Rückbezug auf Offb 2,12.16 bestätigt:

Offb 2,12 Τάδε λέγει ὁ ἔχων τὴν ῥομφαίαν τὴν δίστομον τὴν ὀξεῖαν
Offb 2,16 **μετανόησον οὖν·**
εἰ δὲ μή, ἔρχομαί σοι ταχὺ
καὶ πολεμήσω μετ' αὐτῶν ἐν τῇ ῥομφαίᾳ τοῦ στόματός μου.
Offb 19,15 καὶ ἐκ τοῦ στόματος αὐτοῦ ἐκπορεύεται ῥομφαία ὀξεῖα
Offb 19,21 καὶ οἱ λοιποὶ ἀπεκτάνθησαν ἐν τῇ ῥομφαίᾳ τοῦ καθημένου ἐπὶ τοῦ ἵππου
τῇ ἐξελθούσῃ ἐκ τοῦ στόματος αὐτοῦ

erkennen, was passieren könnte, falls er nicht auf die Mahnungen von Offb 2–3 hört. An solchen Stellen zwingt der Text den Leser, sich für eine Seite (Gott oder das Imperium Romanum) zu entscheiden.

Auch in Offb 16 spielt das zweite Tier, der Lügenprophet, die Rolle des Verführers. Zusammen mit dem ersten Tier und dem Drachen bringt er den Exodusfröschen ähnelnde Dämonen hervor, die ebenso erneut Zeichen bewirken (σημεῖον + ποιέω), die die Charaktere zu widergöttlichen Handlungen (in dem Fall zum aktiven Kampf gegen Gott am großen *Tag YHWHs*) anstiften. Diese motivische Parallele erlaubt nun die Frage, ob in beiden Fällen die gleichen Personengruppen durch die den Exodusfröschen ähnelnden Geister verführt werden. Können auch die von der widergöttlichen Trias zur Schlacht am *Tag YHWHs* gesammelten Charaktere, denen dadurch implizit der Untergang bereitet ist, mit den Lesern der Offenbarung in eine Relation gebracht werden? Dazu sollen Offb 19,19–21 und Offb 16,15 zu Wort kommen.

(a) Offb 19 – Die Sammlung zur Endschlacht und die Verleitung zum Götzendienst kreuzen sich

In Offb 19,19 erblickt der Seher drei Parteien, die mit dem Reiter in der Schlacht am großen Tag kämpfen – das Tier, die Könige der Erde und (!) ihre Heere (τὰ Στρατεύματα[214] αὐτῶν).[215] Letzteres ist das Produkt der Sammlung, von der Offb 16,14.16 berichtet.[216] In Offb 19 zeigt sich nun, dass diese auch Teile der Adressaten der Sendschreiben mit einschließt. Offb 19,20 spricht zunächst von der Vernichtung der widergöttlichen Trias. Danach wird in Offb 19,21 die Bestrafung der als τὰ Στρατεύματα bezeichneten Gruppe, die nun kollektiv und offen οἱ λοιποί genannt werden, berichtet. Sie werden vom Messias mit dem Schwert, das aus seinem Mund herauskommt, getötet (καὶ Οἱ λοιποὶ Ἀπεκτάνθησαν ἐν τῇ ῥομφαίᾳ τοῦ καθημένου ἐπὶ Τοῦ ἵππου τῇ ἐξελθούσῃ ἐκ τοῦ στόματος αὐτοῦ [...]Offb

[214] Die Umschreibung eines endzeitlichen Heeres mit στράτευμα ist weder im NT noch in der LXX zu finden. Mit στράτευμα wird üblicherweise ein reales Heer bezeichnet (Jdt 11,8; 1Makk 9,34; 2Makk 5,24; 8,21; 12,38; 13,13; 4Makk 5,1; Mt 22,7; Lk 23,11; Apg 23,10.27).

[215] Vgl. dazu HUBER, Reiter, 407.

[216] Vgl. dazu AUNE, Revelation 17–22, 1064. Rein semantisch lässt sich dies anhand von συνάγω, das ebenso in Ez 38,7.13 (LXX) zur Bezeichnung des um Gog versammelten Heeres verwendet worden ist, demonstrieren. Vgl. dazu BØE, Gog, 291. In Offb 16,14.16 erscheint dieses Verb jeweils im Aorist, womit in erzählender Form die Sammlungsbewegung der widergöttlichen Trias in Sprache gefasst worden ist. In Offb 19,19 beschreibt das Partizip des Wortes die Vokabel στράτευμα näher. Dadurch erscheint dieses Heer als Produkt der Sammlung, von der Offb 16,4.6 erzählen. Zur Beziehung zwischen Offb 16,12–16 und Offb 19,11–21 vgl. ferner BØE, Gog, 293.

19,21).[217] Hierbei wird das Sendschreiben an die Gemeinde von Pergamon (Offb 2,12–17) wachgerufen.

Offb 2,12	Τάδε λέγει ὁ ἔχων **τὴν ῥομφαίαν** τὴν δίστομον τὴν ὀξεῖαν
Offb 2,16	μετανόησον οὖν·
	εἰ δὲ Μή,
	ἔρχομαί σοι ταχὺ
	Καὶ Πολεμήσω μετ᾽ αὐτῶν **ἐν τῇ ῥομφαίᾳ** τοῦ στόματός μου.
Offb 19,15	καὶ Ἐκ τοῦ στόματος αὐτοῦ ἐκπορεύεται **ῥομφαία** ὀξεῖα,
Offb 19,21	καὶ Οἱ λοιποὶ Ἀπεκτάνθησαν **ἐν τῇ ῥομφαίᾳ**
	τοῦ καθημένου ἐπὶ Τοῦ ἵππου
	τῇ ἐξελθούσῃ ἐκ τοῦ στόματος αὐτοῦ
	[…]

Hilfsübersetzung:

Offb 2,12	So spricht der Habende das zweischneidige Schwert, das scharfe […]
Offb 2,16	Kehre nun um! Wenn nicht, komme ich zu dir schnell und ich werde mit ihnen kämpfen mit dem Schwert meines Mundes
Offb 19,15	Und aus seinem Mund kommt ein scharfes Schwert
Offb 19,21	Und die Übrigen wurden getötet mit dem Schwert des Sitzenden auf dem Pferd, das herauskommt aus seinem Mund

Die Verbindung zwischen dem Umkehrruf des Sendschreibens an Pergamon und Offb 19, wo Offb 16,14.16 rekapituliert wird, verdeutlicht, dass die Sammlung des Heeres eine Leerstelle ist, in die die Leserkommunikation der Sendschreiben eigetragen werden kann.

(b) Der *Tag des Herrn* und Offb 16,15

Auch Offb 16,15 und Offb 2–3 sind miteinander verschränkt. Hier zeigt sich zudem wie sich die Rezeption von Ex 7–11 und die *Tag des Herrn*-Szene die Hand geben. Der Text erzählt in Offb 16,14 noch in der 3. Person von der Aushebung des widergöttlichen Heeres für die Schlacht am großen Tag.[218] In Offb 16,15 wechselt nun abrupt die Erzählperspektive und dem Leser begegnet eine Warnung.[219] 'ιδοὺ Ἔρχομαι ὡς κλέπτης , mit der sie eingeleitet wird, entstammt der *Tag des Herrn*-Tradition des Neuen Testaments (Mt 24,42–44; 1Thess 5,2; ferner 2Petr 3,10[220]).[221] An jeder

[217] Zum Christusbild in Offb 19,11–21 vgl. HUBER, Jesus Christus, 461 ff.; AUNE, Jesus, 207–210. Zur Charakterisierung des Reiters vgl. HUBER, Reiter, 393–406. Zum motivgeschichtlichen Hintergrund der Kriegsszene vgl. ARCARI, War, 18–26.

[218] Vgl. dazu MÜLLER, Offenbarung, 282.

[219] Ähnlich ROLOFF, Offenbarung, 164; SATAKE, Offenbarung, 337.

[220] Aufgrund der Datierung dieses Textes ist davon auszugehen, dass der zweite Petrusbrief dem Seher wohl nicht bekannt war. Siehe Exkurs: *OffbPetr 4 und die Spätdatierung von 2Petr durch W. Grünstäudl.*

[221] Vgl. dazu auch SATAKE, Offenbarung, 338; GIESEN, Offenbarung, 359; MÜLLER, Offenbarung, 282. Mit dem Vergleich ὡς κλέπτης wird entweder das unvorhersehbare

einzelnen Stelle ist dieser Ausdruck in eine verhaltensethische Mahnung eingebettet. Dies ist natürlich auch in der Offenbarung der Fall, weswegen Offb 16,15 gleich in mehrfacher Hinsicht mit den Imperativen der Sendschreiben verbunden ist:

(1) Der Christus der Sendschreiben fordert die Gemeinde auf, zu ihren Wurzeln zurückzukehren (Offb 3,2–3). Seinen Umkehrruf unterlegt er mit der Drohung, wie ein Dieb in der Nacht zu kommen (ἥξω ὡς κλέπτης Offb 3,3).[222] Dadurch dass Offb 16,15a ebenso auf die Wendung ἥκω//ἔρχομαι + ὡς κλέπτης zurückgreift, wird automatisch der Umkehrruf aus Offb 3,3 in Offb 16,15a erneut eingespielt.[223]

Offb 3,3	[...] καὶ Μετανόησον			
	ἐὰν οὖν μὴ Γρηγορήσῃς			
		ἥξω	**ὡς κλέπτης**	[...]
Offb 16,15a	’ιδοὺ	Ἔρχομαι	**ὡς κλέπτης**	

Hilfsübersetzung:
Offb 3,3 Und kehre um! Wenn du nicht wachst, werde ich wie ein Dieb kommen
Offb 16,15a Siehe, ich komme wie ein Dieb

(2) Der Wendung ’ιδοὺ Ἔρχομαι ὡς κλέπτης (Offb 16,15a) folgt in Offb 16,15b ein Makarismus.[224]

Offb 16,15b [...] μακάριος ὁ γρηγορῶν καὶ Τηρῶν τὰ Ἱμάτια αὐτοῦ,
ἵνα μὴ Γυμνὸς περιπατῇ
καὶ Βλέπωσιν τὴν ἀσχημοσύνην αὐτοῦ

Hilfsübersetzung: Selig der Wachende und Bewahrende seine Kleider, damit er nicht nackt umhergehen (muss) und sie seine Scham erblicken (muss)

Dem Bild der Verführung durch die widergöttliche Trias steht in Offb 16,15 nun eine ganze Bandbreite von an den Leser gerichteten Imperativen gegenüber, die ihn mahnen, sich auf den inneren Kern seiner Identität zu besinnen.[225] Sprachlich fügt sich Offb 16,15b zunächst nicht in die Kulisse der sechsten Schalenvision ein, insofern dort keines der Leitwörter dieses Teilverses (γρηγορέω; τηρέω; ἱμάτιον; γυμνός; περιπατέω; βλέπω; ἀσχημοσύνη) eine tragende Rolle spielt, bzw. überhaupt erwähnt wird. Die

Kommen Christi (Mt 24,42–44) oder das Kommen des *Tags des Herrn* selbst in Sprache gefasst (1Thess 5,2; 2Petr 3,10).

[222] Vgl. dazu AUNE, Commentary, 896; AUNE, Jesus, 208; GIESEN, Offenbarung, 360; NICKLAS, Diesseits, 272.

[223] Vgl. dazu PRIGENT, Commentary, 472.

[224] Zum Makarismus vgl. GIESEN, Offenbarung, 359; GIESEN, Kirche, 82–88; AUNE, Commentary, 896. Ähnlich GIESEN, Anfechtung, 21.

[225] Meine Auslegung stimmt nicht mit GIESEN, Gericht, 43 f. überein, da er der Überzeugung ist, in Offb 16,15 würde den Christen Trost zugesprochen werden.

Gewänder,[226] bzw. Scham und Nacktheit, passen nicht zu der endzeitlichen Schlacht (Offb 16,12–17). Der Makarismus hat vielmehr die Funktion, die sechste Schalenvision auf die Sendschreiben zu beziehen und deren identitätsstiftende Imperative in Offb 16,15 erneut einzuspielen.

Zunächst wecken γρηγορέω (Offb 3,2.3; 16,15) und τηρέω (Offb 1,3; 2,26; 3,3.8.10; 12,17; 14,12; 16;15; 22,7.9),[227] die in imperativischer Form in den Sendschreiben gebraucht werden (siehe oben), generell die Mahn- und Umkehrrufe von Offb 2–3 wach. Ἱμάτιον, γυμνός, περιπατέω und ἀσχημοσύνη erscheinen im Kontext von Offb 16,15 zudem wie eine Kombination der Warnungen der Sendschreiben an Sardes und Laodizea.[228] Einräumend erkennt der Christus der Sendschreiben in Offb 3,4, dass innerhalb der Gemeinde von Sardes noch einige wahre Christen existieren. Sie haben ihre Gewänder (ἱμάτιον) nicht besudelt, weshalb sie mit ihm in weißen Gewändern umhergehen werden (περιπατέω). Auch der Überwinderspruch dieses Sendschreibens greift das Motiv der reinen, d.h. weißen, Kleider auf (Ὁ νικῶν οὕτως περιβαλεῖται ἐν ἱματίοις λευκοῖς). Im Sendschreiben an die Gemeinde von Laodizea drängt Christus die Gemeinde durch ein Sprachspiel, das aus ἱμάτιον, αἰσχύνη und γυμνότης besteht, zur Umkehr. Die Gemeinde befindet sich seiner Analyse zufolge in einem Zustand einer Selbstüberhebung, der sie daran hindert, ihre Defizite zu erkennen (Offb 3,17).[229] Die mangelhafte Glaubensstärke der Gemeinde umschreibt der Christus der Sendschreiben unter anderem mit dem Motiv der Nacktheit (γυμνός). Genau dieses Bild greift der nachfolgende Vers auf und formt damit einen deutlichen Mahnruf. Die Gemeinde soll sich mit weißen Gewändern bekleiden, damit die Schändlichkeit ihrer Nacktheit (ἡ αἰσχύνη τῆς γυμνότητός Offb 3,18) verdeckt wird. Die Leitwörter, mit denen in Offb 3,4.17–18 je ein Umkehrruf formuliert worden ist, begegnen dem Leser nun erneut in Offb 16,15b. Dadurch werden automatisch die Mahn- und Umkehrrufe der Sendschreiben in Offb 16,15 eingespielt.[230] Der Leser, der diese befolgt, wird seliggepriesen.

Hilfsübersetzung:

Offb 3,3–4	[...] und bewahre es und kehre um! Wenn du nicht wachst, werde ich kommen wie ein Dieb [...], aber du hast wenige Namen in Sardeis, welche nicht befleckt haben ihre Kleider und sie werden mit mir umhergehen in weißen (Gewändern)
Offb 3,17–18	[...] und nicht begreifst du, dass du bist der Elende und der Bemittleidenswerte und der Arme und der Blinde und der Nackte. Ich rate dir, bei mir zu kaufen [Gold] und weiße Kleider, damit du sie umwerfen kannst und nicht offenbar geworden ist die Schande deiner Nacktheit
Offb 16,15b	[...]Selig der Wachende und Bewahrende seine Kleider, damit er nicht nackt umhergehen (muss) und sie seine Scham erblicken

[226] Zu den Gewändern in der Offenbarung vgl. SÖDING, Siegertypen, 352 f.

[227] Vgl. dazu AUNE, Commentary, 897.

[228] Ähnlich HOLTZ, Werke, 349.

[229] Eine ausführlichere Analyse dieses Sendschreibens bietet ROTHSCHILD, Principle, 259–292; Auch KOESTER, Laodicea, 407–424.

[230] Vgl. dazu ULLAND, Vision, 123 ff.

Offb 3,3–4
[…] καὶ Τήρει καὶ Μετανόησον. ἐὰν οὖν μὴ Γρηγορήσῃς, ἥξω ὡς κλέπτης […]

ἀλλὰ Ἔχεις ὀλίγα ὀνόματα ἐν Σάρδεσιν
ἃ οὐκ ἐμόλυναν **τὰ Ἱμάτια** αὐτῶν,
καὶ Περιπατήσουσιν μετ’ ἐμοῦ ἐν λευκοῖς […]

Offb 3,17–18
[…] καὶ Οὐκ οἶδας
ὅ212ισ ὺ Eἶ ὁ ταλαίπωρος καὶ Ἐλεεινὸς καὶ Πτωχὸς καὶ Τυφλὸς καὶ Γυμνός,
συμβουλεύω σοι ἀγοράσαι παρ’ ἐμοῦ […]
καὶ **Ἱμάτια** λευκὰ
Ἵνα περιβάλῃ
καὶ Μὴ Φανερωθῇ ἡ αἰσχύνη τῆς γυμνότητός σου […]

Offb 16,15b
[…] μακάριος ὁ γρηγορῶν καὶ Τηρῶν **τὰ Ἱμάτια** αὐτοῦ,
ἵνα μὴ Γυμνὸς περιπατῇ
καὶ Βλέπωσιν τὴν ἀσχημοσύνην αὐτοῦ.

Dadurch verstärkt sich zugleich noch einmal der Kontrast zwischen Offb 16,14 und Offb 16,15. Betrachtet man die Sammelbewegung in Offb 16,14 als eine Umschreibung des Glaubensabfalls und der Anpassung an den graeco-römischen Kulturkreis (siehe oben), erklärt sich, warum Johannes in Offb 16,15 die Imperative der Sendschreiben wachgerufen hat.

3.5 Die Hagelplage

3.5.1 Der sprachliche Befund

Die Rezeption von Ex 9,13–35 wurde ausführlich in Kapitel IV untersucht und muss deswegen an dieser Stelle nicht wiederholt werden.

3.5.2 Die Demarkation

Die Demarkationsforderungen der Sendschreiben werden in Offb 16,17–21 in einer analogen Weise wie in der ersten, der vierten und der fünften Schalenvision unterstützt. Ähnlich wie in der vierten und fünften Schalenplage (v.a. Offb 16,9.11) ist auch in Offb 16,21 eine Stichwortverkettung angelegt, die die siebte Schale auf Offb 13 und die Sendschreiben bezieht. Genau wie in Offb 16,9 und 16,21 lästern die Charaktere der erzählten Welt des apokalyptischen Hauptteils Gott (βλασφημέω),[231] wodurch sie das Verhalten des Tieres mimen (Offb 13,5.6). Zudem wird die Hagelplage (Offb 16,17–21) als πληγή τῆς χαλάζης (Offb 16,21) bezeichnet. Mit πληγή hat Johannes einen Leitwortstrang eröffnet, der den Hauptteil mit den Demakrationsforderungen des Textes verknüpft (siehe Kapitel VII).

[231] Vgl. dazu AUNE, Revelation 6–16, 902.

4 Zusammenfassung

4.1 Ex 7–11 und die deuteronomisch-deuteronomistische Literatur

Ich habe bei nahezu jedem in Offb 16 rezipierten Motiv aus Ex 7–11 eine enge sprachliche Verbindung mit den Sendschreiben (Offb 2–3) und mit Offb 13 zeigen können. Diese Verkettung unterstützt die identitätsstiftende Demarkationsforderung der Offenbarung. Die Adressaten der Sendschreiben werden zur Umkehr aufgefordert, um dadurch ihre Beziehung zu Christus, die in Offb 1,6 bundestheologisch ausgedrückt worden ist, wieder herzustellen.

Im apokalyptischen Hauptteil werden nun Charaktere von Plagen getroffen. Diese Szenen sind Leerstellen, die es ermöglichen, die Leserkommunikation der Sendschreiben mit dem apokalyptischen Hauptteil zu vernetzen. Die Adressaten der Sendschreiben können hier an den Charakteren sehen, was passiert, wenn man sich den mahnenden Stimmen von Offb 2–3 widersetzt. Sie werden dadurch herausgefordert, ihre eigene Lebens- und Glaubenspraxis zu hinterfragen. Die Plagen besitzen somit eine auf Drohgebärden basierende direkte identitätsstiftende Funktion.Eine solche nach innen gerichtete Gerichtsdimension ist dem Plagennarrativ fremd. Allerdings finden sich in der deuteronomisch-deuteronomistischen Literatur Anspielungen auf Ex 7–11, die dort als präventive Drohungen verwendet werden. Deren Sinn ist es, Israel vor einer Verletzung des Bundes zu bewahren. In nahezu jedem dieser Texte, die auf die ägyptischen Plagen anspielen, ist daher auch Ex 19 im Subtext präsent. Hier kann durchaus eine Parallele mit der Offenbarung gezogen werden. Das innerste Wesen der Identität der Gemeinden ist nach Johannes die Gottesbeziehung, die er durch die christologisch interpretierte Rezeption von Ex 19,4–6 ausgedrückt hat (Offb 1,6; 5,10; 20,6). Da nun Anspielungen auf die ägyptischen Plagen in der Offenbarung dazu verwendet worden sind, dem Leser die negativen Konsequenzen der Verletzung des bundestheologisch ausgedrückten und v.A. auch christologisch vermittelten Gottesverhältnisses aufzuzeigen, ist ihre Funktionsweise mit der in der deuteronomisch-deuteronomistischen Literatur zu vergleichen. In beiden Fällen fungieren die ägyptischen Plagen als nach innen gerichtete Drohgebärden, mit denen die Identität des jeweiligen Lesers profiliert werden soll.

Nun erlaube ich mir die Frage, ob die Plagenrezeption in Offb 16 nicht nur in einem sprachlichen, sondern auch in einem inhaltlichen Zusammenhang mit der *Tag YHWHs*-Tradition steht. Ein Ausschlussmechanismus, wie er im Deuteronomium u.a. durch Anspielungen auf den Plagennarrativ erzeugt worden ist, ist nämlich in eschatologisierter Form als integrativer Teil der spätprophetischen *Tag YHWHs*-Erwartung (Mal 3) zu sehen, dort allerdings ohne direkten Verweis auf die ägyptischen Plagen. Unheil, d.h. Fluch, droht am *Tag YHWHs* nur jenen, die sich gegen die im Text geforderte Identitätsgrundlage (im Falle von Mal 3 die Toraobservanz) stellen. Dieser Denkhorizont bestimmte wiederum die *Tag des Gerichts*-Erwartung der außerbiblischen Literatur und des Neuen Testaments. Strafe am *Tag YHWHs* droht nur jenen, die nicht dem jeweiligen Identitätsprofil, das im Text entfaltet wird, entsprechen, wohingegen jeweils die Idealtypen verschont werden. Ich glaube, dass der auf Ausschluss basierende Demarkationsmechanismus der späten *Tag des Herrn*-Tradition auch eine enorme Rolle für die Offenbarung spielt. Würde er es nicht, wäre die Offenbarung sogar eine große Ausnahme, insofern sich nahezu jeder *Tag des Herrn*-Text des Neuen Testaments auf solche Mechanismen stützt. Eine solche Form der Identitätsprofilierung bietet wiederum den perfekten Rahmen für die Rezeption der ägyptischen Plagen, insofern sie deuteronomisch-deuteronomistisch gelesen werden.

4.2 Deuteronomistisches Denken und der Tag YHWHs – Die zeitliche Spannung

Deuteronomistisches Denken ist bereits im Kontext der *Tag YHWHs*-Vorstellung begegnet. Am deutlichsten liegt die Rezeption deuteronomistischen Denkens wohl in Mal 3 vor. Vielleicht hilft dieser Text, in dem der präsentische Zusammenhang des Segen und Fluch-Denkens aus Dtn 28 futurisch umgedeutet worden ist, die zeitliche Spannung der Plagenrezeption in der Offenbarung zu verstehen. Der Seher reagiert in den Sendschreiben auf Missstände seiner Zeit. Zu deren Korrektur entwirft er im apokalyptischen Hauptteil eine Zukunftsutopie und beschreibt den *Tag YHWHs*. Er holt ein Stück weit die Zukunft in die Gegenwart hinein, um diese zu regulieren.[232] Dabei dienen ihm die deuteronomistisch funktionierenden Plagen, die er jeden in Aussicht stellt, der in der Gegenwart die Gottesbeziehung geschädigt hat. In der erzählten Welt der Offenbarung ist also auch jener *shift of tenses* zu erkennen, der sich seit der Eschatologisierung des deuteronomistischen Segen und Fluch-Denkens in der Maleachischrift in vielen *Tag YHWHs*-Texten findet. Durch ein futurisches Moment soll die Gegenwart reguliert werden. Sicherlich liegen Präsens und Futur in der Offenbarung näher beieinander als in Maleachi, weil Johannes ja eine literarische Reise in die Zukunft unternimmt und diese als seine Gegenwart, bzw. Vergangenheit, präsentiert. Trotzdem weist das zeitliche Spannungsverhältnis, in das die ägyptischen Plagen in der Offenbarung eingebunden sind, deutliche Ähnlichkeiten mit dem von vielen jüngeren *Tag*

[232] Vgl. dazu FREY, Eschatologie, 506.

YHWHs-Texten auf. Allerdings findet sich in Mal 3 keine Anspielung auf den Plagennarrativ.

4.3 Der Tag YHWHs in der Offenbarung und die Verwendung von biblischen Beispielen

In vielen der jüngeren *Tag des Herrn*-Texte wurden Beispiele aus der Geschichte Israels verarbeitet. Solche Anspielungen gehören zum Gottestag untrennbar dazu. Jeder der *Tag des Herrn*-Texte des Neuen Testaments führt sie auf. Wenn nun im makrostrukturellen Abschnitt Offb 6,12–16,21 der Gottestag szenisch umgesetzt werden sollte, war Johannes allein schon durch das Traditionsfeld dazu gezwungen, ebenso biblische Beispiele zu gebrauchen. Ich kehre also zurück zur Untersuchung der *Tag des Herrn*-Tradition des Neuen Testaments. Vielleicht gibt dies Aufschluss darüber, warum die Plagen so passgenau für die Funktion des Gottestags in der Offenbarung waren. Bei der Betrachtung der *Tag des Gerichts*-Texte des Neuen Testaments konnte man sehen, dass die Anspielungen auf die Geschichte Israels anhand der Aussageabsicht des jeweiligen Autors unterschieden werden können. Im Falle von 2Petr wandte sich der Verfasser vor allem gegen eine von außen kommende Bedrohung der Adressatengemeinde, wohingegen im Judasbrief ihre inneren Zustände kritisiert werden. In beiden Texten sind die aus den Schriften Israels aufgegriffenen Beispiele dementsprechend modifiziert worden. Da sich der Judasbrief gegen Teile der Gemeinden wendet, musste sein Verfasser solche Beispiele rezipieren, mit denen zum Ausdruck gebracht werden kann, dass selbst die Gemeinde nicht von Gottes Strafe ausgenommen ist. Auf diese Weise versucht der Text die Identität der Adressatengemeinden vor Anpassungen und Abfall zu schützen. Genau diese Art der Anpassung der Beispiele an die Textaussage ist nun in der Offenbarung ebenso zu beobachten. Dort bilden die ägyptischen Plagen mit dem *Tag YHWHs* eine Einheit und ein Teil der Plagen richtet sich gegen Charaktere, die auf die Adressatenkommunikation der Sendschreiben bezogen sind. Der Leser kann an ihnen sehen, was geschieht, falls er die Mahnungen der Sendschreiben nicht befolgt.

Kapitel VII

Das Gericht über Babylon, der *Tag des Herrn*, der zweite Exodus und die ägyptischen Plagen

Das Gericht über Babylon und die *Tag des Herrn*-Szene stehen in einer literarischen Beziehung miteinander (Kapitel IV). Auch in diesen Textabschnitten hat Johannes auf Ex 7–11 zurückgegriffen.

Einerseits enthält die summarische Notiz über den Untergang Babylons in Offb 16,17–21 eine deutliche Anspielung auf die Hagelplage. Andererseits erscheint πληγή in Offb 17–18, wodurch dort die Plagenrezeption von Offb 16 anklingt.

Ein intensiver Blick auf Offb 18,4 und Offb 18,8 wird die These unterlegen, dass die Plagenrezeption vor dem Hintergrund des großen Gottestags gelesen werden muss. Es sollen hier vor allem zwei Punkte gezeigt werden:

(1) In Offb 18,4 hat Johannes auf Jer 27–28 (LXX) angespielt. Dieser Text kann als ein Zeugnis des großen Gottestages gelesen werden. Zudem birgt er auch ein Assoziationspotential, das es erlaubt, die ägyptischen Plagen mit dem *Tag des Herrn* in Verbindung zu bringen. (Ähnliches konnte man bei den Intertexten, die in Offb 6,12–17 rezipiert worden sind, beobachten). Johannes hat dieses Assoziationspotential aufgegriffen und in Offb 18,4 eine Reminiszenz an Ex 7–11 in einen *Tag des Herrn*-Kontext platziert.

(2) Die Plagen in Offb 18 funktionieren genau wie in Offb 16. In beiden Texten werden damit die Demarkationsforderungen der Sendschreiben unterstützt. Dabei ist bereits in Offb 16 Anspielungen auf Ex 7–11 betreffend eine Ähnlichkeit zwischen der Offenbarung und der deuteronomisch-deuteronomistischen Literatur aufgefallen, die auch in Offb 18 beobachtet werden kann.

1 Offb 18,4, die Plagen und der zweite Exodus

In Offb 18,4 wird das Gottesvolk (ὁ λαός μου) dazu aufgefordert, Babylon zu verlassen (ἐξέλθατε ὁ λαός μου ἐξ αὐτῆς), um nicht an ihren Sünden teilhaft zu werden (ἵνα μὴ συγκοινωνήσητε ταῖς ἁμαρτίαις αὐτῆς) und den Plagen, die Gott für die Stadt bereitet hat, zu entgehen (καὶ ἐκ τῶν πληγῶν αὐτῆς ἵνα μὴ λάβητε).[1] E. Schüssler-Fiorenza und B. Wold haben hier Anklänge an die Tradition des zweiten Exodus vermutet.[2] Sie stützen sich hierbei auf den Imperativ ἐξέλθατε ὁ λαός μου ἐξ αὐτῆς[3] und sind der Überzeugung, πληγή sei eine Reminiszenz an die Ägyptensituation, die für diese Vorstellung typisch sei. Von Offb 18,4 rückblickend wird in dieser Auslegung die Exodusrezeption in Offb 16 ebenso als ein Anklang an Israels Knechtschaft gelesen und vor dem Hintergrund des zweiten Exodus interpretiert.[4] Dies ist allerdings anzweifelbar.

Sicherlich kann im Ausdruck ἐξέλθατε ὁ λαός μου ἐξ αὐτῆς eine Anspielung auf den Deuterojesaja und die dort enthaltene Tradition vom zweiten Exodus (Jes 48,20 (LXX)) gesehen werden. Allerdings relativiert sich dieser Gedanke, wenn Offb 18,4 als eine Einheit gelesen wird. Offb 18,4c darf nicht von Offb 18,4e (καὶ ἐκ τῶν πληγῶν αὐτῆς ἵνα μὴ λάβητε) isoliert werden, denn die Kombination dieser sprachlichen Signale (ἐξέλθατε ὁ λαός μου ἐξ αὐτῆς + καὶ ἐκ τῶν πληγῶν αὐτῆς ἵνα μὴ λάβητε) ist für einen ganz bestimmten Intertext typisch, nämlich für Jer 27–28 (LXX) [50–51 (HT)]. Nur dort sind beide Ausdrücke zusammen belegt.[5] Dieser Text enthält ebenso einen Imperativ, Babylon zu verlassen, der wie in Offb 18 mit der Zerstörung Babylons selbst begründet wird.[6] Der zweite Exodus spielt hingegen in Jer 27–28 (LXX) [50–51 (HT)] so-

---

[1] Zu ὁ λαός μου vgl. DE VILLIERS, Unmasking, 202 und 215. HUBER, Volk Gottes, 196 ff.

[2] Vgl. dazu WOLD, Plagues, 266; SCHÜSSLER FIORENZA, Buch, 92. Ferner SCHOLTISSEK, Mitteilhaber, 174 f.; MCDONOUGH, YHWH, 200; GIESEN, Offenbarung, 395; ROLOFF, Weltgericht, 115.

[3] Vgl. dazu SCHÜSSLER FIORENZA, Buch, 124; WOLD, Plagues, 266.

[4] Vgl. dazu WOLD, Plagues, 265. Ferner, DESILVA, Seeing 306. Ähnlich COLLINS, Cosmology, 210. In diese Richtung geht auch die Auslegung von GIESEN, Kirche, 90. Er urteilt: „Wie die Plagen in Ägypten schließlich die Befreiung brachten, so sichern sie nun den Christen die Heilsvollendung." Ich hingegen sehe in den Plagen in Offb 16 Drohgebärden, die analog zu den Plagen der deuteronomischen Flüche funktionieren. Ferner LANIER, Day, 178.

[5] Vgl. dazu MOUNCE, Revelation, 327. Auch der dritte Teilvers von Offb 18,4 (ἵνα μὴ συγκοινωνήσητε ταῖς ἁμαρτίαις αὐτῆς) hat ein inhaltliches Pendant in Jer 27–28 (LXX) (Jer 28,9 (LXX)).

[6] Vgl. dazu FISCHER, Jeremia, 574 f. Ferner MÜLLER, Offenbarung, 304. Zu Offb 18,4 vgl. auch DE VILLIERS, Unmasking, 215.

wie in Offb 18 nur eine untergeordnete Rolle.[7] Dagegen kann die Passage aus Jeremia der *Tag YHWHs*-Tradition zugerechnet werden.

In Jer 27–28 (LXX) [50–51 (HT)] zeigt sich zudem, dass die Verbindung zwischen Ex 7–11 und dem großen Gottestag bereits in der prophetischen Literatur vorgezeichnet ist. Ein kreativer Schriftinterpret, der an der Wende vom ersten zum zweiten Jahrhundert geschrieben hat, konnte allein durch die Lektüre der Schriften Israels beide Traditionen miteinander kombinieren.

2 Jer 50–51 (HT) [27–28 (LXX)], Offb 18 und der *Tag YHWHs*

Neben Ez 26–27 ist Jer 50–51 (HT) [Jer 27–28 (LXX)] einer der wichtigsten Intertexte von Offb 18.[8] Zwei Beobachtungen sprechen gegen die Annahme, hinter Offb 18,4 würde sich ein Anklang an den Deuterojesaja verbergen.

2.1 Der Ausdruck ἐξέλθατε ὁ λαός μου ἐξ αὐτῆς

In der LXX existieren gleich mehrere Parallelen zu ἐξέλθατε ὁ λαός μου ἐξ αὐτῆς.[9] Inhaltlich vergleichbare Formulierungen finden sich z.B. in der Sodom und Gomorrha-Perikope (Gen 19,12–13), aber auch in der Korahpassage in Num 16 (Num 16,26–27). Daneben begegnen in Jes 48,20; 52,11 und in Jer 27,8 (LXX); 28,6 (LXX); (ferner 28,50 (LXX); 51,45 (HT)) an Israel gerichtete Imperative zum Auszug aus Babylon, die syntaktisch und semantisch Offb 18,4 ähneln.[10] In Jer 27,8 (LXX) und in Jes 48,20 (LXX) sind diese genau wie in Offb 18,4c durch den Imperativ von ἐξέρχομαι konstruiert worden.[11]

---

[7] Lediglich in Jer 50,33 f. klingt der zweite Exodus kurz an. Gegen BELLIS, New Exodus, 164–167.

[8] Vgl. dazu SATAKE, Offenbarung, 356. Ferner WHITAKER, Stars, 201; BOXALL, Faces, 53. Zum Ezechielhintergrund vgl. GLONNER, Bildersprache, 88; MOYISE, Old Testament, 73. Eine gute Übersicht über die intertextuelle Struktur von Offb 17–18 bietet PELLEGRINI, Babylon, 224–230.

[9] Vgl. dazu AUNE, Revelation 17–22, 990; PRIGENT, Commentary, 503.

[10] Vgl. dazu GIESEN, Offenbarung, 393. Zu Jer vgl. PELLEGRINI, Babylon, 211. Zu Jes 52,11 vgl. BEALE, Revelation, 898.

[11] Vgl. dazu MÜLLER, Offenbarung, 304; FISCHER, Jeremia, 575.

Jer 27,8 (LXX)	ἀπαλλοτριώθητε ἐκ μέσου Βαβυλῶνος καὶ ἀπὸ γῆς Χαλδαίων καὶ **ἐξέλθατε**[12]
Jes 48,20 (LXX)	ἔξελθε ἐκ Βαβυλῶνος φεύγων ἀπὸ τῶν Χαλδαίων
Offb 18,4b	**ἐξέλθατε** ὁ λαός μου ἐξ αὐτῆς

Hilfsübersetzung:

Jer 27,8	Flieht aus der Mitte Babylons und aus dem Land der Chaldäer und geht heraus
Jes 48,20	Geh heraus aus Babylon, Fliehender aus Chaldäa
Offb 18,4b	Geht heraus, mein Volk, aus ihr

Wenn man sich nun diese Verse betrachtet, fällt bereits eine deutliche Nähe zwischen Offb 18,4b und Jer 27,8 (LXX) auf.[13] Sowohl in Jer 27,8 (LXX) als auch in Offb 18,4b erscheint das Verb im Imperativ Plural Aorist, wohingegen es in Jes 48,20 (LXX) im Singular steht. Dies ist sicherlich noch kein zwingender Beweis für eine literarische Abhängigkeit, aber zumindest ein erstes Indiz dafür.

2.2 Ein Vergleich zwischen Jer 50–51 (HT) [27–28 (LXX)]; Jes 48 und Offb 18

2.2.1 Ein grober inhaltlicher Vergleich zwischen Jer 50–51 (HT) [27–28 (LXX)]; Jes 48 und Offb 18

Jes 48,17–22 und Offb 18 unterscheiden sich inhaltlich sehr stark.

In Jes 48,17–19 (LXX) erscheint das Exil als eine Konsequenz von Israels Abfall von Gott. Der Text spielt dazu die Nachkommensverheißung (Gen 13,16; 22,17) ein, die wegen Israels Bundesbruch inhaltlich umgedreht wird. Darauf folgt in Jes 48,20 (LXX) eine Heilsverheißung, in der der Exodus aus Babylon befohlen wird. Dabei klingt die Wüstenwanderung an (Jes 48,21 (LXX)). In Offb 18 begegnet keiner dieser Zusammenhänge.

Blickt man hingegen auf Jer 50–51 (HT) [27–28 (LXX)] und vergleicht diesen Text mit Offb 18, entdeckt man ein ganzes Cluster an gemeinsamen Motiven:

[12] ἐξέρχομαι und Βαβυλών sind in der LXX zwar häufiger innerhalb eines Verses anzutreffen (2Kön 20,18; 24,7.12 (2x); 1Es 4,61; 8,6; Mi 4,10; Jes 48,20; Jer 27,8 (LXX); 45,17 (2x); Ez 21,24; Sut 1,5; Dat 2,14). Allerdings wird nur in Jer 27,8 (LXX) und Jes 48,20 (LXX) eine Forderung zum Auszug aus Babylon durch den Imperativ von ἐξέρχομαι ausgedrückt. Eine Untersuchung des hebräischen Äquivalents von ἐξέρχομαι bietet LUNDBOM, Jeremiah, 382.

[13] Ähnlich WHITAKER, Stars, 202, die hier einen Bezug zu Jer 51,45 sieht. Auch AUNE, Revelation 17–22, 990; MÜLLER, Offenbarung, 304; SATAKE, Offenbarung, 358; GIESEN, Offenbarung, 393; BEALE, Revelation, 897.

Offb 18,2	Rückblick auf den Untergang Babylons	Jer 50,2
Offb 18,3	Zornesbecher	Jer 51,7
Offb 18,4b	Auszugsforderung aufgrund der Zerstörungsankündigung	Jer 50,8–9
Offb 18,4c.8	Babylon erleidet πληγή	Jer 50,13 [27,13 (LXX)]
Offb 18,5	Sünden/Gericht reicht bis zum Himmel	Jer 51,9
Offb 18,9.18	Sodomtypologie[14]	Jer 50,40
Offb 18,20	Der Himmel jubelt über den Untergang Babylons	Jer 51,48
Offb 18,24	Babylon hat Angehörige Israels/ Propheten und Heilige erschlagen	Jer 51,49

Da nun der Ausdruck ἐξέλθατε ὁ λαός μου ἐξ αὐτῆς (Offb 18,4c) mehr Gemeinsamkeiten mit Jer 27,8 (LXX) als mit Jes 48,10 (LXX) aufweist und Jer 50–51 (HT) [27–28 (LXX)] Offb 18 inhaltlich ähnelt, ist es wahrscheinlicher, in Offb 18,4c einen Anklang an Jer 27,8 (LXX) zu sehen. Dazu tritt auch noch eine Parallele zwischen Offb 18,4e (καὶ ἐκ τῶν πληγῶν αὐτῆς ἵνα μὴ λάβητε) und Jer 27,13 (LXX).

2.2.2 Jer 27 (LXX), Offb 18 und πληγή

Sowohl in Offb 18 als auch in Jer 27 (LXX) erscheint πληγή . In beiden Texten ist es in einem Kontext platziert worden, in dem ein Imperativ, aus Babylon auszuziehen, an den Leser ergeht.[15] πληγή ist in Jer 27 (LXX) im Gegensatz zur Offenbarung noch keine Anspielung auf Ex 7–11, sondern mit diesem Wort wird Gottes Handeln an Babylon zusammengefasst.

Bei der Lektüre von Jer 50 (HT) [27 (LXX)] fällt sofort eine in sich gebrochene Chronologie auf. Der Text beginnt mit einem Rückblick auf die Eroberung Babylons durch ein Volk aus dem Norden (Jer 50,2–3 (HT) [27,2–3 (LXX)],[16] woraufhin eine Heilsverheißung an Israel ergeht (Jer 50,4–5 (LXX) [27,4–5 (LXX)]).[17] Ab Vers 6 springt der Text in die Exilssituation zurück und schildert erneut den Ansturm der Völker und die Zerstörung Babylons, die in Vers 2–3 als bereits geschehen beschrieben worden ist.[18] Ab diesem Punkt lassen sich starke Berührungspunkte mit Offb 18,4 zeigen. In Vers 8 fordert der Text den Leser dazu auf, Babylon zu verlassen. Dies wird im darauffolgenden Vers mit der Vernichtung Babylons begründet,[19] von deren Resultat Vers 13 nochmals spricht. Hier begegnet nun in der LXX-Fassung πληγή zum ersten Mal. Die Destruktion

---

[14] Vgl. dazu WHITAKER, Stars, 202; GLONNER, Bildersprache, 96.

[15] Vgl. dazu AUNE, Revelation 17–22, 991; GIESEN, Offenbarung, 393. Ähnlich BEALE, Revelation, 898.

[16] Nach LUNDBOM, Jeremiah, 365 fungiert diese Textpassage als eine Überschrift für die gesamte Babylonpassage. Ähnlich FISCHER, Jeremia, 571.

[17] Vgl. dazu FISCHER, Jeremia, 573 f. Ferner LUNDBOM, Jeremiah, 376.

[18] Vgl. dazu LUNDBOM, Jeremiah, 377.

[19] Vgl. dazu FISCHER, Jeremia, 575.

Babylons hat ein solches Ausmaß erreicht, dass jeder Passant über die Schläge (πληγή), die Babylon erlitten hat, spottet.

Jer 27,13 (LXX) ἀπὸ ὀργῆς κυρίου οὐ κατοικηθήσεται καὶ ἔσται εἰς ἀφανισμὸν πᾶσα καὶ πᾶς ὁ διοδεύων διὰ Βαβυλῶνος σκυθρωπάσει καὶ συριοῦσιν **ἐπὶ πᾶσαν τὴν πληγὴν** αὐτῆς

Hilfsübersetzung: Wegen des Zorns des Herrn wird (sie) nicht mehr bewohnbar sein und alles wird zu einer Zerstörung werden (wird zerstört werden) und jeder, der an Babylon vorbei geht, wird entsetzt sein und sie spotten über alle ihre Schläge/Plagen

Mit πληγή wird also die Zerstörung von Babylon resümiert. Gerade weil Gott Babylon vernichten wird, muss Israel diesen Ort verlassen (Jer 27,8 (LXX)). Ähnliches liegt auch in Offb 18,4 vor. Schließlich soll das Gottesvolk aus Babylon ausziehen, damit es nicht von den Schlägen (πληγή) getroffen wird.

2.3 Jer 50–51 (HT) [27–28 (LXX)] und der Tag YHWHs

Beide Texte, Offb 18 und Jer 50–51 (HT) [27–28(LXX)], haben noch eine weitere Gemeinsamkeit, den großen Gottestag. Offb 18 berührt ja – wie bereits mehrfach gezeigt – Offb 6,12–17. Auch in Jer 50–51 (HT) [27–28 (LXX)] wird der Untergang Babylons auf den *Tag YHWHs datiert.* Zwar ist dieser Text gemäß einer strengen Definition kein direkter *Tag YHWHs*-Text, weil dort die Kombination יום + יהוה nicht erscheint. Dennoch weist er starke Gemeinsamkeiten mit diesem Traditionskreis auf. Selbst Forscher wie M. Beck, die ein enges Definitionskriterium verwenden, räumen ein, dass sie eine kontextuelle Überprüfung, ob in diesem Text Stilelemente der *Tag YHWHs*-Tradition enthalten sind, lohnen würde.[20] Es lassen sich beispielsweise Parallelen zu Jes 13, wo der Untergang Babylons auch am Gottestag verortet ist, ziehen. Auch ist in Jer 51,2(HT)[28,40(LXX)] von einem *Tag des Unheils* die Rede. N. Wendebourg hat deshalb auch kein Problem damit, Jer 50–51 (HT) [27–28 (LXX)] als *Tag YHWHs*-Text zu lesen.[21]

Warum ist dies wichtig? Ähnlich wie in Jes 13 wurden in Jer 50–51 (HT) [Jer 27–28 (LXX)] Elemente aus der Tradition vom Heiligen Krieg verwenden,[22] die in Jeremia so angelegt sind, dass sie deutlich mit Ex 7–11 assoziiert werden können. Diese Verbindungslinien spiegeln sich auch in der Johannesoffenbarung wider. Es begegnet in Jer 51,27 (HT) [28,27 (LXX)] beispielsweise ein Heer aus Rössern, die Züge von Heuschrecken tragen (Am 7,1–2; Joel 1,4–5; 2,25; Offb 9).

---

[20] Vgl. dazu BECK, Tag, 43–45.

[21] Vgl. dazu WENDEBOURG, Tag, 45.

[22] Vgl. dazu HILL, Friend, 167 f. Ferner JAUHIAINEN, Use, 115. Zur Beziehung zwischen Jer 50–51 und Jer 4–6 vgl. CHILDS, Enemy, 195.

Jer 51,27 (HT)	[...] העלו־סוס כילק סמר
Jer 28,27 (LXX)	[...] ἀναβιβάσατε ἐπ' αὐτὴν ἵππον ὡς ἀκρίδων πλῆθος

Zudem besitzt πληγή in Jer 27,13 (LXX) eine natürliche Assoziierbarkeit mit dem Plagennarrativ. Diese ist zwar nicht genuinen intendiert, aber sie kann im Nachleben des Textes entstanden sein. Man kann dementsprechend auch von einem Assoziationspotential sprechen.

Falls in Offb 18,4e also eine Anspielung auf die ägyptischen Plagen vorliegt, lässt sich diese wesentlich leichter vor dem Hintergrund von Jer 27,8.13 (LXX) und dem großen Gottestag erklären als mit dem zweiten Exodus.

3 πληγή als Leitwort in der Offenbarung und die Verknüpfungmit dem Plagennarrativ

3.1 πληγή *als Bezeichnung für die ägyptischen Plagen in der Offenbarung*

Johannes hat viele strafende Handlungen Gottes mit πληγή bezeichnet, wobei aber nicht ausschließlich die aus Ex 7–11 rezipierten Motive gemeint sind (z.B. Offb 13,3.12.14). Trotzdem ist es möglich, zumindest Offb 6,12–16,21 und Offb 18 betreffend πληγή als eine Anspielung auf die ägyptischen Plagen zu lesen. Schließlich hat der Seher die Katastrophen der Schalenvisionen, die zu einem Großteil durch Leitmotive aus Ex 7–11 geformt wurden, πληγή genannt (Offb 15,1.6.8). Für die Rezeption der Hagelplage (Ex 9,13–35) in Offb 16 hat er die Vokabel sogar exklusiv reserviert und in Offb 11,6 kombinierte er sie mit einer Reminiszenz an Ex 7,14–25. Folgt man diesen Beobachtungen, kann auch in Offb 18,4.8, wo πληγή ebenso in Erscheinung tritt, ein Rückverweis auf die Exodusrezeption in Offb 16 gesehen werden. Da aber in Offb 18,4 deutlich auf Jer 27,8.13 (LXX) zurückgegriffen worden ist, lässt sich die Schlussfolgerung ziehen, dass Johannes in Jeremia (πληγή) eine Anspielung auf Ex 7–11 gelesen haben könnte.

3.2 πληγή *und die Funktionsverschiebung der Plagen*

3.2.1 πληγή *in Offb 16 und 18 als Drohgebärden*

Anspielungen auf Ex 7–11 haben in den Schalenvisionen eine andere Funktion als in den Posaunenvisionen.[23] Dies lässt sich anhand von πληγή demonstrieren. In Offb 16 stehen die ägyptischen Plagen in einer Beziehung mit Offb 2–3 und unterstützen dadurch die dort grundgelegte

---

[23] Vgl. dazu SCHÜSSLER FIORENZA, Buch, 116.

Abgrenzungsforderungen (siehe Kapitel VI). Nur jene Plagen, für die im Text πληγή steht, weisen diese Charakteristik auf.[24] πληγή ist also ein Indikator ihrer Funktionsverschiebung zwischen den Posaunen- und Schalenvisionen. Die Umbruchstelle,[25] ab der sich die Plagenrezeption und Offb 2–3 berühren, ist der erste Lasterkatalog (Offb 9,20–21).[26] Dort hat Johannes πληγή zum ersten Mal mit Stichworten kombiniert, die den Leser zurück zu den Sendschreiben führen. Dadurch hat er die Leserkommunikation von Offb 2–3 mit den Reminiszenzen an Ex 7–11 im apokalyptischen Hauptteil verschränkt. Es sind – nebenbei bemerkt – die gleichen Signale, die auch in Offb 16 in Erscheinung treten (μετανοέω und ἔργον (Offb 2,2.5.6.16.19.21.22.23.26; 3,1.2.3.8.15.19 // 9,20.21; 16,9.11)).

Offb 9,20–21 Καὶ οἱ λοιποὶ τῶν ἀνθρώπων, οἳ οὐκ ἀπεκτάνθησαν ἐν ταῖς πληγαῖς ταύταις, οὐδὲ **μετενόησαν** ἐκ τῶν ἔργων τῶν χειρῶν αὐτῶν, ἵνα μὴ προσκυνήσουσιν τὰ δαιμόνια καὶ τὰ εἴδωλα τὰ χρυσᾶ καὶ τὰ ἀργυρᾶ καὶ τὰ χαλκᾶ καὶ τὰ λίθινα καὶ τὰ ξύλινα, ἃ οὔτε βλέπειν δύνανται οὔτε ἀκούειν οὔτε περιπατεῖν,
καὶ **οὐ μετενόησαν** ἐκ τῶν φόνων αὐτῶν οὔτε ἐκ τῶν φαρμάκων αὐτῶν οὔτε ἐκ τῆς πορνείας αὐτῶν οὔτε ἐκ τῶν κλεμμάτων αὐτῶν.

Hilfsübersetzung: Und die übrigen der Menschen, die nicht in diesen Plagen getötet worden sind, kehrten nicht um von den Werken ihrer Hände, damit sie nicht den Dämonen und den goldenen, silbernen, kupfernen, steinernen und hölzernen Götzenbildern huldigten, die weder sehen noch hören und herumgehen können. Und nicht kehrten sie um von ihren Morden noch von ihren Zauberkünsten noch von ihrer Unzucht noch von ihren Diebstählen.

Genau wie in Offb 16 wenden sich die Plagen in Offb 9,20–21 gegen die Charaktere, die ihre Gottesbeziehung durch Götzendienst verletzt haben. Sie weigern sich, davon abzulassen und umzukehren (μετανοέω).[27] Man

---

[24] Die vorliegende Deutung stimmt nicht mit der von GIESEN, Weltherrschaft, 265 f. überein. Giesen ist der Überzeugung, dass Johannes πληγή nur im Posaunen- und im Schlenzyklus verwendet hat, weil er hier auf Ex 7–11 anspielte. Dem steht aber entgegen, dass πληγή im Posaunenzyklus nicht erscheint, sondern erst im Lasterkatalog, der der Ausgangspunkt für die Funktionsverschiebung ist. Zudem spricht gegen GIESENS Meinung, dass Johannes mit πληγή nicht ausschließlich Plagen bezeichnet hat, die er durch die Rezeption von Ex 7–11 gestaltet hat.

[25] Im ersten Lasterkatalog werden die Posaunenvisionen, in deren sechstem Glied zum ersten Mal πληγή erwähnt wird, zusammengefasst und kollektiv auf die Sendschreiben bezogen. Die Posaunenvisionen selbst beherbergen jedoch noch kein sprachliches Signal, das eine Brücke zwischen den Sendschreiben und dem Hauptteil schlägt.

[26] Dies ist eine einleuchtende Erklärung, warum πληγή erst im hinteren Teil von Offb 6,12–16,21 regelmäßig in Erscheinung tritt (Offb 9,18.20; 11,6; 13,3.12.14; 15,1.6.8; 16,9.21(2x); (ferner Offb 18,4.8; 21,9; 22,8) und in Offb 1,1–6,11 überhaupt nicht vorkommt.

[27] Zur Darstellung des Götzendienstes in Offb 9,20–21 vgl. GIESEN, Lasterkataloge, 212. Ferner BEALE, Revelation, 519. TILLY, Moselied, 457 f. vergleicht Offb 9,20 mit Dtn 32. Er sieht in der Verurteilung des Götzendiensts eine Parallele zwischen beiden

kann hier durchaus von einer schematischen Handlung oder einem Darstellungsschema sprechen, in dem sich die Umkehrrufe von Offb 2–3 und Erzähletappen des Hauptteils, in denen von der Bestrafung von Umkehrverweigerern die Rede ist, kreuzen. Dieser Zusammenhang begegnet ab dem ersten Lasterkatalog bei fast allen als πληγή bezeichneten Phänomenen des Schalenzyklus (richtig deutlich in Offb 16,9.21).[28] Diese richten sich jeweils gegen die Charaktere der erzählten Welt, die sich nicht bekehren möchten (μετανοέω), und es erfolgt stets ein Rückverweis auf die Sendschreiben. Dadurch hat Johannes der Plagenrezeption ab dem ersten Lasterkatalog den Zweck zugewiesen, die ihre Demarkationsforderungen narrativ zu unterlegen.

Eine analog funktionierende Abgrenzungsforderung vom griechisch-römischen Kulturkreis soll auch in Offb 18 mit πληγή zum Ausdruck gebracht werden. Schließlich wird der Leser angesprochen, sich von Babylon zu entfernen, um nicht von den Plagen, die Gott für die Stadt bestimmt hat, getroffen zu werden.[29]

3.2.2 πληγή in Offb 22,18 als letzter Hinweis auf eine Verknüpfung zwischen der Plagenrezeption und einem deuteronomisch-deuteronomistischen Denken

In Kapitel VI wurde demonstriert, inwiefern die Plagenrezeption in der Offenbarung mit der deuteronomisch-deuteronomistischen Literatur verglichen werden kann. Dies zeigt sich auch bei einer Betrachtung von πληγή in Offb 22,18.[30] Dort endet die ab 9,20 beginnende Leseleitlinie um πληγή. Das Nomen selbst dient im Epilog dem Autoritätsanspruch der Schrift. Jeder der der Offenbarung etwas hinzufügt oder von ihr etwas weglässt fällt den Plagen (πληγή), die im Buch beschrieben werden, zum Opfer. Gerade deswegen ähnelt Offb 22,18 auch Offb 18,4 und Offb 16, denn auch hier kann man die ägyptischen Plagen, insofern man diese nach der Lektüre von Offb 16 mit πληγή verbindet, als Drohgebärden begreifen, die

---

Texten. In Offb 16 wird der Götzendienst als Huldigung des Tieres aus Offb 13 beschrieben. In Offb 9,20–21 wurde das Tier noch nicht als Charakter eingeführt. Deswegen hat Johannes hier eine aus den Schriften Israels bekannte Terminologie für Götzendienst verwendet (z.B. 2Kön 22,17; 2Chr 34,25; Ps 115,4–8; 135,15–18; Jes 2,8; 40,19–20; Jer 10,8 (HT); 25,6 (HT); Dan 5,23). Vgl. dazu PRIGENT, Commentary, 322. Trotzdem ist die Gedankenentwicklung in beiden Textpassagen identisch. Der Text wehrt sich gegen Glaubensabfall mit Drohgebärden und führt den Leser zurück zu den Demarkationsforderungen der Sendschreiben.

[28] Ähnlich BEALE, Revelation, 520.

[29] Vgl. dazu SATAKE, Offenbarung, 358; MÜLLER, Offenbarung, 305; BEALE, Revelation, 897.

[30] Vgl. dazu TILLY, Textsicherung, 236, der aber glaubt, Johannes hätte πληγή in Offb 22,18 aus Dtn 29,21 übernommen.

den Leser zum Handeln motivieren wollen. Johannes verbindet in Offb 22,18 nämlich

„die Textsicherungsformel mit einer bedingten Fluchformel. [...] Der Gedanke von (Segen und) Fluch am Ende eines bedeutsamen literarischen Werkes mit rechtlich-religiöser Bindungskraft hat eine Analogie in der Schlussgestaltung des Buches Deuteronomiums. Hier finden sich lange Reihungen mit Fluchbestimmungen, die diejenigen treffen werden, die sich nicht an die göttlichen Weisungen halten (vgl. insbesondere Dtn 28,15–68; 29,15–28; 30,15–20“[31]

T. Hieke und T. Nicklas haben korrekt erkannt, dass Johannes im Epilog πληγή mit direkten Bezügen auf die deuteronomischen Fluchreihen vermischt hat. Ähnliches konnte auch in Offb 16,2 gesehen werden. Dort wurde Ex 9,8–12 mit Dtn 28,27.35 kombiniert.

Dtn 28,27	πατάξαι σε κύριος	ἐν **ἕλκει** Αἰγυπτίῳ	
Dtn 28,35	πατάξαι σε κύριος	ἐν **ἕλκει**	πονηρῷ
Offb 16,2	καὶ ἐγένετο	**ἕλκος** κακὸν καὶ	πονηρὸν

Hilfsübersetzung:

Dtn 28,27	Der Herr schlage dich mit ägyptischem Geschwür
Dtn 28,35	Der Herr schlage dich mit Geschwür
Offb 16,2	Und es entstand schlechtes und böses Geschwür

Da der Leser in beiden Versen über Drohgebärden zu einer Handlung oder Haltung angeleitet werden soll, kann hierin nochmals ein weiteres Argument dafür gesehen werden, dass Anspielungen auf die ägyptischen Plagen ab dem ersten Lasterkatalog (Offb 9,20–21) in ähnlicher Weise funktionieren wie in der deuteronomisch-deuteronomistischen Literatur.

Exkurs: πληγή *in Offb 11 – die zwei Zeugen und der Tag des Herrn*

An dieser Stelle soll die Rede auch auf Offb 11 und die dort enthaltene Anspielung auf Ex 7–11, bei der πληγή ebenso erscheint, kommen. Einer der beiden Zeugen hat nämlich die Fähigkeit, Wasser in Blut zu verwandeln und die Erde mit Plagen (πληγή) zu schlagen (Offb 11,6). Ähnlichkeiten mit den ägyptischen Plagen liegen hier auf der Hand.
Die Reminiszenz an die ägyptischen Plagen in diesem Kapitel eignet sich dazu, die These zu belegen. Auch aus Offb 11 kann ein Indiz darauf isoliert werden, dass die Rezeption der Exodusplagen in der Offenbarung im Horizont der *Tag des Herrn*-Erwartung geschehen ist. Dazu soll zunächst noch einmal auf die Tradition selbst geblickt werden.

Nach N. Wendebourg spielen Mittlerfiguren in *Tag YHWHs*-Texten eine sehr große Rolle. Dies ist bereits in den Grundzügen in der Schriftprophetie zu beobachten.[32]

---

[31] HIEKE/NICKLAS, Worte, 75 f. Vgl. dazu auch TILLY, Deuteronomy, 177–186.
[32] Vgl. dazu WENDEBOURG, Tag, 149.

„Bereits in der prophetischen Gottestagstradition begegnet gelegentlich die Vorstellung, dass Jhwh sich zur Vollstreckung des Gerichts bestimmter Gehilfen bediene, etwa einer Großmacht, seines personhaft agierenden Schwertes oder eines Feindes mit mythologischen Zügen. Deren Aufgabe besteht in der – zumeist militärisch gedachten – Vernichtung der Feinde.“[33]

Hierbei ist in Mal 3, wo die Wiederkunft von Elijah als Einleitung des Tag YHWHs angekündigt wird (Mal 3,23), eine Zuspitzung zu beobachten, die in der frühjüdischen Literatur ein sehr häufig erscheinendes Phänomen ist. Die Rolle von Einzelpersonen tritt in diesen Texten deutlich in den Vordergrund. Dies gipfelt darin, dass dem Messias eine Funktion am Gottestag zugeschrieben wird.[34] Natürlich ist die Verbindung zwischen Messianismus und dem *Tag des Herrn* wichtig für die *Tag des Herrn*-Erwartung des Neuen Testaments, da die Tradition in diesen Texten christologisch interpretiert und mit der Parusie verknüpft worden ist.[35] Es interessieren aber vor allem nicht-messianische Gestalten innerhalb der Texte, die vom großen Gottestag sprechen. Warum? In Offb 11 ist von zwei Zeugen die Rede, die nach ihrer prophetischen Tätigkeit mit dem Tier aus dem Abgrund kämpfen werden. Nach vielen Kommentaren können sie mit Mose und Elija assoziiert werden, d.h. sie sind keine „Moses and Elijah *redivivi*“[36], sondern die Zeichen, die die Zeugen vollbringen, sind mit Anklängen an die Erzählungen von Mose und Elijah gestaltet worden.[37]

Folgt man nun aber N. Wendebourg, ist die Funktion von Mittlerfiguren in prophetischen *Tag des Herrn*-Texten durchaus mit der der beiden Zeugen in Offb 11 zu vergleichen. Schließlich kämpfen die prophetischen Gestalten in der Offenbarung für Gott gegen die widergöttlichen Mächte. Durch das Stichwort πόλεμος (Offb 11,7) ist ihre Funktionsbeschreibung sogar noch mit der Endschlachtszene (Offb 19,19), die mit der *Tag des Herrn*-Szene in einer literarischen Verbindung steht, und der zweiten Erwähnung des großen Gottestags (Offb 16,14) selbst verbunden.

Dies ist aber nur eine von mehreren Parallelen zwischen den beiden Zeugen und den Mittlerfiguren des *Tag YHWHs*. Liest man diese beiden Zeugen wirklich vor dem Hintergrund der Mose und Elijah-Tradition,[38] verdeutlichen sich diese Bezüge. Die Wiederkunft des Elijah ist nämlich zutiefst in der Gottestagserwartung verankert. Dies beginnt bereits in Mal 3 und hat eine Nachgeschichte in den synoptischen Evangelien erhalten. Elijah ist schlichtweg eine feste Figur in der frühjüdischen Endtagserwar-

---

[33] WENDEBOURG, Tag, 149.

[34] Vgl. dazu WENDEBOURG, Tag, 150.

[35] Vgl. dazu WENDEBOURG, Tag, 151.

[36] SIEW, War, 235.

[37] Vgl. dazu LUPIERI, Commentary, 174; BEALE, Revelation, 583; PRIGENT, Commentary, 535. Ferner SIEW, War, 235.

[38] Vgl. dazu SIEW, War, 235.

tung gewesen.[39] Ähnliches kann auch von Mose behauptet werden, denn die Ankündigung von Dtn 18,15.18, dass Gott erneut einen Propheten wie Mose schicken wird, ist eschatologisch interpretiert worden.[40] Dass die Rückkehr von Mose und Elijah ein fester Bestandteil der Endzeiterwartung im ersten Jahrhundert gewesen ist, bezeugt auch die Verklärungsgeschichte (Mk 9,4).[41] Falls Johannes also die beiden Zeugen – wofür die literarische Verknüpfung, die mit dem Stichwort πόλεμος erzeugt wird, spricht – mit dem Gottestag in Verbindung stehen, ist es erklärbar, warum Johannes ihnen Züge von Mose und Elijah verliehen hat. Die Rückkehr von Elijah war ja schließlich ein fester Bestandteil der *Tag des Herrn*-Erwartung und dass er mit Mose in Endzeittexten gemeinsam in Erscheinung tritt, ist auch bekannt. Dass aber nun gerade Mose in der Offenbarung neben Elijah in einer Textpassage, die im Kontext des großen Gottestags gelesen werden kann, getreten ist, ist das fehlende Puzzlestück der These. Schließlich möchte ich zeigen, dass in der Apokalypse Reminiszenzen an Ex 7–11 mit dem *Tag des Herrn* in Verbindung stehen.

3.3 Zwischenfazit

Johannes hat in Offb 18 Jer 27–28 (LXX) rezipiert. In diesem Text sind Anklänge an Ex 7–11 angelegt. Er hat diese aufgegriffen und zu wirklichen Anspielungen auf den Plagennarrativ ausgebaut. πληγή in Offb 18,4 kann als ein Rückverweis auf die Plagenrezeption in Offb 16 gelesen werden. Da nun aber die Zerstörung Babylons in beiden Texten damit verbunden ist und laut beiden Texten der Untergang Babylons am Gottestag stattfindet, lässt sich ableiten, dass Anspielungen auf Ex 7–11 in der Offenbarung zumindest in Offb 18 vor dem Hintergrund des *Tag des Herrn* gelesen werden können.

Darüber hinaus funktionieren Reminiszenzen an Ex 7–11 auch in Offb 18,4 ähnlich wie die der deuteronomisch-deuteronomistischen Literatur. Sie dienen der Identitätsstiftung. Dies wird im weiteren Verlauf des Kapitels verfolgt werden, denn die These der Arbeit impliziert ja, dass die Plagenrezeption allein vor dem Hintergrund der Schriftprophetie erklärt werden kann.

---

[39] Vgl. dazu SIEW, War, 235 ff.

[40] Vgl. dazu SIEW, War, 238.

[41] Vgl. dazu SIEW, War, 238ff.; BEALE, Revelation, 582; LIETAERT PEERBOLTE, Sodom, 69 f.

4 Die deuteronomisch-deuteronomistischen Plagen und die Wirkungsgeschichte des Plagennarrativs

Die Schriften Israels bilden das Schlüsselglied zwischen Ex 7–11 und der Johannesoffenbarung. Ein intensiver und grundlegender Blick auf die deuteronomisch-deuteronomistische Literatur zeigt, inwiefern πληγή als eine Bezeichnung für die ägyptischen Plagen gelesen werden kann. Zudem ist die Funktionsweise von πληγή in der LXX der Offenbarung näher als die der ägyptischen Plagen in der außerbiblischen Literatur.

4.1 Die ägyptischen Plagen als „Plagen“

Nach E. Kellenberger werden die ägyptischen Plagen nur sehr selten als πληγή bezeichnet. Dabei ist eine diachrone Veränderung wahrnehmbar.[42] Je jünger Anspielungen auf Ex 7–11 sind, umso häufiger werden sie Plagen genannt. In Ex 7–11 (LXX) erscheint πληγή jedenfalls nur in Ex 11,1.[43] Ansonsten werden für jede einzelne Plage unterschiedliche Kombinationen von Zeichen (σημεῖον) und Wunder (τέρας) gebraucht (Ex 3,12; 7,3.9; 8,19; 10,1.2; 11,9.10).[44] Die gesamte LXX spricht übrigens meistens von Zeichen und Wundern, wenn auf den Plagennarrativ verwiesen wird (z.B. Num 14,22; Dtn 4,34; 6,22; 7,19; 11,3; 26,8; 34,11; Neh 9,10; Ps 77,43 (LXX); 104,27 (LXX)). Von πληγή ist außerhalb des Buches Exodus (fast) nie im Zusammenhang mit den ägyptischen Plagen die Rede. Ein ähnliches Bild bieten auch die Belege aus den ersten drei Jahrhunderten v. Chr.. Weder Artapanos noch Ezechiel der Tragiker betiteln die Exodusplagen als Plagen, sondern beide verwenden auch Zeichen und Wunder.[45] Lediglich in 4Q 422 3,6 tritt Schläge (נגועים) neben Zeichen und Wunder.[46]

In der breiten Nacherzählung des Exodus von Flavius Josephus sind gleich mehrere äquivalente Titulaturen nahezu parallel verwendet worden (Jos.Ant. II 295.296.300.304.305.307.310.311). „Wunder“ fällt bei ihm komplett weg.[47] „Eindeutig stärker wird die Vorstellung der ‚Plage‘ in den Targumim Onkelos (TO), Pseudo-Jonatan (TPsJ) und Neophyti.“[48] Allerdings haben die Targumim aufgrund der Datierungsproblematik keine Relevanz für die produktionsorientierte Auslegung der Offenbarung.[49] Folgt

---

[42] Vgl. dazu KELLENBERGER, Verstockung, 185 f.

[43] Vgl. dazu KELLENBERGER, Verstockung, 185.

[44] Vgl. dazu KRASOVEC, Unifying, 52–54.

[45] Vgl. dazu KELLENBERGER, Verstockung, 185.

[46] Vgl. dazu KELLENBERGER, Verstockung, 185.

[47] Vgl. dazu KELLENBERGER, Verstockung, 185.

[48] KELLENBERGER, Verstockung, 185.

[49] Eine etwas opitmistischere Sicht auf diese Problematik hat MCNAMARA, Targum, 517. Trotzdem ist eine große Zahl von Wissenschaftlern skeptisch, ob die Targumim zur Interpretation des Neuen Testaments herangezogen werden können. Vgl. dazu den aus-

man E. Kellenberger, kann man also erkennen, dass die Betitelung der ägyptischen Plagen durch πληγή zwar selten, aber nicht gänzlich unbekannt gewesen ist. Dennoch sind die von ihm untersuchten Texte für die Auslegung der Apokalypse wohl kaum relevant, insofern sich keine sichere Berührung zwischen diesen Werken und der Offenbarung nachweisen lässt.

4.2 πληγή in der LXX und im Deuteronomium – die ägyptischen Plagen als moralisch Strafen?

Die ägyptischen Plagen in Exodus sollen nicht als Strafen gelesen werden. Dagegen erscheinen Anspielungen auf Ex 7–11 in der Offenbarung als deutliche Drohgebärden. Ausleger wie G.K. Beale und D.E. Aune, aber auch B. Wold, haben nun in der außerbiblischen Wirkungsgeschichte nach einer Erklärung für diese Funktionsverschiebung gesucht.[50] Auch E. Kellenberger sieht die ägyptischen Plagen erst bei Philo, in der Weisheit Salomos (Sap 11,15), im Jubiläenbuch (Jub 48,5–8) und im Targum Neophyti als moralische Strafen.[51] Es lässt sich aber keine Berührung zwischen diesen Texten und der Offenbarung nachweisen. Hingegen steht die Offenbarung in einer deutlichen Relation mit dem Deuteronomium und den Schriften Israels.

Bei einer Betrachtung von πληγή in der LXX (Ex 11,1; 12,13; 33,5; Lev 26,21; Num 11,33; 14,37; 25,8.9.18; 26,1; 31,16; Dtn 25,2.3; 28,59 (3x).61; 29,21; Jos 22,17; Ri (A) 11,33; 15,8; 1Sam 4,8.10.17; 6,19; 14,14.30; 19,8; 23,5; 21,21; 22,35; 2Kön 8,29; 9,15; 1Chr 21,22; 2Chr 6,28; 13,17; 21,14; 22,6; 28,5; Jdt 5,12; 15,5; 1Makk 1,30; 3,29; 5,3.34; 7,22; 8,4; 13,32; 14,36; 15,29.35; 2Makk 3,26; 6,30; 9,5; 14,43; Ps 63,8 (LXX); Spr 20,30; 22,8; 29,15; Hi 2,13; 42,16; Weish 5,11; Sir 21,3; 22,22; 25,13 (2x).23; 27,25; 28,17 (2x); Mi 1,9; 1,11; Nah 3,19; Sach 13,16; Jes 1,6; 10,24.26; 14,6 (2x); 19,22; 30,26.31; 53,3.4.10; Jer 10,18.19; 14,17; 15,18; 19,8; 27,13; 37,12.14.17) fällt sofort auf, dass damit nur in Ex 11,1; 12,13, 1Sam 4,8.10.17 und Jdt 5,12 direkte Anspielungen auf die ägyptischen Plagen gestaltet worden sind. Trotzdem ist die Funktion von πληγή in der LXX mit der der ägyptischen Plagen, die in der Offenbarung πληγή genannt werden, vergleichbar. In sehr vielen Fällen richten die Plagen direkt gegen das Volk, das aufgrund diverser Vergehen (zumeist wegen einer Übertretung der Bundesvorschriften) von Gott eine

führlichen Forschungsüberblick bei MCNAMARA, Targum, 480–491. Eine kritische Auseinandersetzung mit dem Verhältnis zwischen rabbinischen Texten und dem Neuen Testament bietet STEMBERGER, Einleitung, 55 f.

[50] Vgl. dazu WOLD, Plagues, 253–265; Ferner BEALE, Old Testament, 205–208; AUNE, Revelation 6–16, 499–506.

[51] Vgl. dazu KELLENBERGER, Verstockung, 187 f.

Strafe erhält (z.B. Ex 33,5; Lev 26,21; Num 11,33; 14,37; 25,8.9.18; 31,16; Dtn 28,59(3x); 29,21; Jos 22,17; 1Sam 6,19; 1Chr 21,22; 2Chr 21,14). Jetzt frage ich, aus welchem Text Johannes es hätte ableiten können, die Plagen aus Ex 7–11 als πληγή zu bezeichnen und diese zudem noch als ad intra gerichtete Drohgebärden aufzufassen. Eine Antwort darauf liefert erneut Dtn 28. Es konnte bereits gesehen werden, dass Anspielungen auf die ägyptischen Plagen innerhalb der deuteronomischen Flüche (Dtn 28,27.60) in analoger Weise funktionieren wie in der Offenbarung. Darüber hinaus ist es möglich, aus Dtn 28 die Bezeichnung πληγή für die ägyptischen Plagen abzuleiten. Die ägyptischen Plagen, die in Dtn 28,60 eingespielt werden, erscheinen nämlich als Teil jener Plagen, die demjenigen drohen, der gegen die deuteronomischen Gesetze verstößt. Der Anschluss von Dtn 28,60 an Dtn 28,58–59 macht dies evident. Das Bedingungsgefüge in Dtn 28,58–59 besagt, dass Gott alle Plagen (πληγή) steigern wird (Apodosis), wenn der angesprochen Leser gegen die Weisungen des Buches verstößt (Protasis). Dtn 28,60, wo dem Leser die ägyptischen Seuchen verheißen werden, kann nur als eine Fortsetzung der Apodosis des vorhergehenden Konditionalsatzes verstanden werden, da keine neue Protasis genannt wird. Der Plagennarrativ muss also als Teil jener Plagen der deuteronomischen Flüche angesehen werden. Ähnliches liegt nun auch in der Offenbarung vor.

5 Zusammenfassung

Die Lektüre von Jer 50–51 (HT) [27–28 (LXX)] hilft dabei, die Auszugsforderung in Offb 18,4.8 zu verstehen. Dort wird nämlich im Kontext einer *Tag YHWHs*-Ankündigung Israel der Auszug aus Babylon befohlen. Genau wie in Offb 18 wird in Jer 50–51 (HT) [27–28 (LXX)] dieser Imperativ mit der Zerstörung Babylons eingeleitet und begründet. Beide Texte unterscheiden sich demnach auch von Jes 48, wo der Befehl, Babylon zu verlassen, ausschließlich vor dem Hintergrund des zweiten Exodus entfaltet wird.

Offb 18,4 lässt sich daher voll und ganz als ein Teil der *Tag YHWHs*-Darstellung der Offenbarung verstehen. Dafür spricht auch noch die Funktion von πληγή in Offb 18,4, denn mit diesem Wort soll der Leser imperativisch dazu aufgefordert werden, sich vom römischen Kulturkreis zu distanzieren. Auf Drohgebärden basierende Ausschlussmechanismen gehören wiederum zur *Tag YHWHs*-Tradition untrennbar dazu. In den Schriften des Neuen Testaments werden diese durch deutliche Anspielungen auf die Geschichte Israels erläutert. Hier konnte eine Ähnlichkeit mit der Plagenrezeption in Offb 16 festgestellt werden (siehe Kapitel VI). Auch in Offb

18 wird ein Ausschlussmechanismus durch eine Reminiszenz an die ägyptischen Plagen unterstrichen, wobei diese den Gebrauch der Plagentradition in der deuteronomisch-deuteronomistischen Literatur ähnelt. Daran zeigt sich, dass πληγή in Offb 18 den gleichen Zweck erfüllt wie die Plagenrezeption in Offb 16.

Kapitel VIII

Der *Tag YHWHs*, der Krieg und die Heuschrecken

Der Stand der Forschung zu den Heuschrecken in Offb 9 lässt sich sehr leicht zusammenfassen. Ausleger – so z.B. J. Strazichich und S. Bergler, aber auch die großen Kommentare[1] – haben hierbei fast ausnahmslos darauf verwiesen, dass Johannes in Offb 9 Anspielungen auf Ex 7–11 und auf Joel 1–2 miteinander kombinierte.[2]

Diese Beobachtungen können noch ergänzt werden. Es ist nämlich anzweifelbar, ob Johannes in Offb 9,3–4 wirklich Ex 10,1–20 benutzt hat, denn die Passagen, die Ausleger auf den Exodustext zurückführten, weisen eine sehr starke Nähe zur Schriftprophetie auf. Zudem sind Parallelen mit dem Joelbuch in Offb 9,1–12 nur ein kleiner Teil von einer ganzen Reihe an Anspielungen auf die prophetische *Tag YHWHs*-Tradition.

Darüber hinaus lässt sich der Forschungsstand noch um folgende Punkte erweitern:

(1) N. Wendebourg und die großen Kommentare haben eine Verbindung zwischen Offb 7 und Offb 6,12–17 entdeckt.[3] Das erste Interludium ist nach ihnen eine erzählerische Antwort auf die *Tag des Herren*-Szene. In diese literarische Beziehung sind auch die Heuschrecken der fünften Posaunenvision eingebunden.

(2) Die Heuschrecken stehen in einer literarischen Beziehung mit der Endschlachtszene. Dies eröffnet eine sehr interessante Perspektive auf die Genese der *Tag YHWHs*-Tradition. Johannes hat nämlich mit dem Motivfeld Krieg Charakteristika aus der prophetischen Literatur übernommen, die in postprophetischen und neutestamentlichen *Tag des Herrn*-Texten in den Hintergrund getreten sind.

---

[1] BERGLER, Joel, 293 urteilt: „Von daher ist das Jo-Buch als Zwischenglied und Übergangsstadium von der Ex-Quelle zur Plagenzeichnung von Apk 9 zu verstehen, wo die Heuschrecken längst zum festen Endzeitplagenrequisit gehören." STRAZICICH, Scripture, 357 ist folgender Meinung: „Lastly, both passages are dependent on the locust plague of Exod 10 to describe their subjects". Ferner BEALE, Revelation, 499; PRIGENT, Commentary, 312 f.; ROLOFF, Offenbarung, 101 f.; GIESEN, Offenbarung, 216; Zu Joel in der Offenbarung vgl. ferner PAULIEN, Decoding, 232–234; Roloff, Offenbarung, 102.

[2] Zu Joel in Offb 9 vgl. JAUHIAINEN, Prophets, 164 f.; KARRER, Motive, 64; BEALE, Revelation, 499; GIESEN, Offenbarung, 216.

[3] Vgl. dazu WENDEBOURG, Tag, 344. Ferner VAN RUITEN, Hintergrund, 240; ROLOFF, Weltgericht, 111; GIESEN, Offenbarung 187.

(3) Viele Kommentare verweisen darauf, dass neben Joel noch in Am 7 (LXX) und Jer 51–52 (HT) [27–28 (LXX)] eine Schnittstelle zwischen dem Motiv der Heuschrecken und einem endzeitlichen Heer zu finden ist, die mit der in der Offenbarung zu vergleichen ist.[4] Ein entscheidender Punkt wurde aber dabei noch nicht angesprochen. All diese Texte weisen neben Bezügen zur *Tag YHWHs*-Tradition ein Assoziationspotential auf, dass es ermöglicht, Ex 7–11 mit dem Gottestag zu verknüpfen. D.E. Aune und S. Bøe haben zwar Verbindungslinien zwischen Am 7 und der Gog-Tradition bemerkt, die die LXX-Übersetzer in den Text eingetragen haben.[5] Dass aber beim Übersetzungsprozess auch Bezüge zur Tradition der ägyptischen Plagen verdeutlicht wurden, wurde von ihnen noch nicht erkannt.

1 Der *Tag YHWHs* und der Krieg

C. Blumenthal, der sich auf N. Wendebourg stützt, beschreibt den prophetischen *Tag YHWHs* folgendermaßen: „Bedingt durch die Tatsache, dass die Propheten mit einer Vielzahl der Ankündigungen des Gottestags ‚auf eine Verletzung des Gottesverhältnisses'[6] reagieren, ist Gottes Handeln an diesem Tag sehr häufig als Straf(gerichts)- bzw. Vernichtungshandeln beschrieben (Stichwort: ‚*Tag des Zornes*' [s. überaus anschaulich in Zef 1,14–18]), dessen Ziel in der ‚*endgültigen Selbstdurchsetzung JHWHs*'[7] gesehen werden kann."[8] N. Wendebourgs Studie hat darüber hinaus gezeigt, dass aus diesem Grund die Rede vom Krieg ein typisches Stilmittel in *Tag YHWHs*-Schilderungen ist.[9]

In der prophetischen Literatur drücken Bilder von Kriegen die Geschichtsmächtigkeit Gottes aus. Nach R. Bauckham ist diese – in späteren Texten eschatologisierte – Darstellungsform den theologisch interpretierten Kriegserfahrungen Israels entsprungen: „[This tradition] has a kind of precedent in the Old Testament holy war traditions, since the paradigm of a divine victory over the enemies of Israel could be taken to be the Exodus,

---

[4] Vgl. dazu AUNE, Revelation 6–16, 531.

[5] Vgl. BØE, Gog, 61–71. Ferner AUNE, Revelation 6–16, 534 f.

[6] WENDEBOURG, Tag, 78.

[7] WENDEBOURG, Tag, 145.

[8] BLUMENTHAL, Gericht, 190.

[9] Vgl. dazu auch STETTLER, Gericht, 108; KLOPFENSTEIN, Leben, 211. Das Bild des Krieges war in den alttestamentlichen Texten noch ein gängiges Symbol zur Darstellung des endzeitlichen Gottestages. In der außerbiblischen Literatur tritt dieser Motivkomplex außer in 1QM und in Sib 3,324 ff. deutlich zurück. Ebenso wurden verstärkt Begleiterscheinungen zur Schilderung des großen endzeitlichen Tages vermieden. Nur äthHen 1,1–9 und in Sib 5,344–352 sind diese Elemente verwendet worden. Ansonsten ist nur noch ein leiser Unterton dieses einst paradigmatischen Kennzeichens spürbar (PsSal, 15,12, 17,35; Jub 23,28). Vgl. dazu WENDEBOURG, Tag, 136.

in which God alone overthrew the Egyptians while Israel looked on (Ex 14:13–14). The deliverance of Jerusalem from the armies of Sennacherib (2 Kings 19:32–35; Isa 37:33–36; cf. Ezek 39:2–4; Zech 14:12) set another precedent, and the account of the great victory in the reign of Jehoshaphat (2 Chron 20, especially vv. 15–17; with vv. 22–24, cf. Ezek 38:21; Hag 2:22; Zech 14:13; 1 Enoch 56) embodies this ideal kind of holy war in which the divine Warrior requires no human assistance."[10] Nach N. Wendebourg sind kriegerische Züge – obwohl sich die Tradition nicht vollkommen darin erschöpft – typisch für den prophetischen *Tag YHWHs*.[11] Er wurde sogar als ein expliziter *Tag der Schlacht/des Kriegs* bezeichnet (Am 1,14; Sach 14,3).[12] Dabei teilen viele Texte die Grundvorstellung, dass Gott allein gegen ein Heer kämpft, das zuvor oftmals ein Instrument seines eigenen Handelns ist (z.B. Joel 2,11.20; Sach 14,2).[13] Hierbei ist in den Schriften Israels eine diachrone Entwicklung festzustellen. In (wohl) jüngeren Texten wird das gegnerische Heer mythifiziert. „So werden z.B. als Vollstrecker des Gottesgerichts nicht immer konkrete politische Gegner wie Assur oder Nebukadnezar genannt, sondern – vor allem in späteren Texten – auch Feindmächte, die historisch nicht verifizierbar sind, wie der mehrfach genannte ‚Feind aus dem Norden', der nach Joel 2 Züge eines das Land verwüstenden Heuschreckenheeres trägt, der legendäre Großfürst Gog mit seinen Scharen (Ez 38 f.), Völker, die vom ‚Rande des Himmels' kommen (Jes 13), oder das personifizierte Schwert Jhwhs (Jes 34 u.a.)."[14]

Ein etwas anderes Bild ergibt sich, wenn man die *Tag des Herrn*-Tradition der prophetischen Literatur verlässt. Nach N. Wendebourg begegnet in der postprophetischen Literatur ein kriegerisch gezeichneter *Tag des Herrn* nur sehr selten.[15]

Dies gilt zwar nicht für das Motiv des Krieges im Generellen, sondern für seine Relation mit dem *Tag des Herrn*.[16] 1QM ist hier eine der wenigen Ausnahmen.[17] Darüber hinaus hat R. Bauckham gezeigt, dass sich auch das

---

[10] BAUCKHAM, War Scroll, 210.

[11] Vgl. dazu WENDEBOURG, Tag, 63.

[12] Zu Sach 14 vgl. ZAPFF, Prophetie, 101. Zur Verbindung zwischen dem Zornestag und dem *Tag YHWHs* vgl. SPIECKERMANN, Dies, 196.

[13] Vgl. dazu STETTLER, Gericht, 92; Ferner SCRIBA, Theophanie, 82–89.

[14] WENDEBOURG, Tag, 63. In späten Texten, wie Joel und der LXX-Übersetzung des Amosbuches lässt sich sogar eine Berührung zwischen der literarischen Skizzierung des mythifizierten Heeres und dem Plagennarrativ aufzeigen (Siehe Kapitel III).

[15] Vgl. dazu WENDEBOURG, Tag, 136.

[16] Sicherlich erscheint das Motiv des Krieges auch in der frühjüdischen Literatur (z.B. 1Hen 56,7; 90,16–19; 2Apok. Bar. 70,7–10; Sib 3,663–668; 4Esra 13,34–35). Vgl. dazu AUNE, Qumran, 94; ARCARI, War, 18–26. Dort ist es aber nicht explizit mit dem *Tag YHWHs* verbunden.

[17] Vgl. dazu WENDEBOURG, Tag, 136. Speziell zum Krieg in 1QM vgl. ARCARI, War, 21–23. Dieser reglementierende Text zeichnet den *Tag YHWHs* als ein kriegerisches Ereignis (1QM Kol I (10)), bei dem sich zwei Parteien gegenüberstehen. Die Söhne des Lichts kämpfen gegen die Söhne der Finsternis (1QM 1,1). Das Kampfgeschehen ist (im Gegensatz zur mythischen Zeichnung der Feindesmächte in den Spättexten der Schriftprophetie) in 1QM durchaus real gedacht. Hier ist im Gegensatz zu den prophetischen Texten Israel am Kampfgeschehen beteiligt. Es ist bemerkenswert, dass sich auch hier Elemente aus der Exoduserzählung finden, mit denen versucht wurde,

Motiv eines himmlischen Heeres außerhalb der Schriften Israels nicht findet.[18] Zwar begegnet dort auch eine Messiasgestalt, die kriegerische Züge trägt. Eine solche tritt allerdings im Vergleich zu einer richterlichen Messiasfigur in den Hintergrund (z.B. 2Bar 40,1; 1Hen 62,2–3; 4Ezra 12,31–33; 13,9–11).[19]

Auch in den Schriften des Neuen Testaments ist außerhalb der Offenbarung nirgends vom *Tag des Herrn* als *Tag des Krieges/Tag der Schlacht* die Rede. Diese Entwicklung ist natürlich äußerst interessant, insofern der *Tag des Herrn* in der Offenbarung klar und deutlich mit der großen Schlacht verkettet ist. Es wird am Ende der Untersuchung zu Fragen sein, ob Johannes evtl. alte Motive der *Tag YHWHs*-Tradition mit neuen, den Schriften Israels fremden, Vorstellungen verknüpft hat.

2 Die Genese des Motivs des Heuschreckenheeres

2.1 Die Heuschrecken und das Militärwesen

In der LXX existieren vier und im hebräischen Text zehn verschiedene Bezeichnungen für (Arten von) Heuschrecken, bzw. für fressendes Ungeziefer.[20] Es gibt dabei keine festen griechischen Äquivalente für die hebräischen Wurzeln. Am häufigsten begegnen:[21]

ἀκρίς	(Ex 10,4.12.13.14.19.; Lev 11,22; Num 13,33; Dtn 28,38; Ri 6,5; 7,12; 2Chr 6,28; 7,13; Jdt 2,20; Ps 77,46 (LXX); 104,34 (LXX); 108,23 (LXX); Spr 30,27; Koh 12,5; Weish 16,9; Sir 43,18; Hos 13,3; Am 7,1; Joel 1,4; 2,25; Nah 3,5.17; Jes 33,4; 40,22; Jer 26,23; 28,14.27)
κάμπη	(Joel 1,4; 2,25; Am 4,9)
ἐρυσίβη	(Dtn 28,42; 1Kön 8,37; Ps 77,46 (LXX); Hos 5,7; Joel 1,4; 2,25)
βροῦχος	(Lev 11,22; 1Kön 8,37; 2Chr 6,28; Ps 104;34 (LXX); Am 7,1; Joel 1,4; 2,25; Nah 3,15.16)

Gottes Stärke zu betonen (ותעש להמה כפרעוה וכשלישי מרכבותיו בים סו[ף] 1QM 11,9–10).

[18] Vgl. dazu BAUCKHAM, War Scroll, 211.

[19] Vgl. dazu BAUCKHAM, War Scroll, 211.

[20] Vgl. dazu und zur genaueren Differenzierung der Frassfeinde den Exkurs bei RIEDE, Erbarmen, 36 ff. Zu den Heuschrecken im Joelbuch vgl. MÜLLER, Zukunft, 32 ff.

[21] Diese vier hebräischen und griechischen Vokabeln begegnen in Joel 1,4 und Joel 2,25. Vgl. dazu auch BØE, Gog, 63.

ארבה (Ex 10,4.12.13.14.19; Lev 11,22; Dtn 28,38; Ri 6,5. 7,12; 1Kön 8,37; 2Chr 6,38; Hi 39,20; Ps 78,46; 105,34; 109,23; Spr 30,27; Jer 46,23; Hos 13,3; Joel 1,4; 2,25; Nah 3,15.17)
גזם (Joel 1,4; 2,25; Am 4,9)
ילק (Ps 105,34; Jer 51,14.27; Joel 1,4; 2,25; Nah 3,15.16)
חסיל (1Kön 8,37; 2Chr 6,28; Ps 78,46; Jes 33,4; Joel 1,4; 2,25)
גוב (Am 7,1; Nah 3,17)

Es lassen sich folgende Funktionen des Motivs Heuschrecke erkennen:

(1) Fraßfeind und Vernichtung der Vegetation
ἀκρίς (Ex 10,12.14; Dtn 28,38; 2Chr 6,28; 7,13; Ps 77,46 (LXX); 104,34 (LXX); Am 7,1; Joel 1,4; 2,25; Jes 33,4)
βροῦχος (1Kön 8,37; 2Chr 6,28; Ps 104,34 (LXX); Joel 1,4; 2,5; Nah 3,15)
κάμπη (Joel 1,4; 2,25; Am 4,9)
ἐρυσίβη (Dtn 28,42; 1Kön 8,37; Ps 77,46 (LXX); Hos 5,7; Joel 1,4; 2,25)
ארבה (Ex 10,4.12.13.14.19; Dtn 28,38; 1Kön 8,37; 2Chr 6,28; Ps 78,46; 105,34; Joel 1,4; 2,25; Nah 3,15)
גוב (Am 7,1)
גזם (Joel 1,4; 2,25; Am 4,9)
ילק (Ps 105,34; Joel 1,4; 2,25; Nah 3,15)
חסיל (1Kön 8,37; 2Chr 6,28; Ps 78,46; Jes 33,4; Joel 1,4; 2,25)

(2) Mengenangabe [Übermacht oder Flucht]
ἀκρίς (Num 13,33; Ri 6,5; 7,12; Nah 3,15; Jes 40,22; Jer 28,14)
βροῦχος (Nah 3,16)
ארבה (Ri 6,5; 7,12)
ילק (Jer 51,14; Nah 3,16)

(3) Nahrung
ἀκρίς (Lev 11,22)
βροῦχος (Lev 11,22)
ארבה (Lev 11,22)

(4) Militärisches Wesen[22]
ἀκρίς (Jdt 2,20 (Mengenangabe); Nah 3,17 (Feigheit); Jer 26,23(Mengenangabe); Jer 28,27; [Joel 1,4; 2,25]; Am 7,1(LXX)] [ferner auch Ri 6,5; 7,12])
βροῦχος (Am 7,1 (LXX); [Joel 1,4; 2,25])
ἐρυσίβη ([Joel 1,4; 2,25])
גוב (Nah 3,17)
ארבה (Jer 46,23; [Joel 1,4; 2,25]; Nah 3,17 [ferner auch Ri 6,5; 7,12])
ילק (Jer 51,27; [Joel 1,4; 2,25])
חסיל ([Joel 1,4; 2,25])

(5) Heuschrecken und der Exodus[23]
ἀκρίς (Ex 10,4.12.13.14.19; Ps 77,46 (LXX); 104,34 (LXX); Weish 16,9)
βροῦχος (Ps 104,34 (LXX))
ἐρυσίβη (Ps 77,46 (LXX))

---

[22] Vgl. dazu BØE, Gog, 67.
[23] Vgl. dazu MÜLLER, Zukunft, 41 f.

ארבה (Ex 10,4.12.13.14.19; Ps 78,46; 105,34)
ילק (Ps 105,34)
חסיל (Ps 78,46)

Heuschrecken erscheinen vor allem in Texten, die von einer (meist als Strafe dargestellten [z.B. Dtn 28,38; Am 7,1])[24] Vernichtung der Vegetation sprechen. Der Plagennarrativ reiht sich hier ein. Daneben wird das Motiv eines Heuschreckenschwarmes ebenso als eine Mengenangabe verwendet. Diese beiden Aspekte sind in militärischen Kontexten miteinander verschmolzen,[25] denn anhand von Heuschrecken wird in diesen Texten die Größe eines Heeres angegeben (z.B. Ri 6,5; 7,12; Jer 46,23 (HT) auch Jdt 2,20). Dabei soll oftmals die Bedrohlichkeit des Fraßfeindes mit der Stärke des Heeres verglichen werden (z.B. Jer 51,27; Joel 1,4; 2,25; Am 7,1–2 (LXX)).

2.2 Die Verbindung zwischen dem Heuschreckenheer und dem Plagennarrativ

2.2.1 Die Verbindung zwischen Joel, dem Tag YHWHs und dem Plagennarrativ

Sprachliche Verbindungen zwischen dem Joelbuch und Ex 10,1–20 wurden von vielen Auslegern bereits erkannt. Die wichtigsten Bezüge sollen hier nur kurz genannt werden, da S. Bergler diese bereits ausführlich diskutiert hat.[26]

2.2.1.1 Die in Joel 1,4; 2,25 verwendeten Vokabeln und die Tradition der Exodusplagen

In Joel 1,4 und in Joel 2,25 werden für die Heuschrecken sowohl im HT als auch in der LXX vier verschiedene Vokabeln gebraucht (ἀκρίς, κάμπη, βροῦχος, ἐρυσίβη//ארבה, גזם, ילק, חסיל).[27] Drei der vier hebräischen Wurzeln aus Joel 1,4; 2,24 als auch ihre griechischen Äquivalente sind in Texten anzutreffen, die von den ägyptischen Plagen berichten.

[24] Vgl. dazu RIEDE, Erbarmen, 38. Ferner MÜLLER, Zukunft, 42.
[25] Ähnlich BØE, Gog, 67.
[26] Vgl. dazu BERGLER, Joel, 256–276. Ferner STRAZICICH, Scripture, 71–75.
[27] Ob es sich nun eigentlich dabei um verschiedene Heuschreckenarten oder nur um Entwicklungsstadien handelt, die Heuschrecken durchlaufen, ist hier ziemlich nebensächlich. Mir kommt es auf eine lexikalische Überschneidung zwischen Joel 1,4; 2,25 und der Tradition der ägyptischen Plagen an. Vgl. dazu BIBERGER, Heil, 138.

ἀκρίς	(Ex 10,4.12.13.14.19; Ps 77,46 (LXX); 104,34 (LXX); Weish 16,9)
βροῦχος	(Ps 104,34 (LXX))
ἐρυσίβη	(Ps 77,46 (LXX))
ארבה	(Ex 10,4.12.13.14.19; Ps 78,46; 105,34)
ילק	(Ps 105,34)
חסיל	(Ps 78,46)

2.2.1.2 Strukturelle Relationen zwischen Ex 10,1–20 und Joel[28]

(1) Erzählauftrag[29]

Joel 1,3 (LXX)	ὑπὲρ αὐτῶν τοῖς τέκνοις ὑμῶν **διηγήσασθε** καὶ τὰ τέκνα ὑμῶν τοῖς τέκνοις αὐτῶν καὶ τὰ τέκνα αὐτῶν εἰς γενεὰν ἑτέραν
Ex 10,2 (LXX)	ὅπως **διηγήσησθε** εἰς τὰ ὦτα τῶν τέκνων ὑμῶν καὶ τοῖς τέκνοις τῶν τέκνων ὑμῶν

Hilfsübersetzung:

Joel 1,3	Über sie sollt ihr euren Kindern erzählen und eure Kinder ihren Kindern und ihre Kinder einer anderen/nächsten Generation
Ex 10,2	Damit ihr erzählt in die Ohren eurer Kinder und den Kindern eurer Kinder

(2) Erkenntnisformel[30]

Joel 2,27 (LXX)	καὶ ἐπιγνώσεσθε ὅτι ἐν μέσῳ τοῦ Ισραηλ ἐγώ εἰμι καὶ ἐγὼ κύριος ὁ θεὸς ὑμῶν καὶ οὐκ ἔστιν ἔτι πλὴν ἐμοῦ καὶ οὐ μὴ καταισχυνθῶσιν οὐκέτι πᾶς ὁ λαός μου εἰς τὸν αἰῶνα
Ex 10,2 (LXX)	ὅπως διηγήσησθε εἰς τὰ ὦτα τῶν τέκνων ὑμῶν καὶ τοῖς τέκνοις τῶν τέκνων ὑμῶν ὅσα ἐμπέπαιχα τοῖς Αἰγυπτίοις καὶ τὰ σημεῖά μου ἃ ἐποίησα ἐν αὐτοῖς καὶ γνώσεσθε ὅτι ἐγὼ κύριος

Hilfsübersetzung:

Joel 2,7	Und ihr sollt erkennen, dass ich in der Mitte Israels bin und ich der Herr euer Gott (bin) und nichts ist noch außer/neben mir und nicht mehr soll mein Volk in Schande gesetzt werden bis in den Äon.
Ex 10,2	Damit ihr erzählt in die Ohren eurer Kinder und den Kindern eurer Kinder, wie sehr ich die Ägypter verspottet habe, und meine Zeichen, welche ich unter ihnen gemacht habe, und ihr sollt erkennen, dass ich der Herr bin

---

[28] Vgl. hierzu zum gesamten Unterpunkt die Strukturuntersuchungen von BERGLER, Joel, 257–276.

[29] Vgl. dazu BERGLER, Joel, 256.

[30] Vgl. dazu BERGLER, Joel, 256.

(3) Fressverhalten der Heuschrecken[31]

Joel 1,4 (LXX) τὰ κατάλοιπα τῆς κάμπης **κατέφαγεν** ἡ ἀκρίς καὶ τὰ κατάλοιπα τῆς ἀκρίδος **κατέφαγεν** ὁ βροῦχος καὶ τὰ κατάλοιπα τοῦ βρούχου **κατέφαγεν** ἡ ἐρυσίβη

Ex 10,5 (LXX) καὶ καλύψει τὴν ὄψιν τῆς γῆς καὶ οὐ δυνήσῃ κατιδεῖν τὴν γῆν καὶ **κατέδεται** πᾶν τὸ περισσὸν τῆς γῆς τὸ καταλειφθέν ὃ κατέλιπεν ὑμῖν ἡ χάλαζα καὶ **κατέδεται** πᾶν ξύλον τὸ φυόμενον ὑμῖν ἐπὶ τῆς γῆς

Hilfsübersetzung:

Joel 1,4 Den Überrest der Raupe fraß der Grashüpfer und den Überrest des Grashüpfers fraß die Heuschrecke und den Überrest der Heuschrecke fraß der Wurm/Käfer

Ex 10,5 Und sie wird das Angesicht des Landes bedecken und du wirst das Land nicht mehr wahrnehmen können und sie wird fressen den gesamten übriggelassenen Überfluss der Erde, den euch der Hagel übriggelassen hat, und sie wird jeden Baum fressen, der auf eurer Erde wächst

(4) Die Unvergleichbarkeitsaussage[32]

Ex 10,6 (LXX) καὶ πλησθήσονταί σου αἱ οἰκίαι καὶ αἱ οἰκίαι τῶν θεραπόντων σου καὶ πᾶσαι αἱ οἰκίαι ἐν πάσῃ γῇ τῶν Αἰγυπτίων ἃ οὐδέποτε ἑωράκασιν οἱ πατέρες σου οὐδὲ οἱ πρόπαπποι αὐτῶν ἀφ᾽ ἧς ἡμέρας γεγόνασιν ἐπὶ τῆς γῆς ἕως τῆς ἡμέρας ταύτης

Joel 1,2 (LXX) ἀκούσατε δὴ ταῦτα οἱ πρεσβύτεροι καὶ ἐνωτίσασθε πάντες οἱ κατοικοῦντες τὴν γῆν εἰ γέγονεν τοιαῦτα ἐν ταῖς ἡμέραις ὑμῶν ἢ ἐν ταῖς ἡμέραις τῶν πατέρων ὑμῶν

Joel 2,2 (LXX) ἡμέρα σκότους καὶ γνόφου ἡμέρα νεφέλης καὶ ὁμίχλης ὡς ὄρθρος χυθήσεται ἐπὶ τὰ ὄρη λαὸς πολὺς καὶ ἰσχυρός ὅμοιος αὐτῷ οὐ γέγονεν ἀπὸ τοῦ αἰῶνος καὶ μετ᾽ αὐτὸν οὐ προστεθήσεται ἕως ἐτῶν εἰς γενεὰς γενεῶν

Hilfsübersetzung:

Ex 10,6 Und deine Häuser werden angefüllt sein und die Häuser deiner Knechte und alle Häuser im ganzen Land Ägypten; (Sachen), die weder deine Väter noch ihre Vorfahren/Vorväter gesehen haben vom Tag an, seit dem sie auf der Erde sind/waren, bis zu diesem Tag

Joel 1,2 Hört diese (Dinge), Älteste, und schenkt (ihnen) Beachtung, alle Bewohner der Erde, ob vergleichbares (schon einmal) geschehen ist in euren Tagen oder in den Tagen eurer Väter

Joel 2,2 Ein Tag der Finsternis und der Dunkelheit, ein Tag der Wolke und des Nebels; wie das Morgenrot, das sich über die Berge ausbreitet, kommt ein großes und starkes Volk. Ein vergleichbares/ihm gleiches hat es nicht gegeben von Äon an und nach ihm kommt nichts (größeres) mehr hinzu bis in viele Jahre; bis in Generationen von Generationen

---

[31] Vgl. dazu BERGLER, Joel, 259.

[32] Vgl. dazu BERGLER, Joel, 261.

2.2.2 Die Verbindung zwischen dem Plagennarrativ, dem Tag YHWHs und der Gog-Tradition in Am 7 (LXX)

S. Bøe und D.E. Aune haben gezeigt, dass in Am 7,1–2 (LXX) das Motiv der Heuschrecken mit der Gog-Tradition verschmolzen ist.[33]

Der zweite Nominalsatz, der im hebräischen Text die temporale Näherbestimmung der Heuschreckenkatastrophe noch einmal eigens konkretisiert, ist in der LXX durch ein Satzglied ersetzt worden, das die Heuschreckenschilderung stärker mit Am 6,14 verbindet, wo von einem Fremdvölkeransturm gesprochen wird. Anstatt das Auftreten der Heuschrecken zu bestimmen, wird im zweiten Nominalsatz in der LXX eine Heuschrecke mit dem aus Ezechiel 38 bekannten König Gog identifiziert.[34] Hier steht nun aber nicht mehr ἀκρίς, sondern die Gog-Heuschrecke ist mit der Vokabel βροῦχος bezeichnet worden.

Nebensatz A	והנה יוצר גבי בתחלת עלות הלקש καὶ ἰδοὺ ἐπιγονὴ ἀκρίδων ἐρχομένη ἑωθινή
Nebensatz B (HT)	והנה־לקש אחר גזי המלך
	⇕
Nebensatz B (LXX)	καὶ ἰδοὺ βροῦχος εἷς **Γωγ** ὁ βασιλεύς

Diesen Beobachtungen muss noch ein entscheidender Aspekt hinzugefügt werden. Die LXX-Übersetzer haben hier deutliche Bezüge zu den ägyptischen Plagen hergestellt. Außer einer motivischen Parallele hat der hebräische Text von Am 7,1 nichts mit der Plagentradition gemeinsam, denn die Heuschrecken werden hier mit der Wurzel גוב beschrieben, die der Plagentradition fremd ist.[35] Lediglich Am 7,2 (HT) und Ex 10,12 berühren sich leicht, da die Semantik beider Passagen sehr ähnlich ist (אכל, עשׂב, ארץ).

Ex 10,12	ויאכל את־כל־עשׂב הארץ
Am 7,2	והיה אם־כלה לאכול את־עשׂב הארץ

Hilfsübersetzung:

Ex 10,12	Und sie fraß das ganze Gras der Erde
Am 7,2	Und es geschah als sie zum Ende kam, das Gras der Erde zu fressen

In der LXX wird der Bezug zur Plagentradition allerdings entscheidend ausgebaut:

---

[33] Vgl. dazu BØE, Gog, 61–71; AUNE, Revelation 6–16, 534 f.; STRAZICICH, Scripture, 354 ff.

[34] Diese Hinzufügung ist in nahezu jeder Handschrift überliefert. Nur Codex 147 hat eine andere Lesart. Anstatt Γωγ steht dort γονην. Vgl. dazu Bøe, Gog, 61.

[35] גוב ist außer in Am 7,1 (HT) nur noch in Nah 3,17 verwendet worden. Auch dieser Text berührt die Plagentradition nicht.

(1) גוב wird mit ἀκρίς übersetzt, das in neun seiner 34 Belegstellen in der LXX die ägyptischen Heuschrecken bezeichnet (Ex 10,4.12.13.14.19(2x); Ps 77,46(LXX); 104,34(LXX); Weish 16,9).[36]

(2) Für die Gog-Heuschrecke steht hingegen das wesentlich seltener belegte βροῦχος (Lev 11,22; 1Kön 8,37; 2Chr 6,28; Ps 104,34 (LXX); Am 7,1; Joel 1,4 (2x); 2,25; Nah 3,15.16). Nur in sechs Passagen treten ἀκρίς und βροῦχος parallel in Erscheinung (2Chr 6,28; Ps 104,34 (LXX); Am 7,1; Joel 1,4; 2,25; Nah 3,15). Ausleger haben deshalb darüber nachgedacht, ob der/die LXX-Übersetzer des Amosbuches in irgendeiner Form Joel 1,4; 2,25 gekannt hat/haben.[37] Dies ist allerdings anzweifelbar, da der Fraßdruck der Heuschrecken in Joel anders als in Amos nur oberflächlich gezeichnet worden ist. Weder in Joel 1,4 noch in Joel 2,25 wird im Gegensatz zu Am 7,2 (LXX) die Vegetation beschrieben. Genau hier liegt dagegen die Schnittstelle zwischen der Plagentradition der Psalmen und der Amos-LXX.

Amos 7,1–2	Psalm 104,34–35
καὶ ἰδοὺ ἐπιγονὴ **ἀκρίδων** ἐρχομένη ἑωθινή καὶ ἰδοὺ **βροῦχος** εἷς Γωγ ὁ βασιλεύς	καὶ ἦλθεν **ἀκρὶς** καὶ **βροῦχος** οὗ οὐκ ἦν ἀριθμός
καὶ ἔσται ἐὰν συντελέσῃ τοῦ **καταφαγεῖν τὸν χόρτον τῆς γῆς**	καὶ **κατέφαγεν** πάντα **τὸν χόρτον ἐν τῇ γῇ** αὐτῶν καὶ κατέφαγεν τὸν καρπὸν τῆς γῆς αὐτῶν

Hilfsübersetzung:

Am 7,1–2	Und siehe, ein Heuschreckenschwarm kommt vom Osten, und siehe, eine Heuschrecke ist Gog, der König und es wird sein, wenn sie damit fertig ist, das Gras der Erde zu fressen
Ps 104,34	Und ein Heuschrecken(schwarm) kam und Heuschrecke(n), welche keine Zahl hatten (unzählbar waren) und sie fraßen all das Gras ihres Landes und sie fraßen die Frucht ihres Landes

In Ps 104 (LXX) und in Am 7 begegnet eine Parallelisierung von ἀκρίς und βροῦχος neben einer Beschreibung des Fressverhaltens der Insekten. Dabei ähneln sich die Syntax und die Semantik beider Verse sehr stark. Eine literarische Abhängigkeit ist hier nicht auszuschließen. Auf der synchronen Ebene steht die Heuschreckenpassage des Amosbuches der Plagentradition in Psalm 104 (LXX) jedenfalls näher als dem Joelbuch. Dennoch entsprechen sich Am 7 (LXX) und das Joelbuch in einem Punkt. Bei-

[36] Eine Übersicht über das Motiv der Heuschrecken bietet SIMKINS, Activity, 101 ff.

[37] BØE, Gog, 66–67 stellt diesen Diskrus kurz dar. In der gegenwärtigen Forschung besteht allerdings kein Konsens, ob der/die Übersetzer des Amosbuches mit dem/den Übersetzer/n von Ez 38–39 und Joel 1–2 gleichzusetzen ist/sind, bzw. ob der/die Übersetzer des Amosbuches Ez 38–39 und Joel 1–2 gekannt hat/haben. Zudem wurde über ein Abhängigkeitsverhältnis zwischen Ez 38 und Joel nachgedacht. Eine kurze Diskussion hierzu findet sich bei BERGLER, Joel, 208.

de Texte verschränken ihre Heuschreckenschilderung mit einer Form der Nordfeindtradition.[38]

2.2.3 Die Heuschrecken in Jer 50–51 (HT) [27–28 (LXX)]

Auch in Jer 51,27 (HT) [28,27 (LXX)] ist eine Schnittstelle zwischen dem Motiv der Heuschrecken und dem Bild eines kriegerischen Heeres vorhanden, die mit Ex 7–11 assoziiert werden kann. Im Gegensatz zu Joel 1–2 und zu Am 7 (LXX) möchte die Passage aus Jeremia die Stärke eines realen, und nicht eines mythifizierten Heeres zum Ausdruck bringen. Die Rösser des Heeres werden mit borstigen Heuschrecken verglichen.

Jer 28,27 (LXX) […]	ἀναβιβάσατε ἐπ’ αὐτὴν ἵππον ὡς ἀκρίδων πλῆθος
Jer 51,27 (HT) […]	העלו־סוס כילק סמר

Hilfsübersetzung: Bringt Rösser (Sg.) vor sie wie eine große Menge an Heuschrecken

Im Hebräischen Text steht die Wurzel ילק für die Heuschrecken. In der LXX begegnet ἀκρίς. ילק ist in den Schriften Israels insgesamt fünf Mal außerhalb von Jeremia belegt (Ps 105,34; Joel 1,4; 2,25; Nah 3,15.16), davon einmal im Kontext der ägyptischen Plagen (Ps 105,34) und zweimal an einer Kreuzung zwischen einer Anspielung auf die Plagen und der Darstellung eines Heeres im Kontext einer *Tag YHWHs*-Rede (Joel 1,4; 2,25). Da der Jeremiatext ebenso als ein *Tag YHWHs*-Text gelesen werden kann (siehe Kapitel VII), besteht auch hier ein Assoziationspotential, dass es erlaubt, den Gottestag mit den ägyptischen Plagen zu verbinden. Deutlicher wird dies in der LXX, denn ἀκρίς begegnet häufiger als ילק im Zusammenhang mit den ägyptischen Plagen (Ex 10,4.12.13.14.19; Ps 77,46 (LXX); 104,34 (LXX); Weish 16,9) und ist auch bei den Beschreibungen eines Heeres in *Tag des Herrn*-Texten anzutreffen (Joel 1,4; 2,25; Am 7,1–2).

3 Die Exodusrezeption in Offb 9,1–12 – eine Analyse der Nicht-Rezeption

Ähnlichkeiten zwischen der Heuschreckenplage in Ex 10,1–20 und den apokalyptischen Heuschrecken der Offenbarung begegnen nur im ersten Teil der fünften Posaunenvision (Offb 9,1–5(6)). Der zweite Teil der

---

[38] Vgl. dazu STRAZICICH, Joel, 175 f. Eine ausführlichere Untersuchung der Nordfeindtradition im Joelbuch bietet BECK, Tag 169 ff. Ferner CHILDS, Enemy, 90–97. Zur Beziehung der joelschen Nordfeindtradition zu Jer 4–6 vgl. ROTH, Israel, 60.

Vision berührt Ex 7–11 an keiner Stelle (Offb 9,7–12).[39] Dieser Abschnitt ist ein Konglomerat diverser Intertexte aus der prophetischen *Tag YHWHs*-Tradition. Ich konzentriere mich daher zunächst auf Offb 9,1–5(6). In dieser Textpassage lassen sich deutliche sprachliche Differenzen zwischen der Offenbarung und Ex 10,1–20 zeigen. Johannes hat nämlich den Plagennarrativ in Offb 9 nicht explizit rezipiert,[40] sondern die Heuschrecken entstammen der *Tag YHWHs*-Tradition, die wiederum Ex 7–11 berührt. Doch es ist nicht – wie vielfach angenommen – das Joelbuch, unter dessen Einfluss Offb 9,1–5(6) stand,[41] sondern die Amos-LXX. Sechs Gründe sprechen dafür:

(1) In Ex 7–11 und Offb 9,1–5(6) steht ἀκρίς (Ex 10,4.12.13.14.19; Offb 9,3), das sicherlich ein fester Bestandteil der Plagentradition ist (Ex 10,4.12.13.14.19; Ps 77,46 (LXX); 104,34 (LXX); Weish 16,9). Aber als alleiniges Argument reicht dies noch lange nicht aus, um auf ein Abhängigkeitsverhältnis zwischen Ex 7–11 und Offb 9 zu schließen.

(2) Der Exodustext zeichnet die Heuschrecken als Feinde der Vegetation (Ex 10,5.12.15). In der Offenbarung wird den Heuschrecken dagegen befohlen, diesen Bereich zu schonen und nur jene zu quälen, die das Siegel Gottes (Offb 7,3; 14,1) nicht tragen (Offb 9,4).[42] Man könnte also höchstens von einer Rezeption des Exodustextes ex negativo sprechen, bei der sein Kontext zwar berücksichtigt, aber neu gedeutet wird.

Ein tieferer Blick auf die Syntax und die Semantik des Textes zeigt, dass Offb 9 nicht von Ex 10,1–10 abhängig ist.

(3) Es sollen zunächst einmal die Leitworte von Offb 9,4b betrachtet werden: χόρτος, χλωρός, γῆ, δένδρον, ἀδικέω. Eine Parallele mit dem Ex 7–11(LXX) kann aufgrund der Wortwahl in Offb 9,4 nur rein kontextuell

---

[39] Die fünfte Posaunenvision (Offb 9,1–12), in der Johannes von Heuschrecken berichtet, ist in sich zweigeteilt. Im ersten Teil der Vision (Offb 9,1–5(6)) beschreibt Johannes den Auftritt der Heuschrecken und ihre Tätigkeit. Im zweiten Teil von Offb 9,1–12 (Offb 9,7–12) wird hingegen das Aussehen der Heuschrecken näher betrachtet. Textliche Gliederungssignale jenseits der Inhaltsebene finden sich in Offb 9,1–12 allerdings nicht. Dennoch ist die Zweiteilung des Textabschnitts bei der Lektüre deutlich zu bemerken, denn Offb 9,6 wurde als Schnittstelle zwischen beiden Unterabschnitten konzipiert. Nur in diesem Vers stehen nicht die Heuschrecken, oder die Begleitumstände ihres Auftritts im Zentrum. Hier fasst der Text zusammen, wie sich die Menschen in diesen Tagen (καὶ ἐν ταῖς ἡμέραις ἐκείναις) verhalten. Dieser Vers, in dem zu lesen ist, dass die Menschen den Tod suchen, ihn aber nicht finden werden, kann wie ein Einschub zwischen dem Abschnitt, in dem das Auftreten der Heuschrecken geschildert wird, und jener Passage, in der es um die äußere Gestalt der Heuschrecken geht, gelesen werden. Gerade dadurch verfestigt sich die Zweiteilung der Vision (Offb 9,1–5(6)//Offb 9,7–12).

[40] Gegen BEALE, Revelation, 495.

[41] Vgl. dazu BERGLER, Joel, 293.

[42] Vgl. dazu BEALE, Revelation, 495. Ähnlich GIESEN, Weltherrschaft, 280.

gesehen werden, denn in Ex 10,5.12.15 wurde außer χλωρός (Ex 10,15) keines dieser Worte verwendet. Ein etwas anderes Bild ergibt sich aber, wenn man Ps 104 (LXX) berücksichtigt.

Offb 9,4ab	καὶ ἐρρέθη αὐταῖς	
	ἵνα μὴ ἀδικήσουσιν	**τὸν χόρτον** τῆς γῆς
		οὐδὲ πᾶν χλωρὸν
		οὐδὲ πᾶν δένδρον
Ps 104,35 (LXX)	καὶ κατέφαγεν	πάντα **τὸν χόρτον**
		ἐν τῇ γῇ αὐτῶν

Hilfsübersetzung:

Offb 9,4ab	Und ihnen wurde gesagt, dass sie nicht schädigen sollen das Gras des Landes noch jedes Grün noch jeden Baum
Ps 104,35	Und sie fraßen alles Gras in ihrem Land

(4) Die wörtliche Parallelen zwischen Ps 104,35(LXX) und Offb 9,4ab lassen aber die Vermutung zu, dass sich hinter Offb 9,4ab Am 7,1–2 (LXX) verbirgt. Schließlich klingt diese Psalmenstelle auch in der Amos-LXX an.

Offb 9,4ab	καὶ ἐρρέθη αὐταῖς	
	ἵνα μὴ ἀδικήσουσιν	**τὸν χόρτον** τῆς γῆς
		οὐδὲ πᾶν χλωρὸν
		οὐδὲ πᾶν δένδρον
Am 7,2(LXX)	καὶ ἔσται	
	ἐὰν συντελέσῃ	
	τοῦ καταφαγεῖν	**τὸν χόρτον τῆς γῆς** [...]
Ps 104,35 (LXX)	καὶ κατέφαγεν	πάντα **τὸν χόρτον**
		ἐν τῇ γῇ αὐτῶν

Hilfsübersetzung:

Offb 9,4ab	Und ihnen wurde gesagt, dass sie nicht schädigen sollen das Gras des Landes noch jedes Grün noch jeden Baum
Am 7,2	Und es wird sein, wenn sie damit fertig ist, das Gras der Erde zu fressen
Ps 104,35	Und sie fraßen alles Gras in ihrem Land

In Ps 104,35 (LXX) ist γῆ durch die Präposition ἐν in einen logischen Bezug zu χόρτος gebracht worden. In Am 7,2 (LXX) und in Offb 9,2 wurde γῆ direkt als Genetivattribut an χόρτος angeschlossen.

Dieses Indiz spricht für literarische Abhängigkeit. Es kann noch in doppelter Hinsicht inhaltlich unterlegt werden.

(5) Das Heuschreckenheer der fünften Posaunenvision hat einen König (Offb 9,11). Dies klingt wie ein Aufgriff der Idee, die hinter Am 7,1–2 (LXX) steckt.[43] Nur in diesen beiden Texten ist das Motiv der Heuschrecken sowohl mit der Vorstellung eines Heeres (Offb 9,7–11.16–19) als auch mit der Idee eines Heuschreckenkönigs (Γωγ ὁ βασιλεύς (Am

[43] Vgl. dazu STRAZICICH, Scripture, 355.

7,1(LXX)// ἔχουσιν ἐπ' αὐτῶν βασιλέα τὸν ἄγγελον τῆς ἀβύσσου (Offb 9,11)) verknüpft.[44]

(6) In der Offenbarung erhalten die Heuschrecken den Befehl, die Menschen zu quälen und die Vegetation zu verschonen. Dadurch entsteht eine Analogie zwischen den Heuschrecken der fünften und dem Heer der sechsten Posaunenvision, die sich beide gegen die Menschheit richten. Dieser Zusammenhang klingt wie die gedankliche Weiterentwicklung von Am 7 (LXX). Die Trennlinie zwischen dem in Am 6,14 beschriebenen Heer und den Heuschrecken aus Am 7,1–2 (LXX), die im hebräischen Text noch deutlich sichtbar ist, verblast in der LXX. Eine inhaltliche Übertragung der Funktion des Heeres in Am 6,14 (LXX) auf die Heuschrecken, ist im Text implizit bereits angelegt. Gott hat laut Am 6,14 (LXX) das Heer nur aus dem Grund ausgehoben, um Israel zu bedrängen (ἐκθλίβω). Es ist nun durchaus denkbar, dass ein Interpret in späterer Zeit (wie z.B. Johannes) bei einer Lektüre von Am 6–7 die Heuschrecken und das Heer noch weiter verschmelzen hat lassen als es von den LXX-Übersetzern getan worden ist.

Sicher sind (5) und (6) keine zwingenden Argumente. Allerdings legt es der gesamte Kontext von Offb 9, in dem die Heuschrecken eingebettet sind, nahe, hier einen Aufgriff von Am 7,1–2 (LXX) zu sehen. Doch was bedeutet dies nun für den vorliegenden Zusammenhang? Soll ein Leser von Offb 9 nicht an die ägyptischen Heuschrecken denken? Sicherlich nicht, denn schließlich erinnert bereits Offb 8 sehr stark an die ägyptischen Plagen. Die Heuschrecken, die mit Ex 7–11 rein kontextuell assoziiert werden können, begegnen nun in einem Umfeld, das von der *Tag des Herrn*-Tradition geprägt ist. Diese Ambivalenz ist bestimmt nicht zufällig. Johannes hat auch in Offb 9 den *Tag des Herrn* mit Anspielungen auf Ex 7–11 skizziert.

---

[44] In beiden Texten erscheint βασιλεύς. Vgl. dazu auch BEALE, Revelation, 503.

4 Die Verbindung zwischen Offb 6,12–17; Offb 9 und Offb 19

4.1 Die Heuschrecken, der Tag YHWHs und Offb 7

N. Wendebourg und die Kommentatoren haben erkannt, dass die *Tag des Herrn*-Szene in Offb 6,17 mit einer Frage endet (καὶ τίς δύναται σταθῆναι;), die in Offenbarung 7 erzählerisch beantwortet wird.[45] Beide Szenen sind von Johannes mittels ἵστημι (Offb 7,1.9.11) zu einer literarischen Einheit verschweißt worden. Allerdings blieb bis jetzt unentdeckt, dass Offb 9 in die Relationen zwischen Offb 7 und Offb 6,12–17 eingebunden und somit mit dem *Tag des Herrn* verknüpft ist. Die Heuschreckenszene muss ebenso als eine Antwort darauf gelesen werden, wer den *Tag des Herrn* bestehen kann und wer nicht, denn allein aus Offb 7 geht nicht eindeutig hervor, wer am Gottestag vernichtet wird.

Die Heuschrecken sind als eine Art Fortsetzung von Offb 7,3 angelegt.[46]

Offb 7,3	λέγων	
	μὴ ἀδικήσητε	τὴν γῆν
		μήτε τὴν θάλασσαν
		μήτε τὰ δένδρα
	ἄχρι σφραγίσωμεν τοὺς δούλους τοῦ θεοῦ ἡμῶν ἐπὶ τῶν μετώπων αὐτῶν	
Offb 9,4	καὶ ἐρρέθη αὐταῖς	
	ἵνα **μὴ ἀδικήσουσιν**	τὸν χόρτον τῆς γῆς
		οὐδὲ πᾶν χλωρὸν
		οὐδὲ πᾶν δένδρον,
	εἰ μὴ τοὺς ἀνθρώπους	
	οἵτινες οὐκ ἔχουσι τὴν σφραγῖδα τοῦ θεοῦ ἐπὶ τῶν μετώπων.	

Hilfsübersetzung:

Offb 7,3	sagend: schädigt nicht die Erde noch das Meer noch die Bäume bis wir die Knechte unseres Gottes auf ihren Stirnen besiegelt haben
Offb 9,4	Und ihnen wurde gesagt, dass sie nicht schädigen sollen das Gras des Landes noch jedes Grün noch jeden Baum außer den Menschen, welche nicht das Siegel Gottes auf den Stirnen haben

In Offb 7,3 werden vier Engel erwähnt, die nur die Aufgabe haben, die Erde, das Meer und die Bäume zu schädigen (ἀδικέω), nachdem die 144000 versiegelt worden sind (Offb 7,3).[47] Dieser Zusammenhang wird in Offb 9 aufgegriffen und auf die Heuschrecken übertragen. Das in Offb 7,3 zu ἀδικέω gehörende Objekt verschiebt sich dabei in Offb 9,4. Die in Offb 7,3 genannten Bereiche sollen die Heuschrecken gerade auslassen, um sich

[45] Vgl. dazu WENDEBOURG, Tag, 343. Ferner AUNE, Jesus, 203; DE VILLIERS, Rider, 131; ROLOFF, Weltgericht, 111. Zum traditionsgeschichtlichen Hintergrund der Frage vgl. OSWALD, Zukunftserwartung, 25 f. Ferner SKAGGS/DOYLE, Revelation, 161; TAVO, Woman, 137; Auch HIEKE, Kult, 58.

[46] Vgl. dazu PRIGENT, Commentary, 314.

[47] Vgl. dazu ROLOFF, Weltgericht, 111; GIESEN, Offenbarung, 192.

auf die Menschen zu konzentrieren, die das Siegel Gottes nicht auf ihrer Stirn tragen.[48] Das Siegel Gottes ist aber in Offb 7 gerade ein Kennzeichen jener, die den *Tag des Herrn* über*stehen* werden.[49] Jene Charaktere, die in Offb 7 nun gerade nicht versiegelt worden sind, fallen in Offb 9 der Heuschreckenplage zum Opfer.[50] Dies ist schon ein erstes Indiz dafür, dass in Offb 9 die Beantwortung der Frage aus Offb 6,17 (καὶ τίς δύναται σταθῆναι;), die in Offb 7 begonnen wurde, fortgesetzt wird. Sicherlich besteht in Offb 9,4 noch eine grundlegende Differenz zwischen Heuschrecken und den vier Engeln, da die Heuschrecken als eine Art Fortsetzung der Engel konzipiert sind. Dieser Unterschied wird allerdings immer kleiner, je weiter man das 9. Kapitel liest.

Der Beginn der sechsten Posaunenvision spielt das Bild der vier Engel erneut ein (Offb 9,14–15).[51] Dort haben sie eine ähnliche Funktion wie die Heuschrecken, wobei sich aber ihr Aufgabenbereich zuspitzt. Die Engel richten sich nun nicht mehr gegen die in Offb 7,3 genannten Bereiche (Erde, Himmel und Bäume), sondern in Analogie zu den Heuschrecken gegen die Menschen selbst. Die vier Engel sollen die Menschen jedoch nicht nur schädigen,[52] sondern ein Drittel von ihnen töten (Offb 9,15). Hierin besteht der gravierende Unterschied zwischen den Engeln und den Heuschrecken. Um aber dennoch auch in der sechsten Posaunenvision eine Analogie zwischen Heuschrecken und den vier Engeln herzustellen, hat Johannes zwischen Offb 9,15 und Offb 9,16 einen radikalen Gedankensprung eingefügt. Anstatt in Offb 9,16 mit der Beschreibung fortzufahren, wie die vier Engel ein Drittel der Menschheit vernichten, beginnt er in diesem Vers abrupt damit, ein eschatologisches Heer zu beschreiben, das ebenso ein Drittel der Menschheit getötet hat (Offb 9,18).[53] Natürlich verweist das Bild des Heeres zurück auf die Heuschrecken aus Offb 9,1–12, da die Heuschrecken dem Heer im Aussehen stark ähneln. Dieses Bild des Heeres, das dem Leser die Heuschrecken nochmals vor Augen führt, lässt Johannes nun also mit den Engeln verschmelzen. Der Text kündigt schließlich an, dass die Engel ein Drittel der Menschheit töten sollen, und fasst aber zugleich einige Verse später zusammen, dass das Heer ein Drittel der Menschheit getötet hat. Damit hat Johannes in Offb 9 ein Motivdreieck konstruiert, das aus den vier Engeln, dem eschatologischen Heer und den Heuschrecken besteht. Die einzelnen Bilder gehen fließend ineinander über, ohne sich dabei

---

[48] Vgl. dazu GIESEN, Offenbarung, 218. Natürlich hat Johannes in Offb 9,4 den Handlungsstrang von Offb 8,7–13 reflektiert, da in den ersten vier Posaunenvisionen genau die in Offb 7,1.3 genannten Bereiche Opfer der Plagen sind.

[49] Vgl. dazu SKAGGS/DOYLE, Revelation, 171. Ferner GIESEN, Kirche, 89.

[50] Vgl. dazu BEALE, Revelation, 496.

[51] Vgl. dazu BEALE, Revelation, 507.

[52] Zur Funktion der Heuschrecken vgl. BEALE, Revelation, 497.

[53] Vgl. dazu BEALE, Revelation, 510.

aufzulösen. In dieses Ineinander verschiedener Motive hat Johannes Rückverweise auf Offb 7 einfließen lassen. Eine Grafik soll helfen, die Relationen der Bilder zu verdeutlichen.

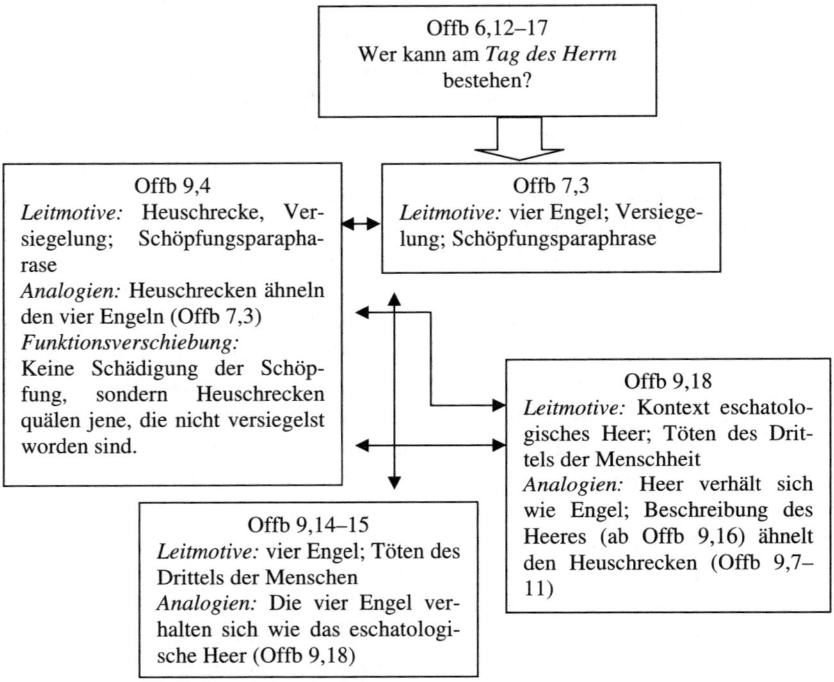

Die Heuschrecken verhalten sich wie die Engel und die Engel wie das eschatologische Heer, dessen Aussehen wiederum den Heuschrecken gleicht. Letztendlich geht es nicht genau hervor, ob in Offb 9 alle involvierten Gruppen von Charakteren identisch sind?[54]

(1) Heuschrecken, Heer und Engel ähneln sich zwar im Auftritt, sind aber nicht komplett deckungsgleich. Die Heuschrecken, die Menschen quälen sollen, verhalten sich schließlich anders als das Heer und die Engel, die als tötende Charaktere gezeichnet werden.[55]

(2) Die vier Engel in Offb 7 und Offb 9 unterscheiden sich hinsichtlich ihrer Aufgabe. In Offb 7,3 sollen sie die Schöpfung zerstören, wohingegen dieser Bereich in Offb 9,4 von den Heuschrecken ausgelassen wird.[56] Die Engel, die in Offb 9,14–15 erneut auftreten, holen nun aber gerade nicht

[54] Vgl. dazu AUNE, Revelation 6–16, 529. Er sieht hier Dubletten vorliegen.
[55] Vgl. dazu BEALE, Revelation, 512.
[56] Vgl. dazu AUNE, Revelation, 6–16, 528.

das nach, was die Heuschrecken aufgespart haben, sondern sie radikalisieren die Tätigkeit der Heuschrecken. Sie töten Menschen. Genau darin differiert die Charakterisierung der Engel in Offb 7,3 von Offb 9,14–15.

(3) Es ist unklar, ob die Heuschrecken, das eschatologische Heer und die vier Engel stets dieselbe Personengruppe im Blickfeld haben. Die Heuschrecken sollen jene Menschen quälen, die nicht versiegelt worden sind. Sie stehen dementsprechend in einer Verbindung mit den vier Engeln in Offb 7,3. Schließlich warten diese mit dem Beginn ihrer Aufgabe bis die 144000 versiegelt worden sind.[57] Die Engel in Offb 9,14–15 und das eschatologische Heer zielen aber darauf ab, ein Drittel der Menschheit zu vernichten (Offb 9,18). Ist dieses Drittel der Menschheit identisch mit jenen, die nicht versiegelt worden sind?[58]

Können diese Fragen überhaupt logisch beantwortet werden? Wahrscheinlich sollen sich die Spannungen in Offb 9 gar nicht auflösen. Vielleicht liegt gerade darin der Sinn dieser komplizierten Personenkonstellation. Johannes wollte in Offb 9 keine genauen Angaben machen, wer am *Tag des Herrn* vernichtet wird. Gerade aber dadurch wird dem Leser jegliche Sicherheit über sein eigenes Geschick genommen. Diese Ambivalenz ist wiederum nötig für die Funktion der Offenbarung. Wenn die Offenbarung bei ihrem Leser eine Verhaltensänderung erreichen will, muss sie diesen natürlich über seine genaue Zukunft im Unklaren lassen. Das einzige, was aus Offb 9 hervorgeht, ist, dass dem *Tag des Herrn* Menschen zum Opfer fallen.

4.2 βασανισμός *und die Verbindung zwischen Offb 9 und dem Tag des Herrn*

Johannes hat die fünfte Posaunenvision mit weiteren Szenen, die sich mit Offb 6,12–17 überschneiden, verknüpft. Der Schlüssel dieser Verbindung ist das Wortfeld βασανισμός. βασανισμός erscheint insgesamt fünf Mal (Offb 9,5; 14,11; 18,7.10.15) und ist zuerst in Offb 9,5 belegt.[59] Die Qualen, die die Heuschrecken den Menschen zufügen, werden als βασανισμός bezeichnet. In Offb 14,10–11 ist nun davon zu lesen, dass die Anhänger des Tieres (Offb 14,9) vor den Augen der Heiligen gequält werden und der Rauch ihrer Peinigung (βασανισμός) gen Himmel steigt. In Offb 18,7.10.15 spricht der Text von der Qual (βασανισμός), die Babylon erleiden muss. Offb 14 und Offb 18 sind wiederum mit der *Tag des Herrn*-Szene verkettet. Da Offb 9 mit diesen beiden Kapiteln verbunden ist, ist ein weiteres

[57] Zu den 144000 vgl. HUBER, Volk Gottes, 214–220; MÜLLER, Einhundertvierundvierzigtausend, 139–142; TAVO, Woman, 141 ff.; KARRER, Text, 21.

[58] Vgl. dazu TAVO, Woman, 146.

[59] Zum Gebrauch des Wortes in der Sapientia Salomonis vgl. BEALE, Revelation, 497.

Indiz dafür gefunden, Offb 9 als eine Verlängerung von Offb 6,12–17 zu lesen.

4.3 Der Tag YHWHs, der Krieg und die Beschreibung der Heuschrecken

4.3.1 Die Heuschrecken und der Krieg

Offb 19 und Offb 9 teilen sich zwei tragende Motivfelder: ἵππος und πόλεμος. Die Heuschrecken in Offb 9 werden mit Pferden verglichen, die für den Kampf bereitet sind (Offb 9,7), bzw. die sich in die Schlacht stürzen (Offb 9,9). Sowohl in Offb 9,7 als auch in Offb 9,9 hat Johannes also das Aussehen der Heuschrecken anhand von ἵππος und πόλεμος beschrieben. Beide Vokabeln erscheinen nun erneut in Offb 19. Der Messias sitzt auf einem Pferd (Offb 19,11.19.21) und seine Gefolgschaft, das Heer des Himmels, reitet ebenfalls auf Pferden (Offb 19,14). Ebenso hat Johannes das widergöttliche Heer als eine reitende Streitmacht dargestellt (Offb 19,18). Offb 19,19 spricht sogar explizit vom Krieg (πόλεμος), der zwischen diesen beiden reitenden Heeren ausgebrochen ist. Es besteht also eine Kontinuität zwischen den Heuschrecken der fünften Posaunenvision, deren Äußeres Pferden (ἵππος) gleicht, die für den Kampf (πόλεμος) gerüstet sind, und der tatsächlichen Beschreibung dieses Kampfes in Offb 19. Dass diese Schlacht dem Text zufolge am *Tag des Herrn* stattfindet, wurde bereits mehrmals gezeigt. Schließlich geht dies eindeutig aus Offb 16,14 hervor.

4.3.2 Ἑβραϊστί *in der Offenbarung –* Ἀβαδδών *und* Ἀπολλύων *und* Ἁρμαγεδών

Über Offb 19 vermittelt besteht eine Verbindung zwischen Offb 9 und Offb 16,14, wo der *Tag des Herrn* als Kriegsgeschehen geschildert wird (siehe oben). Daneben existiert noch eine direkte Parallele zwischen beiden Szenen. Nur in Offb 9,11 und Offb 16,16 hat Johannes seinen Motiven explizit einen hebräischen Namen gegeben und dies mit der Vokabel Ἑβραϊστί gekennzeichnet. Johannes nennt den König der Heuschrecken Ἀβαδδών und den Ort, an dem die große Schlacht des Gottestages stattfindet, Ἁρμαγεδών. Dass Johannes nirgends sonst explizit signalisiert, wenn er Hebraismen verwendet, kann sicherlich als ein Signal gedeutet werden. Weil der Seher nun aber nur bei den Heuschrecken und in der sechsten Schalenvision Ἑβραϊστί anführte, bleibt dem Idealleser gar nichts anderes übrig, als beide Szenen miteinander zu verbinden.

Exkurs: Ἑβραϊστί *in Offb 9* (Ἀπολλύων *und* Ἀβαδδών)

Die Heuschrecken haben laut Offb 9,11 einen König. Johannes gibt diesem König, den er als Engel des Abgrunds bezeichnet, sogar einen Namen. Auf Hebräisch lautet dieser Ἀβαδδών und auf Griechisch Ἀπολλύων. Ausleger haben verschiedenste Erklärungen für diese beiden Namen gefunden. Oftmals wurde Ἀβαδδών auf Hi 26,26; 28,22; 31,12; Ps 88,12; Spr 15,11 zurückgeführt, da dort von der Unterwelt die Rede ist und im hebräischen Text jeweils אבדון steht.[60] Von daher wurde versucht, eine Brücke zwischen Offb 9,11 und der Vorstellung einer Unterwelt zu schlagen. Ἀπολλύων wurde hingegen oftmals mit dem Gott Apollo in Verbindung gebracht.[61] Ich möchte hier eine weitere Interpretationsmöglichkeit anbieten, indem ich das mache, was Johannes vom Leser implizit verlangt. Er gibt durch den Gebrauch von Ἑβραϊστί und Ἑλληνικός implizit die Anweisung, Ἀπολλύων vom Griechischen und Ἀβαδδών vom Hebräischen abzuleiten. Ausleger haben das auch gemacht. Aus Ἀβαδδών wurde eine Form der Wortfamilie von אבד abgeleitet[62] und Ἀπολλύων haben Interpreten auf das Verb ἀπόλλυμι zurückgeführt.[63] Hier bleibe ich jedoch nicht stehen. Ich glaube, dass sich eine Überprüfung von ἀπόλλυμι in der LXX und von אבד im HT für die Auslegung lohnt. Hierbei fallen nämlich zwei Besonderheiten auf:

(1) ἀπόλλυμι ist in der LXX sehr häufig gebraucht worden, um אבד zu übersetzen (z.B. Ex 10,7; Lev 23,30; Num 16,33; 17,27; Dtn 7,24; 8,19; 28,20; Hi 30,2; Ps 119,95; Jes 27,13; 57,1; Jer 4,9; 6,21 etc.). Es besteht also eine natürliche Relation der beiden Vokabeln.

(2) In vielen Texten, die in Offb 9 eine Rolle spielen, ist eine Relation zwischen beiden Vokabeln festzustellen. In Jer 4,9; 6,21; 27,6 (LXX) und in Joel 1,11 wird אבד jeweils mit ἀπόλλυμι wiedergegeben. Joel 1,11 ist hierbei besonders interessant, denn dort wird die Dürrekatastrophe, die mit der Heuschreckenkatastrophe verzahnt ist, im griechischen und im hebräischen Text mit beiden Vokabeln zum Ausdruck gebracht.

Falls Johannes Joel auf Griechisch und auf Hebräisch gelesen hat, hätte er die genuine Relation von אבד und ἀπόλλυμι erkennen und daraus die Namen des Heuschreckenkönigs formen können. Diese – zugegebenermaßen vage – Deutung erhält ihre Berechtigung aus einer Leseanweisung des

[60] Vgl. dazu AUNE, Revelation 6–16, 534; KARRER, Motive, 64; BEALE, Revelation, 502; PRIGENT, Commentary, 316; LUPIERI, Commentary, 163.

[61] Vgl. dazu AUNE, Revelation 6–16, 535; SCHÜSSLER FIORENZA, Buch, 94; KARRER, Motive, 64; KARRER, Apoll, 228; BEALE, Revelation, 503. BÖCHER, Hellenistisches, 474; LUPIERI, Commentary, 163. Dagegen spricht sich PRIGENT, Commentary, 317 aus.

[62] Ähnlich BEALE, Revelation, 502.

[63] Vgl. AUNE, Revelation 6–16, 535; BEALE, Revelation, 504.

Sehers selbst. Schließlich nennt er den griechischen als auch den hebräischen Namen des Heuschreckenkönigs. Er leitet den Leser also dazu an, in griechischen und in hebräischen Texten, also in Texten, in denen die Ableitungen der Namen genuin aufeinander bezogen sind, nach seiner Bedeutung zu suchen.

5 Das Aussehen der Heuschrecken vor dem Hintergrund der prophetischen *Tag YHWHs*-Tradition

5.1 Wie sehen die Heuschrecken aus? – Isolation der Motive

Es lassen sich folgende Attribute, mit denen Johannes das Motiv der Heuschrecken geschmückt hat, isolieren.

1.	ἵππος	+	πόλεμος		
2.	στέφανος	+	χρυσός		
3.	πρόσωπον	+	ἄνθρωπος		
4.	θρίξ	+	γυνή		
5.	ὀδούς	+	λέων		
6.	θώραξ	+	σιδηροῦς		
7.	φωνή	+	ἅρμα	+	ἵππος + πόλεμος
8.	οὐρά	+	σκορπίος		

Das generelle Aussehen der Heuschrecken wird mit kriegerischen Elementen beschrieben (1.). Ebenso erinnern (2.), (6.) und (7.) an eine Schlacht. Johannes hat (7.) und (1.) sogar noch kongruent gestaltet (ἵππος + πόλεμος). Durch die semantische Überlappung werden die kriegerischen Züge noch stärker hervorgehoben. Ich möchte zeigen, dass viele dieser Attribute aus *Tag YHWHs*-Texte der Schriftprophetie stammen.

5.2 Rückführung der Motive

5.2.1 Rösser, die zum Kampf bereitet sind

5.2.1.1 Die Verbindung ἵππος + πόλεμος

Das Aussehen der Heuschrecken gleicht Rossen, die zum Kampf bereitet sind. Johannes hat hier die Substantive ἵππος und πόλεμος benutzt. Diese sprachliche Verbindung ist in der LXX häufig anzutreffen (Dtn 20,1; 1Kön 22,4; 2Kön 3,7; Jdt 1,13; 9,7; 1Makk 4,7; 8,6; Spr 21,31; PsSal 17,33; Hos 1,7; Sach 10,3.5; Jer 6,23; 27,43).[64] Es fällt sofort auf, dass sie ausschließlich bei der Beschreibung von kriegerischen Handlungen begegnet. Einige

[64] Im Neuen Testament begegnet sie hingegen nur in der Offenbarung (Offb 9,7; 9,9; 19,19).

dieser Passagen können der *Tag des Herrn*-Tradition zugerechnet werden (Spr 21,31; PsSal 17,33; Jer 27,43). Dies ist aber noch kein zwingender Beweis dafür, dass Johannes in Offb 9,7 auf diesen Vorstellungshorizont zurückgegriffen hat. Hingegen sieht die Sachlage etwas anders aus, wenn man die LXX nach der Verbindung ἀκρίς + πόλεμος + ἵππος, die Johannes in Offb 9,7 kreierte, durchsucht. Zwar ist eine direkte Kombination von ἀκρίς, πόλεμος und ἵππος außer in Offb 9,7 nirgends belegt, aber es gibt – wie bereits gesehen werden konnte – mehrere Stellen, die im Zusammenhang mit dem *Tag YHWHs* von einem kriegerischen Heer sprechen und dieses mit dem Motiv *Heuschrecke* verknüpfen (Am 7,1; Joel 1,4; 2,25; Jer 28,27). In einer dieser Stellen sind ἀκρίς und ἵππος sogar direkt aufeinander bezogen (Jer 28,27).

Jer 28,27 (LXX) [...] ἀναβιβάσατε ἐπ' αὐτὴν **ἵππον** ὡς **ἀκρίδων** πλῆθος
Offb 9,7 Καὶ τὰ ὁμοιώματα τῶν **ἀκρίδων** ὅμοια **ἵπποις** ἡτοιμασμένοις εἰς πόλεμον [...]

Hilfsübersetzung:

Jer 28,27	Bringt Rösser (Sg.) vor sie wie eine große Menge an Heuschrecken
Offb 9,7	Und die Formen der Heuschrecken gleich Pferden, die für die Schlacht bereitet sind

Die Parallele zwischen Jer 28,27 (LXX) und Offb 9,7 ist deutlicher als die zwischen Offb 9,7 und Joel 2,4 (LXX),[65] die von vielen Auslegern erkannt worden ist.[66] In beiden Stellen werden ἀκρίς und ἵππος mittels eines Vergleichspartikels (ὡς [Offb 9,7], bzw. das Adjektiv ὅμοιος) in eine Relation zueinander gesetzt. Die Beziehung zwischen Pferden und Heuschrecken ist dabei allerdings umgekehrt. In Jeremia werden Pferde mit Heuschrecken und in der Offenbarung Heuschrecken mit Pferden verglichen. Ansonsten ähneln sich beide Verse sehr stark. In Joel hingegen ist der Bezug zwischen ἀκρίς und ἵππος wesentlich indirekter. Joel 2,2.5 (LXX) spricht von einem herannahenden Volk, das dem Aussehen von Pferden gleicht (Joel 2,4 (LXX)) und in Joel 2,5 erfährt der Leser, dass das Volk zum Kampf bereit ist. Erst bei einer synoptischen Lektüre von Joel 1,4.6; 2,25 können Heuschrecken und Heer aufeinander bezogen werden. Lediglich die weiteren kontextuellen Parallelen zwischen und Joel 2,5 und Offb 9,8–9 (Wagenrasseln; zum Kampf bereitet) sprechen dafür, in Offb 9,7 eine Anspielung auf Joel 2,4 zu sehen. Aber selbst hierbei sind deutliche Differenzen festzustellen. Joel und die Offenbarung klaffen vor allem in der Beschreibung, dass das Volk/die Heuschrecken für den Kampf gerüstet sind, auseinander (siehe unten). Ob nun Joel 2,4 oder Jer 28,27 (LXX) Pate für Offb 9,7 gestanden hat, ist für den Zusammenhang der Untersuchung unwichtig,

---

65 Gegen PRIGENT, Commentary, 315.

66 Vgl. dazu GIESEN, Offenbarung, 218; BERGLER, Joel, 337; PRIGENT, Commentary, 315; BEALE, Revelation, 499; MÜLLER, Offenbarung, 194.

denn beide Text stehen der *Tag YHWHs*-Tradition sehr nahe. Das allein genügt, um die These der Arbeit zumindest Offb 9,7 betreffend zu bestätigen.

5.2.1.2 Zum Kampf bereitet

Dass das sprachliche Dreieck ἀκρίς + πόλεμος + ἵππος aus Offb 9,7 der *Tag YHWHs*-Tradition der Schriftprophetie entstammt geht deutlich aus der Formulierung ἵπποις ἡτοιμασμένοις εἰς πόλεμον hervor. Der Schlüssel hierzu ist das Verb ἑτοιμάζω. Die Verbindung ἵππος + πόλεμος + ἑτοιμάζω ist nämlich in der LXX nur in einem Text belegt, der der *Tag des Herrn*-Tradition zugerechnet werden kann.

Spr 21,31	**ἵππος**	ἑτοιμάζεται	εἰς	ἡμέραν πολέμου παρὰ δὲ κυρίου ἡ βοήθεια
Offb 9,7	**ἵπποις**	ἡτοιμασμένοις	εἰς	πόλεμον

Hilfsübersetzung:

Spr 21,31	Das Pferd wurde für den Tag der Schlacht bereitet; vom Herrn aber kommt die Unterstützung/Hilfe
Offb 9,7	Pferde, die für die Schlacht bereitet sind

Die Parallele zwischen Spr 21,31 (LXX) und Offb 9,7 ist größer als die zwischen Offb 9,7 und Joel 2,5. Dort ist zwar von einem Volk die Rede, das zum Kampf gerüstet ist. Allerdings ist in Joel weder ἵππος noch ἑτοιμάζω benutzt worden.

Joel 2,5 (LXX)	καὶ ὡς λαὸς πολὺς καὶ ἰσχυρὸς παρατασσόμενος	**εἰς πόλεμον**
Offb 9,7	[...] ἵπποις ἡτοιμασμένοις	**εἰς πόλεμον**

Hilfsübersetzung:

Joel 2,5	Und wie ein großes und starkes Volk in Formation gebracht für den Krieg
Offb 9,7	Pferde, die für die Schlacht bereitet sind

Auch hier ist es für den Untersuchungszusammenhang irrelevant, ob Johannes in Offb 9,7 auf Joel 2,5 oder auf Spr 21,31 angespielt hat. Beide Texte sprechen schließlich vom großen Tag.

5.2.2 Das Gesicht eines Menschen

Das Gesicht der Heuschrecken gleicht dem Gesicht eines Menschen (καὶ τὰ πρόσωπα αὐτῶν ὡς πρόσωπα ἀνθρώπων Offb 9,7). Dieses Motiv findet sich nicht in den *Tag YHWHs*-Texten der Schriftprophetie. In keiner der untersuchten Stellen wurden die Gesichtszüge der Insekten menschlich charakterisiert. Trotzdem ist innerhalb der Darstellung eine gewisse Ambivalenz zwischen animalischen und menschlichen Zügen aufgefallen. Sowohl in Jeremia als auch in Joel und in Amos besteht eine Spannung zwischen einem menschlichen Reiterheer und den Heuschrecken. Der Übergang zwischen beiden ist fließend. Eventuell wollte Johannes genau darauf in Offb 9,7 anspielen.

5.2.3 Das Gebiss eines Löwen

Die Heuschrecken haben ein Gebiss, dass dem von Löwen ähnelt (καὶ οἱ ὀδόντες αὐτῶν ὡς λεόντων ἦσαν Offb 9,8). Es ist ziemlich eindeutig, dass dieser Vergleich der *Tag YHWHs*-Tradition entstammt. Schließlich ist die sprachliche Verbindung ὀδούς + λέων in der LXX äußerst selten (Ps 57,7 (LXX); Sir 21,2; Joel 1,6). Nur in Joel 1,6 ist sie in einem Kontext beheimatet, der von Heuschrecken spricht.[67] Zwischen Joel 1,4 und Joel 1,6 besteht ein thematischer Bruch. Der Übergang von den in Joel 1,4 skizzierten Heuschrecken zum Fremdvölkeransturm (Joel 1,6) ist fließend (siehe oben), so dass in der Schwebe bleibt, ob die Heuschrecken und das Feindesheer identisch sind (vgl. auch Joel 2,25). Jedenfalls wird dieses Feindesheer in Joel 1,6 näher beschrieben, wobei die dort verwendeten Motive von Johannes zur Charakterisierung seiner Heuschrecken aufgegriffen worden sind. Beide besitzen Löwenzähne.

Joel 1,6 (LXX)	[...]	οἱ ὀδόντες αὐτοῦ ὀδόντες **λέοντος** [...]
Offb 9,8	[...]	καὶ οἱ ὀδόντες αὐτῶν ὡς **λεόντων** ἦσαν

Hilfsübersetzung:

Joel 1,6	Seine Zähne (wie) Zähne eines Löwen
Offb 9,8	Und ihre Zähne waren wie (die von) Löwen

In Joel sind Zähne wie Löwen ein Attribut, mit dem zunächst das Feindesvolk näher bestimmt wird. Sie können aber indirekt auf die Heuschrecken bezogen werden, da zum einen eine grundlegende Ambivalenz zwischen dem Heer und dem Insektenschwarm besteht. Zum anderen sind Zähne Fresswerkzeuge und die Heuschrecken werden als fressende Schädlinge dargestellt. In der Offenbarung ist diese Mehrdeutigkeit nur noch im Subtext zu spüren, denn dort besitzen die Heuschrecken Zähne wie Löwen. Jedoch besteht auch hierbei ein Spannungsverhältnis zwischen Heuschrecken und dem eschatologischen Heer (siehe oben).

5.2.4 Brustpanzer

Die Brust der Heuschrecken wird mit einem Sprachspiel beschrieben, das aus dem Militärwesen stammt.[68] Sie gleicht eisernen Brustpanzern (καὶ εἶχον θώρακας ὡς θώρακας σιδηροῦς Offb 9,9). θώραξ ist in der LXX stets in Kontexten anzutreffen, in denen kriegerische Darstellungselemente eine Rolle spielen (1Sam 17,5; 1Kön 22,34; 2Chr 18,33; 26,14; Neh 4,10;

[67] Vgl. dazu BEALE, Revelation, 501; AUNE, Revelation, 6–16, 533.
[68] Vgl. dazu BEALE, Revelation, 501.

1Makk 3,3; 6,2.43; Hi 41,5.18; Weish 5,18; Sir 43,20; Jes 59,17; Jer 26,4 (LXX); Ez 38,4). Von einem eisernen Panzer ist in der LXX hingegen nirgends die Rede. Allerdings sind in zwei Texten θώραξ und ἵππος aufeinander bezogen (Jer 26,4 (LXX); Ez 38,4). Diese Kombination ist auch in Offb 9,9.17 zu finden. Ez 38 kann sogar der *Tag YHWHs*-Tradition zugerechnet werden. Ob diese beiden Texte im Hintergrund von Offb 9,9 stehen, bleibt ungewiss. Für eine solche Schlussfolgerung fehlen einfach weitere Indizien. In diesem Falle ist es für den Zusammenhang der Arbeit sogar irrelevant, ob θώραξ besonders häufig in *Tag des Herrn*-Texten erscheint. Wesentlich bedeutender ist, dass die Vokabel fast ausschließlich zur Beschreibung eines Heeres verwendet wurde, denn kriegerische Darstellungen selbst sind fester Bestandteil der *Tag YHWHs*-Tradition und in solche sind die Heuschrecken aus Offb 9 eingebettet.

5.2.5 Das Rauschen von Flügeln und der Kriegslärm eines Heeres

Der Flügelschlag der Heuschrecken[69] gleicht dem Lärm von Streitwägen, die in den Krieg ziehen (καὶ ἡ φωνὴ τῶν πτερύγων αὐτῶν ὡς φωνὴ ἁρμάτων ἵππων πολλῶν τρεχόντων εἰς πόλεμον Offb 9,9). Eine Verbindung von φωνή mit ἅρμα ist in der LXX in 1Kön 21,25; 2Kön 7,6; Joel 2,5; Nah 3,2; Jer 6,23; Jer 29,3; Ez 26,10 anzutreffen. Noch übersichtlicher werden die Belege, wenn man die Suchbegriffe langsam an die Semantik von Offb 9,9 angleicht. Die Kombination φωνή + ἅρμα + πόλεμος + ἵππος ist nur noch zwei Mal belegt (Joel 2,4–5; Jer 6,23). Von daher müssen Jer 6,23 und Joel 2,5 näher betrachtet werden, um zu entscheiden, welcher der beiden sich hinter Offb 9,9 verbergen könnte.[70]

Jer 6,23 (LXX)	[…] **φωνὴ** αὐτοῦ **ὡς** θάλασσα κυμαίνουσα ἐφ' ἵπποις καὶ **ἅρμασιν** παρατάξεται ὡς πῦρ εἰς πόλεμον πρὸς σέ […]
Joel 2,4–5 (LXX)	ὡς ὅρασις ἵππων ἡ ὄψις αὐτῶν καὶ ὡς ἱππεῖς οὕτως καταδιώξονται **ὡς φωνὴ ἁρμάτων** ἐπὶ τὰς κορυφὰς τῶν ὀρέων ἐξαλοῦνται […] καὶ ὡς λαὸς πολὺς καὶ ἰσχυρὸς παρατασσόμενος εἰς πόλεμον
Offb 9,9	[…] **ὡς φωνὴ ἁρμάτων** ἵππων πολλῶν τρεχόντων εἰς πόλεμον

Hilfsübersetzung:

Jer 6,23:	Ihre Stimme wie das rauschende Meer; auf Pferden und Wägen werden sie (Sg.) bereitet sein für die Schlacht gegen dich wie Feuer
Joel 2,4–5	Wie das Ansehen von Pferden (ist) ihr Ansehen und wie Pferde so werden sie jagen

---

[69] Eine direkte grammatikalische Verbindung von φωνή und πτέρυξ ist in der LXX nur in Ezechiel anzutreffen (Ez 1,24; 3,13; 10,5). Dort wurde damit stets der Thronwagen Gottes näher bestimmt. Ich bezweifle aber, dass Johannes in Offb 9,9 auf Ezechiel anspielen wollte. Schließlich besitzen Heuschrecken von Natur aus Flügel.

[70] Zum Verhältnis von Joel 1–2 und Jer 4–6 vgl. MÜLLER, Zukunft, 175.

Wie die Stimme von Streitwägen (so) werden sie über die Spitzen der Berge springen und [...] wie ein großes und starkes Volk in Formation gebracht für die Schlacht

Offb 9,9 Wie die Stimme von Streitwägen vieler Pferde, die in die Schlacht laufen

Joel 2,5 und Offb 9,9 weisen starke grammatikalische und semantische Parallelen auf.[71] Die Gemeinsamkeiten zwischen Jer 6,23 (LXX) und Offb 9,9 sind hingegen rein lexikalischer Natur. In Joel und in der Offenbarung wurde beide Male der Ausdruck ὡς φωνὴ ἁρμάτων benutzt. In Jer 6,23 finden sich zwar ebenfalls ὡς, φωνή und ἅρμα, allerdings sind diese dort nicht aufeinander bezogen. Alle drei Texte sprechen zwar von ἵππος, die allerdings nur in der Offb grammatikalisch mit ἅρμα in Verbindung stehen. In jedem der Texte wurde auch der Ausdruck εἰς πόλεμον verwendet, aber dennoch steht Offb 9,9 Joel 2,4–5 näher als Jer 6,23 (LXX). Auch hier ist es für die These eigentlich nebensächlich, ob in Offb 9,9 auf Joel 2,4–5 oder Jer 6,23 (LXX) angespielt wurde, da beide Texte dem Umfeld der *Tag YHWHs*-Tradition zugerechnet werden können. Joel 2,4–5 ist ein direkter *Tag YHWHs*-Text und Jer 4–6 ist mit diesem Vorstellungskreis sehr stark verwandt.[72]

6 Der Krieg in der Offenbarung und der *Tag des Herrn* in der frühjüdischen Literatur

Zu Beginn des Kapitels wurde festgestellt, dass der *Tag YHWHs* in der Schriftprophetie sehr häufig als Kriegsgeschehen gezeichnet worden ist. Nicht wenige *Tag YHWHs*-Texte überschneiden sich auch mit der Nordfeindtradition, bzw. mit Texten, die den Ansturm der Fremdvölker darstellen. Die ältere Forschung hat sogar die These aufgestellt, der Heilige Krieg sei die Wiege des *Tag des Herrn*.[73] Natürlich lässt sich diese Annahme nicht verifizieren, da in diesen Texten sehr viele unterschiedliche Vorstellungen eine Rolle spielen. Dennoch ist Krieg in dieser Tradition ein sehr wichtiges Stilelement. N. Wendebourg hat nun aber festgestellt, dass die

[71] Vgl. dazu AUNE, Revelation, 533.

[72] Beide Texte beziehen sich schließlich aufeinander. Vgl. dazu MÜLLER, Zukunft, 175. Zu Jer 4 als *Tag YHWHs*-Text vgl. die Diskussion bei ZAPFF, Prophetie, 68.

[73] Vgl. dazu ZAPFF, Prophetie, 77–80.

Rede vom Tag YHWHs als Kriegsgeschehen[74] in der Literatur aus der Zeit des Zweiten Tempels nahezu[75] vollständig verschwunden ist. Dies trifft für die Offenbarung jedenfalls nicht zu. Dort ist die Vorstellung einer endzeitlichen Schlacht klar und deutlich mit dem großen Gottestag verknüpft. Es existieren zahlreiche Relationen zwischen der Endschlachtszene und Offb 6,12–17, in Offenbarung 16 wurde der große Tag sogar als Tag der Schlacht bezeichnet und auch Offb 9 berührt Offb 19; 6,12–17; 16,14. Zudem ist die fünfte Posaunenvision ein Sammelsurium von Anspielungen auf die unterschiedlichsten Tag YHWHs-Texte, die von einem Krieg sprechen. Nicht nur Joel, sondern sehr viele Texte aus dem Umfeld dieserTradition wurden dort rezipiert. Diese intertextuellen Relationen sind sogar deutlicher als die Bezüge auf die Heuschreckenplage des Plagennarrativs. Die apokalyptischen Heuschrecken müssen voll und ganz vor dem Hintergrund einer kriegerischen *Tag des Herrn*-Vorstellung begriffen werden. Das verleitet aber zu einer These. Schließlich ist es äußerst bemerkenswert, dass die Johannesoffenbarung wieder intensiv auf Krieg als Stilmittel zurückgegriffen hat, wohingegen diese in den *Tag des Herrn*-Texten der postprophetischen Literatur und des Neuen Testaments verschwunden sind. Von daher glaube ich, dass das Sprachspiel, das Johannes für seine Darstellung des *Tag des Herrn* benutzte, zutiefst von der Schriftprophetie beeinflusst ist.

---

[74] Dies gilt nicht für die Vorstellung einer eschatologischen Schlacht im Generellen (z.B. 1Hen 56,7; 90; 16–19; Sib 3,663–668). Vgl. dazu AUNE, Revelation 6–16, 896. Ich beziehe mich hier auf die Verbindung zwischen kriegerischen Darstellungselementen und der Rede vom *Tag des Herrn*. Vgl. dazu WENDEBOURG, Tag, 136.

[75] 1QM ist hier eine der wenigen Ausnahmen. Vgl. dazu Anm. 17 in diesem Kapitel.

Kapitel IX

Zusammenfassung

1 Die Rezeption von Ex 7–11 in den Posaunen- und Schalenvisionen und der Tag des Herrn

Die Auslegung der Plagenrezeption war in weiten Teilen davon bestimmt, ob der jeweilige Kommentator die Offenbarung als eine chronologisch verlaufende Erzählung oder eine Aneinanderreihung sich rekapitulierender Passagen gelesen hat. Vertreter der chronologischen Position sahen in den Plagen Warnungen, die zur Umkehr motivieren sollten, wohingegen jene, die der Rekapitulationstheorie gefolgt sind, sie als endgültige Strafen Gottes interpretiert haben. Die Lektüre von Ex 7–11 selbst hat dagegen ergeben, dass keine der beiden Positionen gerechtfertigt ist, denn in dieser Erzählung spielen moralische Anliegen nur eine untergeordnete Rolle. In Johannes einen kreativen Schriftinterpreten zu sehen und zeitgleich die ägyptischen Plagen vor dem Hintergrund eines *Sünde-Strafe-Umkehr*-Schemas auf die Apokalypse zu übertragen, schließt sich dementsprechend gegenseitig aus.[1] Schließlich sperren sich die Texte selbst gegen einen naiven Vergleich. Man muss schon ein Zwischenglied zwischen Ex 7–11 und den Posaunen- und Schalenvisionen annehmen, womit die Interpretation des Exodustexts erklärt werden kann, um hinter dem Autor der Offenbarung noch einen kreativen Ausleger der Schriften zu vermuten. Forscher, die die Wirkungs- und Rezeptionsgeschichte von Ex 7–11 berücksichtigten, waren aber ebenso davon bestimmt, ob die ägyptischen Plagen Warnungen oder Strafen seien. Sie haben versucht, dies jeweils durch die Lektüre von Texten, in denen Ex 7–11 verarbeitet worden ist, zu zeigen. Dabei haben sie aber nur Texte herangezogen, die Johannes mit großer Wahrscheinlichkeit nicht zur Verfügung gestanden haben. Ob die Schriften Israels, also Schriften, die Johannes sicher gekannt hat, das Bindeglied zwischen Ex 7–11 und den Posaunen- und Schalenvisionen sind, wurde in der Apokalypseforschung noch nicht untersucht. B.S. Childs hat dies in seinem großen Exoduskommentar sogar ausgeschlossen.[2] Ich stimme dem nicht zu. Meines Erachtens lässt sich die Plagenrezeption in der Apokalyp-

[1] Er hätte schon Ex 7–11 gegen den Kontext der Erzählung lesen müssen.
[2] Vgl. dazu CHILDS, Exodus, 163.

se vor dem Hintergrund der *Tag des Herrn*-Tradition, die in der Schriftprophetie grundgelegt ist, interpretieren. Folgende Punkte sprechen dafür, dass der große Gottestag Johannes den Rahmen für die Plagenrezeption vorgegeben hat:

(1) Der Plagennarrativ konnte bereits an der Wende vom ersten zum zweiten Jahrhundert prinzipiell mit dem *Tag des Herrn* assoziiert werden. Viele Texte der *Tag YHWHs*-Tradition der Schriftprophetie enthalten Motive, die in Ex 7–11 ebenso eine gravierende Rolle gespielt haben. Sicherlich sind diese Berührungspunkte in den meisten Fällen nicht intendierte Motivüberschneidungen gewesen, aber dennoch eröffnen sie ein Assoziationspotential zwischen den ägyptischen Plagen und dem *Tag des Herrn*. Johannes kannte mit großer Wahrscheinlichkeit vier solcher Texte (Joel 3; Jes 34; (Jes 50); Ez 38). Er hat sie rezipiert, um seine eigene *Tag des Herrn*-Szene (Offb 6,12–17) zu gestalten. Sicherlich ist dies noch kein zwingender Beweis dafür, dass Johannes die ägyptischen Plagen vor dem Hintergrund seiner *Tag des Herrn*-Vorstellung aufgegriffen hat. Zumindest kann man aber mit der Möglichkeit rechnen, dass er die ägyptischen Plagen als Begleiterscheinungen des großen Gottestages lesen hätte können.

(2) Der Verdacht, die Rezeption von Ex 7–11 und der *Tag des Herrn* stünden in einer Verbindung, erhärtete sich nach einer textimmanenten Betrachtung der Posaunen- und Schalenvisionen. Es konnte eine literarische Abhängigkeit der Plagenrezeption in diesen Textabschnitten von Offb 6,12–17 gezeigt werden. Die große *Tag des Herrn*-Szene ist der Ausgangspunkt eines sprachlichen Netzwerks, in das nahezu alle aus Ex 7–11 stammenden Motive eingebunden sind. γίνομαι ist eines seiner Leitworte, womit Johannes auch die Leitmotive aus Ex 7–11 in seinen Text eingebaut hat. Zudem bestehen Stichwort- und Motivverknüpfungen zwischen jenen Stellen, in denen auf die ägyptischen Plagen angespielt wird, und der *Tag des Herrn*-Szene selbst.

(3) Ausleger haben erkannt, dass Johannes Ex 7–11 universalisiert hat. Auch hierbei besteht ein Zusammenhang zwischen der Rezeption des Plagennarrativs und dem *Tag des Herrn*. Offb 6,12–17 ist nämlich der Beginn einer veränderten Darstellung des literarischen Raumes, die Johannes durch eine geschickte Leitwortführung initiierte. Der kosmologische Bezug aller ab Offb 6,12 beschriebenen Ereignisse tritt dadurch im Vergleich zu den ersten fünf Siegelvisionen deutlich in den Vordergrund und das universelle Ausmaß des *Tag des Herrn* wird betont. Diese Modifikation betrifft nicht nur Offb 6,12–17, sondern auch die Posaunen- und die Schalenvisionen. Auch die Plagenrezeption fügt sich in das ab Offb 6,12 beginnende Raumkonzept ein. Johannes hat dementsprechend die Auswirkungen der Plagen durch ein Zusammenspiel von intratextuellen Anspielungen auf

explizite Schöpfungsaussagen und einer Rezeption eines schöpfungstheologischen Sprachspiels auf die gesamte Schöpfung geweitet.

Die hier vertretene Auslegung fügt nebenbei auch noch etwas zu den bisherigen Untersuchungen der Schöpfung in der Offenbarung hinzu. Diese konzentrierten sich zumeist nur auf ihre expliziten Schöpfungstexte oder ihre Neuschöpfungsaussagen. Die Posaunen- und Schalenvisionen haben sie i.d.R. ausgelassen. Es konnte gezeigt werden, dass der dort skizzierte Raum ebenso die Schöpfung Gottes ist, denn er wurde durch Anspielungen auf eine ganze Reihe von Schöpfungstexten der Schriften Israels gestaltet.

(4) Die ägyptischen Plagen im Kontext der Schalenvisionen haben – wie bereits E. Schüssler Fiorenza festgestellt hat – eine andere Funktion als in den Posaunenvisionen. In Offb 16 fungieren sie als identitätsstiftende Ausschlussmechanismen und als solche sollen sie die Demarkationsforderungen der Sendschreiben unterstützen, mit denen sie sprachlich in Kontakt stehen. Auch dies lässt sich vor dem Hintergrund des *Tag des Herrn* erklären, denn derartige Ausschlussmechanismen sind typisch für die *Tag des Herrn*-Tradition des ersten und zweiten Jahrhunderts. Dies brachte eine Analyse der Genese des Vorstellungskreis zum Vorschein. Dabei spielen Beispiele aus der Geschichte Israels, die die Funktion des jeweiligen Ausschlussmechanismus erklären sollen, eine wichtige Rolle (Mt; Jud; 2Petr). Die ägyptischen Plagen in Offb 16 funktionieren in einer analogen Weise wie diese *biblischen Exempel*. Johannes hat aber hierfür die ägyptischen Plagen nicht *uminterpretiert*, sondern Anspielungen auf Ex 7–11 so wie sie in der deuteronomisch-deuteronomistischen Literatur begegnen verwendet. Die ägyptischen Plagen sind hier als identitätsstiftende Drohgebärden gebraucht worden. Deuteronomisch-deuteronomistisches Denken selbst ist zudem der *Tag des Herrn*-Tradition keineswegs fremd, denn der wohl früheste greifbare Text (Mal 3), in dem die Rede vom großen Gottestag eine identitätsstiftende Funktion besitzt, erzeugt diese durch einen regen Gebrauch davon.

(5) In Kapitel VII wurde Offb 18,4 betrachtet. Ausleger haben hier eine Anspielung auf die Tradition des zweiten Exodus vermutet, vor deren Hintergrund sie die ägyptischen Plagen in Offb 16 gelesen haben. Ich bin zu einem anderen Ergebnis gekommen. Überprüft man nämlich die Intertexte von Offb 18,4 stößt man auf Jer 50–51 (HT) [27–28 (LXX)]. In diesem Text finden sich wiederum weitere Hinweise darauf, dass die Rezeption von Ex 7–11 und der *Tag des Herrn* etwas miteinander zu tun haben könnten. Jer 50–51 (HT) [27–28 (LXX)], der als *Tag des Herrn*-Text gelesen werden kann, enthält sehr viele Motive, die ohne weiteres als Anspielungen auf Ex 7–11 ausgelegt werden können. Auch hier findet sich dasselbe Assoziationspotential wie in jenen Texten, die in Kapitel III untersucht worden sind. πληγή erscheint in Jer 27,13 (LXX) im Kontext einer Aus-

zugsforderung aus Babylon, die mit der Zerstörung der Stadt begründet wird. Auch in Offb 18,4 ist πληγή im gleichen Zusammenhang belegt, nur mit dem Unterschied, dass Johannes durch diese Vokabel eine Anspielung auf die Exodusrezeption in Offb 16 geschaffen hat. Johannes hat also Jer 27 schlichtweg interpretiert.

Zudem wird in Jer 51,27 (HT) [28,27 (LXX)] ein Heer mit Heuschrecken verglichen. Dies wird in der *Tag des Herrn*-Tradition aufgegriffen und mit Anspielungen auf Ex 7–11 kombiniert (Joel 1–2; Am 7,1–2 (LXX)). Auch in der Bilderwelt von Offb 9 verschmelzen Anspielungen auf die ägyptischen Heuschrecken mit der Skizzierung eines Heeres.

(6) Im letzten Kapitel der Arbeit wurde Offb 9 analysiert. Dass die Heuschrecken der fünften Posaunenvision die *Tag des Herrn*-Tradition berühren, ist allgemein bekannt. Schließlich haben viele Ausleger darauf hingewiesen, dass Johannes in diesem Text Anspielungen auf Joel 1–2 und auf die ägyptischen Heuschrecken zusammenlaufen hat lassen. Trotzdem konnte der bisherige Forschungsstand noch um einige Punkte erweitert werden. Neben Bezügen auf das Joelbuch hat Johannes hier sehr viele Texte rezipiert, in denen von einem großen Gottestag die Rede ist oder die große Ähnlichkeiten mit dieser Tradition aufweisen. Die Beschreibung der Heuschrecken ist mit gutem Gewissen als eine Collage von *Tag des Herrn*-Texten zu bezeichnen. Selbst die Passage der fünften Siegelvision, die in den Kommentaren sehr häufig auf Ex 10,1–20 zurückgeführt wurde, entpuppte sich als eine Rezeption von Am 7,1–2 (LXX). Ein Blick auf Am 7,1–2 (LXX) brachte zudem zum Vorschein, dass die LXX-Übersetzer neben Bezügen zur Gog-Tradition – was weitgehend bekannt ist – eine Anspielung auf die Plagentradition hergestellt haben. Am 7,1–2 (LXX) ist also auch ein Text, der eine Assoziation zwischen dem *Tag des Herrn* und den ägyptischen Plagen ermöglicht.

Zudem konnten auch bei den Heuschrecken in Offb 9 starke intertextuelle Rückbezüge auf Offb 6,12–17 festgestellt werden.

2 Rechtfertigung der Multiperspektive und der Textauswahl

Die Offenbarung wurde *multiperspektivisch* gelesen. In vielen Details wurde fokussiert, mit welchen sprachlichen Signalen – seien es intratextuelle Stichwort- und Motivverknüpfungen oder Anspielungen auf andere Texte – Johannes die Leitmotive aus Ex 7–11 kombiniert hat. Anders als in *multiperspektivischen* Arbeiten des produktionsorientierten Paradigmas halte ich Johannes gerade nicht für einen Autor, der Intertexte nur als Motivspender benutzt hat. Es hat sich das Profil eines Verfassers herauskristallisiert, der Texte synchron gelesen und das in ihnen genuin angelegte

Assoziationspotential mit anderen Texten wahrgenommen und reflektiert hat. R. Hays hat dies in jüngster Zeit für die Intertexte gezeigt, die Johannes zur Konstruktion von christologischen Aussagen rezipiert hat.[3]

Natürlich stößt man hier an die methodischen Grenzen der historischen Forschung. Schließlich soll hier nicht propagiert werden, den Autor und seine spezifische Rezeptionsweise gekannt zu haben. Rückschlüsse auf Johannes können einzig und allein aus dem Text selbst gezogen werden und der legt es nahe, dass die ägyptischen Plagen in der Offenbarung vor dem Hintergrund des Gottestags rezipiert worden sind. Dies führt zugleich zu einem weiteren Punkt - der Rechtfertigung der Textauswahl. Da die methodischen Prämissen auf den Text der Offenbarung verweisen, habe ich auch nur solche Intertexte zur Interpretation herangezogen, die in einer deutlich nachweisbaren Relation mit ihm stehen. Man kann von ihnen ausgehen, dass Johannes sie mit großer Wahrscheinlichkeit gekannt hat. Hierbei unterscheide ich mich von den bisherigen Forschungsansätzen, die anhand von Texten, in denen Ex 7–11 zwar verarbeitet worden ist, die aber selbst die Offenbarung nicht berühren, Rückschlüsse auf das Rezeptionsverhalten von Johannes ziehen wollten. Die Schriftprophetie und die Tora hingegen hat Johannes gekannt. Hier konnte ich eine synchrone Verbindung zwischen der Bilderwelt der Plageerzählung und Motiven der *Tag des Herrn*-Tradition nachweisen. Das Heuschreckenmotiv ist nur eines von vielen Exempeln dafür. Die Verbindung zwischen Motiven, die an Ex 7–11 erinnern, und dem großen Gottestag war kein Novum des Sehers, sondern bereits in der Bilderwelt der Schriftprophetie vorgezeichnet.

3 Der Tag des Herrn in der Offenbarung – das Profil einer Tradition

Eines der untergeordneten Ziele der Arbeit war es, ein Profil des *Tag des Herrn* in der Johannesoffenbarung zu gewinnen. Dies ist ein Desiderat der Forschung zum Gottestag. Ausleger, die zu diesem Thema arbeiteten, konzentrierten sich zwar auf die Offenbarung, jedoch meistens nur auf Offb 6,12–17 und Offb 16,14. Sie stellten fest, dass Johannes in diesen Szenen die *Tag des Herrn*-Tradition aufgegriffen und verarbeitet hat. Die isolierte Betrachtung dieser beiden Passagen wird allerdings der literarischen Charakteristik der Offenbarung nicht gerecht. Sie ist schließlich eine Schrift, die auf intensiven Stichwort- und Motivverknüpfungen aufgebaut ist. Viele Szenen werden durch literarische Schnittstellen miteinander vernetzt und müssen bei der Interpretation gemeinsam betrachtet werden. So ist es auch

[3] Vgl. dazu HAYS, Witness, 79.

bei jenen Passagen, die den *Tag des Herrn* erwähnen. Um das Profil des Gottestag zu erkennen, muss man den literarischen Verknüpfungen, die in Offb 6,12–17 und Offb 16,14 grundgelegt worden sind, durch die gesamte Offenbarung hindurch folgen. Hierbei lassen sich zwei verschiedene Arten von Verbindungslinien erkennen – engere und weitere:

(1) Offb 6,12–17 ist der Ausgangspunkt einer Reihe von sprachlichen Modifikationen, die Offb 6,12–16,21 als eine kohärente Einheit erscheinen lassen. Viele Passagen der Posaunen- und Schalenvisionen verweisen auf Offb 6,12–17 zurück und erscheinen somit als eine detailliertere Darstellung des *Tag des Herrn.* Die siebte Schale, in der das Gericht über Babylon zusammengefasst wird, und Offb 6,12–17 bilden sogar eine Klammer, wodurch die Kohärenz des Abschnitts deutlich herausgestellt wird.

(2) Johannes hat zudem über Stichwort- und Motivverknüpfungen den *Tag des Herrn* mit dem Gericht über Babylon in Offb 17,1–18,24, der Endschlachtszene in Offb 19,11–21 und dem universellen Gericht in Offb 20,11–15 verbunden. Abstrahiert man diese literarischen Berührungspunkte, ereignen sich am großen Gottestag eine Endschlacht, der Untergang Babylons und das allgemeine Gericht über die Toten. Diese Charakteristik ist keine Erfindung von Johannes, sondern im Traditionsfeld des großen Gottestags selbst verankert. Bereits in der Schriftprophetie ist davon zu lesen, dass Gott an seinem Tag Babylon zerstören wird. Ebenso berichtet die prophetische Literatur von einer Schlacht des großen Gottestages.

Hier muss zudem auf eine Besonderheit aufmerksam gemacht werden. Nach N. Wendebourg ist die Rede vom *Tag des Herrn* als *Tag des Krieges* in der postprophetischen Literatur eine Randerscheinung.[4] Dies gilt nicht für die Endschlacht im Allgemeinen,[5] sondern für die Verbindung zwischen ihr und dem Gottestag. Johannes hat aber den Gottestag wieder mit kriegerischen Elementen dargestellt. Es lässt sich also mutmaßen, der Seher habe hierbei auf ein Sprachspiel der Schriftprophetie zurückgegriffen. Beim universellen Gericht sieht die Sachlage hingegen anders aus. In den Schriften Israel ist die Vorstellung vom Gottestag noch ohne eine Gerichtsszene entwickelt worden. Erst in der postprophetischen Literatur sind beide Traditionen miteinander verschmolzen und im ersten und zweiten Jahrhundert können sie nicht mehr voneinander getrennt werden, wovon die Schriften des Neuen Testaments zeugen. Hier hat Johannes offenbart, dass er ein „Kind seiner Zeit" gewesen ist und auf die zeitgenössische *Tag des Herrn*-Vorstellung zurückgegriffen hat. Nichtsdestotrotz hat er diese Vorstellungen in ein Sprachspiel gekleidet, dass aus der Schriftprophetie stammt. Dem Ergebnis, mit dem viele Untersuchungen zur Offenbarung

---

[4] Vgl. dazu WENDEBOURG, Tag, 136.

[5] Vgl. dazu Kapitel VIII Anm. 16.

geschlossen haben, Johannes sei ein kreativer Schriftinterpret, der Texte zeitgeschichtlich aktualisiert ausgelegt und interpretiert hat, kann sich diese Untersuchung voll und ganz anschließen.

Literaturverzeichnis

1 Primärquellen

ELLIGER, K./RUDOLPH, W. (Hg.), Biblia Hebraica Stuttgartensia, Stuttgart [5]1997. (BHS)
NOVUM TESTAMENTUM GRAECE, begründet von Eberhard und Erwin Nestle. Herausgegeben von Barbara und Kurt Aland, Johannes Karavidopoulos, Carlo M. Martini, Bruce M. Metzger, 28. rev. Aufl. Hg. v. Institut für Neutestamentliche Textforschung Münster/Westfalen unter der Leitung von Holger Strutwolf, Stuttgart 2012.
SCHNEEMELCHER, W. (Hg.), Neutestamentliche Apokryphen in deutscher Übersetzung.
Apostolisches Apokalypsen und Verwandtes, Bd. 2, 5. Auflage der von Edgar Hennecke begründeten Sammlung, Tübingen 1989.
SEPTUAGINTA. Id est Vetus Testamentum graece iuxta LXX interpretes, edidit Alfred Rahlfs, Stuttgart o.J. [1935/1979].

2 Hilfsmittel

BIBLEWORKS for Windows. Windows 98/XP Release. Copyright © 2003 BibleWorks, LLC, Version 6.0.005y.
LUST, J./EYNIKEL, E./HAUSPIE, K., Greek-English Lexicon of the Septuagint. Revised Edition, Stuttgart 2003.

3 Sekundärliteratur

ALKIER, S., Die Bibel im Dialog der Schriften und das Problem der Verstockung in Mk 4. Intertextualität im Rahmen einer kategorialen Semiotik biblischer Texte, in: Alkier, Stefan/Hays, Richard (Hg.), Die Bibel im Dialog der Schriften. Konzepte intertextueller Bibellektüre, Tübingen 2005.
–: Die Johannesapokalypse als „ein zusammenhängendes Ganzes“, in: Labahn, M./ Karrer, M. (Hg.), Die Johannesoffenbarung, ihr Text und ihre Auslegung, Arbeiten zur Bibel und ihrer Geschichte 38, Leipzig 2012, 147–171.
–: The Book of Re(ve)lation: How to Read Intertextually, in: Merkt A./Nicklas, T./ Verheyden, J. (Hg.), Ancient Christian Interpretations of „Violent Texts“ in the Apocalypse, StUNT 92, Göttingen 2011, 288–303.
AMELING, W., Der kleinasiatische Kaiserkult und die Öffentlichkeit. Überlegungen zur Umwelt der Apokalypse, in: Ebner M./Esch-Wermeling, E. (Hg.), Kaiserkult, Wirtschaft und spectacula. Zum politischen Umfeld der Offenbarung, NTOA/StUNT 72, Göttingen 2011, 15–54.

ARCARI, L., Early Jewish Background of the War Scenes in the Revelation, in: Verheyden, J./Nicklas, T./Merkt, A. (Hg.), Ancient Christian Interpretations of „Violent Texts“ in the Apocalypse, NTOA/StUNT 92, Göttingen 2011, 9–27.

AUNE, D.E., From the Idealized Past to the Imaginary Future. Eschatological Restoration in Jewish Apocalyptic Literature, in: Aune, D.E. (Hg.), Apocalypticism, Prophecy and Magic in Early Christianity. Collected Essays, WUNT 199, Tübingen 2006, 13–38.

–: Qumran and the Book of Revelation, in: Aune, D. E., Apocalypticism, Prophecy and Magic in Early Christianity, WUNT 199, Tübingen 2006, 79–98.

–: Revelation 1–5, WBC 52a, Waco 1997.

–: Revelation 6–16, WBC 52b, Nashville 1998.

–: Revelation 17–22, WBC 52c, Nashville 1998.

–: Stories of Jesus in the Apocalypse of John, in: Aune, D.E. (Hg.), Apocalypticism, Prophecy and Magic in Early Christianity, WUNT 199, Tübingen 2006, 190–211.

–: The Apocalypse of John and Palestinian Jewish Apocalyptic, in: Aune, D.E. (Hg.), Apocalypticism, Prophecy and Magic in Early Christianity. Collected Essays, WUNT 199, Tübingen 2006, 150–174.

–: The Apocalypse of John and the Problem of Genre, in: Aune, D.E. (Hg.), Apocalypticism, Prophecy and Magic in Early Christianity. Collected Essays, WUNT 199, Tübingen 2006, 39–65.

–: The Form and Function of the Proclamations to the Seven Churches (Revelation 2–3), in: Aune, D.E. (Hg.), Apocalypticism, Prophecy and Magic in Early Christianity. Collected Essays, WUNT 199, Tübingen 2006, 212–232.

–: The social matrix in the Apocalypse of John, in: Aune, D.E. (Hg.), Apocalypticism, prophecy and magic in Early Christianity. Collected Essays, WUNT 199, Tübingen 2006, 175–189.

BACHMANN, M., Noch ein Blick auf den ersten apokalyptischen Reiter (von Apk 6,1–2), in: NTS 44 (1998), 257–278.

–: Der erste apokalyptische Reiter und die Anlage des letzten Buches der Bibel, in: Bib 67 (1986), 240–275.

BARCLAY, J.M.G., Believers and the „Last Judgment“. Rethinking Grace and Recompense, in: Eckstein, H.-J./Landmesser, C./Lichtenberger, H. (Hg.), Eschatologie – Eschatologie. The Sixth Durham-Tübingen Research Symposium: Eschatoloty in Old Testament, Ancient Judaism and Early Christianity (Tübingen, September 2009), WUNT 272, Tübingen 2011, 195–208.

BARTON, J., The Day of Yahweh in the Minor Prophets, in: Mc Carthy, C./ Healey J.F. (Hg.), Biblical and Near Eastern Essays. FS K.J. Cathcart, JSOT.S 375, London/New York 2004, 68–79.

BAUCKHAM, R., Creation's Praise of God in the Book of Revelation, in: Biblical Theology Bulletin 38 (2008), 55–63.

–: The Eschatological Earthquake, in: Bauckham, R. (Hg.), The Climax of Prophecy. Studies on the Book of Revelation, Edinburgh 1993, 199–209.

–: Nero and the Beast, in: Bauckham, R. (Hg.), The Climax of Prophecy. Studies on the Book of Revelation, Edinburgh 1993, 384–452.

–: Prayer in the Book of Revelation, in: Longenecker, R.N. (Hg.), Into God's Presence. Prayer in the New Testament, Grand Rapids 2002, 252–271.

–: Structure and Composition, in: Bauckham, R. (Hg.), The Climax of Prophecy. Studies on the Book of Revelation, Edinburgh 1993, 1–37.

–: The Apocalypse as a Christian War Scroll, in: Bauckham, R. (Hg.), The Climax of Prophecy. Studies on the Book of Revelation, Edinburgh 1993, 210–237.

–: The Conversion of the Nations, in: Bauckham, R. (Hg.), The Climax of Prophecy. Studies on the Book of Revelation, Edinburgh 1993, 238–337.

BAUER, T.J., Das tausendjährige Messiasreich der Johannesoffenbarung. Eine literarkritische Studie zu Offb 19,11–21,8, BZNW 148, Berlin/New York 2007.

BEALE, G.K., John's Use of the Old Testament in Revelation, JSNT.S 166, Sheffield 1998.

–: The Book of Revelation, NIGTC, Grand Rapids/Carlisle 1998.

–: The Use of Daniel in Jewish Apocalyptic Literature and in Revelation of St. John, Lanham/New York/London 1984.

BEUKEN, W. A. M., Jesaja 28–39, HThK AT, Freiburg i.Br. 2010.

BECK, M., Der „Tag YHWHs" im Dodekapropheton. Studien im Spannungsfeld von Traditions- und Redaktionsgeschichte, BZAW 356, Berlin/New York 2005.

BEILE, R., Zwischenruf aus Patmos, Göttingen 2004.

BELLIS, A.O., The New Exodus in Jeremiah 50:33–38, in: Boadt, L./Smith, M.S. (Hg.), Imagery and Imagination in Biblical Literature. Essays in Honor of Aloysius Fitzgerald, F.S.C., CBQ.MS 32, Washington, D.C. 2001, 157–168.

BERGLER, S., Joel als Schriftinterpret, Beiträge zur Erforschung des Alten Testaments und des antiken Judentums 16, Frankfurt a.M. 1988.

BERNER,C., Die Exoduserzählung. Das literarische Werden einer Ursprungslegende Israels, FAT 73, Tübingen 2010.

BIBERGER, B., Endgültiges Heil innerhalb von Geschichte und Gegenwart. Zukunftskonzeptionen in Ez 38–39; Joel 1–4 und Sach 12–14, BBB 161, Göttingen 2010.

BLUMENTHAL, C., Prophetie und Gericht. Der Judasbrief als Zeugnis urchristlicher Prophetie, BBB 156, Göttingen, 2008.

BÖCHER, O., Die Bilderwelt der Apokalypse des Johannes, in: JBTh 13 (1998), 77–105.

–: Hellenistisches in der Apokalypse des Johannes, in: Cancik, H./Lichtenberger, H./ Schäfer, P. (Hg.), Geschichte – Tradition – Reflexion. Festschrift für Martin Hengel zum 70. Geburtstag. Band III: Frühes Christentum, Tübingen 1996, 473–492.

BØE, SVERRE, Gog and Magog. Ezekiel 38–39 as a Pre-Text for Revelation 19,17–21 and 20,7–10, WUNT II 135, Tübingen 2001.

BORING, M.E., Revelation. Interpretation, Louisville 1989.

BORNKAMM, G., Die Komposition der apokalyptischen Visionen, in: ZNW 36 (1937), 132–149.

BOXALL, I., The Many Faces of Babylon the Great. Wirkungsgeschichte and the Interpretation of Revelation 17, in: Moyise, S. (Hg), Studies in the Book of Revelation, Edinburgh 2001, 51–68.

BRUEGGEMANN, W., Pharao as a Vassal. A Study of a Political Metaphor, in: CBQ 57 (1995), 27–51.

BRÜTSCH, C., Die Offenbarung Jesu Christi I-II, ZBK, Zürich, 1970.

BUSCH, P., Der gefallene Drache. Mythenexegese am Beispiel von Apokalypse 12, TANZ 19, Tübingen/Basel 1996.

CAIRD, G.B., A Commentary on the Revelation of St. John Divine, New York/ Evanston 1966.

CASEY, J.S., Exodus Typology in the Book of Revelation. Ph.D.-dissertation, The Southern Baptist Theological Seminary 1981 [*unveröffentlicht*].

CHARLES, R.H., The Revelation of St. John. With Introduction, Notes, and Indices also the Greek Text and English Translation. 2 Bde., ICC, Edinburgh 1920.

CHEON, S., The Exodus Story in the Wisdom of Solomon. A study in Biblical Interpretation, JSPS 23, Sheffield 1997.

CARTUN, A.M., ‚Who knows ten?‘. The structural and symbolic Use of Numbers in the Ten Plagues: Ex 7:14–13:6, in: USQR 45 (1991), 64–119.

CHILDS, B.S., Enemy from the North and Chaos Tradition, in: CBQ 78 (1959), 187–198.

–: Exodus. A Critical, Theological Commentary, OTL, Phildadelphia 1974.

CHISHOLM, R.B., Divine Hardening in the Old Testament, in: BS 153 (1996), 410–434.

COLLINS, A.Y., Cosmology and Eschatology in Jewish and Christian Apocalypticism, Supplements to the Journal of Judaism 50, Leiden/New York/Köln 1996.

–: Portraits of Rulers in the Book of Revelation, in: Deines, R./Herzer, J./ Niebuhr, K.-W. (Hg.), Neues Testament und hellenistisch-jüdische Alltagskultur. Wechselseitige Wahrnehmungen. III. Internationales Symposium zum Corpus Judaeo-Hellenisticum Novi Testamenti 21–24. Mai 2009, WUNT 274, Tübingen 2011, 275–299.

–: The Combat Myth in the Book of Revelation, Harvard Theological Review 9, Missoula 1976.

–: The History-of-Religions Approach to Apocalypticism and the „Angel of the Waters“ (Rev 16:4–7), in: CBQ 39 (1977), 367–381.

COOKE, G.A., A Critical and Exegetical Commentary on the Book of Ezekiel, ICC, Edinburgh ²1951.

COURT, J.M., Myth and History in the Book of Revelation, Atlanta 1979.

DEICHGRÄBER, R., Gotteshymnus und Christushymnus in der frühen Christenheit. Untersuchungen zu Form, Sprache und Stil der frühchristlichen Hymnen, StUNT 5, Göttingen 1967.

DEIST, F.E., Heads I win, Tails you lose. Yahweh and the editor of the Exodus story. A historico-aesthetic interpretation of Exodus 1–12, in: OTE 2/3 (1989), 36–52.

DE JONGE, M., The Testaments of the Twelve Patriarchs. Central Problems and Essential Viewpoints, in: ANRW II 20,1 (1987), 359–420.

DESILVA, D.A., Seeing Things John's Way. The Rhetoric of the Book of Revelation, Louisville 2009.

DE VILLIERS, P.G.R., The Rider on the White Horse. The Role of Structure and Composition in the Interpretation of the Seven Seals in Revelation, in: HTS 60 1/2 (2004), 125–153.

–: Unmasking and Challenging Evil. Exegetical Perspectives on Violence in Revelation 18, in: de Villiers, P.G.R./van Henten, J.W. (Hg.,), Coping with Violence in the New Testament, STAR 16, Leiden/Boston 2012, 201–225.

DEUTSCH, C., Transformation of Symbols. The New Jerusalem in Rev 21,1–22,5, in: ZNW 78 (1987), 106–126.

DOCHHORN, J., Schriftgelehrte Prophetie. Der eschatologische Teufelsfall in Apc Joh 12 und seine Bedeutung für das Verständnis der Johannesoffenbarung, WUNT 268, Tübingen 2010.

DOHMEN, CH., Zwischen Gott und Welt. Biblische Grundlagen der Anthropologie, in: Dirscherl, E./Dohmen, Ch./Englert, R./Laux, B. (Hg.), In Beziehung Leben. Theologische Anthropologie, Theologische Module 6, Freiburg i.Br. 2008 7–45.

–: Exodus 19–40, HThK AT, Freiburg i.Br. 2004.

DU RAND, J.A., The ethical response of an alternative community in a critical situation. Marturia and Martyrdom in the Apocalypse of John, in: van der Watt, J.G. (Hg.), Identity, Ethics and Ethos in the New Testament, BZNW 141, Berlin 2006, 565–594.

EDERER, M., Ende und Anfang. Der Prolog des Richterbuches in „Biblischer Auslegung“, HBS 68, Freibrug i.Br. 2011.

ESLINGER, L.M., Freedom or Knowledge. Perspective and Purpose in the Exodus Narrative (Exodus 1–15), in: JSOT 52 (1991), 43–60.

FARRER, A., A Rebirth of Images. The Making of St. John's Apocalypse, Westminster 1949.

FEKKES, J., Isaiah and Prophetic Traditions and their Development, JWNT.W 93, Sheffield 1994.

FIEDLER, P., Das Matthäusevangelium, ThKNT 1, Stuttgart 2006.

FINSTERBUSCH, K., Deuteronomium. Eine Einführung, Göttingen 2012.

FISCHER, G./MARKL, D., Das Buch Exodus, NSK.AT 2,, Stuttgart 2009.

FISCHER, G., Exodus 1–15. Eine Erzählung. in: Vervenne, M. (Hg.), Studies in the Book of Exodus. Redaction – Reception – Interpretation, BEThL 126, Leuven 1996, 149–178.

–: Keine Priesterschrift in Ex 1–15?, in: ZKTh 117 (1995), 203–211.

–: Jeremia 26–52, HThK AT, Freiburg i.Br. 2005.

FREY, J., Autorfiktion und Gegnerbild im Judasbrief und im Zweiten Petrusbrief, in: Frey J./Herzer, J./Jansen, M./Rothschild, C.E. (Hg.), Pseudepigraphie und Verfasserfiktion in frühchristlichen Briefen. Pseudepigraphy and Author Fiction in Early Christian Letters, WUNT 246, 683–732.

–: Die Bildersprache der Johannesapokalypse, in: ZThK 98 (2001), 161–185.

–: Disparagement as Argument. The Polemical Use of Moral Language in Second Peter, in: van der Watt, J.G./Zimmermann, R. (Hg.), Moral Language in the New Testament. The Interrelatedness of Language and Ethics in Early Christian Writings. Kontexte und Normen neutestamentlicher Ethik/Contexts and Norms of New Testament Ethics, WUNT II 296, Bd. 2, Tübingen 2010.

–: The Relevance of the Roman Imperial Cult for the Book of Revelation. Exegetical and Hermeneutical Reflections on the Relation between the Seven Letters and the Visionary Main Part of the Book, in: Fotopoulos, J. (Hg.), The New Testament and Early Christian Literature in Greco-Roman Context. Studies in Honor of David E. Aune, NT.S 122, Leiden/Boston 2006, 231–255.

–: Was erwartet die Johannesapokalypse? Zur Eschatologie des letzten Buchs der Bibel, in: Frey, J./Kelhoffer, J.A./Tóth, F., Die Johannesapokalypse. Kontexte – Konzepte – Rezeption, WUNT 287, Tübingen 2012, 473–552.

FUTATO, M. D., Sense Relations in the „Rain" Domain of the Old Testament, in: Boadt, L./Smith, M. S. (Hg.), Imagery and Imagination in Biblical Literature. Essays in Honor of Aloysius Fitzgerald, F.S.C., CBQ.MS 32, Washington, D.C. 2001, 81–94.

GENETTE, G., Die Erzählung, München 1994.

GERTZ, J.C., Tradition und Redaktion in der Exoduserzählung. Untersuchungen zur Endredaktion des Pentateuchs, FRLANT 186, Göttingen 2000.

GIBLIN, C.H., Recapitulation and the Literary Coherence of John's Apocalypse, in: CBQ 56 (1994), 81–95.

–: Structural and Thematic Correlations in the Theology of Revelation 16–22, in: Bib 55 (1974), 487–502.

–: The Book of Revelation. The Open Book of Prophecy, GNS 34, Collegeville 1991.

–: The Millenium (Rev 20,4–6) as Heaven, in: NTS 45 (1999), 553–579.

GIESEN, H., Christlicher Glaube in Anfechtung und Bewährung. Zur zeit- und religionsgeschichtlichen Situation der kleinasiatischen Gemeinden im Spiegel der Johannesoffenbarung, in: Heininger, B. (Hg.), Mächtige Bilder. Zeit- und Wirkungsgeschichte der Johannesoffenbarung, SBS 225, Stuttgart 2011, 9–38.

–: Das Gottesbild in der Johannesoffenbarung, in: Busse, U. (Hg.), Der Gott Israels im Zeugnis des Neuen Testaments, QD 201, Freiburg i.Br. 2003, 162–192.

–: Das Römische Reich im Spiegel der Johannes-Apokalypse, in: Giesen, H. (Hg.), Studien zur Johannesapokalypse, SBAB 29, Stuttgart 2000, 100–223.

–: Der Christ und das Gericht. Heilsaussagen in der Johannes-Apokalypse, in: Giesen, H. (Hg.), Studien zur Johannesapokalypse, SBAB 29, Stuttgart 2000, 34–47.
–: Die Offenbarung des Johannes, RNT, Regensburg 1997.
–: Im Dienst der Weltherrschaft Gottes und des Lammes. Die vier apokalyptischen Reiter (Offb 6,1–8), in: Giesen, H. (Hg.), Studien zur Johannesapokalypse, SBAB 29, Stuttgart 2000, 260–285.
–: Kirche in der Endzeit. Ekklesiologie und Eschatologie in der Johannesoffenbarung, in: Giesen, H. (Hg.), Studien zur Johannesapokalypse, SBAB 29, Stuttgart 2000, 68–99.
–: Lasterkataloge und Kaiserkult in der Offenbarung des Johannes, in: Horn, F.W./ Wolter, M. (Hg.), Studien zur Johannesoffenbarung und ihrer Auslegung. Festschrift für Otto Böcher zum 70. Geburtstag, Neukirchen-Vluyn 2005, 210–231.
GLONNER, G., Zur Bildersprache des Johannes von Patmos. Untersuchung der Johannesapokalypse anhand einer um Elemente der Bildinterpretation erweiterten historisch-kritischen Methode, NTA 34, Münster 1999.
GRADL, H.G., Buch und Brief. Zur motivischen, literarischen und kommunikativen Interdependenz zweier medialer Typen in der Johannes-Offenbarung, in: Frey, J./Kelhoffer, J.A./Tóth, F., Die Johannesapokalypse. Kontexte – Konzepte – Rezeption, WUNT 287, Tübingen 2012, 413–433.
GREENBERG, M., Ezechiel 21–37, HThK AT, Leinen 2005.
GRIMM, M. A., Lebensraum in Gottes Stadt. Jerusalem als Symbolsystem der Eschatologie, JThF 11, Münster 2007.
GRÜNSTÄUDL, W., Petrus Alexandrinus. Studien zum historischen und theologischen Ort des Zweiten Petrusbriefes, WUNT II, Tübingen 2013 [*im Druck*].
GUNN, D.L., The Hardening of Pharao's Heart. Plot, Character and Theology in Exodus 1–14, in: Clines, D.J./Gunn, D.L./Hauser, A.J. (Hg.), Art and Meaning. Rhethoric in Biblical Literature, JSOT.S 19, Sheffield 1982, 72–96.
GÜNTHER, H.W., Der Nah- und Enderwartungshorizont in der Apokalypse des heiligen Johannes, fzb 41, Würzburg 1980.
GUTTENBERGER, G., Johannes von Thyateira. Zur Perspektive des Sehers, in: Horn, F.W./Wolter, M. (Hg.), Studien zur Johannesoffenbarung und ihrer Auslegung. Festschrift für Otto Böcher zum 70. Geburtstag, Neukirchen-Vluyn, 167–183.
HADER, G., Eschatologische Schemata in der Johannes-Apokalypse, in: ThViat 9 (1963), 70–87.
HAHN, F., Die Sendschreiben der Johannesapokalypse. Ein Beitrag zur Bestimmung prophetischer Redeformen, in: Hahn, F. (Hg.), Studien zum Neuen Testament. Band II: Bekenntnisbildung und Theologie in urchristlicher Zeit. Herausgegeben von Jörg Frey und Juliane Schlegel, WUNT 192, Tübingen 2006, 557–594.
–: Liturgische Elemente in den Rahmenstücken der Johannesoffenbarung, in: Hahn, F. (Hg.), Studien zum Neuen Testament. Band II: Bekenntnisbildung und Theologie in urchristlicher Zeit. Herausgegeben von Jörg Frey und Juliane Schlegel, WUNT 192, Tübingen 2006, 541–555.
–: Die Schöpfungsthematik in der Johannesoffenbarung, in: Evang, M./ Merklein, H./ Wolter, M. (Hg.), Eschatologie und Schöpfung. Festschrift für Erich Gräßer zum siebzigsten Geburtstag, BZNW 89, Berlin/New York 1997, 85–93.
HAYS, R., Faithful Witness, Alpha and Omega. The Identity of Jesus in the Apocalypse of John, in: Hays, R./Alkier, S. (Hg.), Revelations and the Politics of Apocalyptic Interpretation, Waco 2012, 68–83.
HEIL, J.P., The Fifth Seal (Rev 6,9–11) as a Key to the Book of Revelation, in: Bib 74 (1993), 220–243.

HEILIGENTHAL, R., Wer waren die Nikolaiten?, in: ZNW 82 (1991), 133–137.

–: Zwischen Henoch und Paulus. Studien zum theologiegeschichtlichen Ort des Judasbriefes, TANZ 6, Tübingen 1992.

HERMISSON, J., Deuterojesaja (49,14–55,13), BKAT XI/3, Neunkirchen-Vluyn 2007.

HERGHELEGIU, M.-E., Siehe, er kommt mit den Wolken!. Studien zur Christologie der Johannesoffenbarung, Europäische Hochschulschriften 785, Frankfurt a.M. 2004.

HERMS, R., An Apocalypse for the Church and for the World. The Narrative Function of Universal Language in the Book of Revelation, BZNW 143, Berlin/New York 2006.

HERZ, P., Zur Geschichte des Kaiserkultes in Kleinasien. Die Kulturorganisation für die cives Romani, in: Heedemann, G./Winter, E. (Hg.), Neue Forschungen zur Religionsgeschichte Kleinasiens, Asia Minor-Studien 49, Bonn 2003, 133–148.

HERZER, J., Der erste apokalyptische Reiter und der König der Könige. Ein Beitrag zur Christologie der Johannesapokalypse, in: NTS 45 (1999), 230–249.

HOFFMANN, Y., The Day of the Lord as a Concept and a Term in the Prophetic Literature, in: ZAW 93 (1981), 37–50.

HIEKE, T./NICKLAS, T., „Die Worte der Prophetie dieses Buches". Offenbarung 22,6–21 als Schlussstein der christlichen Bibel Alten und Neuen Testaments gelesen, BThSt 62, Neukirchen-Vluyn 2003.

HIEKE, T., Der Seher Johannes als neuer Ezechiel. Die Offenbarung des Johannes vom Ezechielbuch her gelesen, in: Sänger, D. (Hg.), Das Ezechielbuch in der Johannesoffenbarung, BThSt 76, Neukirchen-Vluyn 2004, 1–30.

–: Die literarische und theologische Funktion des Alten Testaments in der Johannesoffenbarung [*Veröffentlichung in Vorbereitung*].

–: Kult und Ethos. Die Verschmelzung von rechtem Gottesdienst und gerechtem Handeln im Lesevorgang der Maleachischrift, SBS 208, Stuttgart 2006.

–: The Reception of Daniel 7 in the Revelation of John, in: Hays, R./Alkier, S. (Hg.), Revelations and the Politics of Apocalyptic Interpretation, Waco 2012, 47–67.

–: Vom Verstehen biblischer Texte. Methodologisch-hermeneutische Erwägungen zum Programm einer „biblischen Auslegung", in: BN 119/120 (2003), 71–90.

HILL, J., Friend Or Foe? The Figure of Babylon in the Book of Jeremiah MT, BIS 40, Leiden/Boston/Köln 1999.

HOFFMANN, Y., The Day of the Lord as a Concept and a Term in the prophetic Literature, in: ZAW 93 (1981), 37–50.

HOFIUS, O., 'Αρνίον – Widder oder Lamm? Erwägungen zur Bedeutung des Wortes in der Johannesapokalypse, in: ZNW 89 (1998), 272–281.

–: Das Zeugnis der Johannesoffenbarung von der Gottheit Jesu Christi, in: Cancik, H./Lichtenberger, H./Schäfer, P. (Hg.), Geschichte – Tradition – Reflexion. Festschrift für Martin Hengel zum 70. Geburtstag. Band III Frühes Christentum, Tübingen 1996, 511–528.

HOLTZ, T., Die „Werke" in der Johannesapokalypse, in: Holtz, T. (Hg.), Geschichte und Theologie des Urchristentums. Gesammelte Aufsätze. Herausgegeben von Reinmuth, E. und Wolff, C., WUNT 57, Tübingen 1991, 347–361.

–: Gott in der Apokalypse, in: Holtz, T. (Hg.), Geschichte und Theologie des Urchristentums. Gesammelte Aufsätze. Herausgegeben von Reinmuth, E. und Wolff, C., WUNT 57, Tübingen 1991, 320–346.

HOUTMAN, C., Exodus II, HCOT, Kampen 1996.

HUBER K., Die Ernte des Menschensohngleichen. Zur Ambivalenz eines Gerichtsbildes in der Johannesoffenbarung, in: Labahn M./Lehtipuu O. (Hg.), Imagery in the Book of Revelation, CBET 60, Leuven 2011, 79–106.

–: Einer gleich einem Menschensohn. Die Christusvisionen in Offb 1,9–20 und Offb 14,14–20 und die Christologie der Johannesoffenbarung, NTA 51, Münster 2007.

–: In der Vollmacht des Satans, Antirömische Herrschaftskritik in der Vision des „Tieres aus dem Meer" in Offb 13,1–10, in: Lykke, A./Schipper, F.T. (Hg.), Kult und Macht. Religion und Herrschaft in syro-palästinensischen Raum. Studien zu ihrer Wechselbeziehung in hellenistisch-römischer Zeit, Tübingen 2011, 49–68.

–: Jesus Christus – der Erste und der Letzte. Zur Christologie der Johannesapokalypse, in: Frey, J./Kelhoffer, J.A./Tóth, F. (Hg.), Die Johannesapokalypse. Kontexte – Konzepte – Rezeption, WUNT 287, Tübingen 2012, 435–472.

–: Psalm 2 in der Offenbarung des Johannes, in: Vonach, A./Fischer, G. (Hg.), Horizonte biblischer Texte. Festschrift für Josef M. Oesch zum 60. Geburtstag, OBO 196, Freiburg/Schweiz 2003, 247–273.

–: Reiter auf weißem Pferd. Ein schillerndes Christusbild in der Offenbarung des Johannes, in: Huber, K./Repschinski, B. (Hg.), Im Geist und in der Wahrheit. Studien zum Johannesevangelium und zur Offenbarung des Johannes sowie andere Beiträge. Festschrift für Martin Hasitschka SJ zum 65. Geburtstag, NTA 52, Münster 2008, 385–409.

–: Schrei nach Vergeltung, göttliche Gewalt und Sieg des Lammes. Gewalt in der Johannesoffenbarung, in: BiKi 66 (2011), 164–168.

–: Volk Gottes als Tempel in der Offenbarung des Johannes, in: Vonach, A./ Meßner, R. (Hg.), Volk Gottes als Tempel, Synagoge und Kirchen 1, Münster 2008, 195–231.

HUGHES, P. E. The Book of Revelation. A Commentary, Grand Rapids 1990.

JACOB, B., Das Buch Exodus, Stuttgart 1997.

JAUHIAINEN, M., Recapitulation and Chronological Progression in John's Apocalypse. Towards a New Perspective, in: NTS 49 (2003) 543–560.

–: The Minor Prophets in Revelation, in: Menken, M./Moyise, S. (Hg.), The Minor Prophets in the New Testament, LNTS 377, 155–171.

–: The OT Background to Armageddon (Rev. 16:16) Revisted, in: NT 47 (2005), 381–393.

–: The Use of Zechariah in Revelation, WUNT II 199, Tübingen 2005.

JENKINS, F., The Old Testament in the Book of Revelation, Grand Rapids 1976.

JEREMIAS, J., Der „Tag Jahwes" in Jes 13 und Joel 2, in: Kratz, R. G./Krüger, T./ Schmid, K. (Hg.), Schriftauslegung in der Schrift. Festschrift für Odil Hannes Steck zu seinem 65. Geburtstag, BZAW 300, Berlin/New York 2000, 129–138.

JÖRNS, K.-P., Das hymnische Evangelium. Untersuchungen zu Aufbau, Funktion und Herkunft der hymnischen Stücke in der Johannesoffenbarung, Studien zum Neuen Testament 5, Gütersloh 1971.

KAMPLING, R., Vision der Kirche oder Gemeinde eines Visionärs? Auf der Suche nach der Ekklesiologie der Johannesoffenbarung, in: Backhaus, K. (Hg.), Theologie als Vision. Studien zur Johannes-Offenbarung, SBS 191, Stuttgart 2001, 121–150.

KARRER, M./KREUZER, S., Von der Septuaginta zum Neuen Testament. Einleitung, in: Karrer, M./Kreuzer, S./Sigismund, S. (Hg.), Von der Septuaginta zum Neuen Testament. Textgeschichtliche Erörterungen, ANTF 43, Berlin 2010, 1–10.

KARRER, M., Apoll und die apokalyptischen Reiter, in: Labahn, M./Karrer, M. (Hg.), Die Johannesoffenbarung, ihr Text und ihre Auslegung, Arbeiten zur Bibel und ihrer Geschichte 38, Leipzig 2012, 223–251.

–: Christenverfolgungen, Lamm, Elysium und apokalyptische Reiter. Zur Wirkungsgeschichte der Johannesapokalypse, in: Gradl, H.-G./Steins, G./Schuller, F. (Hg.), Am

Ende der Tage. Apokalyptische Bilder in Bibel, Kunst, Musik und Literatur, Regensburg 2011, 68–89.

–: Die Apokalypse und das Aposteldekret, in: Kraus, W. (Hg.), Beiträge zur urchristlichen Theologiegeschichte, BZNW 163, Berlin/New York 2009, 429–452.

–: Die Johannesoffenbarung als Brief. Studien zu ihrem literarischen, historischen und theologischen Ort, FRLANT 140, Göttingen 1986.

–: Ein alter Text neu gelesen. Die Johannesapokalypse, in: Gradl, H.-G./ Steins, G./ Schuller, F. (Hg.), Am Ende der Tage. Apokalyptische Bilder in Bibel, Kunst, Musik und Literatur, Regensburg 2011, 9–33.

–: Hellenistische und frühkaiserzeitliche Motive in der Johannesapokalypse, in: Schmeller, T./Ebner, M./Hoppe, R. (Hg.), Die Offenbarung des Johannes. Kommunikation im Konflikt, QD 253, Freiburg i.Br. 2013, 32–73.

–: Von der Apokalypse zu Ezechiel. Der Ezechieltext der Apokalypse, in: Sänger, D. (Hg.), Das Ezechielbuch in der Johannesoffenbarung, BThSt 76, Neukirchen-Vluyn 2004, 84–120.

KELHOFER, J.A., Persecution, Persuasion and Power. Readiness to Withstand Hardship as a Corroboration of Legitimacy in the New Testament, WUNT 270, Tübingen 2010.

KELLENBERGER, E., Die Verstockung des Pharaos. Exegetische und auslegungsgeschichtliche Untersuchungen zu Ex 1–15, BWANT 171, Stuttgart 2006.

–: Theologische Eigenarten der Verstockung des Pharao in Ex 4–14, in: ThZ 58 (2002), 109–113.

KERNER, J., Die Ethik der Apokalypse im Vergleich mit der des 4. Esra, BZNW 94, Berlin/New York 1998, 134.

KESSLER, R., Die Ägyptenbilder der hebräischen Bibel. Ein Beitrag zur neueren Monotheismusdebatte, SBS 197, Stuttgart 2002.

KLASSEN, W., Vengeance in the Apocalypse of John, in: CBQ 28 (1966), 300–311.

KLAUCK, H.-J., Das Sendschreiben nach Pergamon und der Kaiserkult in der Johannesoffenbarung, in: Bib 73 (1992), 153–182.

–: Do They Never Come Back? Nero Redivivus and the Apocalypse of John, in: Klauck, H.-J. (Hg.), Religion und Gesellschaft im frühen Christentum. Neutestamentliche Studien, WUNT 152, Tübingen 2003, 268–289.

KLOPFENSTEIN, M.A., Leben aus dem Wort. Beiträge zum Alten Testament, W. Dietrich (Hg.), Beiträge zur Erforschung des Alten Testaments und des Antiken Judentums 40, Bern u.a. 1996.

KOCH, C., Vertrag, Treueid und Bund. Studien zur Rezeption des altorientalischen Vertragsrechts im Deuteronomium und zur Ausbildung der Bundestheologie im Alten Testament, BZAW 383, Berlin/New York 2008.

KOESTER, C. R., The Message to Laodicea and the Problem of Its Local Context, in: NTS 49 (2003), 407–424.

KOHATA, F., Jahwist und Priesterschrift in Ex 3–14, BZAW 166, Berlin/New York 1986.

KOCH, M., Drachenkampf und Sonnenfrau. Zur Funktion des Mythischen in der Johannesoffenbarung am Beispiel von Apk 12, WUNT II 184, Tübingen 2004.

KORNER, R. J., „And I Saw…“. An Apocalyptic Literary Convention for structural Identification in the Apokalypse, in: NTS 42 (2000), 160–183.

KOWALSKI, B., Das Verhältnis von Theologie und Zeitgeschichte in den Sendschreiben der Johannes-Offenbarung, in: Backhaus, K. (Hg.), Theologie als Vision. Studien zur Johannes-Offenbarung, SBS 191, Stuttgart 2001, 54–76.

–: Die Rezeption des Propheten Ezechiel in der Offenbarung des Johannes, SBB 52, Stuttgart 2004.

–: Transformation of Ezekiel in John's Revelation, in: Tooman, W.A./Lyons, M.A. (Hg.), Transforming Visions. Transformations of Text, Tradition and Theology in Ezekiel, Princeton Theological Monograph Series 127, Eugene 2010, 279–311.

KRAFT, H., Die Bilder der Offenbarung des Johannes, Frankfurt a.M. 1994.

KRASOVEC, J., Unifying Themes in Ex 7,8–11,10, in: Brekelmans C./Lust, J. (Hg.), Pentateuchal and Deuteronomistic Studies, BEThL 94, Leuven 1990, 47–66.

KRAUS, T.J., Sprache, Stil und historischer Ort des zweiten Petrusbriefes, WUNT II 136, Tübingen 2001.

LABAHN, M., „Apokalyptische" Geographie. Einführende Überlegungen zu einer Toponomie der Johannesoffenbarung in: Labahn, M./Lehtipuu, O. (Hg.), Imagery in the Book of Revelation, CBET 60, Leuven 2011, 107–143.

–: Die Paradiesgeschichte der Gen in der Apk des Joh, in: Ausloos, H./Lemmelijn, B./ Vervenne, M. (Hg.), Florilegium Lovaniense. Studies in Septuagint and Textual Criticism in Honour of Florentino García Martínez, BEThL 224, Leuven 2008, 291–316.

–: Die Septuaginta und die Johannesapokalypse. Möglichkeiten und Grenzen einer Verhältnisbestimmung im Spiegel von kreativer Intertextualität und Textentwicklung, in: Frey, J./Kelhoffer, J.A./Tóth, F., Die Johannesapokalypse. Kontexte – Konzepte – Rezeption, WUNT 287, Tübingen 2012, 149–190.

LAMBRECHT, J., A Structuration of Revelation 4,1–22,5, in: Lambrecht, J. (Hg.), L'Apocalypse johannique et l'Apocalyptique dans le Nouveau Testament, BEThL 53, Leuven 1980, 77–104.

–: The Opening of the Seals (Revelation 6,1–8,6), in: Lambrecht, J. (Hg.), Collected Studies on Pauline Literature and on the Book of Revelation, AnBib 147, Rom 2001, 357–377.

LANIER, D.E., The Day of the Lord in the New Testament. A historical and exegetical analysis of its background and usage, Southwestern Baptist Theological Seminary 1988.

LEMMELIJN, B., A Plague of Texts? A Text-Critical Study of the So-Called ‚Plagues Narrative' in Exodus 7:14–11:10, OTS 56, Leiden 2009.

–: Setting and Function of Exod 11,1–10 in the Exodus Narrative, in: Vervene, M. (Hg.), Studies in the Book of Exodus. Redaction – Reception – Interpretation, BEThL 126, Leuven 1996, 443–460.

LICHTENBERGER, H., „Was in Kürze geschehen muss... (Apk 1,1)". Überlegungen zur Eschatologie der Johannesoffenbarung, in: Eckstein, H.-J./ Landmesser, C./ Lichtenberger, H. (Hg.), Eschatologie – Eschatologie. The Sixth Durham-Tübingen Research Symposium: Eschatoloty in Old Testament, Ancient Judaism and Early Christianity (Tübingen, September 2009), WUNT 272, Tübingen 2011, 267–279.

–: Überlegungen zum Verständnis der Johannes-Apokalypse, in: Landmesser, C./ Eckstein, H.-J./Lichtenberger, H. (Hg.), Jesus Christus als die Mitte der Schrift. Studien zu Hermeneutik des Evangeliums, BZNW 86, Berlin/New York 1997, 603–618.

LISS, H., Die Funktion der „Verstockung" des Pharaos in der Erzählung vom Auszug aus Ägypten (Ex 7–14), in: BN 93 (1998), 56–76.

LIETAERT PEERBOLTE, B.J., Sodom, Egypt and the two Witnesses of Revelation 11:18, in: Noort, E./Tigchelaar, E. (Hg.), Sodom's Sin. Genesis 18–19 and its Interpretations, TBN 7, Leiden/Boston 2004, 63–82.

–: To Worship the Beast. The Revelation of John and the Imperial Cult in Asia Minor, in: Labahn, M./Zangenberg, J. (Hg.), Zwischen den Reichen. Neues Testament und Römische Herrschaft. Vorträge auf der ersten Konferenz der European Association for Biblical Studies, TANZ 36, Tübingen/Basel 2002, 239–259.

LOEWENSTAMM, S.E., The Evolution of the Exodus Tradition (übers. v. B. Schwartz), Jerusalem 1992.

LOHMEYER, E., Die Offenbarung des Johannes, Handbuch zum Neuen Testament 16, Tübingen 1970.

LOHSE, E., Die Offenbarung des Johannes, Göttingen, 1960.

LUPIERI, E., A Commentary on the Apocalypse of John, Grand Rapids 2006.

LUST, J., Exodus 6,2–8 and Ezekiel, in: Vervenne, M. (Hg.), Studies in the Book of Exodus. Redaction – Reception – Interpretation, BEThL 126, Leuven 1996, 209–224.

LUNDBOM, J.R., Jeremiah 37–52. A New Translation with Introduction and Commentary, AncB 21c, New York 2004.

MALINA, B.J., Die Offenbarung des Johannes. Sternenvisionen und Himmelsreisen, Stuttgart 2002.

MATHEWS, S., A Critical Evaluation of the Allusions to the Old Testament in Apocalypse 1:1–8:5. A Dissertation Submitted to the Faculty of the School of Religious Studies Of The Catholic University of America In Partial Fulfillment of the Requirements For the Degree Doctor of Philosophy, Washington, D.C. 1987.

–: The Power to Endure and Be Transformed. Sun and Moon Imagery in Joel and Revelation 6, in: Boadt, L./Smith, M. S. (Hg.), Imagery and Imagination in Biblical Literature. Essays in Honor of Aloysius Fitzgerald, F.S.C., CBQ.MS 32, Washington, D.C. 2001, 35–49.

MATHEWSON, D., A New Heaven and a New Earth. The Meaning and Function of the Old Testament in Revelation 21,1–22,5, JSNT.S 238, Sheffield 2003.

MAYORDOMO, M., Gewalt in der Johannesoffenbarung als theologisches Problem, in: Schmeller, T./Ebner, M./Hoppe, R. (Hg.), Die Offenbarung des Johannes. Kommunikation im Konflikt, QD 253, Freiburg i.Br. 2013, 107–136.

MAZZAFERRI, F., The Genre of the Book of Revelation from a Source-Critical Perspekctive, BZNW 54, Berlin 1989.

MCCARTHY, B.R., The Characterization of YHWH the God of Israel in Exodus 1–15, in: Ellens, H.J. (Hg.), God's Word for our World, JSOT.S 388, London/New York 2004, 6–20.

MCDONOUGH, S.M., YHWH at Patmos. Rev. 1:4 in its Hellenistic and Early Jewish Setting, WUNT II 107, Tübingen 1999.

METZGER, B.M., Breaking the Code, Nashville 1993.

MILAVEC, A., The Didache. Faith, Hope & Life of the Earliest Christian Communities, 50–70 C.E., New York/Mahwah, N.J. 2003.

MORANT, P., Das Kommen des Herrn. Eine Erklärung der Offenbarung des Johannes, Paderborn 1969.

MOYISE, S., Models for Intertextual Interpretation of Revelation, in: Hays, R./ Alkier, S. (Hg.), Revelations and the Politics of Apocalyptic Interpretation, Waco 2012, 31–46.

–: The Old Testament in the Book of Revelation, JSNT.S 115, Sheffield 1995.

MOUNCE, R.H., The Book of Revelation, NICNT, Grand Rapids 1977.

MÜLLER, A.K., Gottes Zukunft. Die Möglichkeit der Rettung am Tag JHWHs nach dem Joelbuch, WMANT 119, Neukirchen-Vluyn 2008.

MÜLLER, H.-P., Die Plagen der Apokalypse. Eine formgeschichtliche Untersuchung, in: ZNW 51 (1960), 268–279.

MÜLLER, K., Noch einmal Einhundertvierundvierzigtausend. Anmerkungen zur judenchristlichen Kompetenz des Verfassers der Johannesapokalypse, in: Heininger, B. (Hg.), Mächtige Bilder. Zeit- und Wirkungsgeschichte der Johannesoffenbarung, SBS 225, Stuttgart 2011, 132–166.

MÜLLER, U.B., Die Offenbarung des Johannes, ÖTK 19/GTB 510, Gütersloh 1984.
–: „Die Tiefen des Satans erkennen...“. Überlegungen zur theologiegeschichtlichen Einordnung der Gegner in der Offenbarung des Johannes, in: Kraus, W. (Hg.), Beiträge zur urchristlichen Theologiegeschichte, BZNW 163, Berlin/New York 2009, 466–478.
MÜLLER-FIEBERG, R., Paulusrezeption in der Johannesoffenbarung? Auf der Suche nach dem Erbe des Apostels im letzten Buch des biblischen Kanons, in: NTS 55 (2009), 83–103.
–: „Schick deine Sichel und ernte“ (Offb 14,15). Gedanken zur Erntemetaphorik in Offb 14,14–20, in: Labahn, M./Karrer, M. (Hg.), Die Johannesoffenbarung, ihr Text und ihre Auslegung, Arbeiten zur Bibel und ihrer Geschichte 38, Leipzig 2012, 253–274.
MURILLO SOBERANIS, K., Die Christusvisionen der Johannesoffenbarung. Ein rezeptionsästhetischer Zugang unter Berücksichtigung von Apokalypsedarstellungen, SBB 67, Stuttgart 2011.
NANZ, C., „Hinabgeworfen wurde der Ankläger unserer Brüder...“ (Offb 12,10). Das Motiv vom Satanssturz in der Johannes-Offenbarung, in: Backhaus, K. (Hg.), Theologie als Vision. Studien zur Johannes-Offenbarung, SBS 191, Stuttgart 2001, 151–171.
NICKLAS, T., Deichmann Lectures 2013. The „Parting of the Ways“ according to Second Century Christian Writings: Apocrypha, Apostolic Fathers, Apologetics [*unveröffentlicht*].
–: Der Ewige spricht in die Zeit. Denkanstöße aus der Offenbarung des Johannes, eingereicht für *Sacra Scripta* 2011 [*Manuskript abgeschlossen*].
–: Der ‚Pantokrator‘. Die Inszenierung von Gottes Macht in der Offenbarung des Johannes, in: HTS 2012 [*im Druck*].
–: „Die Seelen der Geschlachteten“ (Offb 6,9)?, in: Nicklas,T./Reiterer, T./ Verheyden, J. (Hg.), The Human Body in Death and Resurrection, DCLY 2009, Berlin/New York 2009, 329–349.
–: Diesseits aus der Sicht des Jenseits. Die Sendschreiben der Offenbarung des Johannes (Offb 2–3), in: Nicklas, T./Verheyden, J./Eynikel, E.M.M./Martínez, F.G. (Hg.), Other Worlds and Their Relation to This World. Early Jewish and Ancient Christian Traditions, Supplements to the Journal for the Study of Judaism 143, Leiden/Boston 2010, 247–279.
–: Resurrection – Judgement – Punishment. Apocalypse of Peter 4, in: van Oyen, G./Shepherd, T. (Hg.), Resurrection of the Dead. Biblical Traditions in Dialogue, BEThL 249, Leuven/Paris/Walpole, MA 2012, 461–474.
–: Schöpfung und Vollendung in der Offenbarung des Johannes, in: Nicklas, T./ Zamfir, K. (Hg.), Theologies of Creation in Early Judaism and Ancient Christianity. In Honour of Hans Klein, DCL.ST 6, Berlin/New York 2010, 389–414.
–: The Eschatological Battle according to the Book of Revelation. Perspectives on Revelation 19:11–21, in: de Villiers, P.G.R./van Henten, J.W. (Hg.,), Coping with Violence in the New Testament, STAR 16, Leiden/Boston 2012, 227–244.
NOEGEL, S., The Significance of the Seventh Plague, in: Bib 76 (1995), 532–539.
NORIN, S., Der Tag Gottes im Alten Testament. Jenseits der Spekulation – was ist übrig?, in: Hultgård, A./Norin, S. (Hg.), Le Jour de Dieu. Der Tag Gottes. 5. Symposium Strasbourg, Tübingen, Uppsala 11.-13. September 2006 in Uppsala, WUNT 245, Tübingen 2009, 33–42.
OMERZU, H., Die Himmelsfrau in Apk 12. Ein polemischer Reflex des römischen Kaiserkults, in: Becker, M./Öhler, M. (Hg.), Apokalyptik als Herausforderung neutestamentlicher Theologie, WUNT II 214, Tübingen 2006, 167–193.

OSWALD, W., Zukunftserwartung und Gerichtsankündigung. Zur Pragmatik der prophetischen Rede vom Tag Jhwhs, in: Hultgård, A./Norin, S. (Hg.), Le Jour de Dieu. Der Tag Gottes. 5. Symposium Strasbourg, Tübingen, Uppsala 11.-13. September 2006 in Uppsala, WUNT 245, Tübingen 2009, 19–31.

PAO, D.W., Acts and the Isaianic New Exodus, WUNT II 130, Tübingen 2000.

PAUL, I., The Use of the Old Testament in Revelation 12, in: Moyise, S. (Hg.), The Old Testament in the New Testament. Essays in Honour of J.L. North, JSNT.S 189, Sheffield 2000, 256–276.

PAULIEN, J., Decoding Revelation's Trumpets. Literary Allusions and the Interpretation of Revelation 8:7–12, AUSDDS 11, Berrien Springs 1987.

–: Criteria and Assessment of Allusions to the Old Testament in the Book of Revelation, in: Moyise, S., (Hg.), Studies in the Book of Revelation, Edinburgh 2001, 113–129.

PELLEGRINI, S., Babylon. Die Strategie der Verteufelung (Offb 17,1–19,10), in: Schmeller, T./Ebner, M./Hoppe, R. (Hg.), Die Offenbarung des Johannes. Kommunikation im Konflikt, QD 253, Freiburg i.Br. 2013, 186–230.

PEZZOLI-OLGIATI, D., Täuschung und Klarheit. Zur Wechselwirkung zwischen Vision und Geschichte in der Johannesoffenbarung, FRLANT 175, Göttingen 1997.

PFEIFFER, S., Das Opfer für das Heil des Kaisers und die Frage nach der Praxis von Kaiserkult und Kaiserverehrung in Kleinasien, in: Schmeller, T./Ebner, M./ Hoppe, R. (Hg.), Die Offenbarung des Johannes. Kommunikation im Konflikt, QD 253, Freiburg i.Br. 2013, 9–31.

PRIGENT, P., A Commentary on the Apocalypse of St. John, Tübingen 2004.

PRINSLOO, W.S., The Theology of the Book of Joel, BZAW 163, Berlin 1985.

RÄISÄNEN, H., The Idea of Divine Hardening. A Comparative Study of the Notion of Divine Hardening, Leading Astray and Inciting to Evil in the Bible and the Qur'an, Publications of the Finnish Exegetical Society 25, Helsinki 1976.

RIEDE, P., Vom Erbarmen zum Gericht. Die Visionen des Amosbuches (Am 7–9*) und ihr literatur- und traditionsgeschichtlicher Zusammenhang, WMANT 120, Neukirchen-Vluyn 2008.

RITT, H., Offenbarung des Johannes, NEB.NT 21, Würzburg 1986.

ROLOFF, J., Die Offenbarung des Johannes, Zürich 1984.

–: Neuschöpfung in der Offenbarung des Johannes, in: JBTh 5 (1990), 119–138.

RÖHSER, G., Prädestination und Verstockung. Untersuchungen zur frühjüdischen, paulinischen und johanneischen Theologie, TANZ 14, Tübingen 1994.

RÖMER, T.C., Exodus 3–4 und die aktuelle Pentateuchdiskussion, in: Roukema, R. (Hg.,), The Interpretation of Exodus. Studies in Honour of Cornelis Houtman, Biblical Exegesis & Theology 44, Leuven/Paris/Dudley, MA 2006, 65–79.

ROTH, M., Israel und die Völker im Zwölfprophetenbuch. Eine Untersuchung zu den Büchern Joel, Jona, Micha und Nahum, FRLANT 120, Göttingen 2005.

ROTHSCHILD, C.K., Principle, Power and Purgation in the Letter to the Church in Laodicea (Rev 3:14–22), in: Frey, J./Kelhoffer, J.A./Tóth, F., Die Johannesapokalypse. Kontexte – Konzepte – Rezeption, WUNT 287, Tübingen 2012, 473–552.

ROWLAND, C., The Open Heaven, New York 1982.

RUIZ, J.-P., Ezekiel in the Apocalypse. The Transformation of Prophetic Language in Revelation 16,17–19,10, EHS.T 23/376, Frankfurt 1989.

SÄNGER, D., „Amen, komm, Herr Jesus!" (Apk 22,20). Anmerkungen zur Christologie der Johannes-Apokalypse, in: Horn, F.W./Wolter, M. (Hg.), Studien zur Johannesoffenbarung und ihrer Auslegung. Festschrift für Otto Böcher zum 70. Geburtstag, Neukirchen-Vluyn 2005, 71–92.

SATAKE, A., Die Offenbarung des Johannes, KEK 16, Göttingen 2008.

–: Kirche und feindliche Welt. Zur dualistischen Auffassung der Menschenwelt in der Johannesapokalypse, in; Lührmann, D./Strecker, G. (Hg.), Kirche (FS G. Bornkamm), Tübingen 1980, 329–349.
SCRIBA, A., Die Geschichte des Motivkomplexes Theophanie. Seine Elemente, Einbindung in Geschehensabläufe und Verwendungsweisen in altisraelitischer, frühjüdischer und frühchristlicher Literatur, FRLANT 167, Göttingen 1995.
SCHÜSSLER FIORENZA, E., The Book of Revelation. Justice and Judgement, Philadelphia 1985.
–: Das Buch der Offenbarung. Visionen von einer gerechten Welt, Stuttgart 1994.
SCHINZER, R., Die Sieben Siegel, Posaunen und Schalen und die Absicht der Offenbarung des Johannes, in: TZ (1980), 52–66.
SCHMIDT, W.H., Die Intention der beiden Plagenerzählungen (Ex 7–10) in ihrem Kontext, in: Vervenne, M. (Hg.), Studies in the Book of Exodus. Redaction – Reception – Interpretation, BEThL 126, Leuven 1996, 225–243.
SCHIMANOWSKI, G., Die himmlische Liturgie in der Apokalypse des Johannes. Die frühjüdischen Traditionen in Offenbarung 4–5 unter Einschluß der Hekhalotliteratur, WUNT II 154, Tübingen 2002.
SCHMITT, H.-C., Tradition der Prophetenbücher in den Schichten der Plagenerzählung Ex 7,1–11,10, in: Büttner, M./Schorn, U. (Hg.), Theologie in Prophetie und Pentateuch. Gesammelte Schriften, BZAW 310, Berlin/New York 2001, 38–58.
SCHNELLE, U., Einleitung in das Neue Testament, Göttingen [5]2005.
SCHÖPFLIN, K., Theologie als Biographie im Ezechielbuch. Ein Beitrag zur Konzeption alttestamentlicher Prophetie, FAT 36, Tübingen 2002.
SCHREIBER, S., Attraktivität und Widerspruch. Die Dämonisierung der römischen Kultur als narrative Strategie in der Offenbarung des Johannes, in: Schmeller, T./Ebner, M./Hoppe, R. (Hg.), Die Offenbarung des Johannes. Kommunikation im Konflikt, QD 253, Freiburg i.Br. 2013, 74–106.
SCHWENK-BRESSLER, U., Sapientia Salomonis als ein Beispiel frühjüdischer Textauslegung. Die Auslegung des Buches Genesis, Exodus 1–15 und Teilen der Wüstentradition in Sap 10–19, Beiträge zur Erforschung des Alten Testaments und des Antiken Judentums 32, Frankfurt a.M. u.a. 1993.
SÖDING, T., Siegertypen. Der Triumph des Glaubens nach den Sendschreiben der Johannesapokalypse (Offb 2–3), in: Huber, K./Repschinski, B. (Hg.), Im Geist und in der Wahrheit. Studien zum Johannesevangelium und zur Offenbarung des Johannes sowie andere Beiträge. Festschrift für Martin Hasitschka SJ zum 65. Geburtstag, NTA 52, Münster 2008, 331–362.
SCHERRER, S.J., Sings and Wonders in the Imperial Cult. A New Look at a Roman Religious Institution of Rev 13:13–15, in: JBL 103 (1984), 599–610.
SCHMITZ, B., Prophetie und Königtum. Eine narratologisch-historische Methodologie entwickelt an den Königsbüchern, FAT 60, Tübingen 2008.
SCHOLTISSEK, K., „Mitteilhaber an der Bedrängnis der Königsherrschaft und der Ausdauer in Jesus“ (Offb 1,9). Partizipatorische Ethik in der Offenbarung des Johannes, in: Backhaus, K. (Hg.), Theologie als Vision. Studien zur Johannes-Offenbarung, SBS 191, Stuttgart 2001, 172–207.
SCHWESIG, P.-G., Die Rolle der Tag-JHWHs-Dichtungen im Dodekapropheton, BZAW 366, Berlin/New York 2006.
SIEW, A.K.W., The War between the two Beasts and the two Witnesses. A chiastic Reading of Revelation 11.1–14.5, LNTS 283, London 2005.
SIMKINS, J., Yahweh's Activity in History and Nature in the Book of Joel, Ancient Near Eastern Texts and Studies 10, Lampeter 1991.

SKA, J.L., La sortie d'Égypte (Ex 7–14) dans le récit sacerdotal (P^G) et la tradition prophétique, in: Bib 60 (1979), 191–215.

SKAGGS, R./DOYLE, T., Revelation 7. Three critical Questions, in: Labahn, M./Lehtipuu, O. (Hg.), Imagery in the Book of Revelation, CBET 60, Leuven 2011, 161–181.

SLATER, T.B., On the social Setting of the Revelation to John, in: NTS 44 (1998), 232–256.

SOMMER, M., „...Sie gelangten zum Leben". Eine Untersuchung der Rezeption von Ez 37,1–14 in der Offenbarung des Johannes, in: Sacra Scripta 9 (2011), 149–172.

SPIECKERMANN, H., Dies Irae. Der alttestamentliche Befund und seine Vorgeschichte, in: VT 39 (1989), 194–208.

STANZEL, F. K., Theorie des Erzählens, Göttingen 72001.

STEIN, H.J., Frühchristliche Mahlfeiern. Ihre Gestalt und Bedeutung nach der Neutestamentlichen Briefliteratur und der Johannesoffenbarung, WUNT II 255, Tübingen 2008.

STEINS, G., Die Bindung Isaaks im Kanon. Grundlage und Programm einer kanonisch-intertextuellen Lektüre, HBS 20, Freiburg i.Br. 1999.

STEMMBERGER, G., Einleitung in Talmud und Midrasch, Beck'sche Elementarbücher, München 81992.

STEPHENS, M. B., Annihilation or Renewal? The Meaning and Function of New Creation in the Book of Revelation, WUNT II 307, Tübingen 2011.

STETTLER, C., Das letzte Gericht. Studien zur Endgerichtserwartung von den Schriftpropheten bis Jesus, WUNT II 299, Tübingen 2011.

STOWASSER, M., Synagoge des Satans. Innerjüdische Bruchlinien in der Offenbarung des Johannes, in: Schmeller, T./Ebner, M./Hoppe, R. (Hg.), Die Offenbarung des Johannes. Kommunikation im Konflikt, QD 253, Freiburg i.Br. 2013, 137–164.

STRAZICICH, J., Joel's Use of Scripture and the Scripture's Use of Joel. Appropriation and Resignification in Second Temple Judaism and Early Christianity, Biblical Interpretation Series 82, Leiden/Boston 2007.

STUCKENBRUCK, L.T./MATHEWS M. D., The Apocalypse of John, 1 Enoch, and the Question of Influence, in: Frey, J./Kelhoffer, J.A./Tóth, F., Die Johannesapokalypse. Kontexte – Konzepte – Rezeption, WUNT 287, Tübingen 2012, 191–234.

STUHLMACHER, P., Das Lamm Gottes – eine Skizze, in: Cancik, H./Lichtenberger, H./ Schäfer, P. (Hg.), Geschichte – Tradition – Reflexion. Festschrift für Martin Hengel zum 70. Geburtstag. Band III: Frühes Christentum, Tübingen 1996, 529–542.

SWETE, H.B., The Apocalypse of St John. The Greek Text with Introduction Notes and Indices, Grand Rapids 31908.

TAVO, F., The Structure of the Apocalypse Re-Examining A Perennial Problem, in: NT 47 (2005), 47–68.

–: Woman, Mother and Bride. An Exegetical Investigation into the Ecclesial Notions of the Apocalypse, Biblical Tools and Studies 3, Leuven/Paris/Dudley, Ma 2007.

THEOBALD, M., „Selig, die zum Hochzeitsmahl des Lammes geladen sind" (Offb 19,9). Mahlsprache und Mahlpraxis nach der Johannesoffenbarung, in: Gaß, E./ Stipp, H.J. (Hg.), „Ich werde meinen Bund mit euch niemals brechen!" (Ri 2,1). Festschrift für Walter Groß zum 70. Geburtstag, HBS 62, Freiburg i.Br. u.a. 2011, 399–433.

TÓTH, F., Das Tier, sein Bild und der falsche Prophet. Untersuchungen zum zeitgeschichtlichen Hintergrund von Johannesoffenbarung 13 unter Einbeziehung des antiken Orakelwesens, BThS 126, Neukirchen-Vluyn 2012.

–: Von der Vision zur Redaktion. Untersuchungen zur Komposition, Redaktion und Intention der Johannesapokalypse, in: Frey, J./Kelhoffer, J.A./Tóth, F., Die Johannesapokalypse. Kontexte – Konzepte – Rezeption, WUNT 287, Tübingen 2012, 319–412.

–: Der himmlische Kult. Wirklichkeitskonstruktion und Sinnbildung in der Johannesoffenbarung, Arbeiten zur Bibel und ihrer Geschichte 22, Leipzig 2006.

TILLY, M., Apokalyptik, UTB Profile 3651, Tübingen 2012.

–: Deuteronomy in Revelation, in: Moyise, S./Menken, M.J.J. (Hg.), Deuteronomy in the New Testament, The New Testament and the Scriptures of Israel 3, London/New York 2007, 169–188.

–: Die Offenbarung des Johannes und das Moselied, in: Kraus, W. (Hg.), Beiträge zur urchristlichen Theologiegeschichte, BZNW 163, Berlin/New York 2009, 453–464.

–: Textsicherung und Prophetie. Beobachtungen zur Septuaginta-Rezeption in Apk 22,18f, in: Horn, F.W./Wolter, M. (Hg.), Studien zur Johannesoffenbarung und ihrer Auslegung. Festschrift für Otto Böcher zum 70. Geburtstag, Neukirchen-Vluyn 2005, 232–247.

TRIMPE, B., Von der Schöpfung bis zur Zerstörung. Intertextuelle Interpretationen der biblischen Urgeschichte (Gen 1–11), Osnabrücker Studien zur Jüdischen und Christlichen Bibel 1, Osnabrück 2000.

ULLAND, H., Die Vision als Radikalisierung der Wirklichkeit in der Apokalypse des Johannes. Das Verhältnis der sieben Sendschreiben zu Apokalypse 12–13, TANZ 21, Tübingen/Basel 1997.

UTZSCHNEIDER, H., Gottes langer Atem. Die Exoduserzählung (Ex 1–14) in ästhetischer und historischer Sicht, SBS 166, Stuttgart 1996.

VANHOYE, A., L'utilisation du Livre D'Ezechiel dans L'Apocalypse, in: Bib 43 (1962), 436–476.

VAN HENTEN, J. W., The Concept of Martyrdom in Revelation, in: Frey, J./ Kelhoffer, J.A./ Tóth, F., Die Johannesapokalypse. Kontexte – Konzepte – Rezeption, WUNT 287, Tübingen 2012, 587–618.

VAN RUITEN, J., Der alttestamentliche Hintergrund von Offb 6,12–17, in: EstB 53 (1995), 239–260.

VAN SETERS, J., The Life of Moses. The Yahwist as historian in Exodus-Numbers, CBET 10, Kampen 1994.

VAN TILBOURG, S., The Danger at Midday. Death Threats in the Apocalypse, in: Bib 85 (2004), 1–23.

VATER, A., „A Plague on Both our Houses“: Form – and Rhetorical – Critical Observations on Exodus 7–11, in: Clines, J.A./Gunn, D.M./Hauser, A. (HG.), Art and Meaning. Rhetoric in Biblical Literature, JSOT.S 19, Sheffield 1982, 62–71.

VERVENNE, M., Current Tendencies and Developments in the Study of the Book Exodus, in: Vervenne, M. (Hg.), Studies in the Book of Exodus. Redaction – Reception – Interpretation, BEThL 126, Leuven 1996, 21–59.

–: The Phraseology of „Knowing YHWH“, in: van Ruiten, J./Vervenne, M. (Hg.), Studies in the Book of Isaiah. Festschrift Willem A.M. Beuken, BEThL 132, Leuven 1997, 467–492.

VILJOEN, F.P., Faithful Christian living amidst Scoffers of the Judgment Day. Ethics and ethos in Jude and 2 Peter, in: van der Watt, J.G. (Hg.), Identity, Ethics, and Ethos in the New Testament, BZNW 141, Berlin/New York 2006, 511–533.

VOGELGESANG, J.M., The Interpretation of Ezekiel in the Book of Revelation (Ph.D. Dissertation), Cambridge 1985.

VÖGTLE, A., Der Gott der Apokalypse. Wie redet die christliche Apokalypse von Gott?, in: Coppens, J. (Hg.), La notion biblique de Dieu. Le Dieu de la Bible et le Dieu des philosophes, BEThL 41, Gembloux/Leuven 1976, 377–398.

VÖGTLE, A., Das Neue Testament und die Zukunft des Kosmos, KBANT, Düsseldorf 1970.

VOS, L. A., The Synoptic Traditions in the Apocalypse, Kampen 1965.

WALKENHORST, K. H., Gotteserfahrung und Gotteserkenntnis, in: Reiterer, F. V. (Hg.), Ein Gott eine Offenbarung. Beiträge zur biblischen Exegese, Theologie und Spiritualität. Festschrift für Notker Füglister OSB zum 60. Geburtstag, Würzburg 1991, 373–396.

WATTS, R. E., Isaiah's New Exodus and Mark, WUNT II 88, Tübingen 1997.

WENDEBOURG, N., Der Tag des Herrn. Ein Beitrag zur Gerichtserwartung im Neuen Testament auf ihrem alttestamentlichen und frühjüdischen Hintergrund, WMANT 96, Neukirchen-Vluyn 2003.

WILDBERGER, H., Jesaja 28–39, BKAT X/3, Neukirchen-Vluyn 1982.

WHITAKER, R.J., Falling Stars and Rising Smoke. Imperial Apotheosis and Idolatry in Revelation, in: Labahn M./Lehtipuu O. (Hg.), Imagery in the Book of Revelation, CBET 60, Leuven 2011, 199–218.

WITETSCHEK, S., Der Lieblingspsalm des Sehers. Die Verwendung von Ps 2 in der Johannesapokalypse, in: Knibb, M.A. (Hg.), The Septuagint and Messianism, BEThL 195, Leuven 2006, 487–502.

WITULSKI, T., Das „himmlische" und das „satanische" Quartett. Antithetische Parallelisierungen in der Johannesapokalypse, in: ThZ 67 (2011), 289–320.

–: Der römische Kaiser Hadrian und die neutestamentliche Johannesapokalypse, in: Frey, J./ Kelhoffer, J.A./ Tóth, F. (Hg.), Die Johannesapokalypse. Kontexte – Konzepte – Rezeption, WUNT 287, Tübingen 2012, 79–116.

–: Die Johannesoffenbarung und Kaiser Hadrian. Studien zur Datierung der neutestamentlichen Apokalypse, FRLANT 221, Göttingen 2007.

–: Kaiserkult in Kleinasien. Die Entwicklung der kultisch-religiösen Kaiserverehrung in der römischen Provinz Asia von Augustus bis Antonius-Pius, NTOA 63, Göttingen ²2011.

WOLD, B., Revelation 16 and the Eschatological Use of Exodus Plagues, in: Eckstein, H.-J./Landmesser, C./Lichtenberger, H. (Hg.), Eschatologie – Eschatologie. The Sixth Durham-Tübingen Research Symposium: Eschatology in Old Testament, Ancient Judaism and Early Christianity (Tübingen, September 2009), WUNT 272, Tübingen 2011, 249–266.

–: Revelation's Plague Septets. New Exodus and Exile, in: Martínez, G. (Hg.), Echoes from the Caves. Qumran and the New Testament, Studies on the Texts of the Desert of Judah 85, 279–297.

WOLFF, H.W., Dodekapropheton 2. Joel und Amos, BKAT XIV/2, Neukirchen-Vluyn 1969.

WOLTER, M., Christliches Ethos nach der Offenbarung des Johannes, in: Horn, F. W./ Wolter, M. (Hg.), Studien zur Johannesoffenbarung und ihrer Auslegung. Festschrift für Otto Böcher zum 70. Geburtstag, Neukirchen-Vluyn 2005, 189–209.

ZAPFF, B.M., Schriftgelehrte Prophetie. Jes 13 und die Komposition des Jesajabuches. Ein Beitrag zur Erforschung der Redaktionsgeschichte des Jesajabuches, fzb 74, Würzburg 1995.

ZAGER, W., Gericht Gottes in der Johannesoffenbarung, in: Horn, F.W./Wolter, M. (Hg.), Studien zur Johannesoffenbarung und ihrer Auslegung. Festschrift für Otto Böcher zum 70. Geburtstag, Neukirchen-Vluyn 2005, 310–327.

Stellenverzeichnis

1 Altes Testament

2 Neues Testament

3 Frühjüdische und frühchristliche Schriften

Sachregister

Wissenschaftliche Untersuchungen zum Neuen Testament

Alphabetische Übersicht der ersten und zweiten Reihe

Ådna, Jostein: Jesu Stellung zum Tempel. 2000. *Bd. II/119.*

Ådna, Jostein (Hrsg.): The Formation of the Early Church. 2005. *Bd. 183.*

– und *Hans Kvalbein* (Hrsg.): The Mission of the Early Church to Jews and Gentiles. 2000. *Bd. 127.*

Ahearne-Kroll, Stephen P., Paul A. Holloway und James A. Kelhoffer (Hrsg.): Women and Gender in Ancient Religions. 2010. *Bd. 263*

Aland, Barbara: Was ist Gnosis? 2009. *Bd. 239.*

Alexeev, Anatoly A., Christos Karakolis und *Ulrich Luz* (Hrsg.): Einheit der Kirche im Neuen Testament. Dritte europäische orthodox-westliche Exegetenkonferenz in Sankt Petersburg, 24.–31. August 2005. 2008. *Bd. 218.*

Alkier, Stefan: Wunder und Wirklichkeit in den Briefen des Apostels Paulus. 2001. *Bd. 134.*

Allen, David M.: Deuteronomy and Exhortation in Hebrews. 2008. *Bd. II/238.*

Anderson, Charles A.: Philo of Alexandria's Views of the Physical World. 2011. *Vol. II/309.*

Anderson, Paul N.: The Christology of the Fourth Gospel. 1996. *Bd. II/78.*

Appold, Mark L.: The Oneness Motif in the Fourth Gospel. 1976. *Bd. II/1.*

Arnold, Bradley: Christ as the Telos of Life. 2014. *Bd. II/371.*

Arnold, Clinton E.: The Colossian Syncretism. 1995. *Bd. II/77.*

Ascough, Richard S.: Paul's Macedonian Associations. 2003. *Bd. II/161.*

Asiedu-Peprah, Martin: Johannine Sabbath Conflicts As Juridical Controversy. 2001. *Bd. II/132.*

Assel, Heinrich, Stefan Beyerle und *Christfried Böttrich* (Hrsg.): Beyond Biblical Theologies. 2012. *Bd. 295.*

Attridge, Harold W.: Essays on John and Hebrews. 2010. *Bd. 264.*

– siehe *Zangenberg, Jürgen.*

Aune, David E.: Apocalypticism, Prophecy and Magic in Early Christianity. 2006. *Bd. 199.*

– Jesus, Gospel Tradition and Paul in the Context of Jewish and Greco-Roman Antiquity. 2013. *Bd. 303.*

Avemarie, Friedrich: Neues Testament und frührabbinisches Judentum. Hrsg. von Jörg Frey und Angela Standhartinger. 2013. *Bd. 316.*

– Die Tauferzählungen der Apostelgeschichte. 2002. *Bd. 139.*

Avemarie, Friedrich und *Hermann Lichtenberger* (Hrsg.): Auferstehung – Ressurection. 2001. *Bd. 135.*

– Bund und Tora. 1996. *Bd. 92.*

Baarlink, Heinrich: Verkündigtes Heil. 2004. *Bd. 168.*

Bachmann, Michael: Sünder oder Übertreter. 1992. *Bd. 59.*

Bachmann, Michael (Hrsg.): Lutherische und Neue Paulusperspektive. 2005. *Bd. 182.*

Back, Frances: Verwandlung durch Offenbarung bei Paulus. 2002. *Bd. II/153.*

– Gott als Vater der Jünger im Johannesevangelium. 2012. *Bd. II/336.*

Backhaus, Knut: Der sprechende Gott. 2009. *Bd. 240.*

Baker, William R.: Personal Speech-Ethics in the Epistle of James. 1995. *Bd. II/68.*

Bakke, Odd Magne: 'Concord and Peace'. 2001. *Bd. II/143.*

Balch, David L.: Roman Domestic Art and Early House Churches. 2008. *Bd. 228.*

– siehe *Weissenrieder, Annette.*

Baldwin, Matthew C.: Whose *Acts of Peter*? 2005. *Bd. II/196.*

Balla, Peter: Challenges to New Testament Theology. 1997. *Bd. II/95.*

– The Child-Parent Relationship in the New Testament and its Environment. 2003. *Bd. 155.*

Baltes, Guido: Hebräisches Evangelium und synoptische Überlieferung. 2011. *Bd. II/312.*

Bammel, Ernst: Judaica. Bd. I 1986. *Bd. 37.*

– Bd. II 1997. *Bd. 91.*

Barclay, John M.G.: Pauline Churches and Diaspora Jews. 2011. *Bd. 275.*

Barnard, Jody A.: The Mysticism of Hebrews. 2012. *Bd. II/331.*

Barreto, Eric D.: Ethnic Negotiations. 2010. *Bd. II/294.*
Barrier, Jeremy W. : The Acts of Paul and Thecla. 2009. *Bd. II/270.*
Barton, Stephen C.: siehe *Stuckenbruck, Loren T.*
Bash, Anthony: Ambassadors for Christ. 1997. *Bd. II/92.*
Bauckham, Richard: The Jewish World around the New Testament. Collected Essays Volume I. 2008. *Bd. 233.*
Bauer, Thomas Johann: Paulus und die kaiserzeitliche Epistolographie. 2011. *Bd. 276.*
Bauernfeind, Otto: Kommentar und Studien zur Apostelgeschichte. 1980. *Bd. 22.*
Baum, Armin Daniel: Pseudepigraphie und literarische Fälschung im frühen Christentum. 2001. *Bd. II/138.*
Bauspieß, Martin, Christof Landmesser und *David Lincicum* (Hrsg.): Ferdinand Christian Baur und die Geschichte des frühen Christentums. 2014. *Bd. 333.*
Bayer, Hans Friedrich: Jesus' Predictions of Vindication and Resurrection. 1986. *Bd. II/20.*
Becker, Eve-Marie: Das Markus-Evangelium im Rahmen antiker Historiographie. 2006. *Bd. 194.*
Becker, Eve-Marie und *Peter Pilhofer* (Hrsg.): Biographie und Persönlichkeit des Paulus. 2005. *Bd. 187.*
– and *Anders Runesson* (Hrsg.): Mark and Matthew I. 2011. *Bd. 271.*
– Mark and Matthew II. 2013. *Bd. 304.*
Becker, Michael: Wunder und Wundertäter im frührabbinischen Judentum. 2002. *Bd. II/144.*
Becker, Michael und *Markus Öhler* (Hrsg.): Apokalyptik als Herausforderung neutestamentlicher Theologie. 2006. *Bd. II/214.*
Bell, Richard H.: Deliver Us from Evil. 2007. *Bd. 216.*
– The Irrevocable Call of God. 2005. *Bd. 184.*
– No One Seeks for God. 1998. *Bd. 106.*
– Provoked to Jealousy. 1994. *Bd. II/63.*
Bennema, Cornelis: The Power of Saving Wisdom. 2002. *Bd. II/148.*
Bergman, Jan: siehe *Kieffer, René.*
Bergmeier, Roland: Das Gesetz im Römerbrief und andere Studien zum Neuen Testament. 2000. *Bd. 121.*
Bernett, Monika: Der Kaiserkult in Judäa unter den Herodiern und Römern. 2007. *Bd. 203.*
Bertho, Benjamin: siehe *Clivaz, Claire.*
Betz, Hans Dieter: Studies in Paul's Letter to the Philippians. 2015. *Bd. 343.*
Betz, Otto: Jesus, der Messias Israels. 1987. *Bd. 42.*
– Jesus, der Herr der Kirche. 1990. *Bd. 52.*
Beyerle, Stefan: siehe *Assel, Heinrich.*
Beyschlag, Karlmann: Simon Magus und die christliche Gnosis. 1974. *Bd. 16.*
Bieringer, Reimund: siehe *Koester, Craig.*
Bird, Michael F. und *Jason Maston* (Hrsg.): Earliest Christian History. 2012. *Bd. II/320.*
Bittner, Wolfgang J.: Jesu Zeichen im Johannesevangelium. 1987. *Bd. II/26.*
Bjerkelund, Carl J.: Tauta Egeneto. 1987. *Bd. 40.*
Blackburn, Barry Lee: Theios Aner and the Markan Miracle Traditions. 1991. *Bd. II/40.*
Blackwell, Ben C.: Christosis. 2011. *Bd. II/314.*
Blanton IV, Thomas R.: Constructing a New Covenant. 2007. *Bd. II/233.*
– *Robert M. Calhoun* and *Clare K. Rothschild* (Hg.): The History of Religions School Today. 2014. *Bd. 340.*
Bock, Darrell L.: Blasphemy and Exaltation in Judaism and the Final Examination of Jesus. 1998. *Bd. II/106.*
Bockmuehl, Markus: The Remembered Peter. 2010. *Vol. 262.*
– Revelation and Mystery in Ancient Judaism and Pauline Christianity. 1990. *Bd. II/36.*
– siehe *Stanton, Graham.*
Bøe, Sverre: Cross-Bearing in Luke. 2010. *Bd. II/278.*
– Gog and Magog. 2001. *Bd. II/135.*
Böhlig, Alexander: Gnosis und Synkretismus. Teil 1 1989. *Bd. 47* – Teil 2 1989. *Bd. 48.*
Böhm, Martina: Samarien und die Samaritai bei Lukas. 1999. *Bd. II/111.*
Börstinghaus, Jens: Sturmfahrt und Schiffbruch. 2010. *Bd. II/274.*
Böttrich, Christfried: Weltweisheit – Menschheitsethik – Urkult. 1992. *Bd. II/50.*
– */ Herzer, Jens* (Hrsg.): Josephus und das Neue Testament. 2007. *Bd. 209.*
– siehe *Assel, Heinrich.*
Bolyki, János: Jesu Tischgemeinschaften. 1997. *Bd. II/96.*
Bons, Eberhard, Ralph Brucker und *Jan Joosten* (Hrsg.): The Reception of Septuagint

Words in Jewish-Hellenistic and Christian Literature. 2014. *Bd. II/367.*
Bosman, Philip: Conscience in Philo and Paul. 2003. *Bd. II/166.*
Bovon, François: The Emergence of Christianity. 2013. *Bd. 319.*
– New Testament and Christian Apocrypha. 2009. *Bd. 237.*
– Studies in Early Christianity. 2003. *Bd. 161.*
Brändl, Martin: Der Agon bei Paulus. 2006. *Bd. II/222.*
Braun, Heike: Geschichte des Gottesvolkes und christliche Identität. 2010. *Bd. II/279.*
Breytenbach, Cilliers: siehe *Frey, Jörg.*
Brink, Laurie: Soldiers in Luke-Acts. 2014. *Bd. II/362.*
Broadhead, Edwin K.: Jewish Ways of Following Jesus Redrawing the Religious Map of Antiquity. 2010. *Bd. 266.*
Brocke, Christoph vom: Thessaloniki – Stadt des Kassander und Gemeinde des Paulus. 2001. *Bd. II/125.*
Brown, Paul J.: Bodily Resurrection and Ethics in 1 Cor 15. 2014. *Bd. II/360.*
Brucker, Ralph: siehe *Bons, Eberhard.*
Brunson, Andrew: Psalm 118 in the Gospel of John. 2003. *Bd. II/158.*
Büchli, Jörg: Der Poimandres – ein paganisiertes Evangelium. 1987. *Bd. II/27.*
Bühner, Jan A.: Der Gesandte und sein Weg im 4. Evangelium. 1977. *Bd. II/2.*
Burchard, Christoph: Untersuchungen zu Joseph und Aseneth. 1965. *Bd. 8.*
– Studien zur Theologie, Sprache und Umwelt des Neuen Testaments. Hrsg. von D. Sänger. 1998. *Bd. 107.*
Burnett, Richard: Karl Barth's Theological Exegesis. 2001. *Bd. II/145.*
Byron, John: Slavery Metaphors in Early Judaism and Pauline Christianity. 2003. *Bd. II/162.*
Byrskog, Samuel: Story as History – History as Story. 2000. *Bd. 123.*
– *, Tom Holmén* und *Matti Kankaanniemi* (Hrsg.): The Identity of Jesus: Nordic Voices. 2014. *Bd. II/373.*
Calaway, Jared C.: The Sabbath and the Sanctuary. 2013. *Bd. II/349.*
Calhoun, Robert M.: Paul's Definitions of the Gospel in Romans 1. 2011. *Bd. II/316.*
– siehe *Blanton IV, Thomas R.*
Calpino, Teresa: Women, Work and Leadership in Acts. 2014. *Bd. II/361.*
Campbell, Contantine R.: siehe *Thate, Michael J.*
Canavan, Rosemary: Clothing the Body of Christ at Colossae. 2012. *Bd. II/334.*
Cancik, Hubert (Hrsg.): Markus-Philologie. 1984. *Bd. 33.*
Capes, David B.: Old Testament Yaweh Texts in Paul's Christology. 1992. *Bd. II/47.*
Caragounis, Chrys C.: The Development of Greek and the New Testament. 2004. *Bd. 167.*
– New Testament Language and Exegesis. 2014. *Bd. 323.*
– The Son of Man. 1986. *Bd. 38.*
– siehe *Fridrichsen, Anton.*
Carleton Paget, James: The Epistle of Barnabas. 1994. *Bd. II/64.*
– Jews, Christians and Jewish Christians in Antiquity. 2010. *Bd. 251.*
Carlson, Stephen C.: The Text of Galatians and Its History. 2015. *Bd. II/385.*
Carlston, Charles E. und *Craig A. Evans:* From Synagogue to Ecclesia. 2014. *Bd. 334.*
Carson, D.A., Peter T. O'Brien und *Mark Seifrid* (Hrsg.): Justification and Variegated Nomism.
Bd. 1: The Complexities of Second Temple Judaism. 2001. *Bd. II/140.*
Bd. 2: The Paradoxes of Paul. 2004. *Bd. II/181.*
Caulley, Thomas Scott und *Hermann Lichtenberger* (Hrsg.): Die Septuaginta und das frühe Christentum – The Septuagint and Christian Origins. 2011. *Bd. 277.*
– siehe *Lichtenberger, Hermann.*
Chae, Young Sam: Jesus as the Eschatological Davidic Shepherd. 2006. *Bd. II/216.*
Chapman, David W.: Ancient Jewish and Christian Perceptions of Crucifixion. 2008. *Bd. II/244.*
– und *Eckhard J. Schnabel:* The Trial and Crucifixion of Jesus. 2015. *Bd. 344.*
Chester, Andrew: Future Hope and Present Reality. Vol. I: Eschatology and Transformation in the Hebrew Bible. 2012. *Bd. 293.*
– Messiah and Exaltation. 2007. *Bd. 207.*
Chibici-Revneanu, Nicole: Die Herrlichkeit des Verherrlichten. 2007. *Bd. II/231.*
Ciampa, Roy E.: The Presence and Function of Scripture in Galatians 1 and 2. 1998. *Bd. II/102.*
Clark, Bruce T.: Completing Christ's Afflictions. 2015. *Bd. II/383.*
Classen, Carl Joachim: Rhetorical Criticism of the New Testament. 2000. *Bd. 128.*

Claußen, Carsten: siehe *Frey, Jörg.*
Clivaz, Claire, Andreas Dettwiler, Luc Devillers, Enrico Norelli with *Benjamin Bertho* (Hrsg.): Infancy Gospels. 2011. *Bd. 281.*
Collins, John J.: Scriptures and Sectarianism. 2014. *Bd. 332.*
Colpe, Carsten: Griechen – Byzantiner – Semiten – Muslime. 2008. *Bd. 221.*
– Iranier – Aramäer – Hebräer – Hellenen. 2003. *Bd. 154.*
Cook, John G.: Crucifixion in the Mediterranean World. 2014. *Bd. 327.*
– Roman Attitudes Towards the Christians. 2010. *Bd. 261.*
Coote, Robert B.: siehe *Weissenrieder, Annette.*
Coppins, Wayne: The Interpretation of Freedom in the Letters of Paul. 2009. *Bd. II/261.*
Crump, David: Jesus the Intercessor. 1992. *Bd. II/49.*
Dahl, Nils Alstrup: Studies in Ephesians. 2000. *Bd. 131.*
Daise, Michael A.: Feasts in John. 2007. *Bd. II/229.*
Deines, Roland: Acts of God in History. Ed. by Christoph Ochs and Peter Watts. 2013. *Bd. 317.*
– Die Gerechtigkeit der Tora im Reich des Messias. 2004. *Bd. 177.*
– Jüdische Steingefäße und pharisäische Frömmigkeit. 1993. *Bd. II/52.*
– Die Pharisäer. 1997. *Bd. 101.*
Deines, Roland, Jens Herzer und *Karl-Wilhelm Niebuhr* (Hrsg.): Neues Testament und hellenistisch-jüdische Alltagskultur. III. Internationales Symposium zum Corpus Judaeo-Hellenisticum Novi Testamenti. 21.–24. Mai 2009 in Leipzig. 2011. *Bd. 274.*
– und *Karl-Wilhelm Niebuhr* (Hrsg.): Philo und das Neue Testament. 2004. *Bd. 172.*
Dennis, John A.: Jesus' Death and the Gathering of True Israel. 2006. *Bd. 217.*
Dettwiler, Andreas und *Jean Zumstein* (Hrsg.): Kreuzestheologie im Neuen Testament. 2002. *Bd. 151.*
– siehe *Clivaz, Claire.*
Devillers, Luc: siehe Clivaz, Claire.
Dicken, Frank: Herold as a Composite Character in Luke-Acts. 2014. *Bd. II/375.*
Dickson, John P.: Mission-Commitment in Ancient Judaism and in the Pauline Communities. 2003. *Bd. II/159.*
Dietzfelbinger, Christian: Der Abschied des Kommenden. 1997. *Bd. 95.*
Dimitrov, Ivan Z., James D.G. Dunn, Ulrich Luz und *Karl-Wilhelm Niebuhr* (Hrsg.): Das Alte Testament als christliche Bibel in orthodoxer und westlicher Sicht. 2004. *Bd. 174.*
Dobbeler, Axel von: Glaube als Teilhabe. 1987. *Bd. II/22.*
Docherty, Susan E.: The Use of the Old Testament in Hebrews. 2009. *Bd. II/260.*
Dochhorn, Jan: Schriftgelehrte Prophetie. 2010. *Bd. 268.*
Doering, Lutz: Ancient Jewish Letters and the Beginnings of Christian Epistolography. 2012. *Bd. 298.*
Doole, J. Andrew: What was Mark for Matthew? 2013. *Bd. II/344.*
Downs, David J.: The Offering of the Gentiles. 2008. *Bd. II/248.*
Dryden, J. de Waal: Theology and Ethics in 1 Peter. 2006. *Bd. II/209.*
Dübbers, Michael: Christologie und Existenz im Kolosserbrief. 2005. *Bd. II/191.*
Dunn, James D.G.: The New Perspective on Paul. 2005. *Bd. 185.*
Dunn, James D.G. (Hrsg.): Jews and Christians. 1992. *Bd. 66.*
– Paul and the Mosaic Law. 1996. *Bd. 89.*
– siehe *Dimitrov, Ivan Z.*
Dunn, James D.G., Hans Klein, Ulrich Luz und *Vasile Mihoc* (Hrsg.): Auslegung der Bibel in orthodoxer und westlicher Perspektive. 2000. *Bd. 130.*
Dunne, John Anthony und *Dan Batovici* (Hrsg.): Reactions to Empire. 2014. *Bd. II/372.*
Dunson, Ben C.: Individual and Community in Paul's Letter to the Romans. 2012. *Vol. II/332.*
Ebel, Eva: Die Attraktivität früher christlicher Gemeinden. 2004. *Bd. II/178.*
Eberhart, Christian A.: Kultmetaphorik und Christologie. 2013. *Bd. 306.*
Ebertz, Michael N.: Das Charisma des Gekreuzigten. 1987. *Bd. 45.*
Eckstein, Hans-Joachim: Der Begriff Syneidesis bei Paulus. 1983. *Bd. II/10.*
– Verheißung und Gesetz. 1996. *Bd. 86.*
– *Christoph Landmesser* and *Hermann Lichtenberger* (Ed.): Eschatologie – Eschatology. The Sixth Durham-Tübingen Research Symposium. 2011. *Bd. 272.*
Edsall, Benjamin A.: Pauls' Witness to Formative Early Christian Instruction. 2014. *Bd. II/365.*
Edwards, J. Christopher: The Ransom Logion in Mark and Matthew. 2012. *Bd. II/327.*

Ego, Beate: Im Himmel wie auf Erden. 1989. *Bd. II/34.*
Ego, Beate, Armin Lange und *Peter Pilhofer* (Hrsg.): Gemeinde ohne Tempel – Community without Temple. 1999. *Bd. 118.*
– und *Helmut Merkel* (Hrsg.): Religiöses Lernen in der biblischen, frühjüdischen und frühchristlichen Überlieferung. 2005. *Bd. 180.*
Ehrlich, Carl S., Anders Runesson und *Eileen Schuller* (Hrsg.): Purity, Holiness, and Identity in Judaism and Christianity. 2013. *Bd. 305.*
Eisele, Wilfried: Welcher Thomas? 2010. *Bd. 259.*
Eisen, Ute E., Christine Gerber and *Angela Standhartinger* (Hrsg.): Doing Gender – Doing Religion. 2013. *Bd. 302.*
– siehe *Paulsen, Henning.*
Elledge, C.D.: Life after Death in Early Judaism. 2006. *Bd. II/208.*
Ellis, E. Earle: Prophecy and Hermeneutic in Early Christianity. 1978. *Bd. 18.*
– The Old Testament in Early Christianity. 1991. *Bd. 54.*
Elmer, Ian J.: Paul, Jerusalem and the Judaisers. 2009. *Bd. II/258.*
Endo, Masanobu: Creation and Christology. 2002. *Bd. 149.*
Ennulat, Andreas: Die 'Minor Agreements'. 1994. *Bd. II/62.*
Ensor, Peter W.: Jesus and His 'Works'. 1996. *Bd. II/85.*
Eskola, Timo: Messiah and the Throne. 2001. *Bd. II/142.*
– Theodicy and Predestination in Pauline Soteriology. 1998. *Bd. II/100.*
Evans, Craig A.: siehe *Carlston, Charles E.*
Farelly, Nicolas: The Disciples in the Fourth Gospel. 2010. *Bd. II/290.*
Fatehi, Mehrdad: The Spirit's Relation to the Risen Lord in Paul. 2000. *Bd. II/128.*
Feldmeier, Reinhard: Die Krisis des Gottessohnes. 1987. *Bd. II/21.*
– Die Christen als Fremde. 1992. *Bd. 64.*
– Der Höchste. 2014. *Bd. 330.*
– und *Ulrich Heckel* (Hrsg.): Die Heiden. 1994. *Bd. 70.*
Felsch, Dorit: Die Feste im Johannesevangelium. 2011. *Bd. II/308.*
Finnern, Sönke: Narratologie und biblische Exegese. 2010. *Bd. II/285.*
Fletcher-Louis, Crispin H.T.: Luke-Acts: Angels, Christology and Soteriology. 1997.
Bd. II/94.
Förster, Niclas: Jesus und die Steuerfrage. 2012. *Bd. 294.*
– Marcus Magus. 1999. *Bd. 114.*
Forbes, Christopher Brian: Prophecy and Inspired Speech in Early Christianity and its Hellenistic Environment. 1995. *Bd. II/75.*
Fornberg, Tord: siehe *Fridrichsen, Anton.*
Fossum, Jarl E.: The Name of God and the Angel of the Lord. 1985. *Bd. 36.*
Foster, Paul: Community, Law and Mission in Matthew's Gospel. 2004. *Bd. II/177.*
Foster, Robert: The Significance of Exemplars for Interpretation of the Letter of James. 2014. *Bd. II/376.*
Fotopoulos, John: Food Offered to Idols in Roman Corinth. 2003. *Bd. II/151.*
Frank, Nicole: Der Kolosserbrief im Kontext des paulinischen Erbes. 2009. *Bd. II/271.*
Frenschkowski, Marco: Offenbarung und Epiphanie. Bd. 1 1995. *Bd. II/79* – Bd. 2 1997. *Bd. II/80.*
Frey, Jörg: Eugen Drewermann und die biblische Exegese. 1995. *Bd. II/71.*
– Die Herrlichkeit des Gekreuzigten. Studien zu den Johanneischen Schriften I. 2013. *Bd. 307.*
– Die johanneische Eschatologie. Bd. I. 1997. *Bd. 96.* – Bd. II. 1998. *Bd. 110.*
– Bd. III. 2000. *Bd. 117.*
Frey, Jörg: siehe *Avemarie, Friedrich.*
– *Carsten Claußen* und *Nadine Kessler* (Hrsg.): Qumran und die Archäologie. 2011. *Bd. 278.*
– und *Cilliers Breytenbach* (Hrsg.): Aufgabe und Durchführung einer Theologie des Neuen Testaments. 2007. *Bd. 205.*
– *Jens Herzer, Martina Janßen* und *Clare K. Rothschild* (Hrsg.): Pseudepigraphie und Verfasserfiktion in frühchristlichen Briefen. 2009. *Bd. 246.*
– *James A. Kelhoffer* und *Franz Tóth* (Hrsg.): Die Johannesapokalypse. 2012. *Bd. 287.*
– *Stefan Krauter* und *Hermann Lichtenberger* (Hrsg.): Heil und Geschichte. 2009. *Bd. 248.*
– und *Udo Schnelle* (Hrsg.): Kontexte des Johannesevangeliums. 2004. *Bd. 175.*
– und *Jens Schröter* (Hrsg.): Deutungen des Todes Jesu im Neuen Testament. 2005. *Bd. 181.*
– Jesus in apokryphen Evangelienüberlieferungen. 2010. *Bd. 254.*
– *Jan G. van der Watt*, und *Ruben Zimmermann* (Hrsg.): Imagery in the Gospel of John. 2006. *Bd. 200.*

Freyne, Sean: Galilee and Gospel. 2000. *Bd. 125.*

Fridrichsen, Anton: Exegetical Writings. Hrsg. von C.C. Caragounis und T. Fornberg. 1994. *Bd. 76.*

Gadenz, Pablo T.: Called from the Jews and from the Gentiles. 2009. *Bd. II/267.*

Gäbel, Georg: Die Kulttheologie des Hebräerbriefes. 2006. *Bd. II/212.*

Gäckle, Volker: Allgemeines Priestertum. 2014. *Bd. 331.*

– Die Starken und die Schwachen in Korinth und in Rom. 2005. *Bd. II/200.*

Garlington, Don B.: 'The Obedience of Faith'. 1991. *Bd. II/38.*

– Faith, Obedience, and Perseverance. 1994. *Bd. 79.*

Garnet, Paul: Salvation and Atonement in the Qumran Scrolls. 1977. *Bd. II/3.*

Garský, Zbyněk: Das Wirken Jesu in Galiläa bei Johannes. 2012. *Bd. II/325.*

Gemünden, Petra von: siehe *Weissenrieder, Annette.*

Gerber, Christine: siehe *Eisen, Ute E.*

Gese, Michael: Das Vermächtnis des Apostels. 1997. *Bd. II/99.*

Gheorghita, Radu: The Role of the Septuagint in Hebrews. 2003. *Bd. II/160.*

Gibson, Jack J.: Peter Between Jerusalem and Antioch. 2013. *Bd. II/345.*

Gordley, Matthew E.: The Colossian Hymn in Context. 2007. *Bd. II/228.*

– Teaching through Song in Antiquity. 2011. *Bd. II/302.*

Gräbe, Petrus J.: The Power of God in Paul's Letters. 2000, [2]2008. *Bd. II/123.*

Gräßer, Erich: Der Alte Bund im Neuen. 1985. *Bd. 35.*

– Forschungen zur Apostelgeschichte. 2001. *Bd. 137.*

Grappe, Christian (Hrsg.): Le Repas de Dieu – Das Mahl Gottes. 2004. *Bd. 169.*

Gray, Timothy C.: The Temple in the Gospel of Mark. 2008. *Bd. II/242.*

Green, Joel B.: The Death of Jesus. 1988. *Bd. II/33.*

Gregg, Brian Han: The Historical Jesus and the Final Judgment Sayings in Q. 2005. *Bd. II/207.*

Gregory, Andrew: The Reception of Luke and Acts in the Period before Irenaeus. 2003. *Bd. II/169.*

Grindheim, Sigurd: The Crux of Election. 2005. *Bd. II/202.*

Grünstäudl, Wolfgang: Petrus Alexandrinus. 2013. *Bd. II/353.*

Grundeken, Mark and *Joseph Verheyden* (Hrsg.): Early Christian Communities Between Ideal and Reality. 2015. *Bd. 342.*

Gundry, Robert H.: The Old is Better. 2005. *Bd. 178.*

Gundry Volf, Judith M.: Paul and Perseverance. 1990. *Bd. II/37.*

Häußer, Detlef: Christusbekenntnis und Jesusüberlieferung bei Paulus. 2006. *Bd. 210.*

Hafemann, Scott J.: Suffering and the Spirit. 1986. *Bd. II/19.*

– Paul, Moses, and the History of Israel. 1995. *Bd. 81.*

Hahn, Ferdinand: Studien zum Neuen Testament.
Bd. I: Grundsatzfragen, Jesusforschung, Evangelien. 2006. *Bd. 191.*
Bd. II: Bekenntnisbildung und Theologie in urchristlicher Zeit. 2006. *Bd. 192.*

Hahn, Johannes (Hrsg.): Zerstörungen des Jerusalemer Tempels. 2002. *Bd. 147.*

Hamid-Khani, Saeed: Relevation and Concealment of Christ. 2000. *Bd. II/120.*

Hanges, James C.: Paul, Founder of Churches. 2012. *Bd. 292.*

Hannah, Darrel D.: Michael and Christ. 1999. *Bd. II/109.*

Hardin, Justin K.: Galatians and the Imperial Cult? 2007. *Bd. II /237.*

Harrison, James R.: Paul and the Imperial Authorities at Thessolanica and Rome. 2011. *Bd. 273.*

– Paul's Language of Grace in Its Graeco-Roman Context. 2003. *Bd. II/172.*

Hartman, Lars: Approaching New Testament Texts and Contexts. 2013. *Bd. 311.*

– Text-Centered New Testament Studies. Hrsg. von D. Hellholm. 1997. *Bd. 102.*

Hartog, Paul: Polycarp and the New Testament. 2001. *Bd. II/134.*

Hasselbrook, David S.: Studies in New Testament Lexicography. 2011. *Bd. II/303.*

Hays, Christopher M.: Luke's Wealth Ethics. 2010. *Bd. 275.*

– siehe *Kok, Jacobus (Kobus).*

Heckel, Theo K.: Der Innere Mensch. 1993. *Bd. II/53.*

– Vom Evangelium des Markus zum viergestaltigen Evangelium. 1999. *Bd. 120.*

Heckel, Ulrich: Kraft in Schwachheit. 1993. *Bd. II/56.*

– Der Segen im Neuen Testament. 2002. *Bd. 150.*

– siehe *Feldmeier, Reinhard.*

– siehe *Hengel, Martin.*

Heemstra, Marius The Fiscus Judaicus and the Parting of the Ways. 2010. *Bd. II/277.*
Heiligenthal, Roman: Werke als Zeichen. 1983. *Bd. II/9.*
Heininger, Bernhard: Die Inkulturation des Christentums. 2010. *Bd. 255.*
Heliso, Desta: Pistis and the Righteous One. 2007. *Bd. II/235.*
Hellholm, D.: siehe *Hartman, Lars.*
Hemer, Colin J.: The Book of Acts in the Setting of Hellenistic History. 1989. *Bd. 49.*
Henderson, Timothy P.: The Gospel of Peter and Early Christian Apologetics. 2011. *Bd. II/301.*
Hengel, Martin: Jesus und die Evangelien. Kleine Schriften V. 2007. *Bd. 211.*
– Die johanneische Frage. 1993. *Bd. 67.*
– Judaica et Hellenistica. Kleine Schriften I. 1996. *Bd. 90.*
– Judaica, Hellenistica et Christiana. Kleine Schriften II. 1999. *Bd. 109.*
– Judentum und Hellenismus. 1969, [3]1988. *Bd. 10.*
– Paulus und Jakobus. Kleine Schriften III. 2002. *Bd. 141.*
– Studien zur Christologie. Kleine Schriften IV. 2006. *Bd. 201.*
– Studien zum Urchristentum. Kleine Schriften VI. 2008. *Bd. 234.*
– Theologische, historische und biographische Skizzen. Kleine Schriften VII. 2010. *Bd. 253.*
– und *Anna Maria Schwemer:* Paulus zwischen Damaskus und Antiochien. 1998. *Bd. 108.*
– Der messianische Anspruch Jesu und die Anfänge der Christologie. 2001. *Bd. 138.*
– Die vier Evangelien und das eine Evangelium von Jesus Christus. 2008. *Bd. 224.*
– Die Zeloten. [3]2011. *Bd. 283.*
Hengel, Martin und *Ulrich Heckel* (Hrsg.): Paulus und das antike Judentum. 1991. *Bd. 58.*
– und *Hermut Löhr* (Hrsg.): Schriftauslegung im antiken Judentum und im Urchristentum. 1994. *Bd. 73.*
– und *Anna Maria Schwemer* (Hrsg.): Königsherrschaft Gottes und himmlischer Kult. 1991. *Bd. 55.*
– Die Septuaginta. 1994. *Bd. 72.*
– *Siegfried Mittmann* und *Anna Maria Schwemer* (Hrsg.): La Cité de Dieu / Die Stadt Gottes. 2000. *Bd. 129.*
Henning, Meghan: Educating Early Christians through the Rhetoric of Hell. 2014. *Bd. II/382.*
Hentschel, Anni: Diakonia im Neuen Testament. 2007. *Bd. 226.*
Hernández Jr., Juan: Scribal Habits and Theological Influence in the Apocalypse. 2006. *Bd. II/218.*
Herrenbrück, Fritz: Jesus und die Zöllner. 1990. *Bd. II/41.*
Herzer, Jens: Paulus oder Petrus? 1998. *Bd. 103.*
– siehe *Böttrich, Christfried.*
– *siehe Deines, Roland.*
– siehe *Frey, Jörg.*
– (Hrsg.): Papyrologie und Exegese. 2012. *Bd. II/341.*
Hill, Charles E.: From the Lost Teaching of Polycarp. 2005. *Bd. 186.*
Hoegen-Rohls, Christina: Der nachösterliche Johannes. 1996. *Bd. II/84.*
Hoffmann, Matthias Reinhard: The Destroyer and the Lamb. 2005. *Bd. II/203.*
Hofius, Otfried: Katapausis. 1970. *Bd. 11.*
– Der Vorhang vor dem Thron Gottes. 1972. *Bd. 14.*
– Der Christushymnus Philipper 2,6–11. 1976, [2]1991. *Bd. 17.*
– Paulusstudien. 1989, [2]1994. *Bd. 51.*
– Neutestamentliche Studien. 2000. *Bd. 132.*
– Paulusstudien II. 2002. *Bd. 143.*
– Exegetische Studien. 2008. *Bd. 223.*
– und *Hans-Christian Kammler:* Johannesstudien. 1996. *Bd. 88.*
Holloway, Paul A.: Coping with Prejudice. 2009. *Bd. 244.*
– siehe *Ahearne-Kroll, Stephen P.*
Holmberg, Bengt (Hrsg.): Exploring Early Christian Identity. 2008. *Bd. 226.*
– und *Mikael Winninge* (Hrsg.): Identity Formation in the New Testament. 2008. *Bd. 227.*
Holmén, Tom (Hrsg.): Jesus in Continuum. 2012. *Bd. 289.*
– siehe *Byrskog, Samuel.*
Holtz, Traugott: Geschichte und Theologie des Urchristentums. 1991. *Bd. 57.*
Hommel, Hildebrecht: Sebasmata.
Bd. 1 1983. *Bd. 31.*
Bd. 2 1984. *Bd. 32.*
Horbury, William: Herodian Judaism and New Testament Study. 2006. *Bd. 193.*
Horn, Friedrich Wilhelm und *Ruben Zimmermann* (Hrsg): Jenseits von Indikativ und Imperativ. Bd. 1. 2009. *Bd. 238.*
– *Ulrich Volp* and *Ruben Zimmermann* (Hrsg.): Ethische Normen des frühen Christentums. Kontexte und Normen neutestamentlicher Ethik / Context and

Kleinknecht, Karl Th.: Der leidende Gerechtfertigte. 1984, [2]1988. *Bd. II/13.*
Klinghardt, Matthias: Gesetz und Volk Gottes. 1988. *Bd. II/32.*
– Synoptic Problems. 2014. *Vol. 329.*
Kloppenborg, John S.: The Tenants in the Vineyard. 2006, student edition 2010. *Bd. 195.*
Koch, Michael: Drachenkampf und Sonnenfrau. 2004. *Bd. II/184.*
Koch, Stefan: Rechtliche Regelung von Konflikten im frühen Christentum. 2004. *Bd. II/174.*
Köhler, Wolf-Dietrich: Rezeption des Matthäusevangeliums in der Zeit vor Irenäus. 1987. *Bd. II/24.*
Köhn, Andreas: Der Neutestamentler Ernst Lohmeyer. 2004. *Bd. II/180.*
Koester, Craig und *Reimund Bieringer* (Hrsg.): The Resurrection of Jesus in the Gospel of John. 2008. *Bd. 222.*
Kok, Jacobus (Kobus), Tobias Nicklas, Dieter T. Roth und *Christopher M. Hays* (Hrsg.): Sensitivity towards Outsiders. 2014. *Bd. II/364.*
Kollmann, Bernd und *Ruben Zimmermann* (Hrsg.): Hermeneutik der frühchristlichen Wundererzählungen. 2014. *Bd. 339.*
Konradt, Matthias: Israel, Kirche und die Völker im Matthäusevangelium. 2007. *Bd. 215.*
– und *Esther Schläpfer* (Hrsg.): Anthropologie und Ethik im Frühjudentum und im Neuen Testament. 2013. *Bd. 322.*
Kooten, George H. van: Cosmic Christology in Paul and the Pauline School. 2003. *Bd. II/171.*
– Paul's Anthropology in Context. 2008. *Bd. 232.*
Korn, Manfred: Die Geschichte Jesu in veränderter Zeit. 1993. *Bd. II/51.*
Koskenniemi, Erkki: Apollonios von Tyana in der neutestamentlichen Exegese. 1994. *Bd. II/61.*
– The Old Testament Miracle-Workers in Early Judaism. 2005. *Bd. II/206.*
Kraus, Thomas J.: Sprache, Stil und historischer Ort des zweiten Petrusbriefes. 2001. *Bd. II/136.*
Kraus, Wolfgang: Das Volk Gottes. 1996. *Bd. 85.*
– siehe *Karrer, Martin.*
– siehe *Walter, Nikolaus.*
– und *Martin Karrer* (Hrsg.): Die Septuaginta – Texte, Theologien, Einflüsse. 2010. *Bd. 252.*
– und *Siegfried Kreuzer* (Hrsg.): Die Septuaginta – Text, Wirkung, Rezeption. 2014. *Bd. 325.*
– und *Karl-Wilhelm Niebuhr* (Hrsg.): Frühjudentum und Neues Testament im Horizont Biblischer Theologie. 2003. *Bd. 162.*
Krauter, Stefan: Studien zu Röm 13,1–7. 2009. *Bd. 243.*
– siehe *Frey, Jörg.*
Kreplin, Matthias: Das Selbstverständnis Jesu. 2001. *Bd. II/141.*
Kreuzer, Siegfried, Martin Meiser und *Marcus Sigismund* (Hrsg.): Die Septuaginta – Entstehung, Sprache, Geschichte. 2012. *Bd. 286.*
– siehe *Kraus, Wolfgang.*
Kuhn, Karl G.: Achtzehngebet und Vaterunser und der Reim. 1950. *Bd. 1.*
Kvalbein, Hans: siehe *Ådna, Jostein.*
Kwon, Yon-Gyong: Eschatology in Galatians. 2004. *Bd. II/183.*
Laansma, Jon: I Will Give You Rest. 1997. *Bd. II/98.*
Labahn, Michael: Offenbarung in Zeichen und Wort. 2000. *Bd. II/117.*
– siehe *Roth, Dieter T.*
Lambers-Petry, Doris: siehe *Tomson, Peter J.*
Lange, Armin: siehe *Ego, Beate.*
Lampe, Peter: Die stadtrömischen Christen in den ersten beiden Jahrhunderten. 1987, [2]1989. *Bd. II/18.*
Landmesser, Christof: Wahrheit als Grundbegriff neutestamentlicher Wissenschaft. 1999. *Bd. 113.*
– Jüngerberufung und Zuwendung zu Gott. 2000. *Bd. 133.*
– siehe *Bauspieß, Martin.*
– siehe *Eckstein, Hans-Joachim.*
Lau, Andrew: Manifest in Flesh. 1996. *Bd. II/86.*
Lawrence, Louise: An Ethnography of the Gospel of Matthew. 2003. *Bd. II/165.*
Lee, Aquila H.I.: From Messiah to Preexistent Son. 2005. *Bd. II/192.*
Lee, DooHee: Luke-Acts and 'Tragic History'. 2013. *Bd. II/346.*
Lee, Pilchan: The New Jerusalem in the Book of Relevation. 2000. *Bd. II/129.*
Lee, Sang M.: The Cosmic Drama of Salvation. 2010. *Bd. II/276.*
Lee, Simon S.: Jesus' Transfiguration and the Believers' Transformation. 2009. *Bd. II/265.*
Leonhard, Clemens and *Hermut Löhr* (Ed.): Literature or Liturgy? 2014. *Bd. II/363.*
Lichtenberger, Hermann: Das Ich Adams und das Ich der Menschheit. 2004. *Bd. 164.*

– siehe *Avemarie, Friedrich.*
– siehe *Caulley, Thomas Scott.*
– siehe *Eckstein, Hans-Joachim.*
– siehe *Frey, Jörg.*
Lierman, John: The New Testament Moses. 2004. *Bd. II/173.*
– (Hrsg.): Challenging Perspectives on the Gospel of John. 2006. *Bd. II/219.*
Lieu, Samuel N.C.: Manichaeism in the Later Roman Empire and Medieval China. [2]1992. *Bd. 63.*
Lincicum, David: Paul and the Early Jewish Encounter with Deuteronomy. 2010. *Bd. II/284.*
– siehe *Bauspieß, Martin.*
– siehe *Stanton, Graham.*
Lindemann, Andreas: Die Evangelien und die Apostelgeschichte. 2009. *Bd. 241.*
– Glauben, Handeln, Verstehen. Studien zur Auslegung des Neuen Testaments. 2011. *Bd. II/282.*
Lindgård, Fredrik: Paul's Line of Thought in 2 Corinthians 4:16-5:10. 2004. *Bd. II/189.*
Liu, Yulin: Temple Purity in 1-2 Corinthians. 2013. *Bd. II/343.*
Livesey, Nina E.: Circumcision as a Malleable Symbol. 2010. *Bd. II/295.*
Loader, William R.G.: Jesus' Attitude Towards the Law. 1997. *Bd. II/97.*
Löhr, Gebhard: Verherrlichung Gottes durch Philosophie. 1997. *Bd. 97.*
Löhr, Hermut: Studien zum frühchristlichen und frühjüdischen Gebet. 2003. *Bd. 160.*
– siehe *Hengel, Martin.*
– siehe *Leonhard, Clemens.*
Löhr, Winrich Alfried: Basilides und seine Schule. 1995. *Bd. 83.*
Lorenzen, Stefanie: Das paulinische Eikon-Konzept. 2008. *Bd. II/250.*
Lugioyo, Brian: siehe *Reynolds, Benjamin E.*
Luomanen, Petri: Entering the Kingdom of Heaven. 1998. *Bd. II/101.*
Luz, Ulrich: siehe *Alexeev, Anatoly A.*
– siehe *Dunn, James D.G.*
Lykke, Anne und *Friedrich T. Schipper* (Hrsg.): Kult und Macht. 2011. *Bd. II/319.*
Lyu, Eun-Geol: Sünde und Rechtfertigung bei Paulus. 2012. *Bd. II/318.*
Mackay, Ian D.: John's Relationship with Mark. 2004. *Bd. II/182.*
Mackie, Scott D.: Eschatology and Exhortation in the Epistle to the Hebrews. 2006. *Bd. II/223.*
Magda, Ksenija: Paul's Territoriality and Mission Strategy. 2009. *Bd. II/266.*
Maier, Gerhard: Mensch und freier Wille. 1971. *Bd. 12.*
– Die Johannesoffenbarung und die Kirche. 1981. *Bd. 25.*
Marguerat, Daniel: Paul in Acts and Paul in His Letters. 2013. *Bd. 310.*
Markley, John R.: Peter – Apocalyptic Seer. 2013. *Bd. II/348.*
Markschies, Christoph: Valentinus Gnosticus? 1992. *Bd. 65.*
Marshall, Jonathan: Jesus, Patrons, and Benefactors. 2009. *Bd. II/259.*
Marshall, Peter: Enmity in Corinth: Social Conventions in Paul's Relations with the Corinthians. 1987. *Bd. II/23.*
Martin, Dale B.: siehe *Zangenberg, Jürgen.*
Maston, Jason: Divine and Human Agency in Second Temple Judaism and Paul. 2010. *Bd. II/297.*
– siehe *Bird, Michael F.*
Mayer, Annemarie: Sprache der Einheit im Epheserbrief und in der Ökumene. 2002. *Bd. II/150.*
Mayordomo, Moisés: Argumentiert Paulus logisch? 2005. *Bd. 188.*
McDonough, Sean M.: YHWH at Patmos: Rev. 1:4 in its Hellenistic and Early Jewish Setting. 1999. *Bd. II/107.*
McDowell, Markus: Prayers of Jewish Women. 2006. *Bd. II/211.*
McGlynn, Moyna: Divine Judgement and Divine Benevolence in the Book of Wisdom. 2001. *Bd. II/139.*
McNamara, Martin: Targum and New Testament. 2011. *Bd. 279.*
Meade, David G.: Pseudonymity and Canon. 1986. *Bd. 39.*
Meadors, Edward P.: Jesus the Messianic Herald of Salvation. 1995. *Bd. II/72.*
Meiser, Martin: siehe *Kreuzer, Siegfried.*
Meißner, Stefan: Die Heimholung des Ketzers. 1996. *Bd. II/87.*
Mell, Ulrich: Die „anderen" Winzer. 1994. *Bd. 77.*
– siehe *Sänger, Dieter.*
Mengel, Berthold: Studien zum Philipperbrief. 1982. *Bd. II/8.*
Merkel, Helmut: Die Widersprüche zwischen den Evangelien. 1971. *Bd. 13.*
– siehe *Ego, Beate.*
Merklein, Helmut: Studien zu Jesus und Paulus. Bd. 1 1987. *Bd. 43.* – Bd. 2 1998. *Bd. 105.*
Merkt, Andreas: siehe *Nicklas, Tobias*
Metzdorf, Christina: Die Tempelaktion Jesu. 2003. *Bd. II/168.*

Metzler, Karin: Der griechische Begriff des Verzeihens. 1991. *Bd. II/44.*
Metzner, Rainer: Die Rezeption des Matthäusevangeliums im 1. Petrusbrief. 1995. *Bd. II/74.*
– Das Verständnis der Sünde im Johannesevangelium. 2000. *Bd. 122.*
Michalak, Aleksander: Angels as Warriors in Late Second Temple Jewish Literature. 2012. *Bd. II/330.*
Mihoc, Vasile: siehe *Dunn, James D.G.*
– siehe *Klein, Hans.*
Mineshige, Kiyoshi: Besitzverzicht und Almosen bei Lukas. 2003. *Bd. II/163.*
Mittmann, Siegfried: siehe *Hengel, Martin.*
Mittmann-Richert, Ulrike: Magnifikat und Benediktus. *1996. Bd. II/90.*
– Der Sühnetod des Gottesknechts. 2008. *Bd. 220.*
Miura, Yuzuru: David in Luke-Acts. 2007. *Bd. II/232.*
Moll, Sebastian: The Arch-Heretic Marcion. 2010. *Bd. 250.*
Moore, Nicholas: Repetition in Hebrews. 2015. *Bd. II/388.*
Morales, Rodrigo J.: The Spirit and the Restorat. 2010. *Bd. 282.*
Moser, Marion: Schriftdiskurse im Johannesevangelium. 2015. *Bd. II/380.*
Mournet, Terence C.: Oral Tradition and Literary Dependency. 2005. *Bd. II/195.*
Mußner, Franz: Jesus von Nazareth im Umfeld Israels und der Urkirche. Hrsg. von M. Theobald. 1998. *Bd. 111.*
Mutschler, Bernhard: Das Corpus Johanneum bei Irenäus von Lyon. 2005. *Bd. 189.*
– Glaube in den Pastoralbriefen. 2010. *Bd. 256.*
Myers, Susan E.: Spirit Epicleses in the Acts of Thomas. 2010. *Bd. 281.*
Myers, Susan E. (Hrsg.): Portraits of Jesus. 2012. *Bd. II/321.*
Nagel, Peter: Codex apocryphus gnosticus Novi Testamenti. Bd. 1: Evangelien und Apostelgeschichten aus den Schriften von Nag Hammadi und verwandten Kodizes. 2014. *Bd. 326.*
Nguyen, V. Henry T.: Christian Identity in Corinth. 2008. *Bd. II/243.*
Nicklas, Tobias, Andreas Merkt und *Joseph Verheyden* (Hrsg.): Gelitten – Gestorben – Auferstanden. 2010. *Bd. II/273.*
– und *Janet E. Spittler* (Hrsg.): Credible, Incredible. 2013. *Bd. 321.*
– siehe *Kok, Jacobus (Kobus).*
– siehe *Verheyden, Joseph.*
Nicolet-Anderson, Valérie: Constructing the Self. 2012. *Bd. II/324.*
Niebuhr, Karl-Wilhelm: Gesetz und Paränese. 1987. *Bd. II/28.*
– Heidenapostel aus Israel. 1992. *Bd. 62.*
– siehe *Deines, Roland*
– siehe *Dimitrov, Ivan Z.*
– siehe *Karakolis, Christos.*
– siehe *Klein, Hans.*
– siehe *Kraus, Wolfgang.*
Nielsen, Anders E.: "Until it is Fullfilled". 2000. *Bd. II/126.*
Nielsen, Jesper Tang: Die kognitive Dimension des Kreuzes. 2009. *Bd. II/263.*
Nissen, Andreas: Gott und der Nächste im antiken Judentum. 1974. *Bd. 15.*
Noack, Christian: Gottesbewußtsein. 2000. *Bd. II/116.*
Noormann, Rolf: Irenäus als Paulusinterpret. 1994. *Bd. II/66.*
Norelli, Enrico: siehe *Clivaz, Claire.*
Norin, Stig: siehe *Hultgård, Anders.*
Novakovic, Lidija: Messiah, the Healer of the Sick. 2003. *Bd. II/170.*
Obermann, Andreas: Die christologische Erfüllung der Schrift im Johannesevangelium. 1996. *Bd. II/83.*
Ochs, Christoph: Matthaeus Adversus Christianos. 2013. *Bd. II/350.*
– siehe *Deines, Roland.*
Öhler, Markus: Barnabas. 2003. *Bd. 156.*
– siehe *Becker, Michael.*
– (Hrsg.): Aposteldekret und antikes Vereinswesen. 2011. *Bd. 280.*
Oestreich, Bernhard: Performanzkritik der Paulusbriefe. 2012. *Bd. 296.*
Ogereau, Julien M.: Paul's Koinonia with the Philippians. 2014. *Bd. II/377.*
Okure, Teresa: The Johannine Approach to Mission. 1988. *Bd. II/31.*
Oliver, Isaac W.: Torah Praxis after 70 CE. 2013. *Bd. II/355.*
Onuki, Takashi: Heil und Erlösung. 2004. *Bd. 165.*
Oppong-Kumi, Peter Y.: Matthean Sets of Parables. 2013. *Bd. II/340.*
Orr, Peter: Christ Absent and Present. 2013. *Bd. II/354.*
Oropeza, B. J.: Paul and Apostasy. 2000. *Bd. II/115.*
Ostmeyer, Karl-Heinrich: Kommunikation mit Gott und Christus. 2006. *Bd. 197.*
– Taufe und Typos. 2000. *Bd. II/118.*
Ounsworth, Richard: Joshua Typology in the New Testament. 2012. *Bd. II/328.*
Pao, David W.: Acts and the Isaianic New Exodus. 2000. *Bd. II/130.*

Pale Hera, Marianus: Christology and Discipleship in John 17. 2013. *Bd. II/342.*
Pardee, Nancy: The Genre and Development of the Didache. 2012. *Bd. II/339.*
Park, Eung Chun: The Mission Discourse in Matthew's Interpretation. 1995. *Bd. II/81.*
Park, Joseph S.: Conceptions of Afterlife in Jewish Insriptions. 2000. *Bd. II/121.*
Parsenios, George L.: Rhetoric and Drama in the Johannine Lawsuit Motif. 2010. *Bd. 258.*
Pate, C. Marvin: The Reverse of the Curse. 2000. *Bd. II/114.*
Paulsen, Henning: Studien zur Literatur und Geschichte des frühen Christentums. Hrsg. von Ute E. Eisen. 1997. *Bd. 99.*
Pearce, Sarah J.K.: The Land of the Body. 2007. *Bd. 208.*
Peres, Imre: Griechische Grabinschriften und neutestamentliche Eschatologie. 2003. *Bd. 157.*
Perry, Peter S.: The Rhetoric of Digressions. 2009. *Bd. II/268.*
Philip, Finny: The Origins of Pauline Pneumatology. 2005. *Bd. II/194.*
Philonenko, Marc (Hrsg.): Le Trône de Dieu. 1993. *Bd. 69.*
Pierce, Chad T.: Spirits and the Proclamation of Christ. 2011. *Bd. II/305.*
Pilhofer, Peter: Presbyteron Kreitton. 1990. *Bd. II/39.*
– Philippi. Bd. 1 1995. *Bd. 87.* – Bd. 2 ²2009. *Bd. 119.*
– Die frühen Christen und ihre Welt. 2002. *Bd. 145.*
– siehe *Becker, Eve-Marie.*
– siehe *Ego, Beate.*
Pitre, Brant: Jesus, the Tribulation, and the End of the Exile. 2005. *Bd. II/204.*
Plümacher, Eckhard: Geschichte und Geschichten. 2004. *Bd. 170.*
Pöhlmann, Wolfgang: Der Verlorene Sohn und das Haus. 1993. *Bd. 68.*
Poirier, John C.: The Tongues of Angels. 2010. *Bd. II/287.*
Pokorný, Petr und *Josef B. Souček:* Bibelauslegung als Theologie. 1997. *Bd. 100.*
Pokorný, Petr und *Jan Roskovec* (Hrsg.): Philosophical Hermeneutics and Biblical Exegesis. 2002. *Bd. 153.*
Popkes, Enno Edzard: Das Menschenbild des Thomasevangeliums. 2007. *Bd. 206.*
– Die Theologie der Liebe Gottes in den johanneischen Schriften. 2005. *Bd. II/197.*
– und *Gregor Wurst* (Hrsg.): Judasevangelium und Codex Tchacos. 2012. *Bd. 297.*
– siehe *Janowski, Bernd.*
Porter, Stanley E.: The Paul of Acts. 1999. *Bd. 115.*
Prieur, Alexander: Die Verkündigung der Gottesherrschaft. 1996. *Bd. II/89.*
Probst, Hermann: Paulus und der Brief. 1991. *Bd. II/45.*
Puig i Tàrrech, Armand: Jesus: An Uncommon Journey. 2010. *Vol. II/288.*
Rabens, Volker: The Holy Spirit and Ethics in Paul. ²2013. *Bd. II/283.*
Räisänen, Heikki: Paul and the Law. 1983, ²1987. *Bd. 29.*
Rehfeld, Emmanuel L.: Relationale Ontologie bei Paulus. 2012. *Bd. II/326.*
Rehkopf, Friedrich: Die lukanische Sonderquelle. 1959. *Bd. 5.*
Rein, Matthias: Die Heilung des Blindgeborenen (Joh 9). 1995. *Bd. II/73.*
Reinmuth, Eckart: Pseudo-Philo und Lukas. 1994. *Bd. 74.*
Reiser, Marius: Bibelkritik und Auslegung der Heiligen Schrift. 2007. *Bd. 217.*
– Syntax und Stil des Markusevangeliums. 1984. *Bd. II/11.*
Reynolds, Benjamin E.: The Apocalyptic Son of Man in the Gospel of John. 2008. *Bd. II/249.*
– *Brian Lugioyo* und *Kevin J. Vanhoozer* (Hrsg.): Reconsidering the Relationship between Biblical and Systematic Theology in the New Testament. 2014. *Bd. II/369.*
Rhodes, James N.: The Epistle of Barnabas and the Deuteronomic Tradition. 2004. *Bd. II/188.*
Richards, E. Randolph: The Secretary in the Letters of Paul. 1991. *Bd. II/42.*
Richardson, Christopher A.: Pioneer and Perfecter of Faith. 2012. *Bd. II/338.*
Riesner, Rainer: Jesus als Lehrer. 1981, ³1988. *Bd. II/7.*
– Die Frühzeit des Apostels Paulus. 1994. *Bd. 71.*
Rissi, Mathias: Die Theologie des Hebräerbriefs. 1987. *Bd. 41.*
Röcker, Fritz W.: Belial und Katechon. 2009. *Bd. II/262.*
Röhser, Günter: Metaphorik und Personifikation der Sünde. 1987. *Bd. II/25.*
Rogalsky, Sviatoslav: siehe *Karakolis, Christos.*
Rollens, Sarah E.: Framing Social Criticism in the Jesus Movement. 2014. *Bd. II/374.*

Root, Bradley W.: First Century Galilee. 2014. *Bd. II/378.*
Rose, Christian: Theologie als Erzählung im Markusevangelium. 2007. *Bd. II/236.*
– Die Wolke der Zeugen. 1994. *Bd. II/60.*
Roskovec, Jan: siehe *Pokorný, Petr.*
Roth, Dieter T., Zimmermann, Ruben und *Labahn, Michael (Hrsg.):* Metaphor, Narrative, and Parables in Q. 2013. *Bd. 315.*
– siehe *Kok, Jacobus (Kobus).*
Rothschild, Clare K.: Baptist Traditions and Q. 2005. *Bd. 190.*
– Hebrews as Pseudepigraphon. 2009. *Bd. 235.*
– Luke Acts and the Rhetoric of History. 2004. *Bd. II/175.*
– Paul in Athens. 2014. *Bd. 341.*
– siehe *Frey, Jörg.*
– and *Jens Schröter* (Hrsg.): The Rise and Expansion of Christianity in the First Three Centuries of the Common Era. 2013. *Bd. 301.*
– und *Trevor W. Thompson* (Hrsg.): Christian Body, Christian Self. 2011. *Bd. 284.*
– siehe *Blanton IV, Thomas R.*
Rudolph, David J.: A Jew to the Jews. 2011. *Bd. II/304.*
Rüegger, Hans-Ulrich: Verstehen, was Markus erzählt. 2002. *Bd. II/155.*
Rüger, Hans Peter: Die Weisheitsschrift aus der Kairoer Geniza. 1991. *Bd. 53.*
Ruf, Martin G.: Die heiligen Propheten, eure Apostel und ich. 2011. *Bd. II/300.*
Runesson, Anders: siehe *Becker, Eve-Marie.*
– siehe *Ehrlich, Carl S.*
Sänger, Dieter: Antikes Judentum und die Mysterien. 1980. *Bd. II/5.*
– Die Verkündigung des Gekreuzigten und Israel. 1994. *Bd. 75.*
– siehe *Burchard, Christoph.*
– und *Ulrich Mell* (Hrsg.): Paulus und Johannes. 2006. *Bd. 198.*
Salier, Willis Hedley: The Rhetorical Impact of the Se-meia in the Gospel of John. 2004. *Bd. II/186.*
Salzmann, Jörg Christian: Lehren und Ermahnen. 1994. *Bd. II/59.*
Samuelsson, Gunnar: Crucifixion in Antiquity. [2]2013. *Bd. II/310.*
Sandelin, Karl-Gustav: Attraction and Danger of Alien Religion. 2012. *Bd. 290.*
Sandnes, Karl Olav: Paul – One of the Prophets? 1991. *Bd. II/43.*
– siehe *Hvalvik, Reidar.*
Sato, Migaku: Q und Prophetie. 1988. *Bd. II/29.*
Schäfer, Ruth: Paulus bis zum Apostelkonzil. 2004. *Bd. II/179.*
Schaper, Joachim: Eschatology in the Greek Psalter. 1995. *Bd. II/76.*
Schedtler, Justin Jeffcoat: A Heavenly Chorus. 2014. *Bd. II/381.*
Schimanowski, Gottfried: Die himmlische Liturgie in der Apokalypse des Johannes. 2002. *Bd. II/154.*
– Weisheit und Messias. 1985. *Bd. II/17.*
Schipper, Friedrich T.: siehe *Lykke, Anne.*
Schläpfer, Esther: siehe *Konradt, Matthias.*
Schlichting, Günter: Ein jüdisches Leben Jesu. 1982. *Bd. 24.*
Schließer, Benjamin: Abraham's Faith in Romans 4. 2007. *Bd. II/224.*
Schnabel, Eckhard J.: Law and Wisdom from Ben Sira to Paul. 1985. *Bd. II/16.*
– siehe *Chapman, David W.*
Schnelle, Udo: siehe *Frey, Jörg.*
Schröter, Jens: Von Jesus zum Neuen Testament. 2007. *Bd. 204.*
– siehe *Frey, Jörg.*
– siehe *Rothschild, Clare K.*
Schuller, Eileen: siehe *Ehrlich, Carl S.*
Schultheiß, Tanja: Das Petrusbild im Johannesevangelium. 2012. *Bd. II/329.*
Schutter, William L.: Hermeneutic and Composition in I Peter. 1989. *Bd. II/30.*
Schwartz, Daniel R.: Reading the First Century. 2013. *Bd. 300.*
– Studies in the Jewish Background of Christianity. 1992. *Bd. 60.*
Schwemer, Anna Maria: siehe *Hengel, Martin.*
Schwindt, Rainer: Das Weltbild des Epheserbriefes. 2002. *Bd. 148.*
Scott, Ian W.: Implicit Epistemology in the Letters of Paul. 2005. *Bd. II/205.*
Scott, James M.: Adoption as Sons of God. 1992. *Bd. II/48.*
– Paul and the Nations. 1995. *Bd. 84.*
Shi, Wenhua: Paul's Message of the Cross as Body Language. 2008. *Bd. II/254.*
Shum, Shiu-Lun: Paul's Use of Isaiah in Romans. 2002. *Bd. II/156.*
Siegert, Folker: Drei hellenistisch-jüdische Predigten. Teil I 1980. *Bd. 20* – Teil II 1992. *Bd. 61.*
– Nag-Hammadi-Register. 1982. *Bd. 26.*
– Argumentation bei Paulus. 1985. *Bd. 34.*
– Philon von Alexandrien. 1988. *Bd. 46.*
Siggelkow-Berner, Birke: Die jüdischen Feste im Bellum Judaicum des Flavius Josephus. 2011. *Bd. II/306.*
Sigismund, Marcus: siehe *Kreuzer, Siegfried.*

Simon, Marcel: Le christianisme antique et son contexte religieux I/II. 1981. *Bd. 23.*
Smit, Peter-Ben: Fellowship and Food in the Kingdom. 2008. *Bd. II/234.*
Smith, Claire S.: Pauline Communities as 'Scholastic Communities'.2012. *Bd. II/335.*
Smith, Julien: Christ the Ideal King. 2011. *Bd. II/313.*
Snodgrass, Klyne: The Parable of the Wicked Tenants. 1983. *Bd. 27.*
Snyder, Glenn E.: Acts of Paul. 2013. *Bd. II/352.*
Snyder, Julia A.: Language and Identity in Ancient Narratives. 2014. *Bd. II/370.*
Söding, Thomas: Das Wort vom Kreuz. 1997. *Bd. 93.*
– siehe *Thüsing, Wilhelm.*
Sommer, Michael: Der Tag der Plagen. 2015. *Bd. II/387.*
Sommer, Urs: Die Passionsgeschichte des Markusevangeliums. 1993. *Bd. II/58.*
Sorensen, Eric: Possession and Exorcism in the New Testament and Early Christianity. 2002. *Bd. II/157.*
Souček, Josef B.: siehe *Pokorný, Petr.*
Southall, David J.: Rediscovering Righteousness in Romans. 2008. *Bd. 240.*
Spangenberg, Volker: Herrlichkeit des Neuen Bundes. 1993. *Bd. II/55.*
Spanje, T.E. van: Inconsistency in Paul? 1999. *Bd. II/110.*
Speyer, Wolfgang: Frühes Christentum im antiken Strahlungsfeld. Bd. I: 1989. *Bd. 50.*
– Bd. II: 1999. *Bd. 116.*
– Bd. III: 2007. *Bd. 213.*
Spittler, Janet E.: Animals in the Apocryphal Acts of the Apostles. 2008. *Bd. II/247.*
– siehe *Nicklas, Tobias.*
Sprinkle, Preston: Law and Life. 2008. *Bd. II/241.*
Stadelmann, Helge: Ben Sira als Schriftgelehrter. 1980. *Bd. II/6.*
Standhartinger, Angela: siehe *Avemarie, Friedrich.*
– siehe *Eisen, Ute E.*
Stanton, Graham: Studies in Matthew and Early Christianity. Edited by Markus Bockmuehl and David Lincicum. 2013. *Bd. 309.*
Stein, Hans Joachim: Frühchristliche Mahlfeiern. 2008. *Bd. II/255.*
Stenschke, Christoph W.: Luke's Portrait of Gentiles Prior to Their Coming to Faith. *Bd. II/108.*
Stephens, Mark B.: Annihilation or Renewal? 2011. *Bd. II/307.*
Sterck-Degueldre, Jean-Pierre: Eine Frau namens Lydia. 2004. *Bd. II/176.*
Stettler, Christian: Der Kolosserhymnus. 2000. *Bd. II/131.*
– Das letzte Gericht. 2011. *Bd. II/299.*
Stettler, Hanna: Die Christologie der Pastoralbriefe. 1998. *Bd. II/105.*
– Heiligung bei Paulus. 2014. *Bd. II/368.*
Stökl Ben Ezra, Daniel: The Impact of Yom Kippur on Early Christianity. 2003. *Bd. 163.*
Strobel, August: Die Stunde der Wahrheit. 1980. *Bd. 21.*
Stroumsa, Guy G.: Barbarian Philosophy. 1999. *Bd. 112.*
Stuckenbruck, Loren T.: Angel Veneration and Christology. 1995. *Bd. II/70.*
– The Myth of Rebellious Angels. 2014. *Bd. 335.*
– *Stephen C. Barton* und *Benjamin G. Wold* (Hrsg.): Memory in the Bible and Antiquity. 2007. *Vol. 212.*
Stuhlmacher, Peter (Hrsg.): Das Evangelium und die Evangelien. 1983. *Bd. 28.*
– Biblische Theologie und Evangelium. 2002. *Bd. 146.*
Sung, Chong-Hyon: Vergebung der Sünden. 1993. *Bd. II/57.*
Svendsen, Stefan N.: Allegory Transformed. 2009. *Bd. II/269.*
Swafford Works, Carla: The Church in the Wilderness. 2014. *Bd. II/379.*
Tajra, Harry W.: The Trial of St. Paul. 1989. *Bd. II/35.*
– The Martyrdom of St.Paul. 1994. *Bd. II/67.*
Tellbe, Mikael: Christ-Believers in Ephesus. 2009. *Bd. 242.*
Thate, Michael J.: Remembrance of Things Past? 2013. *Bd. II/351.*
– *Kevin J. Vanhoozer* and *Constantine R. Campbell* (Hg.): 'In Christ' in Paul. 2014. *Bd. II/384.*
Ed. by Michael J. Thate, Kevin J. Vanhoozer, and Constantine R. Campbell
Theißen, Gerd: Studien zur Soziologie des Urchristentums. 1979, [3]1989. *Bd. 19.*
Theobald, Michael: Studien zum Corpus Iohanneum. 2010. *Bd. 267.*
– Studien zum Römerbrief. 2001. *Bd. 136.*
– siehe *Mußner, Franz.*
Thompson, Trevor W.: siehe *Rothschild, Clare K.*
Thornton, Claus-Jürgen: Der Zeuge des Zeugen. 1991. *Bd. 56.*

Thüsing, Wilhelm: Studien zur neutestamentlichen Theologie. Hrsg. von Thomas Söding. 1995. *Bd. 82.*
Thurén, Lauri: Derhethorizing Paul. 2000. *Bd. 124.*
Thyen, Hartwig: Studien zum Corpus Iohanneum. 2007. *Bd. 214.*
Tibbs, Clint: Religious Experience of the Pneuma. 2007. *Bd. II/230.*
Tilling, Chris: Paul's Divine Christology. 2012. *Bd. II/323.*
Toit, David S. du: Theios Anthropos. 1997. *Bd. II/91.*
Tolmie, D. Francois: Persuading the Galatians. 2005. *Bd. II/190.*
– siehe *Hunt, Steven A.*
Tomson, Peter J. und *Doris Lambers-Petry* (Hrsg.): The Image of the Judaeo-Christians in Ancient Jewish and Christian Literature. 2003. *Bd. 158.*
Toney, Carl N.: Paul's Inclusive Ethic. 2008. *Bd. II/252.*
Tóth, Franz: siehe *Frey, Jörg.*
Trebilco, Paul: The Early Christians in Ephesus from Paul to Ignatius. 2004. *Bd. 166.*
Treloar, Geoffrey R.: Lightfoot the Historian. 1998. *Bd. II/103.*
Troftgruben, Troy M.: A Conclusion Unhindered. 2010. Bd. II/280.
Tso, Marcus K.M.: Ethics in the Qumran Community. 2010. *Bd. II/292.*
Tsuji, Manabu: Glaube zwischen Vollkommenheit und Verweltlichung. 1997. *Bd. II/93.*
Tuckett, Christopher: From the Sayings to the Gospels. 2014. *Bd. 328.*
Tuval, Michael: From Jerusalem Priest to Roman Jew. 2013. *Bd. II/357.*
Twelftree, Graham H.: Jesus the Exorcist. 1993. *Bd. II/54.*
Uytanlet, Samson: Luke-Acts and Jewish Historiography. 2014. *Bd. II/366.*
Ulrichs, Karl Friedrich: Christusglaube. 2007. *Bd. II/227.*
Urban, Christina: Das Menschenbild nach dem Johannesevangelium. 2001. *Bd. II/137.*
Vahrenhorst, Martin: Kultische Sprache in den Paulusbriefen. 2008. *Bd. 230.*
Vanhoozer Kevin J.: siehe *Reynolds, Benjamin E.*
– siehe *Thate, Michael J.*
Vegge, Ivar: 2 Corinthians – a Letter about Reconciliation. 2008. *Bd. II/239.*
Verheyden, Joseph, Korinna Zamfir und *Tobias Nicklas* (Hrsg.): Prophets and Prophecy in Jewish and Early Christian Literature. 2010. *Bd. II/286.*
– siehe *Grundeken, Mark.*
– siehe *Nicklas, Tobias.*
Visotzky, Burton L.: Fathers of the World. 1995. *Bd. 80.*
Vollenweider, Samuel: Horizonte neutestamentlicher Christologie. 2002. *Bd. 144.*
Volp, Ulrich: see *Horn, Friedrich Wilhelm.*
Vos, Johan S.: Die Kunst der Argumentation bei Paulus. 2002. *Bd. 149.*
Vuong, Lily C.: Gender and Purity in the Protevangelium of James. 2013. *Bd. II/358.*
Waaler, Erik: The *Shema* and The First Commandment in First Corinthians. 2008. *Bd. II/253.*
Wagener, Ulrike: Die Ordnung des „Hauses Gottes". 1994. *Bd. II/65.*
Wagner, J. Ross: siehe *Wilk, Florian.*
Wahlen, Clinton: Jesus and the Impurity of Spirits in the Synoptic Gospels. 2004. *Bd. II/185.*
Walker, Donald D.: Paul's Offer of Leniency (2 Cor 10:1). 2002. *Bd. II/152.*
Walser, Georg A.: Old Testament Quotations in Hebrews. 2013. *Bd. II/356.*
Walter, Nikolaus: Praeparatio Evangelica. Hrsg. von Wolfgang Kraus und Florian Wilk. 1997. *Bd. 98.*
Wander, Bernd: Gottesfürchtige und Sympathisanten. 1998. *Bd. 104.*
Wardle, Timothy: The Jerusalem Temple and Early Christian Identity. 2010. *Bd. II/291.*
Wasserman, Emma: The Death of the Soul in Romans 7. 2008. *Bd. 256.*
Waters, Guy: The End of Deuteronomy in the Epistles of Paul. 2006. *Bd. 221.*
Watt, Jan G. van der (Hrsg.): Eschatology of the New Testament and Some Related Documents. 2011. *Bd. II/315.*
– und *Ruben Zimmermann* (Hrsg.): Rethinking the Ethics of John. 2012. *Bd. 291.*
– siehe *Frey, Jörg.*
– siehe *Zimmermann, Ruben.*
Watts, Peter: siehe *Deines, Roland.*
Watts, Rikki: Isaiah's New Exodus and Mark. 1997. *Bd. II/88.*
Wedderburn, Alexander J.M.: Baptism and Resurrection. 1987. *Bd. 44.*
– The Death of Jesus. 2013. *Bd. 299.*
– Jesus and the Historians. 2010. *Bd. 269.*
Wegner, Uwe: Der Hauptmann von Kafarnaum. 1985. *Bd. II/14.*

Weidemann, Hans-Ulrich: Taufe und Mahlgemeinschaft. 2014. *Bd. 338.*
Weiß, Hans-Friedrich: Frühes Christentum und Gnosis. 2008. *Bd. 225.*
Weissenrieder, Annette: Images of Illness in the Gospel of Luke. 2003. *Bd. II/164.*
– und *David L. Balch* (Hrsg.): Contested Spaces. 2012. *Bd. 285.*
– und *Robert B. Coote* (Hrsg.): The Interface of Orality and Writing. 2010. *Bd. 260.*
– *Friederike Wendt* und *Petra von Gemünden* (Hrsg.): Picturing the New Testament. 2005. *Bd. II/193.*
Welck, Christian: Erzählte ‚Zeichen'. 1994. *Bd. II/69.*
Wendt, Friederike: siehe *Weissenrieder, Annette.*
Weyer-Menkhoff, Karl: Die Ethik des Johannesevangeliums im sprachlichen Feld des Handelns. 2014. *Bd. II/359.*
Wiarda, Timothy: Peter in the Gospels. 2000. *Bd. II/127.*
Wifstrand, Albert: Epochs and Styles. 2005. *Bd. 179.*
Wilk, Florian und *J. Ross Wagner* (Ed.): Between Gospel and Election. 2010. *Bd. 257.*
– siehe *Walter, Nikolaus.*
Williams, Catrin H.: I am He. 2000. *Bd. II/113.*
Williams, Margaret H.: Jews in a Graeco-Roman Environment. 2013. *Bd. 312.*
Williams, Travis B.: Good Works in 1 Peter. 2014. *Bd. 337.*
Winninge, Mikael: siehe *Holmberg, Bengt.*
Wilson, Todd A.: The Curse of the Law and the Crisis in Galatia. 2007. *Bd. II/225.*
Wilson, Walter T.: Love without Pretense. 1991. *Bd. II/46.*
Winn, Adam: The Purpose of Mark's Gospel. 2008. *Bd. II/245.*
Wischmeyer, Oda: Von Ben Sira zu Paulus. 2004. *Bd. 173.*
Wisdom, Jeffrey: Blessing for the Nations and the Curse of the Law. 2001. *Bd. II/133.*
Witmer, Stephen E.: Divine Instruction in Early Christianity. 2008. *Bd. II/246.*
Witulski, Thomas: Apk 11 und der Bar Kokhba-Aufstand. 2012. *Bd. II/337.*
Wold, Benjamin G.: Women, Men, and Angels. 2005. *Bd. II/2001.*
– siehe *Stuckenbruck, Loren T.*
Wolter, Michael: Theologie und Ethos im frühen Christentum. 2009. *Bd. 236.*
Worthington, Jonathan: Creation in Paul and Philo. 2011. *Bd. II/317.*
Wright, Archie T.: The Origin of Evil Spirits. 2005, [2]2013. *Bd. II/198.*
Wucherpfennig, Ansgar: Heracleon Philologus. 2002. *Bd. 142.*
Wurst, Gregor: siehe *Popkes, Enno Edzard.*
Wypadlo, Adrian: Die Verklärung Jesu nach dem Markusevangelium. 2013. *Bd. 308.*
Yates, John W.: The Spirit and Creation in Paul. 2008. *Vol. II/251.*
Yeung, Maureen: Faith in Jesus and Paul. 2002. *Bd. II/147.*
Young, Stephen E.: Jesus Tradition in the Apostolic Fathers. 2011. *Bd. II/311.*
Zamfir, Corinna: siehe *Verheyden, Joseph*
Zangenberg, Jürgen, Harold W. Attridge und *Dale B. Martin* (Hrsg.): Religion, Ethnicity and Identity in Ancient Galilee. 2007. *Bd. 210.*
Zelyck, Lorne R.: John among the Other Gospels. 2013. *Bd. II/347.*
Zimmermann, Alfred E.: Die urchristlichen Lehrer. 1984, [2]1988. *Bd. II/12.*
Zimmermann, Johannes: Messianische Texte aus Qumran. 1998. *Bd. II/104.*
Zimmermann, Ruben: Christologie der Bilder im Johannesevangelium. 2004. *Bd. 171.*
– Geschlechtermetaphorik und Gottesverhältnis. 2001. *Bd. II/122.*
– (Hrsg.): Hermeneutik der Gleichnisse Jesu. 2008. *Bd. 231.*
– und *Jan G. van der Watt* (Hrsg.): Moral Language in the New Testament. Vol. II. 2010. *Bd. II/296.*
– siehe *Frey, Jörg.*
– siehe *Horn, Friedrich Wilhelm.*
– siehe *Hunt, Steven A.*
– siehe *Kollmann, Bernd.*
– siehe *Roth, Dieter T.*
– siehe *Watt, Jan G. van der.*
Zugmann, Michael: „Hellenisten" in der Apostelgeschichte. 2009. *Bd. II/264.*
Zumstein, Jean: siehe *Dettwiler, Andreas*
Zwiep, Arie W.: Christ, the Spirit and the Community of God. 2010. *Bd. II/293.*
– Judas and the Choice of Matthias. 2004. *Bd. II/187.*

Ein Gesamtverzeichnis dieser Reihe erhalten Sie gerne vom Verlag
Mohr Siebeck – Postfach 2040 – D–72010 Tübingen
Neueste Informationen im Internet unter www.mohr.de